心血管病临床护理思维与实践

第2版

主　编　郝云霞　石　丽　李　菀

副主编　赵冬云　贾　艳　霍春颖

编　者（以姓氏笔画为序）

万蔚蔚　马　宁　马宝英　丰文波　王　宣　王　娜
王　瑞　卞　瑾　石　丽　代　琦　吕　蓉　朱　娜
刘　庚　刘　峰　刘加林　安辰鸿　安珊珊　许　宏
孙　羽　孙翠兰　杜　仙　李　晔　李　菀　杨　洋
吴　荣　邱建丽　何红霞　张　辰　张　炜　张彦莉
张艳娟　张淑艳　张琳彦　陈晓雯　范　娜　范中静
范秀云　季诗明　春语诗　赵　艳　赵冬云　郝云霞
胡可鉴　俞晓霞　贾　艳　徐　薇　郭　平　戚　伟
阎　曚　阎秀英　董　静　韩　宇　紫翠然　熊　屹
霍春颖　魏艳艳

人民卫生出版社

·北　京·

图书在版编目（CIP）数据

心血管病临床护理思维与实践 / 郝云霞，石丽，李菀主编．—2 版．—北京：人民卫生出版社，2022.11
ISBN 978-7-117-33068-8

Ⅰ. ①心… Ⅱ. ①郝…②石…③李… Ⅲ. ①心脏血管疾病 –护理学 Ⅳ. ①R473.5

中国版本图书馆 CIP 数据核字（2022）第 080470 号

心血管病临床护理思维与实践
Xinxueguanbing Linchuang Huli Siwei yu Shijian
第 2 版

主　　编：郝云霞　石　丽　李　菀
出版发行：人民卫生出版社（中继线 010-59780011）
地　　址：北京市朝阳区潘家园南里 19 号
邮　　编：100021
E - mail：pmph @ pmph.com
购书热线：010-59787592　010-59787584　010-65264830
印　　刷：北京汇林印务有限公司
经　　销：新华书店
开　　本：787 × 1092　1/16　　**印张：**26
字　　数：633 千字
版　　次：2014 年 8 月第 1 版　　2022 年 11 月第 2 版
印　　次：2022 年 11 月第 1 次印刷
标准书号：ISBN 978-7-117-33068-8
定　　价：79.00 元
打击盗版举报电话：010-59787491　E-mail：WQ @ pmph.com
质量问题联系电话：010-59787234　E-mail：zhiliang @ pmph.com
数字融合服务电话：4001118166　E-mail：zengzhi @ pmph.com

主编简介

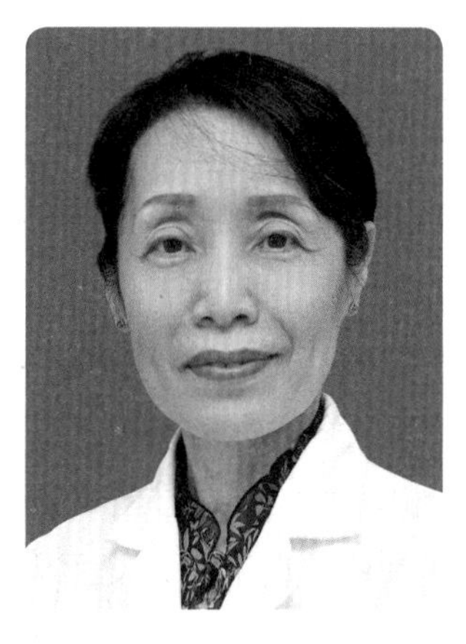

郝云霞

副主任护师，现任中国医学科学院阜外医院康复与护理培训中心主任，中华护理学会内科护理专业委员会副主任委员、《中华急危重症护理杂志》副主编等。主编及参编多部书籍，发表核心期刊论文30余篇。主编心血管护理实践指南1部，参编心血管疾病相关指南及共识3部。作为第一完成人及第二完成人多次获得中华护理学会、北京护理学会科技奖。

长期从事心血管临床护理、心血管危重症护理及护理管理工作，注重培养心血管护士临床思维、实践及判断能力，在心血管患者专业管理、患者安全管理、心血管循证护理、心血管护士培训及培养等方面具有丰富的经验，在本书内容里得到了充分的体现，本书第1版出版后，受到了广大心血管护理同仁的充分认可和良好评价。

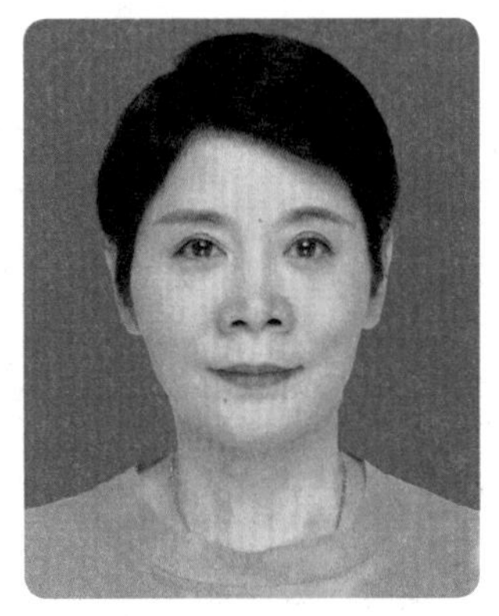

石　丽

主任护师，现任中国医学科学院阜外医院护理部副主任、成人外科术后恢复室护士长、保健会诊专家。中华护理学会重症护理专业委员会副主任委员，北京护理学会重症监护专业委员会秘书等。

从事心血管危重症护理、护理管理工作30余年，在临床护理、护理教学、科研、管理等方面造诣较高，主要研究方向为成人重症心脏病患者、机械辅助循环支持患者的临床护理和管理。带领研究团队申请各级基金12项；作为第一作者及通信作者发表学术论文14篇，编写著作6部，主持科研课题3项，获发明专利1项。在心血管危重患者联合使用机械辅助循环的规范化管理方面进行了大胆的尝试，率先对相关流程、技术要求及管理进行了规范；承担了医院及十余家地方医院重症心血管患者外科手术后患者的管理指导工作。以主要完成人身份获中华护理学会科技奖、北京护理学会护理成果奖、北京市科学技术奖等。曾获首都十大白衣天使、北京市医德楷模、北京地区ICU专科护士临床教学基地优秀带教老师、全国卫生系统先进工作者、中国医学科学院优秀护理管理者等荣誉称号。

 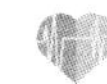

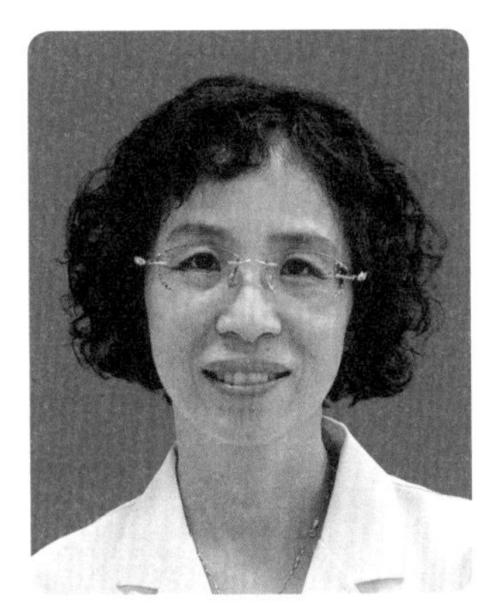

李　菀

硕士研究生，主任护师，泰康仙林鼓楼医院副院长。现任江苏省社会办医疗机构协会护理专业委员会副主任委员、医院协会民营医院分会常务委员，南京护理学会理事、护理管理专业委员会委员，南京市社会办医疗机构协会护理质量管理专业委员会主任委员等。担任 *International Journal of Nursing Sciences*、《中国护理管理》《中国实用护理杂志》《中华现代护理杂志》等多部护理核心期刊编委及审稿专家。发表论文 20 余篇，主编、参编专业著作 10 余部，主持、指导多项护理科研基金项目。曾获中华护理学会科技奖二等奖，北京护理学会科技奖三等奖。

1991 年本科毕业于中国协和医科大学护理系（现北京协和医学院护理学院），曾在中国医学科学院阜外医院工作 25 年。2002 年成为中国大陆首批重症监护治疗病房（ICU）专科护士，常年担任北京协和医学院护理学院兼职教师，中华护理学会、北京护理学会 ICU 专科护士资格认证的授课教师。从事心血管病临床护理和护理管理工作 30 余年，具有丰富的心血管病临床护理及护理管理经验。在阜外医院工作期间，潜心打造具有心血管专科医院特色的临床护理教学模式，构建了规范的临床教学管理体系，为心血管专科护理人才的培养打下了良好的基础。经过多年实践验证，效果显著，培养了一批心血管专科护理骨干人才。

前　言

《中国心血管健康与疾病报告2020》显示：我国心血管疾病患病率处于持续上升阶段，死亡率仍居首位，高于肿瘤及其他疾病，成为严重威胁我国大众健康的主要疾病之一。我国人口众多，且已经进入人口老龄化社会，受心血管疾病困扰的人群将不断扩大。因此，如何做好对心血管疾病，特别是危重症患者的护理是从事心血管临床护理工作者不断探索的重要目标。

伴随心血管疾病诊断、治疗技术水平的飞速进步，心血管专科护理的实践水平亦在科学化、规范化、同质化中不断进步。作为我国心血管医疗、教学、研究、预防中心，中国医学科学院阜外医院对心血管疾病患者的综合管理能力处于国内领先水平，心血管护理工作也在临床实践的长期积累中不断完善。为了与全国护理同仁分享心血管护理工作经验，2013年，我们组织编写了《心血管病临床护理思维与实践》，通过临床真实的、具有明显特征的、具有良好的临床转归的典型病例，以护士工作中的关键护理环节为主线，结合阜外医院心血管病护理常规及个案护理经验，对典型病例进行系统、动态地分析，并提出具有操作性的护理对策，出版后得到了全国心血管护理同仁的肯定。

本次再版，我们坚持以临床需求为导向，以护士需求为目标，并结合心血管病临床护理的进展增加了典型病例，全书凝聚了全体编者丰富的临床实践经验及系统总结，力争将对心血管危重患者护理实践的最新理念呈现给大家，为从事心血管临床护理工作的读者提供良好的借鉴，期望对大家有所帮助。但鉴于编者能力有限，书中若有不当之处，诚挚希望同仁们提出宝贵意见及建议，以便再版时更正。

郝云霞　石　丽　李　菀

2022年11月

目　录

第一篇　内科病例

第二篇 外科病例

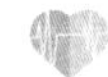

第一篇　内科病例

第一节 肺栓塞患者溶栓治疗的护理

患者女性，26岁，于入院前3个月行人工流产，卧床20余天后出现间断咳嗽。5天前出现左下肢肿胀，胸憋气短【1】。外院心脏超声提示：左侧髂静脉及股静脉血栓形成，左侧大隐静脉上段血栓形成，左下肢腘静脉、胫后及胫前静脉血栓形成，CT提示肺血栓栓塞症。急诊以“急性肺血栓栓塞症，左下肢深静脉血栓”收入院。

一、诊疗过程中的临床护理

（一）入院时

1. 诊疗情况

入院后查体：T 36.5℃、HR 112次/min、BP 95/54mmHg、R 22次/min。患者自主体位，意识清楚，口唇无发绀，双肺听诊呼吸音粗，双下肢肿胀，左下肢周长较右下肢周长长3cm【2】。

动脉血气分析：pH 7.43、PCO_2 30.2mmHg、PO_2 80.8mmHg，二氧化碳总量20.5mmol/L，SO_2 95.9%，低于正常范围。活化部分凝血活酶时间（APTT）33s，D-二聚体【3】4.0μg/ml。

床旁超声心动图【4】示：右心室扩大、室间隔左移，三尖瓣少量反流，肺动脉高压（估测收缩压约41mmHg）。

心电图检查示：窦性心动过速，电轴右偏，T波V_1~V_4倒置，SⅠQⅢTⅢ型改变，不完全性右束支传导阻滞。

主要治疗：给予多巴胺2μg/(kg·min)静脉泵入，静脉注射肝素3 000IU【5】后，900IU/h肝素静脉泵入开始抗凝治疗【6】。患者全身皮肤黏膜完整无破损，左桡动脉穿刺处可见一1cm×2cm皮下瘀斑。

思维提示：

【1】患者出现胸憋气短等呼吸困难的症状：由于血栓堵塞肺动脉造成患者肺内气体和血液交换受损，血氧饱和度降低，出现呼吸困难的症状，护理上应指导患者做好氧疗，提高血氧饱和度。

【2】患者左右下肢腿围不同，提示栓子来源于下肢深静脉：护理上应注意患者患侧肢体的制动，防止栓子脱落再次阻塞肺动脉。制动同时还要注意患者的生活护理。

【3】患者D-二聚体升高（正常值小于0.5μg/ml）：提示有新鲜栓子存在，护理上要注意患者的制动。当D-二聚体恢复正常范围提示患者可以下床活动。

【4】患者出现右心功能受损的表现：由于肺动脉栓塞，肺动脉血流受阻，动脉压力增高导致右心室扩张，使左心室受到挤压。如果出现诱发因素，很可能导致患者心排血量减少，从而诱发心源性休克。护理上应特别注意观察心源性休克的征象，避免诱因。

【5】静脉注射肝素 3 000IU：如果患者在到达医院前在其他的医疗机构使用过肝素，则不再需要进行静脉注射。

【6】肝素建议应用 4~14d，一般使用 4~7d。

2. 护理评估　患者心率快、血压偏低，出现右心功能衰竭和肺动脉高压的表现，同时抗凝治疗存在出血的风险。医嘱卧床限制患者的活动，需要护士的专业指导和生活护理。

3. 护理思维与实践方案

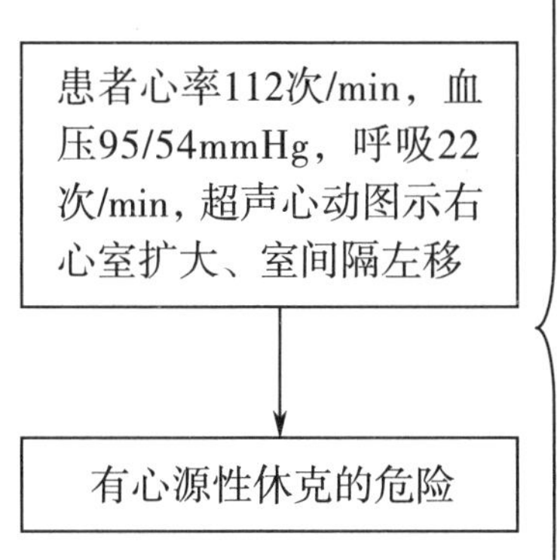

（1）护理目标：住院期间患者不发生心源性休克，或在发生急性心源性休克早期及时被发现并迅速得到有效救治。

（2）护理措施：

- 观察患者的血压和心率/律的变化，如心率继续加快、血压降低或出现恶性心律失常提示病情加重。
- 观察患者体征，如出现微循环障碍、手足发冷、血压下降等早期心源性休克的表现，应马上配合抢救。
- 避免用力咳嗽、蹲位用力排便、体位突然改变、大量饮水、快速补液等，减少心源性休克的诱因。
- 记录24小时液体出入量，保持出入平衡。

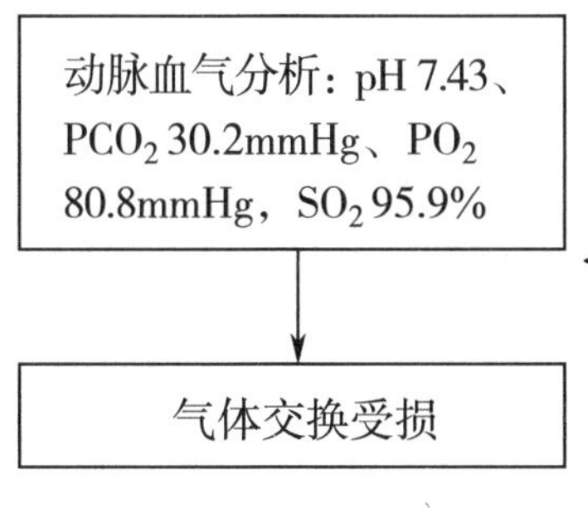

（1）护理目标：住院期间患者血氧饱和度维持在90%以上。

（2）护理措施：

- 监测患者血氧饱和度的变化。
- 给予3L/min鼻导管吸氧，如不能改善缺氧可改为面罩吸氧，5L/min。特别强调进餐、睡眠时也要持续氧疗，以免缺氧出现晕厥。
- 减少家属探视，注意病房通风，避免肺部感染。

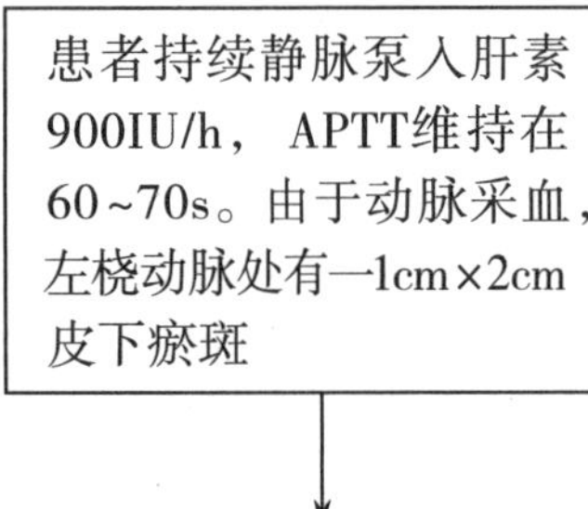

（1）护理目标：及时发现患者出现出血并有效止血。

（2）护理措施：

- 用记号笔标记患者皮肤瘀斑的面积便于比较。
- 观察患者有无出血，如牙龈出血、鼻出血、大小便潜血等现象。
- 如出现出血情况，及时通知医生，评估出血对患者的危险程度，以判断是否继续抗凝治疗。
- 静脉注射肝素剂量准确，每4小时测量APTT 1次，维持在46~70s为宜，超过指标应遵医嘱减慢泵入速度。APTT超过90s应暂时停止用药，准备鱼精蛋白备用。
- 尽量避免深静脉置管。规划有创操作，减少穿刺次数。穿刺后增加按压时间，直至不出血为止。

（二）溶栓治疗时的护理配合

1. 诊疗情况 入院8小时后，患者突发呼吸困难，胸痛剧烈，躁动，精神紧张，口唇发绀。心电监测示窦性心动过速，心率130次/min，血压【7】80/40mmHg，呼吸28次/min，SO_2 87%。血气分析：pH 7.46、PCO_2 29.8mmHg、PO_2 68.5mmHg，P（A-a）24mmHg。患者有濒死感【8】，立即建立第2条静脉通路，给予面罩吸氧。静脉使用多巴酚丁胺等正性肌力药物。评估患者后给予溶栓治疗【9】：于2小时完成组织型纤溶酶原激活剂（rt-PA）50mg静脉泵入。溶栓后患者心率逐渐降低至90次/min，血压120/60mmHg，呼吸频率20次/min，SO_2 96%。主诉症状好转。心电图检查SⅠ变浅、QⅢ、TⅢ改善，右束支传导阻滞消失，Ⅱ、Ⅲ、AVF、V_1~V_4导联T波发生普遍倒置。

思维提示：

【7】患者血压下降：急性肺栓塞患者存在休克或低血压即可视为高危患者，护士应积极配合抢救，同时准备溶栓治疗。

【8】患者出现躁动，有濒死感：由于缺氧、呼吸困难和剧烈胸痛，患者会感到惊恐，护士在抢救患者的同时应给予心理安慰，防止因紧张而造成病情加重。

【9】溶栓治疗：溶栓治疗可以迅速溶解血栓，对改善患者血流动力学指标有重要意义。但是存在出血的风险，护理上应做好评估和预防工作。

2. 护理评估 患者病情加重，血流动力学不稳定，属于高危患者，高危肺栓塞患者短期（住院或30天）病死率大于15%。急性右心衰竭所致的心排血量降低是导致高危肺栓塞患

者死亡的首要原因。溶栓治疗存在很高的出血和再栓塞风险。

3. 护理思维与实践方案。

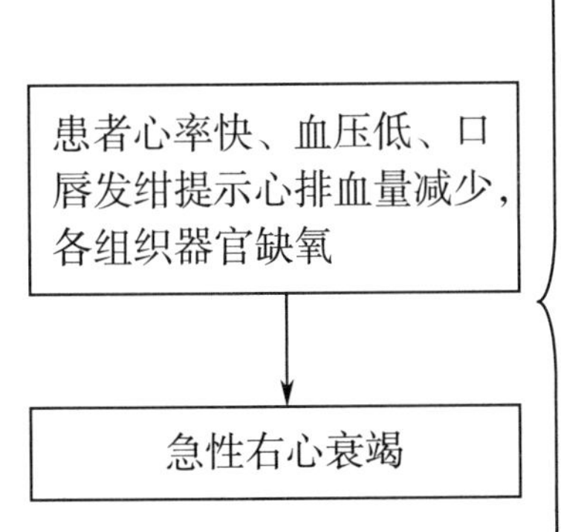

（1）护理目标：患者收缩压维持在90mmHg，尿量50ml/h以上。

（2）护理措施：

- 密切监测患者血压、心率/律、呼吸、血氧饱和度的变化。
- 准确记录24小时出入量，根据出入量指导液体输入量和速度。
- 遵医嘱正确使用血管扩张剂及强心利尿治疗，注意使用药物的精确性并注意药物副作用。
- 给予患者面罩吸氧5L/min。出现呼吸衰竭的患者应准备呼吸机辅助呼吸。
- 剧烈的胸痛影响患者的呼吸运动，同时使患者紧张、烦躁。应积极治疗，遵医嘱给予镇静止痛药及小剂量的抗焦虑药。

（三）出院时的健康宣教

1. 诊疗情况　住院 12 天后，患者各项生命体征平稳，无不适主诉。凝血指标：国际标准化比率（INR）：2.2（正常值范围 2.0~3.0）【10】。D- 二聚体 0.3mg/L【11】。停卧床医嘱。住院 15 天后出院。INR 达标之后可以每 1~2 周检测 1 次 INR，稳定后可每 4~12 周检测 1 次。

思维提示：

【10】凝血指标达标：为预防新的深静脉血栓形成，患者需要长期口服华法林抗凝治疗。华法林的用量需要根据 INR 调节，过量会导致出血，不足会出现栓塞，所以护士应详细给患者做好服药指导。

【11】D- 二聚体恢复到正常范围：提示没有新鲜血栓生成，患者可以下地活动。

2. 护理评估　患者起病急，无相关疾病知识。出院后必须坚持长期口服华法林抗凝治疗，应给予详细的健康指导。

3. 护理思维与实践方案。

患者人工流产后卧床20余天后出现肺栓塞症状，下肢血管超声示深静脉血栓形成

↓

下肢深静脉血栓形成（DVT）

（1）护理目标：患者及家属能够复述出预防DVT的措施。

（2）护理措施：对患者及家属进行健康宣教，内容包括：

- 建议穿着有治疗作用的弹力加压长筒袜，长度要超过下肢血栓的位置，以预防新发DVT。
- 循序渐进地进行运动锻炼，特别是收缩腿部肌肉的锻炼。
- 避免长时间坐卧，每2～4小时应活动肢体，特别是在长途旅途中。避免交叉腿的坐姿。
- 下肢肿胀、压痛、僵硬、色素沉着和浅静脉曲张提示出现新发DVT；呼吸困难、胸痛、晕厥等提示肺栓塞；出现上述症状应及时就医。

患者缺乏服用抗凝药物的相关知识。出院后需要长期服用华法林抗凝治疗，抗凝不足会引发栓塞，抗凝过度会引起出血

↓

缺乏抗凝治疗自我监护知识

（1）护理目标：患者出院后能够按时到医院复查，遵医嘱服用华法林。能够自我监测出血情况。

（2）护理措施：

- 制定患者出院后复查INR的时间表，随诊时间表。出院后开始每周复查1次，稳定1个月后改为每个月复查1次。INR维持在2～3。
- 指导患者坚持复查INR。
- 对患者及家属进行健康宣教，内容包括：
  - ➢ 建议每日下午固定时间服用华法林。剂量要准确，切忌私自调整用药。
  - ➢ 饮食要均衡。不偏食或一次摄入过多单一的食物，避免过多食用富含维生素K的绿叶蔬菜如韭菜、菠菜等以防拮抗华法林的抗凝作用。
  - ➢ 对乙酰氨基酚和广谱抗生素可以增强华法林的抗凝作用，服用前应咨询医生。
  - ➢ 生活中避免外伤，使用较软的牙刷刷牙。
  - ➢ 生活中注意自我观察出血现象，如：鼻出血、皮肤黏膜瘀斑、大小便颜色异常、牙龈出血、月经不止等。出现任何部位的出血不止应及时就医，复查INR，遵医嘱重新调整药物剂量。

二、护理评价

急性肺栓塞患者发病急、症状隐匿，容易漏诊或误诊，特别是高危患者，病情危重，猝死率高。在诊疗护理过程中，患者的血压、心率、呼吸和血氧饱和度是观察的重点。心电图检查是最方便快捷的检查方法，可以反映患者右心功能。护士应掌握心电图动态观察比较的方法。氧疗可以缓解由于缺氧造成的肺血管收缩，血氧饱和度低于 90% 的患者应坚持氧疗。急性右心衰竭所致的心排血量降低是导致高危肺栓塞患者死亡的首要原因，所以患者在出入量控制方面不主张像左心衰竭那样有较大的负平衡。在溶栓治疗过程中，出血是护理观察和预防的重点。溶栓前完善的准备工作可以保证治疗的安全性。出院时针对抗凝治疗的健康宣教要详细具体，针对个人制定不同的宣教内容。

三、安全提示

1. 要防止深静脉血栓脱落加重肺栓塞，也要避免完全的制动增加深静脉血栓形成。患者下肢深静脉血栓的位置较高，如果下肢用力或受到挤压，可能会使新鲜的血栓脱落，加重肺栓塞。但是完全的制动又会造成血流速度减慢，增加下肢深静脉血栓形成的危险。所以护士要正确指导患者卧床的方法，鼓励患者床上翻身、坐起。避免下肢按摩和挤压，避免瓦氏动作。

2. 做好患者的心理护理，保证安全。患者由于缺氧、胸痛容易出现烦躁不安、惊慌等心理表现。应多与患者交流，给予鼓励安慰的言语。多讲解相关疾病知识，消除患者的顾虑。治疗期间要注意患者的安全，固定好床刹、床挡，预防坠床。

3. 早期发现并发症。出血是抗凝和溶栓治疗的主要并发症。在护理中，应注意各项有创检查和操作的规划，避免重复穿刺，同时注意预防跌倒和外伤。护士要注意观察出血征象，并指导患者报告异常情况。

四、经验分享

1. 如何保证溶栓药物准确，不浪费药物？

组织型纤溶酶原激活剂（rt-PA）50mg 为单独的粉剂和药液。由于价格昂贵，在配制中要特别注意，混合时使用专门的连接针头，避免浪费。在使用微量泵泵入药物完成后可以再给予 5~10ml 的生理盐水以推入泵管中残余的药物。

2. 如何合理规划有创操作，避免穿刺次数？

肺栓塞患者或怀疑肺栓塞的患者在急诊就诊时就应该注意避免深静脉的穿刺，减少不必要的有创操作。例如首次采血时可以同时留置一直式套管针，专门用于静脉采血。直式套管针采用正压接头，每次使用后脉冲式生理盐水冲管，避免堵塞。应尽量减少动脉采血次数，采血后要增加按压时间和力度。

3. 为什么每日下午服用华法林？

因患者出院后来院随诊时需在早上采血检查 INR，而医生需要在采血结果出来后调整用药，可能要到下午。如果已经在上午服用了原来剂量的药物，就要等到第二日再调整剂量。同时每日 16:00 固定时间、单独服用华法林，不容易遗漏。

（安辰鸿　张 辰）

第二节　特发性肺动脉高压患者的护理

患者女性，19 岁，4 年前出现活动后气短，无胸闷、心悸，无咳嗽、咳痰，曾就诊于当地医院，行心电图检查及心脏超声心动图检查未见异常。两年前出现活动后晕厥，无抽搐，无尿、便失禁，休息 1~2 分钟后意识自行恢复【1】。后活动耐量逐渐下降，跑步中出现口唇发绀，休息后可缓解。反复发作晕厥 4 次【2】，近 1 周上述症状加重，步行 1 层楼梯出现气短，步行 3 层楼梯出现发绀，伴有咳嗽，无咯血。就诊于当地医院，心脏超声心动图检查显示：右心增大，肺动脉增宽，重度肺动脉高压。为进一步治疗，门诊以"肺动脉高压原因待查"收入病房。

思维提示：

【1】肺动脉高压患者由于心排血量减少，导致脑供血不足，在剧烈运动等情况后容易出现一过性大脑缺氧晕厥，应注意预防。强调晕厥症状的重要性，是评估病情严重程度及预后的重要指标。

【2】患者由于肺动脉高压，右心房、右心室肥厚进而右心衰竭引起运动后呼吸困难，活动耐力逐渐下降。护士应做好运动指导避免加重病情。

一、诊疗过程中的临床护理

（一）入院时

1. 诊疗情况

入院后查体：T 36.5℃、HR 74 次 /min、R 18 次 /min、BP 90/70mmHg【3】，神志清楚，精神良好。下颌因晕厥摔伤后缝针未拆线，局部皮肤无红肿、渗血。口唇未见发绀，无颈静脉怒张，甲状腺未见肿大。两肺呼吸音清晰，未闻及啰音。心脏叩诊正常，未闻及心脏杂音。无下肢水肿，肝脏触诊未触及。

胸部 X 线检查提示：双肺门动脉扩张，外周肺纹理相对纤细，主动脉结不宽，肺动脉段明显凸出，右房室增大，心胸比：0.54。超声心动图提示：右房、右室扩大，右室壁增厚，运动正常，左室内径正常，室间隔左移，致使左室呈"D"形，房、室间隔完整。左室壁厚度正常，室间隔运动异常。肺动脉内径增宽，腔内未见明显异常回声。三尖瓣环扩张，致瓣叶对合欠佳。三尖瓣中、大量高速反流，肺动脉瓣少量高速反流，估测肺动脉收缩压 102mmHg【4】，平均压约 55mmHg。二尖瓣少量反流。

实验室检查：氨基酸末端脑钠素前体 1 211.4fmol/ml（<400fmol/ml），内皮素 0.74fmol/ml（<0.34fmol/ml）【5】。血气分析：pH 7.38（7.35~7.45）、PCO_2 33.4mmHg（35~45mmHg）、PO_2 81.7mmHg（75~100mmHg）、AB 19.3mmol/L（22~27mmol/L）、BE −4.8mmol/L（−3~3mmol/L）。

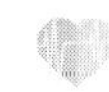

入院后给予强心、利尿、补钾治疗，阿魏酸钠【6】100mg，3 次 /d，口服。

思维提示：

【3】患者体循环血压偏低，脉压变小，提示心排血量下降，原因是右心扩大压迫左心，室间隔向左偏移。护士应注意血压的变化，防止心源性休克发生。

【4】肺动脉收缩压正常应小于 40mmHg。此患者肺动脉收缩压大于体循环血压的收缩压，可能出现心排血量急剧下降引起的心源性休克，所以应避免诱因。

【5】测量血清脑钠素水平是评估心功能敏感性和特异性的指标，升高提示存在心力衰竭（简称心衰）。

【6】阿魏酸钠竞争性抑制内皮素 -1 与受体结合，临床显示具有一定的降低肺动脉高压的作用，但缺少大规模临床试验支持。目前推荐配合靶向药物使用。

2. 护理评估　患者由于肺动脉高压，右心扩大，左心室受到挤压，导致心排血量减少容易发生晕厥，应注意评估晕厥发生的诱因，监测生命体征变化，预防晕厥和心源性休克、急性左心衰竭的发生。

3. 护理思维与实施方案。

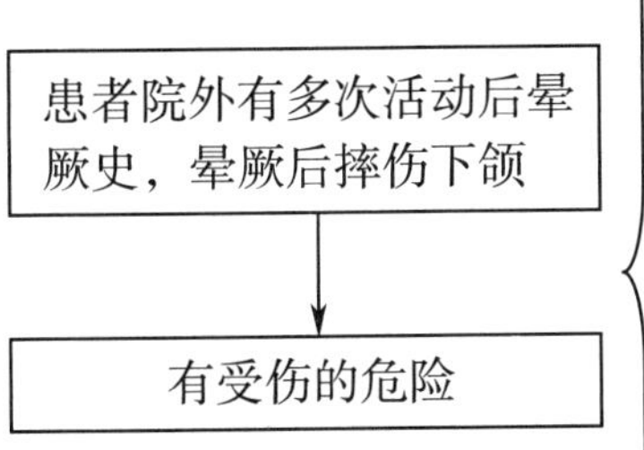

（1）护理目标：避免住院期间患者发生晕厥，或发生晕厥后护士马上给予正确的处理措施。

（2）护理措施：

- 监测患者心率/律及血压、血氧饱和度的变化。
- 评估患者院外晕厥的诱因，嘱避免诱因。
- 向患者和家属讲解肺动脉高压患者晕厥的诱因，包括剧烈咳嗽、排便用力等增加胸腹压的动作，运动过度，长时间站立，由卧位快速坐起或站立，情绪激动或紧张等。
- 住院期间要求家属陪伴，防止晕厥时造成外伤。
- 外出检查时用轮椅接送，同时有人陪同。
- 遵医嘱给予鼻导管吸氧，使血氧饱和度维持在90%以上。
- 护士每班对患者情况进行交接，加强巡视。
- 患者发生晕厥时应立即去枕平卧，给予面罩吸氧，同时配合医生抢救。

由于肺动脉高压，患者右心扩大，压迫左心，造成心排血量减少。右心衰竭患者容易发生急性左心衰竭

↓

心排血量减少，有心源性休克和急性左心衰竭的危险

（1）护理目标：在住院期间患者血压维持在90/70mmHg以上，避免发生心源性休克和急性左心衰竭。

（2）护理措施：

- 监护患者心率/律及血压变化，及时向医生报告异常值。
- 准确记录24小时液体出入量。为避免有效循环血量减少，出入量控制的原则为“量出为入”。即尿量多则可以适当增加一些入量，不要过于积极的利尿治疗。
- 巡视患者时应注意患者有无手足发冷、脉搏细弱的表现，这些症状是心源性休克的前兆，应立即给予重视。
- 端坐呼吸、咳嗽、咳出粉红色泡沫痰为急性左心衰竭的表现，应立即给予治疗。
- 避免急性左心衰竭和心源性休克的诱因，如：单次大量饮水（200ml以上）、快速补液、瓦氏动作、情绪激动、体位突然改变等。
- 在患者出现肺部感染、心律失常、电解质紊乱时容易诱发急性左心衰竭和心源性休克，应遵医嘱给予积极治疗。
- 患者行增强CT检查时由于需要快速注射对比剂，容易增加患者心脏负担造成急性左心衰竭，所以应给予一定的利尿治疗，密切观察病情变化。

患者活动耐力进行性下降，目前上1层楼就出现气短

↓

活动无耐力

（1）护理目标：①患者能够说出运动锻炼的原则，出院前制定详细的运动计划，安全、逐步增加活动量；②患者入院第3日6分钟步行试验距离为330m，出院时争取达到375m。

（2）护理措施：

- 为患者行6分钟步行试验，评估患者的活动耐力和心功能。
- 目前患者心功能为Ⅳ级，应以卧床休息为主，只允许进行简单的日常生活活动。
- 经过治疗病情平稳后，如果患者心功能达到Ⅱ级，就可以制定运动锻炼计划，逐步增加活动量。
- 推荐运动方式：慢步走，太极操，低阻力有氧锻炼。运动原则：量力而行、适可而止、循序渐进、坚持规律。
  - ➢ 运动中一旦出现头晕、心悸或胸部不适时应立即停止。
  - ➢ 坚持规律的运动是十分重要的，运动训练增加运动耐力是一个漫长的过程。
  - ➢ 运动时建议携带便携式的脉搏血氧监测仪，运动时血氧饱和度保持在88%~90%为宜。
- 教会患者和家属6分钟步行试验的方法和注意事项作为出院后安全有效的自我评估方法。

（二）右心导管检查前后

1. 诊疗情况 患者入院后逐步完善各项检查，排除了继发性肺动脉高压的所有原因。免疫系统血液化验、凝血、红细胞沉降率、尿便常规、生化、甲状腺激素结果均正常。肺部增强 CT 检查提示双肺未见渗出及占位病变，肺动脉未见充盈缺损。右房室腔扩大，右室壁增厚，左心内径相对较小。主肺动脉及左右肺动脉主干管腔明显扩张，外周肺动脉相对纤细。肺通气灌注扫描提示双肺多发血流灌注受损，通气功能受损，符合特发性肺动脉高压的基本特征，双下肢深静脉回流通畅。肺功能测定显示轻～中度混合性通气功能障碍，以阻塞为主，小气道功能显著减退。肺弥散功能中度障碍，气道阻力大致正常，弹性阻力偏大【7】。为进一步明确患者的肺动脉压力情况和选择治疗药物，入院一周后为患者行右心导管检查和急性肺血管反应试验【8】。结果显示：肺动脉压平均压 74mmHg，肺血管阻力为 9.88dynes·s/cm^5，肺动脉楔压 12mmHg。急性肺血管反应试验结果阳性。经排除检查后，确定诊断为特发性肺动脉高压。患者得知诊断后情绪悲观、抑郁。

思维提示：

【7】特发性肺动脉高压的诊断需要排除所有继发性肺动脉高压的原因。此患者行相关免疫检查后，排除结缔组织疾病相关肺动脉高压。心脏 CT、肺血管 CT、右心导管检查排除了先心病、慢性血栓栓塞性肺动脉高压。

【8】右心导管检查可以直接测量患者肺动脉压力、肺动脉楔压以及心排血量，判断肺动脉高压的分型。急性肺血管反应试验是指在右心导管检查的同时雾化吸入依洛前列环素 10μg，用药半小时后再次测量各项血流动力学参数，以判断患者肺动脉的病变程度。可以帮助医生选择治疗药物。急性肺血管反应试验阳性，说明患者肺动脉血管对扩血管药物还有一定的反应，可以服用钙通道阻滞剂治疗，但服药期间建议每 3~6 个月复查急性肺血管反应试验，以判断疗效。急性肺血管反应试验阴性患者服用钙通道阻滞剂不仅不会降低肺动脉压力，还可能造成血压下降，此时必须选择靶向药物治疗。

2. 护理评估 患者拟行右心导管检查，护士应做好术前准备和宣教，术后加强监护。

3. 护理思维与实施方案

患者首次行右心导管检查，术中需要配合伊洛前列素的吸入，缺乏相关知识，加强宣教可以获得患者更好的配合

↓

知识缺乏

（1）护理目标：患者顺利完成右心导管检查。

（2）护理措施：

- 向患者及家属讲解右心导管检查的目的和方法。
- 为患者做术前准备工作，包括：手术区域备皮、留置套管针。
- 讲解伊洛前列素吸入方法：口唇包住雾化器含嘴，应保持较深较慢的呼吸，但不要过度用力，以保证药物进入肺泡。
- 饮食：可正常饮食。但是因高蛋白饮食（如鸡蛋、牛奶等）可引起腹部胀气，为避免术后不适，建议避免牛奶、豆浆、鸡蛋等食物。
- 股静脉穿刺患者术后需卧床6小时，伤口沙袋压迫2小时。颈静脉穿刺患者术后需卧床2小时，避免颈部用力及摆动。应密切观察患者伤口情况，避免出血。
- 由于手术应激可使患者病情可能加重，术后应加强监护，及时报告异常生命体征。

特发性肺动脉高压预后差，病情加重快，患者查询相关知识以及与病友交流后产生了悲观情绪

↓

悲观、抑郁

（1）护理目标：患者住院期间能够主动找医护人员倾诉感想和需求，能够积极配合治疗。

（2）护理措施：

- 多与患者交流，倾听其主诉。鼓励患者述说痛苦和压抑情绪。
- 向患者讲解治疗肺动脉高压的药物和措施，介绍未来发展方向。
- 请治疗较成功的年轻患者介绍接受治疗的经验。
- 由于患者知识水平较高，可以介绍国内外肺动脉高压患者协会网站供其浏览，增强其战胜疾病的信心。
- 必要时可遵医嘱给予盐酸氟西汀胶囊、劳拉西泮片等抗抑郁药物。
- 介绍一些减压方法，如：听轻音乐、做放松体操、培养兴趣爱好，减少患者对疾病的关注。
- 做好患者家属的宣教，营造轻松的家庭氛围。

（三）出院前

1. 诊疗情况　经过全面检查和治疗后，患者于住院21天后出院。除“强心、利尿”药物外，服用盐酸地尔硫䓬片45mg，3次/d，血压维持在100/70mmHg，心率70次/min。服用华法林3mg，1次/d；凝血指标INR 2.0【9】。6分钟步行试验距离达到400m，步行1层楼梯未出现气短及发绀。嘱患者出院后按时服药，定期随访。

思维提示：

【9】特发性肺动脉高压患者由于存在肺动脉原位血栓形成的危险，需要终生口服华法林抗凝治疗。INR应维持在1.8~2.3。相关护理内容见“急性肺栓塞患者溶栓治疗”一节出院时的健康宣教内容。

2. 护理评估　患者服用盐酸地尔硫䓬片，需要自我监测血压和心率的变化。生活中要注意避免加重病情的诱因。

3. 护理思维与实施方案。

服用钙通道阻滞剂需要观察血压及心率的变化。患者既往未服用，需要监测血压、心率药物的经验

↓

患者自我监测能力不足

（1）护理目标：患者出院前学会自我测量心率、血压的方法，并能够识别报告异常情况。

（2）护理措施：

- 教会患者和家属脉搏计数方法。
- 要求患者自备血压计。教会患者及家属测量血压的方法。
- 为患者制作血压、心率记录表。
- 告知血压和心率正常范围和异常的表现。
- 嘱患者要半年后随诊。复查右心导管检查，以判断钙通道阻滞剂的疗效。

肺动脉高压需要长期治疗，生活中要避免诱发病情加重的因素

↓

患者维持健康能力改变

（1）护理目标：患者出院前掌握相关知识。

（2）护理措施：对患者和家属进行健康宣教，内容包括：

- 饮食应营养均衡，注意控制体重，少食多餐。根据心衰情况，控制饮水，限制钠盐。增加膳食纤维，保持大便通畅。要戒烟戒酒，远离毒品，不可服用减肥药物。
- 运动指导：尽量不要到氧气稀薄的地方活动。避免在餐后、气温过高或过低情况下运动。运动锻炼方法见活动无耐力护理措施内容。
- 预防感冒：建议每年接种流感疫苗。感冒后不可服用收缩血管药物，以免加重病情。
- 注意避孕：怀孕和分娩会加重病情。应该在专科医生的指导下有计划地孕育。
- 增加信心：积极回归到正常学习生活中，保持乐观心态，建立战胜疾病的信心。
- 坚持服药，定期随诊：绝不能自我感觉症状减轻就停止服药。特发性肺动脉高压是慢性病，一旦停药病情会加重，需在医生指导下调整药物。

二、护理评估

特发性肺动脉高压患者晕厥往往是就诊的首要原因。一过性的脑缺氧性晕厥虽然2~3分钟就会好转，但患者可能因为晕厥造成摔伤。所以肺动脉高压患者入院时，护士必须询问有无晕厥史，测量血压，评估患者是否有晕厥的危险。特发性肺动脉高压患者还可以发生由于右心衰竭导致的心源性休克和急性左心衰竭。一旦发生，抢救和治疗效果均不佳，容易猝死。所以护士应注意评估患者，及早发现征象，给予预防措施，避免心源性休克和急性左心衰竭的发生。

三、安全提示

对于存在晕厥危险的患者护士应每班交接，加强巡视。外出检查或活动时要有人从旁陪伴，避免晕厥造成伤害。

单次大量饮水、快速补液、瓦氏动作、情绪激动、体位突然改变等情况会加重心脏负担，造成急性肺水肿，应避免。在患者出现肺部感染、心律失常、电解质紊乱时容易诱发急性左心衰竭和心源性休克，应遵医嘱给予积极治疗。在为患者行增强CT检查时，由于需要快速注射对比剂，容易因增加患者心脏负担而诱发急性左心衰竭，所以应给予一定的利尿治疗，密切观察病情变化。

四、经验分享

1. 肺动脉高压患者为什么要吸氧？

特发性肺动脉高压患者往往存在不同程度的缺氧，缺氧会导致肺动脉收缩，从而进一步加重缺氧，形成恶性循环，所以监测血氧饱和度变化对患者来说十分重要，如果有条件可以配备便携式血氧饱和度监测仪，在患者休息、运动时使用。对于血氧饱和度低于 90% 或动脉血氧分压持续低于 60mmHg 的肺动脉高压患者，应长期持续性氧疗。在外出活动、睡眠时也应坚持低流量吸氧，可以延缓疾病的进展。

2. 目前国内肺动脉高压患者应用靶向药物的现状如何？

特发性肺动脉高压的靶向药物治疗是目前发展比较迅速的领域，尽管近年来肺动脉高压药物治疗取得巨大进展，但患者长期预后仍不理想。对于肺动脉高压这种明确有多个致病通路的疾病，理论上联合治疗较单药治疗效果更好。肺动脉高压靶向药物联合应用有序贯联合治疗和起始联合治疗两种策略。随着肺动脉高压靶向药物种类的增多以及药物价格的显著降低，我国肺动脉高压患者接受联合治疗的比例显著提升，但能起始接受联合治疗或接受充分强度联合治疗患者的比例仍非常低。

（安辰鸿　张 辰）

第三节　急性心肌梗死并发室间隔穿孔患者的护理

患者男性，65 岁，阵发性胸部烧灼感 2 年，入院前 10 天开始出现活动耐量下降，走路或上楼时感胸部烧灼感，伴胸闷、气短、憋气及乏力，休息数分钟可自行缓解【1】。1 周前无明显诱因出现憋气，胸闷加重，不能平卧。外院诊为急性下壁心肌梗死，予以治疗后，胸闷、憋气症状未得到缓解，并间断出现持续喘憋，不能平卧【2】。转我院就诊，急诊行超声心动图提示：左房前后径 44mm，左室舒张末期内径 51mm，LVEF 40%，后间隔中断探及回声脱失约 14mm，左室前壁，前间壁运动明显减低，下壁、后间隔运动减低【3】。急诊以“急性下壁心肌梗死，室间隔穿孔”收入院。

思维提示：

【1】患者入院前出现胸闷、气短，伴憋气、乏力，休息数分钟可自行缓解的症状：由于冠状动脉严重狭窄，导致冠脉血流显著减少而诱发心绞痛发作。心绞痛发作是急性心肌梗死（AMI）的前驱症状。护理上应指导患者认识 AMI 的前驱症状，引起患者的高度重视，主动及早就诊。

【2】患者在治疗过程中胸闷、憋气症状加重并出现及持续喘憋，不能平卧的症状，提示有急性心肌梗死机械并发症的发生，使已有大面积心肌梗死的心脏突然增加了负荷，引起血流动力学的骤然恶化。护理上应注意协助患者保持体位舒适，舒缓紧张情绪，做好氧疗，加强生命体征及喘憋症状的监测与观察。

【3】患者出现左心功能受损的体征：超声提示后间隔中段探及回声脱失约 14mm，发生室间隔穿孔。由于心室水平左向右分流，导致肺血增多，左心室增大，急性心肌梗死合并室间隔穿孔时可激发或加重心源性休克。护理上要注意监测血压、心率、神志、肤色、尿量。观察心源性休克的征象。

一、诊疗过程中的临床护理

（一）入院时

1. 诊疗情况

入院查体：T 36.5℃、HR 112 次 /min、BP 105/54mmHg、R 18 次 /min。患者 35° 卧位，感轻度喘憋，意识清楚，口唇无发绀，双肺听诊呼吸音粗，两肺可闻及干啰音。胸骨左缘 3~4 肋间可闻及 3/6 级收缩期粗糙杂音。

胸部 X 线检查：两肺淤血重，双侧肋膈角模糊，主动脉结宽，近缘钙化，肺动脉段平直，左室增大。

实验室检查：动脉血气 pH 7.54，PCO_2 33.3mmHg，PO_2 73mmHg，HCO_3^- 28.7mmol/L，BE 6mmol/L，SO_2 96%【4】。血常规：WBC 10.19×10^9/L，中性粒细胞百分比 80.6%【5】；心肌酶：TnT 0.48μg/L，CK-MB 5.4μg/L，TnI 0.6μg/L，BNP 941ng/L，D- 二聚体 729μg/L，ALT 107IU/L，AST 118IU/L。

心电图：Ⅱ、Ⅲ、AVF 导联异常 Q 波。T 波低平，倒置【6】。

主要治疗：面罩吸氧 5L/min，多巴胺 1.67μg/(kg·min) 静脉泵入【7】，硝酸异山梨酯注射液 50μg/min 静脉泵入，二羟丙茶碱注射液 0.25g 静脉注射，2 次 /d；盐酸氨溴索注射液 30mg 静脉注射，每 8 小时 1 次，呋塞米 20mg 静脉注射，1 次 /d；头孢西丁钠 2g 静脉滴注，每 12 小时 1 次。

思维提示：

【4】患者虽然经急诊处理，入院后仍出现感轻度喘憋的症状，胸部 X 线检查显示两肺重度淤血：由于室间隔穿孔造成肺血增多，两肺淤血。肺内气体和血液交换受损，血氧降低。护理上应指导患者做好氧疗，提高血氧饱和度。

【5】患者 WBC 升高，两肺淤血，双肺痰鸣音明显，提示存在肺部感染，护理上应特别注意为患者实施体疗，定时拍背，协助排痰，护理操作注意清洁、无菌，防止交叉感染。

【6】患者心电图提示典型下壁心肌梗死图形。由于 90% 以上的房室结动脉起源于右冠状动脉，当供应心肌下壁的右冠状动脉发生梗死时，就造成了房室结、房室束和束支起始部分的缺血而出现房室传导障碍。护理上要注意监测心率、血压。观察有无由于室间隔穿孔涉及间隔部位的传导系统所致的束支或房室传导阻滞发生。

【7】多巴胺：小剂量的多巴胺仅作用于外周多巴胺受体，直接或间接降低外周血管阻力。对于肾脏低灌注和肾功能衰竭的患者，能增加肾血流量、肾小管滤过率、利尿和钠的排泄，并增强利尿剂的反应。

2. 护理评估　患者心电图异常 Q 波，心肌酶升高，超声、胸部 X 线检查明确 AMI 合并室间隔穿孔，并已出现左心功能不全伴肺部感染的表现，予以扩张冠状动脉、利尿、平喘等治疗，卧床休息，限制活动，保持负平衡，需要护士的专业指导和生活护理。

3. 护理思维与实践方案

患者心率112次/min，血压105/54mmHg，35° 卧位休息，喘憋，心脏超声示左心室扩大、室间隔穿孔。胸部X线检查：两肺淤血，双肺干啰音

↓

有急性左心衰竭的危险

（1）护理目标：住院期间，及时识别患者的危险因素，预防急性左心衰竭的发生，发现急性左心衰竭的早期征兆。

（2）护理措施：

- 观察患者的血压和心率/律、血氧饱和度的变化。
- 积极缓解冠脉缺血的情况。
- 观察有无尿量减少，皮肤湿冷，心率加快、血压减低或出现恶性心律失常的情况，若出现提示病情加重。应立即配合抢救。
- 减少增加心脏负荷的诱因，保证充足的休息，满足患者的生活需要，少食多餐，保持排便通畅，限制水的摄入，输液速度不超过15滴/min。
- 每6小时评估一次出入量，控制入量，保持负平衡。

动脉血气分析：pH 7.54、PCO_2 33.3mmHg、PO_2 73mmHg，HCO_3^- 28.7mmol/L，BE 6mmol/L，SO_2 96%

↓

气体交换受损

（1）护理目标：住院期间患者缺氧的症状改善，动脉血氧饱和度维持在98%以上，肺内干啰音减少。

（2）护理措施：

- 监测患者血氧饱和度的变化。
- 给予面罩吸氧，进餐时改为鼻导管吸氧，保持持续氧疗。
- 协助患者咳嗽咳痰，保持呼吸道通畅，保持室内空气清新。

WBC 10.19×10^9/L，两肺淤血重，双肺痰鸣音明显

↓

有感染的危险

（1）护理目标：降低感染的危险，不发生院内感染。

（2）护理措施：

- 调整患者的饮食为高蛋白、高维生素、易消化的饮食。增加抵抗力。
- 限制探视人数，严格无菌操作，防止交叉感染。
- 遵医嘱使用抗生素，并观察药物疗效，观察有无菌群失调。
- 做好体疗，定时拍背，协助患者咳嗽咳痰。

评估	护理目标与措施
患者静脉泵入多巴胺1.67μg/(kg・min)，呋塞米20mg静脉注射。限制入量 ↓ 潜在电解质紊乱-低钾的危险	（1）护理目标：①识别患者的危险因素，预防患者电解质紊乱发生；②及时发现并对症处理。 （2）护理措施： ● 监测患者心电图，注意心率/律及血压的变化。 ● 观察患者有无倦怠、乏力、食欲不振等早期低钾的表现。 ● 每4~6小时复查电解质，采血避开输液肢体。血钾至少保持3.5mmol/L以上。遵医嘱准确给予补钾。

（二）冠状动脉造影的护理

1. 诊疗情况　入院后10天超声心动图提示：左室舒张末期内径（LVED）60mm，LVEF 64%，后间隔中段囊状改变，大小约30cm×17cm，囊壁左室侧回声脱失13~14cm，后室侧有效分流口为6mm，左室下后壁运动幅度减低【8】。入院后21天行冠状动脉造影检查，冠状动脉造影前心率70次/min，血压108/62mmHg，呼吸17次/min，双肺呼吸音粗，未闻及干湿啰音，经桡动脉行冠状动脉造影，伤口干燥，前臂无肿胀，冠状动脉造影提示：前降支中段100%闭塞，回旋支中段50%狭窄，钝缘支70%狭窄，右冠状动脉中段99%狭窄【9】。冠状动脉造影后检查心率68次/min，血压121/72mmHg，呼吸17次/min，双肺有少量湿啰音，患者未感喘憋【10】。术后3小时入量450ml，尿量200ml，追加呋塞米20mg静脉注射。

思维提示：

【8】患者急性下壁心肌梗死，室间隔穿孔并形成夹层，室间隔呈囊状，右心室侧夹壁薄，破口较小，故血流动力学平稳，但随时可能出现夹层破裂，有发生心源性休克、心脏破裂的危险。护理上应注意观察心源性休克的征象，避免诱因。

【9】冠状动脉造影检查：冠状动脉造影可以直接了解动脉病变的程度，对外科手术有指导意义，但在检查过程中存在相关血管的出血风险，护理上要做好术前、术后的评估。

【10】患者出现双肺少量的湿啰音，未感喘憋，由于急性下壁心肌梗死并发室间隔穿孔未得到解决，心功能仍处于临界边缘，术中快速注入对比剂，可使心脏受损加重，护理上应注意评估和预防工作，积极配合抢救。

2. 护理评估　急性心肌梗死并发室间隔穿孔患者2个月内病死率在67%~82%。心源性休克可以导致多脏器的低流量灌注，发生衰竭，最终导致死亡。术前发生心功能不全与心源性休克是影响外科手术疗效最重要的两个因素，该患者围手术期的冠状动脉造影检查存在很高的风险。护理上加强出入量管理，保持负平衡减少心脏负荷；预防心源性休克的发生。

3. 护理思维与实践方案

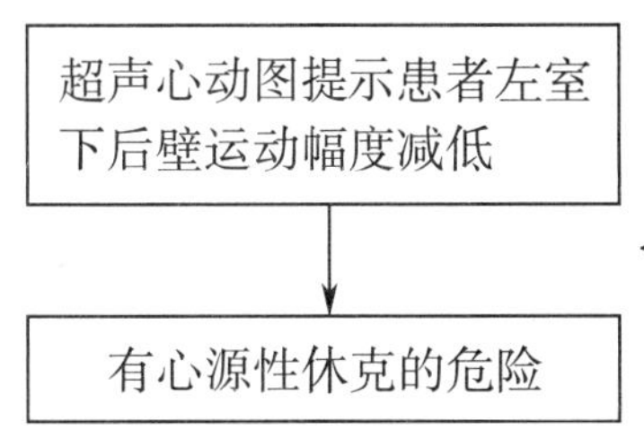

（1）护理目标：围手术期不发生心源性休克，及早发现心源性休克的征象，并能够正确处理。

（2）护理措施：

- 监测患者血压、心率/律、呼吸、血氧饱和度的变化。
- 评估末梢循环：有无皮肤苍白、发绀、湿冷、毛细血管灌注不足的表现。
- 评估患者的血气分析，及时纠正酸中毒。
- 准确记录出入量，根据出入量指导输液速度。
- 注意保暖避免受凉。

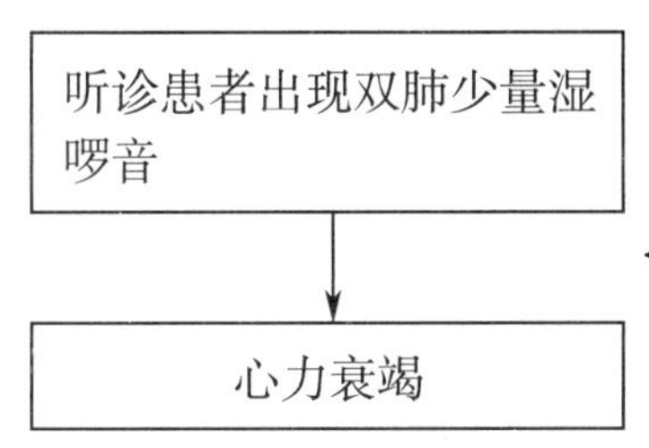

（1）护理目标：造影术后30分钟内排尿量400ml以上。不发生喘憋症状。

（2）护理措施：

- 遵医嘱正确使用利尿剂，注意用药后效果的评估。
- 准确记录出入量，根据出入量指导输液速度，控制液体入量。
- 监测患者血压、心率/律、呼吸、血氧饱和度的变化。
- 注意评估电解质，及时补钾，避免电解质紊乱导致的心律失常

（三）冠状动脉旁路移植术及室间隔修补术后的护理配合

1. 治疗情况　入院后 28 天，患者行冠状动脉旁路移植术（CABG）及室间隔修补术，前降支搭左乳内动脉桥，钝缘支搭大隐静脉桥【11】，术后全身皮肤干燥、皮温凉，左下肢弹力绷带包扎，患肢皮肤颜色正常、皮温凉【12】。呼吸机辅助呼吸方式：SIMV+PSV、FiO_2 80%、PEEP 2cmH_2O、VT 500ml/min、PSV 6mmHg，听诊双肺呼吸音粗，心电监测示波窦性心律，HR 95 次 /min，BP 81/46mmHg，血气分析：pH 7.417、PCO_2 33.3mmHg、PO_2 140.5mmHg，Na^+ 141mmol/L，K^+ 3.35mmol/L，Cl^- 112mmol/L，ACT 200s，术后 1 小时胸腔引流液 180ml，给予鱼精蛋白 20mg 静脉注射【13】，多巴胺 5μg/（kg·min）、硝酸甘油 0.4μg/（kg·min）静脉泵入，丙泊酚注射液镇静，头孢呋辛钠 1.5g、3% KCl 12mg/h、羟乙基淀粉 130/0.4 氯化钠注射液静脉滴注、盐酸氨溴索注射液 30mg 静脉注射、奥美拉唑肠溶胶囊 40mg 口服。术后 8 小时，HR 80 次 /min，BP 138/67mmHg，胸腔引流液量正常。呼吸机参数：SIMV+PSV，FiO_2 45%，PEEP 6cmH_2O，VT 500ml/min，F 12 次 /min。血流动力学指标：心排血量（CO）4.1L/min，心指数（CI）2.3L/（min·m^2），外周阻力（SVR）1 010dynes·s/cm^5，肺血管阻力（PVR）118dynes·s/cm^5【14】。

思维提示：

【11】患者手术修补室间隔穿孔后，左向右分流消除，左心容量增大，护理上应注意维护左心功能，控制入量。

【12】患者左下患肢皮温凉，是由于下肢截取大隐静脉所致。护理应注意保温，间断被动活动患肢，预防血栓形成。

【13】患者 ACT 200s，1 小时内胸腔引流液 180ml，由于体外循环肝素化，切口渗血增多，护理上应及时准确记录胸腔引流液量、颜色，准确遵医嘱给药。

【14】患者术后心脏功能指标均较好，护理上应注意对监测数值及时评估，同时预防感染、心律失常的出现，做好急救准备。

2. 护理评估 患者病情危重，术后发生低心排血量、恶性心律失常、出血的风险高。

3. 护理思维与实践方案

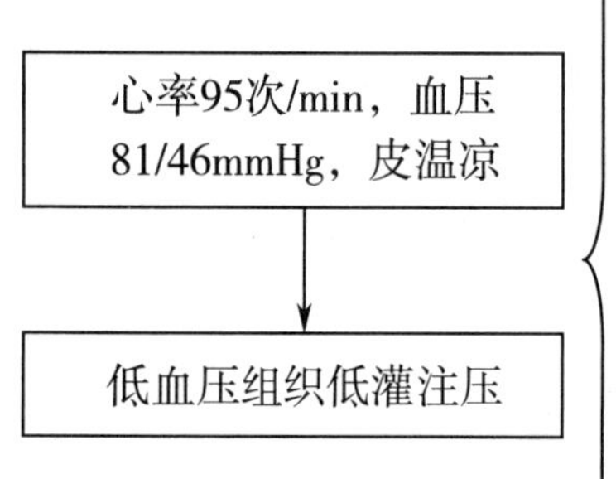

（1）护理目标：患者收缩压维持不低于术前血压的20~30mmHg，皮温逐渐温暖。

（2）护理措施：

- 监测患者血压、心率/律的变化。
- 术后早期保持患者镇静，遵医嘱准确给予镇静剂。
- 根据循环情况，遵医嘱正确使用血管扩张剂，注意给药的精准性及药物的副作用。
- 保持心、脑、肾的灌注压。
- 注意肢体末梢保暖。
- 遵医嘱正确补液，根据血流动力学指标的变化调整补液速度，预防心力衰竭的发生。

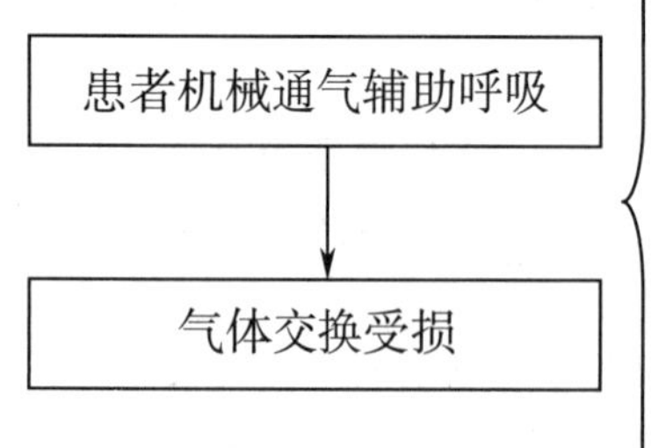

（1）护理目标：患者保持良好的气体交换，血气分析数值正常。

（2）护理措施：

- 评估外周血管灌注情况，监测患者血氧饱和度的变化。
- 定时评估动脉血气，根据血气数值调整呼吸机参数。
- 遵医嘱给予患者镇静剂。
- 保持呼吸道通畅。
- 对苏醒的患者，通过语言和非语言的交流了解患者的不适症状及需求。

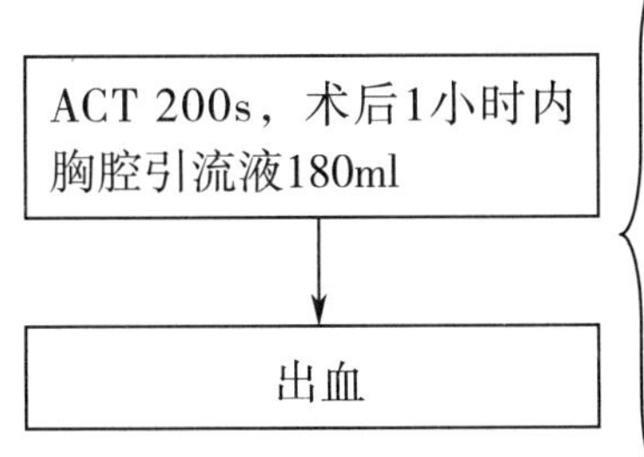

（1）护理目标：患者胸腔引流液量减少。
（2）护理措施：
- 保持引流管通畅。
- 15分钟评估引流液的量与颜色。
- 遵医嘱给予鱼精蛋白中和，并充分评估给药后的效果。
- 监测ACT的数值。

（四）出院时的健康教育

1. 诊疗情况　CABG 及室间隔修补术后 7 天，患者各项生命体征平稳，无不适主诉。心脏超声心动图提示：LVED 48mm，LVEF 60%，室水平分流消失，阶段性室壁运动异常【15】。住院 36 天后出院。

思维提示：

【15】心脏超声心动图检查室水平分流消失：提示室间隔穿孔修补成功，心脏功能已逐步恢复。护理上应指导患者开始活动。

2. 护理评估　患者发病急，相关疾病知识缺乏。出院后需长期坚持服用扩张冠状动脉、降低血脂等药物治疗，应给予详细的健康指导。

3. 护理思维与实践方案

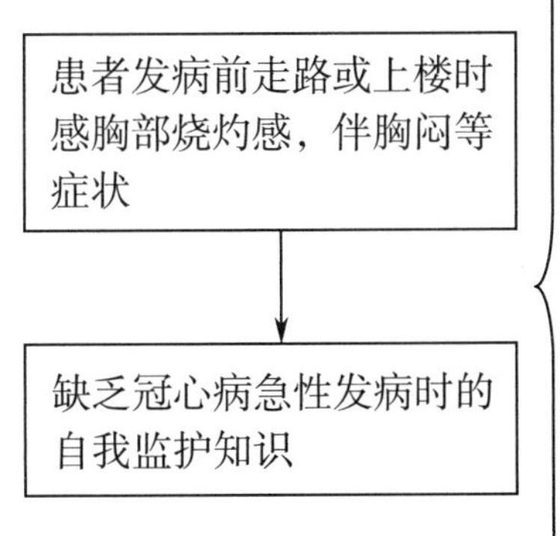

（1）护理目标：患者及家属能够复述出心肌梗死前驱症状的主要表现和预防措施。
（2）对患者及家属进行健康宣教
- 前驱症状主要包括典型心绞痛：心前区压痛、烧灼感、胸闷。不典型心绞痛：肩颈痛、胃部不适等。
- 自我应对：症状出现及时用药（硝酸甘油类：片剂或喷雾），症状缓解后卧床休息。用药缓解后又复发同样症状或进行性加重，立即就诊。
- 避免诱因发生，如：晨起、饭后进行活动；情绪激动；体力劳动；用力排便。

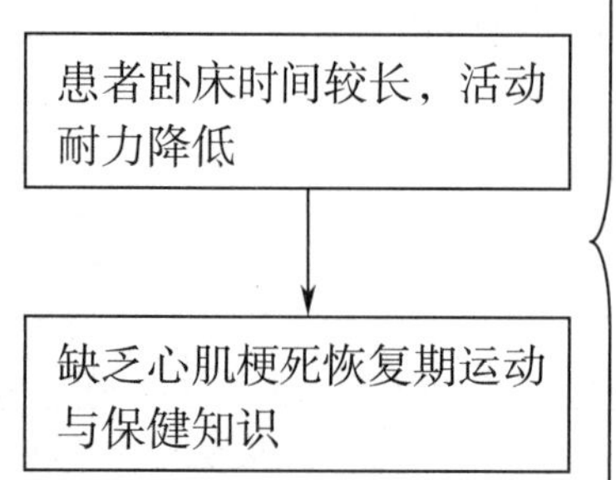

（1）护理目标：患者能保持最佳的活动水平即活动时心率正常，气促、疲乏消失，心脏功能逐渐恢复。

（2）护理措施：

- 鼓励患者在能耐受的活动范围内，坚持身体活动。
- 鼓励患者在床上进行主动肢体活动，以保持肌肉张力和关节的活动范围。
- 指导患者逐渐增加活动：锻炼从床上逐渐过渡到坐、站、行。
- 宣教坚持活动以逐渐增加活动耐力的重要性，协助患者安排活动的先后顺序以适应身体状况。
- 教会患者活动时保存体力、减少耗氧的技巧，如：坐着工作、推代替拉、滑代替抬等。

二、护理评价

急性心肌梗死并发室间隔穿孔患者发病急，常发生于急性心肌梗死的第一周。患者在并发室间隔穿孔后迅速发展为心力衰竭、心源性休克，是急性心肌梗死患者死亡的最主要原因。在诊疗护理过程中，血压、心率、血氧饱和度、肾功能、患者用药后的反应是观察的重点。心电图检查反映心肌供血情况，护士应掌握心电图动态比较的方法。心脏超声直接反映心脏结构与心脏射血能力，护士应学会通过超声报告与临床症状评价患者指导护理措施实施。心力衰竭与心源性休克是导致急性心肌梗死并发室间隔穿孔患者死亡的主要原因，围手术期的冠状动脉造影检查存在很高的风险，降低心脏负荷控制出入量保持负平衡尤为重要。CABG 及室间隔修补术后低心排血量、出血、恶性心律失常是护理的观察重点。出院时要针对症状观察与自我护理，提高活动耐力进行具体的健康宣教，因人而异制定不同的宣教内容。

三、安全提示

1. 电解质、肾功能监测，在治疗过程中较长时间使用利尿剂，准确记录使用利尿剂的时间、剂量及记录出入量。使用利尿剂患者可因低钾、低钠引起胃肠功能紊乱、无力，严重者或诱发恶性心律失常，同时长时间使用利尿剂也可引起肾功能受损。因此要定时采血监测电解质、尿素氮的变化。

2. 使用多巴胺给药时应避免药液外渗引起局部组织坏死。给药做到剂量准确无误，更换微量泵给药时操作快速，以减少对血压、心率的影响。

3. 做好患者的心理支持，确保安全。患者在院治疗时间长、病情反复，易多虑、烦躁紧张、焦虑，心理护理尤为重要，多与患者交谈，交谈内容既要实事求是又要鼓励，讲解相关疾病知识消除患者顾虑，同时做好家属的配合工作。在治疗过程中时刻注意患者安全，将呼叫

器放置易取处、床刹固定、床挡固定，预防坠床的发生。

四、经验分享

1. 如何预防室间隔穿孔患者卧床期间并发症的发生？

室间隔穿孔患者一般要进行 4~8 周的外科治疗，卧床时间较长，会出现不同程度的肺部感染、轻度压力性损伤和营养不良等并发症。护士要注意观察发生并发症的原因，制定预防措施，包括定时拍背、鼓励患者床上活动；保持皮肤、被服干燥；指导患者进食高蛋白、高维生素易消化的食物，降低并发症的发生。

2. 如何有效控制室间隔穿孔患者的入量保持负平衡？

急性心肌梗死并发室间隔穿孔后迅速发展为心力衰竭，因此要通过控制入量、利尿剂使用、血管活性药物使用来降低心脏负荷。要做到有效地控制入量，首先要取得患者的配合，其次均衡输液。要患者很好地配合需要进行全面、细致的健康教育，使之完全理解控制入量的重要性，将三餐、每日饮水量细化定量，与医生共同制定输液量，准确调整输液速度，每班护士进行交接。

（赵冬云）

第四节　急性心肌梗死并发缓慢性心律失常患者的护理

患者女性，66 岁，入院前 14 小时突发胸痛，为剑突下闷痛，伴左侧肩背部疼痛【1】，持续不缓解，入院前心电图检查三度房室传导阻滞，Ⅱ、Ⅲ、AVF、V_3~V_5 导联 ST 段抬高、T 波倒置，急诊以“冠心病、急性心肌梗死”收入院。

思维提示：

【1】患者出现突发胸痛，为剑突下闷痛，伴左侧肩背部疼痛：由于冠状动脉管腔急性闭塞，导致冠状动脉血流中断或急剧减少，使相应部位的心肌发生持续而严重的急性缺血，所以患者出现胸痛。护理上应指导患者做好绝对卧位休息，给予心电监护、吸氧，减少心肌耗氧量，建立静脉通路，观察患者胸痛的表现，遵医嘱应用血管扩张剂或镇痛药。

一、诊疗过程中的临床护理

（一）入院时

1. 诊疗情况

入院查体：T 37.3℃、HR 35 次 /min【2】、BP 142/61mmHg、R 22 次 /min；患者自主体位，

意识清楚，口唇无发绀，双肺听诊呼吸音粗。

实验室检查：CK-MB 12.6ng/ml、Mb > 500ng/L、肌钙蛋白 I 5.25ng/L【3】；血常规：WBC 13.60×10^9/L、中性粒细胞百分比 88.7%【4】；血糖 27.14mmol/L【5】。

床旁超声心动图【6】示节段性室壁运动减低。心电图检查【7】示Ⅱ、Ⅲ、AVF 导联 ST 段抬高、T 波倒置，三度房室传导阻滞。

主要治疗：医嘱给予吗啡 3mg 静脉注射，山莨菪碱 10mg+0.9% 生理盐水静脉滴入提高心率，胰岛素 3U/h 静脉泵入，每小时监测血糖。

思维提示：

【2】患者心率 35 次 /min：约 90% 的人房室结的血液由右冠状动脉供应，急性下壁心肌梗死由右冠状动脉狭窄 / 闭塞导致的缺血引起房室结区缺血，造成房室传导阻滞，需要严密心电监测。

【3】患者心肌酶升高：提示冠状动脉血流中断或急剧减少，使心肌发生持续而严重的急性缺血，最终出现缺血性坏死。

【4】患者血常规 WBC 13.60×10^9/L、中性粒细胞百分比 88.7%：患者发生急性心肌梗死后，心肌坏死物质吸收可导致白细胞升高。

【5】患者血糖 27.14mmol/L：应激性血糖升高，急性心梗早期应激刺激下丘脑，交感神经兴奋，肾上腺素、去甲肾上腺素、糖皮质激素、胰高血糖素等分泌增多，促进糖原分解和糖异生，同时抑制胰岛素分泌，引起血糖升高。

【6】患者超声心动图提示节段性室壁运动减低：急性心肌梗死后，梗死区心肌收缩功能很快丧失，产生左室节段收缩运动异常，导致左室收缩功能减低。

【7】心电图检查示Ⅱ、Ⅲ、AVF 导联 ST 段抬高、T 波倒置，三度房室传导阻滞：下壁心肌梗死引起房室结区缺血或迷走神经张力增高，引起房室传导阻滞。

2. 护理评估　患者突发剑突下闷痛，伴左侧肩背部疼痛，持续不缓解，心肌酶升高、应激性血糖升高，心电图急性下壁心肌梗死、三度房室传导阻滞，超声心动图提示左室壁运动异常，提示患者病情危重，应绝对卧床休息、持续生命体征监护、吸氧、必要时镇痛，护士在床旁监护，严密观察患者的病情变化及并发症发生。

3. 护理思维与实践方案

患者持续胸痛不缓解，心电图提示急性下壁心肌梗死

↓

有猝死的危险

（1）护理目标：住院期间患者不发生猝死，或在发生时及时发现并迅速给予有效救治。

（2）护理措施：

- 绝对卧床，给予持续心电监护及氧气吸入。
- 严密观察患者的血压、心率/律变化及心肌酶学、电解质情况，若心电监测出现三度或完全性房室传导阻滞，应准备安装临时起搏器；如出现室性期前收缩、二联律、频发室早、多源性室早或RonT，应警惕室速或室颤的发生，立即报告医生。
- 备好抢救药品和抢救仪器，如除颤器、临时起搏器及心肺复苏药品。
- 如发生室速/室颤，立即配合医生给予电除颤，必要时行心肺复苏。
- 保持静脉通路畅通。
- 避免患者躁动，必要时应用吗啡镇痛。
- 避免患者用力，保持大便通畅，必要时使用缓泻剂。
- 记录24小时液体出入量，保持出入平衡。防止发生心力衰竭。

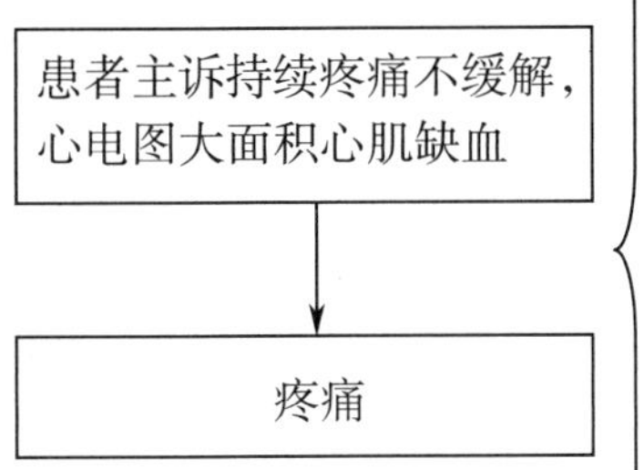

（1）护理目标：住院期间患者主诉疼痛次数减少，程度减轻。

（2）护理措施：

- 急性期卧床休息，协助满足患者生活需要。持续心电监护，观察有无心律失常并记录。
- 持续吸氧。
- 胸痛严重时遵医嘱静脉注射吗啡3mg。
- 疼痛发作时及时描记心电图，观察心电图动态演变及心肌酶学变化。
- 告知患者胸痛发作及加重时告诉护士，指导患者适当放松。

患者血糖27.14mmol/L，心肌缺血

↓

潜在并发症：酮症酸中毒

（1）护理目标：住院期间患者血糖、电解质及酸碱平衡恢复正常。

（2）护理措施：

- 每小时监测血糖、尿糖及酮体指标。
- 遵医嘱使用胰岛素。
- 观察是否出现极度口渴、恶心、呕吐、头痛、烦躁、嗜睡等症状，并注意与心肌梗死症状鉴别。
- 监测记录呼吸频率和深度。
- 监测电解质及血气分析结果。
- 记录出入量。

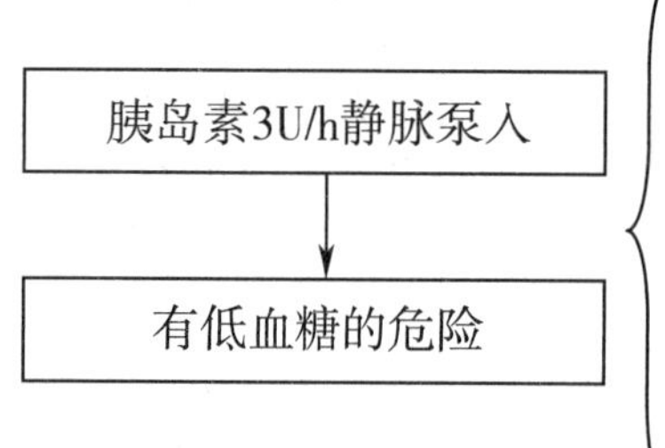

（1）护理目标：住院期间患者静脉使用胰岛素时不发生低血糖。
（2）护理措施：
- 严密动态监测血糖、尿糖指标。
- 遵医嘱规范使用胰岛素。
- 指导患者饮食。
- 备好抢救用物及药物。

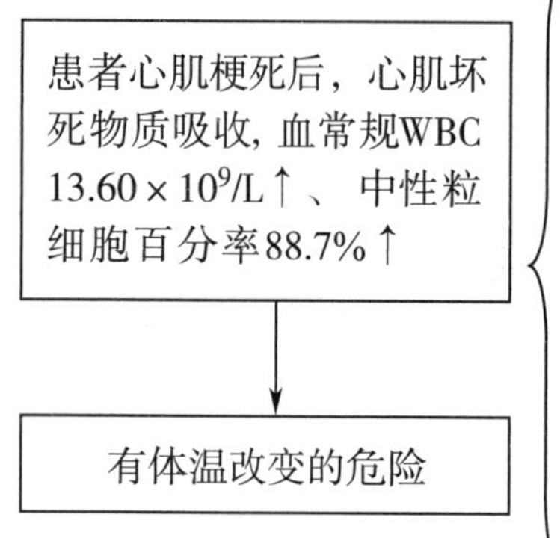

（1）护理目标：住院期间患者体温保持在正常范围，或在体温升高时及时发现并采取有效降温措施。
（2）护理措施：
- 监测体温变化，每日测4次体温。
- 监测生命体征及神志变化。
- 提供必要的预防措施：①控制环境温度；②提供合适的衣服和盖被；③摄入适当的食物和饮料；④遵医嘱给药。
- 出现体温改变时，遵医嘱使用降温方法。

（二）床旁安装临时起搏器的护理配合

1. 诊疗情况 患者入院 2 小时后心率在 28~39 次 /min，出现阿 - 斯综合征（Adams-Stokes 综合征）一次【8】，阿 - 斯综合征即心源性脑缺血综合征，是指突然发作的严重的、致命性的缓慢性和快速性心律失常，引起心排血量在短时间内锐减，产生严重脑缺血、神志丧失和晕厥等症状，是一组由心率突然变化而引起急性脑缺血发作的临床综合征。立即给予胸外按压后恢复自主心律，心率 32 次 /min，血压 80/50mmHg【9】，心电示波三度房室传导阻滞，立即经右颈内静脉穿刺行床旁临时起搏治疗【10】，起搏参数设定如下：①起搏频率 70 次 /min；②输出电流 5mA；③感知电压 2mV。临时起搏器安装后，患者心律为起搏心律，血压 118/64mmHg。

思维提示：

【8】患者心率慢并出现阿 - 斯综合征，给予胸外按压后恢复自主心律：提示药物治疗不能维持心室率及循环，患者病情危重，护士应立即备好临时起搏器，做好抢救准备。

【9】患者血压下降：急性心肌梗死患者存在低血压即可视为高危患者，低血压可引起冠状动脉灌注减少，加重心肌缺血，护士应积极配合抢救，观察血压情况。

【10】临时起搏治疗：临时起搏治疗对提高心率、改善患者血流动力学指标、改善心肌供血、维持有效循环有重要意义，但是存在出血、感染、电极脱位等风险，护理上应做好评估和预防工作。

2. 护理评估　患者病情持续加重，血流动力学不稳定，出现过阿 - 斯综合征，属于极高危患者，需严密警惕心搏骤停的发生，护士需床边监护，随时做好复苏抢救准备。

3. 护理思维与实践方案

给予临时起搏器治疗，观察起搏器工作情况，及时发现起搏感知功能不良、电池电量耗竭、电极异位等情况

↓

潜在并发症：心脏骤停

（1）护理目标：住院期间患者不发生心脏骤停，或在发生时及时发现并迅速得到有效救治。

（2）护理措施：

- 密切监测患者生命体征、病情及血流动力学变化。进行连续的心电监测，了解起搏器的工作情况。
- 密切观察起搏器功能及电池电量。
- 如出现阿-斯综合征立即给予胸外按压，出现室颤/室速立即给予直流电除颤。
- 保持静脉通路通畅，遵医嘱给予药物。
- 保持呼吸道通畅，必要时给予机械通气。
- 备好临时起搏器备用电池及抢救用物。

患者经右颈内静脉置入临时起搏电极，临时起搏电极无侧翼

↓

潜在并发症：电极脱位

（1）护理目标：住院期间患者不发生临时起搏电极脱位，或在发生时及时发现并得到及时解决。

（2）护理措施：

- 密切监测患者生命体征、病情及血流动力学变化。进行连续的心电监测，了解起搏器的工作情况。
- 密切观察心电监测上临时起搏器的起搏功能情况。
- 绝对卧床，可适当抬高床头30°。
- 起搏器应固定在合适位置，起搏导线及起搏器要连接紧密，防止脱开发生意外。
- 保持静脉通路通畅，遵医嘱给予药物。
- 观察有无呃逆或腹肌抽动现象。

心脏超声示左室壁运动异常，左室收缩功能减低

↓

心排血量减少

（1）护理目标：住院期间患者血流动力学稳定，避免发生心力衰竭。

（2）护理措施：

- 观察并记录患者生命体征，注意患者的意识状态、尿量和外周血管灌注情况。
- 减少或排除增加心脏负荷的原因及诱发因素。保证休息和睡眠，给予清淡、易消化饮食。
- 持续吸氧。
- 备好抢救物品和药物。
- 控制输液速度，使用微量注射泵。

（三）出院时的健康宣教

1. 诊疗情况 住院 7 天后，择期行经皮冠脉介入术（PCI），右冠近段 70% 狭窄、中段 100% 闭塞，于右冠状动脉近段及中段各植入支架 1 枚。拔除临时起搏器，各项生命体征平稳，无不适主诉，各项血液检查指标正常，空腹血糖 5.8mmol/L，血常规 WBC 7.60×10^9/L、中性粒细胞百分比 68.7%，心率 68 次 /min，无胸痛症状发生，住院 14 天后出院。

2. 护理评估 患者起病急，既往健康，主诉不了解支架术后药物知识，且出院后必须坚持长期口服药物，饮食及运动指导，应给予详细的健康宣教。

3. 护理思维与实践方案

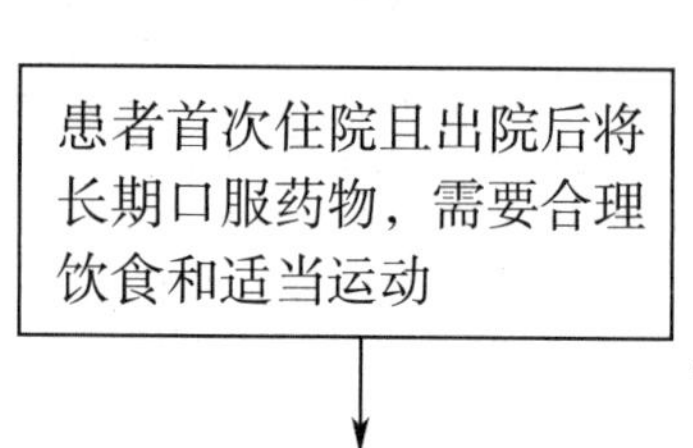

（1）护理目标：患者出院后能够按时到医院复查，遵医嘱服用药物。定期监测血液相关检查指标。

（2）护理措施：

- 告知患者6～9个月复查冠状动脉造影，如有不适随时就诊。
- 指导患者3～6个月复查血常规、肝功能。如有异常及时就诊。
- 对患者及家属进行健康宣教，内容包括：
  - 每日按时服药。剂量要准确，切忌私自调整用药。学会正确服用急救药物，硝酸甘油随身携带。
  - 饮食要均衡，服用清淡、易消化饮食，减少油腻食物摄入。
  - 保持排便通畅，必要时使用缓泻剂，避免出现心绞痛的诱发因素。
  - 适当运动，活动安排在下午，时间20～30分钟，指导患者学会自我监测脉搏，保证活动安全。
  - 戒烟酒及浓茶、咖啡等刺激性饮品。
  - 保持情绪乐观，避免情绪激动。

二、护理评价

1. 急性心肌梗死患者发病急，易发生漏诊或误诊。该患者属于心肌梗死的高危患者，病情危重，猝死率高。

2. 在诊疗护理过程中，患者血压、心率 / 律、呼吸和意识状态及胸痛主诉、心肌酶学、心电图、电解质结果均是观察的重点。

3. 心电图检查是最方便快捷的检查方法，可以反映患者心肌梗死的范围，不同部位的心肌梗死，观察重点有不同，护士应掌握急性心肌梗死的心电图，并能掌握动态的观察比较的方法。

4. 吸氧可以缓解心肌缺血缺氧，也可以安抚患者恐惧的心理。

5. 心肌大面积缺血缺氧，尤其是下壁心肌梗死引起房室结区缺血和迷走张力增高，往往引发房室传导阻滞或室颤等恶性心律失常发生，这是导致急性心肌梗死患者猝死的首要原因，所以要密切观察患者的生命体征变化，尤其是心律/率的变化，监测血流动力学及电解质结果，此患者在发生一次阿-斯综合征后给予了临时起搏治疗，以保证血流动力学稳定并等待择期 PCI。

6. 在临时起搏治疗期间，护士要严密观察起搏治疗情况，监测起搏器功能及有无起搏并发症的发生，如电极脱位、感染、出血等，患者在此期间要绝对卧床休息，每日更换起搏器穿刺部位敷料，注意起搏器低电压报警。

7. 护士还需熟练使用除颤器和心肺复苏技术，一旦发生室性心动过速（简称室速）/心室颤动（简称室颤）立即给予电击除颤，挽救患者生命。

8. 出院时针对患者治疗的健康宣教要详细具体，制定个体化的宣教内容。

三、安全提示

1. 阿-斯综合征（Adams-Stokes 综合征）　即心源性脑缺血综合征，是指突然发作的、严重的、致命性的缓慢性和快速性心律失常，引起心排血量在短时间内锐减、产生严重脑缺血、神志丧失和晕厥等症状，是一组由心率突然变化而引起急性脑缺血发作的临床综合征。该综合征与体位变化无关，常由于心率突然严重过速或过缓引起晕厥。必要需要给予患者四肢约束，加固床挡、锁定床刹，防止在患者意识丧失时发生意外坠床或扯断静脉管路，保证患者安全。

2. 患者在临时起搏治疗期间需要绝对卧床，颈内静脉或锁骨下静脉穿刺可以抬高床头、股静脉穿刺者要定时下肢被动活动，防止深静脉血栓。进行连续的心电监测，了解起搏器的工作情况。起搏器应固定在合适位置，起搏导线及起搏器要连接紧密，防止脱开，发生意外。

四、经验分享

1. 为什么安装临时起搏器患者的心电监测观察尤为重要？

心电监测可以随时观察患者临时起搏器的工作状况，起搏功能正常的判断：是否有起搏信号，以及起搏信号后是否出现与之关联的心电波形；感知功能是否正常也要通过心电监测观察，在患者心率慢时起搏器是否感知到并起搏、患者有自主心率时起搏器是否感知到且不起搏。

2. 如何保证安装临时起搏器的患者的电极不脱位？

患者在临时起搏治疗期间需要绝对卧床，进行连续心电监测，了解起搏器的工作情况。起搏器应固定在合适位置，起搏导线及起搏器要连接紧密，防止脱开发生意外。

3. 如何保证患者发生阿-斯综合征期间不发生坠床？

患者需要卧床休息，加固床挡、锁定床刹，防止在患者意识丧失时发生意外坠床或扯断静脉管路，必要需要给予患者四肢约束保证安全。

4. 为何要告知患者定期复查？

急性心肌梗死支架术后患者需要长期服用扩张冠状动脉、抗血小板、降脂等药物治疗，自行停药可能引起心肌再梗死或支架内血栓形成，也要合理饮食、适当运动，避免诱发因素，观察药物效果及不良反应，所以需要 3~6 个月复查血常规、肝肾功等化验，6~9 个月复查冠状动脉造影。

（张艳娟）

第五节　经皮冠状动脉介入治疗术后迷走反射患者的护理

患者男性，67 岁，于 3 年前出现活动后胸闷、气短，近 3 个月来胸痛症状发作频繁，近 1 个月患者诉快步行走即有胸痛发作【1】。当地医院给予对症药物治疗，症状未能明显缓解。于当地医院行冠状动脉造影检查，明确为冠状动脉三支病变。门诊以“冠心病，陈旧性心肌梗死，高血压病Ⅲ级，高脂血症”收入我院。此次为行冠状动脉支架植入术入院。

一、诊疗过程中的临床护理

（一）入院时

1. 诊疗情况

入院查体：T 36.5℃、HR 70 次 /min、BP 130/60mmHg、R 18 次 /min。既往史及家族史：患者高血压病史 11 年，血压最高可达 160/80mmHg，坚持服用苯磺酸氨氯地平片，血压控制较好，一般维持在 130/70mmHg；吸烟 40 余年，15 支 /d；无饮酒史；患者否认冠心病家族病史。

超声心动图：左室前后径 52mm，左室射血分数 60%，节段性室壁功能异常【2】。心电图检查：V_1~V_6 及 AVR 导联 ST-T 改变【3】。

主要治疗：持续心电监测，给予抗血小板聚集、扩张冠状动脉、降低血压、调节血脂等药物治疗。

思维提示：

【1】患者活动后出现胸闷、气短，近期胸痛症状发作频繁：表明患者的心绞痛由稳定型加重为不稳定型，心肌缺血缺氧的程度加重。根据不稳定型心绞痛 Braunwald 分级，该患者属于Ⅱ级，即患者在一个月内发生过心绞痛，但 48 小时内未发生安静状态下的心绞痛，护理上做好患者的活动指导以及症状发作时的氧疗指导。

【2】患者超声心动显示节段性室壁运动异常原因：冠状动脉粥样硬化或冠状动脉狭窄会引起局部心肌血流量减少，这种缺血的过程导致心肌细胞的收缩和舒张功能受损，并逐渐出现运动状态异常，进而出现室壁节段性运动异常。超声心动图结果符合患者陈旧性心肌梗死的诊断。

【3】心电图的 V_1~V_6 及 AVR 导联的 ST-T 改变可以提示患者前壁和下壁导联均有缺血现象，符合患者陈旧性心肌梗死的诊断。

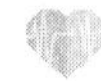

2. 护理评估 患者外院冠状动脉造影明确为冠状动脉三支病变，心肌处于缺血缺氧状态。由于劳累、情绪激动、饱食、寒冷、吸烟、排便用力等因素易诱发心绞痛发作，加重心肌缺血缺氧的程度，进而再次发生心肌梗死，并存在猝死的风险。因患者近期心绞痛发作频繁，建议减少活动。

3. 护理思维与实践方案

患者外院冠状动脉造影明确为冠状动脉三支病变，近3个月症状频繁发作，近1个月心绞痛症状明显加重

↓

有急性心肌梗死的可能

（1）护理目标：住院期间，患者不发生急性心肌梗死。

（2）护理措施：

- 持续心电监测，严密观察ST-T改变。
- $SaO_2<90\%$的患者遵医嘱给予氧疗。
- 患者发生心绞痛时，护士协助患者卧位休息。
- 护士应注意观察患者胸痛的部位、性质、持续时间及缓解方式。
- 告知患者心绞痛诱发因素，使患者与医务人员共同识别诱发因素并有效预防心绞痛的发生。
- 指导患者应急药物（如硝酸甘油片）的使用方法。患者低血压时严禁服用硝酸甘油。
- 如患者出现持续不能缓解的胸痛症状，护士应高度警惕，必要时，遵医嘱给予患者镇痛（如吗啡）治疗，并注意药物的不良反应。

（二）介入手术前

1. 诊疗情况 术前一日，T 36.4℃、HR 70 次 /min、BP 120/60mmHg。遵医嘱给予双联抗血小板负荷量治疗，口服拜阿司匹林肠溶片 300mg，硫酸氯吡格雷 300mg【4】。外院冠状动脉造影示：前降支中段 90% 狭窄，回旋支远段 75% 狭窄，右冠近段 90% 狭窄。给予患者介入术前准备及术前宣教。介入手术当日，患者 T 36.5℃、HR 66 次 /min、BP 120/60mmHg、R 16 次 /min。

思维提示：

【4】患者接受双联抗血小板药物负荷量治疗：冠状动脉支架植入术围手术期的双联抗血小板治疗可以明显降低冠状动脉支架植入术后心血管事件的发生，例如：冠状动脉支架血栓的形成、心肌梗死、死亡等不良事件。术前使用双联抗血小板药物负荷量，能够保证服药后 2~6 小时迅速达到抗栓效果，如果使用替格瑞洛进行负荷，服药后 30 分钟即可达到抗栓效果。护士应密切观察患者是否有出血事件的发生，并向患者及家属详细讲解应对出血事件的自我管理。

2. 护理评估 该患者外院冠状动脉造影明确为冠状动脉三支病变，冠状动脉狭窄均在75%以上，前降支病变较重，提示该患者介入治疗难度与风险相对较大，介入操作时间也会相对较长。护士在给予患者冠状动脉介入治疗术前宣教时，强调并告知患者如果经股动脉穿刺行介入治疗，术后需取平卧位24小时，要注意因卧位改变引起的排尿困难。患者术前存在焦虑心理，护士应给予患者心理疏导。

3. 护理思维与实践方案

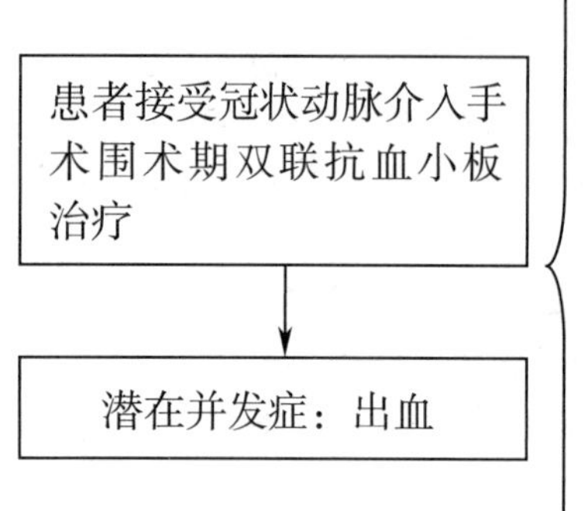

（1）护理目标：患者住院期间不发生出血事件，或及时发现患者的出血事件，并给予正确有效处理。

（2）护理措施：

- 定时巡视患者，发现异常及时告知医生。
- 保持床单位整洁，避免异物损伤皮肤。
- 告知患者出血时可能会出现的症状，医护配合及时发现出血征兆。
- 定期复查血常规及便常规，注意结果回报。
- 指导患者避免可能导致出血的因素，如指导患者使用软毛牙刷等。

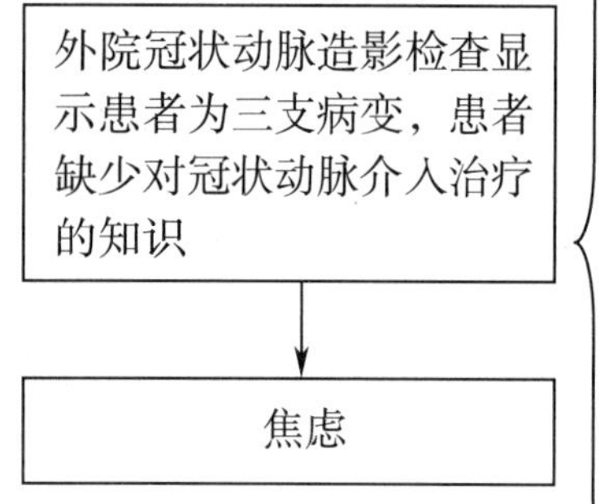

（1）护理目标：患者保持稳定情绪，不因为精神过于紧张而使交感神经兴奋性增强。

（2）护理措施：

- 重视患者主诉，尤其是患者主诉胸痛症状时，给予安慰和疏导。
- 告知患者介入手术的经过，缓解患者因为知识缺乏导致的紧张。
- 做好患者及家属的心理安抚工作。
- 鼓励患者与术后患者交流，缓解患者的焦虑情绪。

（三）介入手术后

1. 治疗过程 该患者经桡动脉穿刺不成功，穿刺路径改为股动脉，在局麻下于左冠状动脉前降支置入支架两枚、右冠状动脉置入支架一枚。术中顺利，返回病房时，未拔除股动脉穿刺处鞘管。护士及家属将患者安全转运至病床，给予患者心电监测、补钾补液治疗，1.5‰氯化钾+0.9%氯化钠注射液，并观察桡动脉、股动脉两个穿刺部位均无渗血。患者术后血压140/80mmHg，心率76次/min。护士给予患者术后宣教，告知患者需取平卧位24小时，并告知患者卧床期间肢体活动及饮食注意事项；鼓励患者多饮水，利于对比剂的排出等。术后患者主诉桡动脉穿刺部位加压器压迫疼痛感明显，医护人员给予适当放松加压器后，患者仍感疼痛【5】。术后4小时测APTT值为60s，患者主诉排尿困难，护士给予诱导排尿，患者一次排尿约900ml【6】。护士协助医生在局麻下拔除股动脉鞘管，并压迫股动脉穿刺处上方进行止血。按压约10分钟后患者面色苍白诉恶心、心悸、大汗，随即出现心

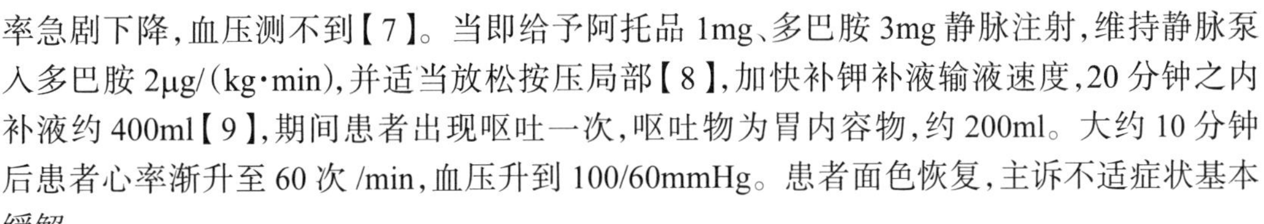

率急剧下降，血压测不到【7】。当即给予阿托品 1mg、多巴胺 3mg 静脉注射，维持静脉泵入多巴胺 2μg/(kg·min)，并适当放松按压局部【8】，加快补钾补液输液速度，20 分钟之内补液约 400ml【9】，期间患者出现呕吐一次，呕吐物为胃内容物，约 200ml。大约 10 分钟后患者心率渐升至 60 次 /min，血压升到 100/60mmHg。患者面色恢复，主诉不适症状基本缓解。

思维提示：

【5】患者有桡动脉、股动脉两个穿刺部位，且主诉疼痛明显：患者精神高度紧张、焦虑和恐惧，使交感神经兴奋性增强，儿茶酚胺分泌增强，引起血管收缩，心肌收缩力加强，刺激左心室及颈动脉的压力感受器，反射性地兴奋迷走神经。护士应给予患者心理安慰，并将患者主诉及时告知医生，必要时遵医嘱给予镇痛药物。

【6】患者术后出现排尿困难的主诉：由于患者经股动脉穿刺术后需要平卧位，患者不习惯卧床排尿。护士给予诱导后，患者一次性排尿 900ml，膀胱的极度回缩强烈刺激膀胱压力感受器兴奋，反射性引起迷走神经兴奋。护理上应指导患者术前一日练习平卧位排尿；及时评估患者尿潴留程度，给予导尿或诱导排尿，特别注意一次排尿量<800ml。

【7】患者出现恶心、心悸、出汗、呕吐，心率减慢、血压测不到等症状：医生为患者拔出股动脉鞘管，压迫股动脉穿刺处，由于压力作用，使压迫局部血流阻力增加甚至中断，导致压迫近端动脉张力增高，血管被动扩张，压力感受器兴奋，引起血管迷走反射。护士应在拔除鞘管前测量患者的心率、血压，并给予患者床旁多参数监测，以便及早发现和对比拔出股动脉鞘管后患者心率、血压的变化；如果患者出现恶心呕吐，协助患者将头偏向一侧，避免呕吐导致患者的误吸。

【8】给予患者适当放松股动脉按压局部：因为股动脉有丰富的感觉神经末梢，它们来自迷走神经，参与血压和血容量的生理调节，压迫过紧诱发神经调节功能障碍。护士协助医生拔管时应注意患者足背动脉搏动情况，防止压迫股动脉穿刺处过紧。适当放松按压力度，即以穿刺部位不出血且不压闭股动脉为宜。

【9】加快补液速度：血容量不足可以导致血管平滑肌收缩，引起迷走神经反射。护理上注意在患者心功能允许的前提下，拔出股动脉鞘管前（术后约 4 小时）保证患者补液入量 1 000~2 000ml。

2. 护理评估　患者经股动脉穿刺介入治疗术后，需要平卧，护士要给予专业卧位指导，避免尿潴留、股动脉出血等。患者介入治疗术后未拔出股动脉鞘管，需于术后 4 小时测定 APTT 值后拔出鞘管，并压迫股动脉穿刺处上方给予止血 20~25 分钟，再给予局部包扎和沙袋压迫，存在发生穿刺部位出血及迷走反射的风险。护士应注意拔出股动脉穿刺处鞘管前，要保证足够血容量，压迫止血时避免压力过大，做好患者的心理减压工作，拔管时严密观察患者心率与血压的变化，及时发现患者迷走反射的发生，并给予对症处理，以免造成严重后果。

3. 护理思维与实践方案

1. 拔出股动脉鞘管，按压局部，阻断局部血流，造成压力感受器兴奋
2. 患者精神高度紧张、焦虑和恐惧，使交感神经兴奋性增强

↓

迷走神经反射的发生

（1）护理目标：拔出动脉鞘管时，患者不因为压迫血管引发迷走反射，或者当患者发生迷走反射时给予及时、有效的处理。

（2）护理措施：

- 拔管前护士评估患者双侧足背动脉搏动情况及出入量，维持正平衡。
- 医生按压局部血管止血时，护士比较双侧足背动脉的搏动程度。
- 拔管前监测血压及心率，备好阿托品、多巴胺等急救药品。
- 急救时给予患者阿托品静脉注射，注意避免阿托品中毒；给予多巴胺时注意要缓慢静推，防止血压的急剧波动，并注意是否出现因多巴胺引起的静脉血管收缩导致的局部坏死，如果出现皮肤异常及时更换穿刺部位，必要时给予深静脉穿刺。
- 患者发生迷走反射时应加快补液速度。

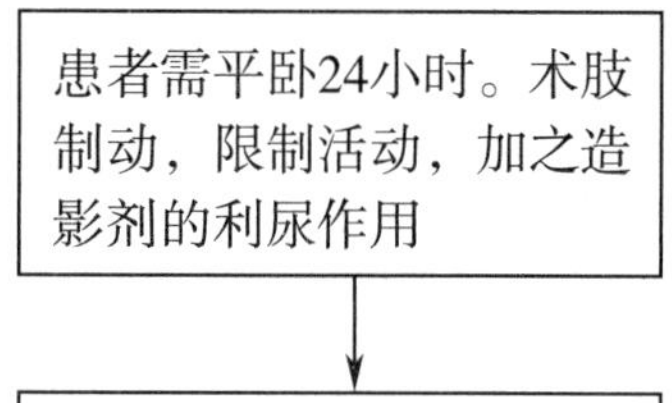
患者需平卧24小时。术肢制动，限制活动，加之造影剂的利尿作用

↓

排尿形态异常

（1）护理目标：卧床期间，患者不发生尿潴留，或当患者发生尿潴留时，能够得到正确的护理处理。

（2）护理措施：

- 向患者讲解经股动脉穿刺介入术后排尿的重要性。
- 术前指导患者床上平卧位，使用便盆的正确方法。
- 指导并训练患者发生尿潴留后的排尿技巧。
- 卧床期间做好生活护理，保持床单和患者的清洁，及时满足患者生活需求。
- 诱导患者排尿，一次排尿不宜过多。
- 遵医嘱给予患者导尿，每次导尿量<800ml。

二、护理评价

冠状动脉支架植入术是一项有创检查和治疗方法，血管迷走神经反射综合征（VVRS）是冠状动脉支架植入术中及术后的严重并发症之一。虽然发生率不高，但由于其反射性的低血压、心率减慢发生迅速，如不及时抢救会导致极为严重的后果。如果VVRS状态不能在10分钟之内纠正，支架部位很容易形成血栓。所以冠状动脉支架植入术后，尤其是拔出股动脉鞘管过程中，患者的血压、心率、出入量情况以及情绪是护士观察的重点。拔出动脉鞘管过程中患者的主诉是医护人员判断迷走反射发生的一项重要依据。预防迷走反射的发生要注意以下几点：①加强动脉鞘管拔管时的护理，尽量避免疼痛对患者的刺激。②拔出动脉

鞘管前保证充足的血容量,必要时加快补液速度是最方便快捷的急救措施。③避免空腔脏器的强烈刺激(如膀胱的突然排空)。④给予患者适当的心理干预。迷走反射发生突然、进展迅速,早期识别,给予针对性的护理干预,对于患者安全度过围手术期尤为重要。

三、安全提示

1. 患者经股动脉冠状动脉支架植入术后,平卧期间由于改变体位、习惯等原因导致患者摄入过少,进而不能保证充足的血容量。所以,术后护士要给予卧床患者饮食指导,使其充分意识到进食的重要性与必要性。

2. 迷走反射发生时,急救时注意阿托品的安全应用。当患者患有心律失常、充血性心力衰竭、二尖瓣狭窄疾病时要慎用阿托品。阿托品的推荐使用量为 0.6~1.2mg。护士要特别注意阿托品的中毒反应:最常见的有瞳孔异常扩大,报道的有中毒性精神病、口干、头晕、心慌、继而谵妄、手足抽动、全身皮肤潮红、烦躁不安。

3. 患者发生迷走反射时,会出现恶心呕吐。护士应协助患者呕吐时将头偏向一侧,避免患者发生误吸导致窒息。

四、经验分享

如何在拔出股动脉鞘管时,保证患者血容量,减少迷走反射的发生?

经股动脉穿刺的患者术后需要卧床 24 小时,往往患者为避免床上大小便,进食量相对减少;而经股动脉穿刺介入治疗,操作时间长,术中出血相对增多,极易造成患者血容量不足。因此,护理上要在患者拔出股动脉鞘管时特别注意保证患者的血容量。对于没有严重心功能不全即左室造影未提示心功能低下、超声心动结果提示左室射血分数>55% 的患者,在拔出股动脉鞘管时可以给予患者静脉双通道,并将输液速度调至最大,保证拔管前患者补液量为 1 500~2 000ml,直到拔管结束,以保证患者在拔出股动脉鞘管时的血容量充足。

(孙 羽)

第六节　经皮冠状动脉介入治疗术后腹膜后血肿患者的护理

患者女性,64 岁,主诉阵发胸闷、胸痛一年,为胸骨后疼痛,向后背放射,多于劳累、快步行走时发作,有时伴大汗,外院心电图运动试验阳性【1】,未接受正规药物治疗。此次为行经皮冠状动脉介入术(percutaneous coronary intervention,PCI),门诊以“冠心病、劳力性心绞痛、高脂血症”收入院。

一、治疗过程中的临床护理

(一) 入院时

1. 诊疗情况

入院查体:T 36.3℃、HR 69 次 /min、BP 120/80mmHg、R 18 次 /min。患者自主体位,意

识清楚，心电图示窦性心律。双肺听诊呼吸音清，未闻及干湿啰音。血气分析 pH 7.41、PCO_2 40.7mmHg、PO_2 83.6mmHg、SO_2 96.5%。

超声心动图示 LVEF 60%【2】，心包腔未见异常。胸部X线检查提示双肺纹理偏重，主动脉结宽，肺动脉段平直。

医嘱予扩张冠状动脉、抗血小板、降脂治疗，阿司匹林、氯吡格雷、硝酸异山梨酯、阿托伐他汀钙片等口服。

思维提示：

【1】患者出现胸痛症状，心电图运动试验阳性：心电图运动试验通过运动增加心脏负荷，从不同侧面检测患者是否存在冠状动脉病变、病变的程度以及心脏功能等情况。该患者的检测结果为阳性，提示可能由于冠状动脉灌注不足导致心肌缺血、缺氧、心绞痛发生。护理上应给患者吸氧、遵医嘱给予硝酸甘油舌下含服等治疗，避免因劳累、活动等诱发心绞痛，同时预防心绞痛的发作或恶化甚至发生急性心肌梗死，告知患者如有不适及时告知医护人员。

【2】LVEF 正常：>50%；轻度降低：40%~50%；中度降低：30%~40%；重度降低：<30%。

2. 护理评估 患者为老年女性，反复发作心绞痛，入院前未曾接受过规范治疗，入院后使用扩张冠状动脉、抗血小板、降脂等药物，需护理人员给予指导、观察。指导患者重点观察心绞痛的发生情况（诱因、性质、持续时间等）以及用药后的反应。

3. 护理思维与实践方案

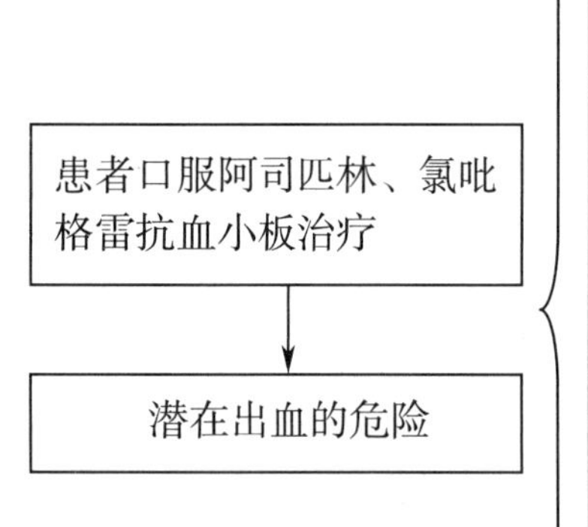

（1）护理目标：及时评估患者是否有出血状况并有效控制出血。

（2）护理措施：

- 评估患者皮肤及黏膜情况，患者无消化道溃疡史、无近期手术、外伤史等。
- 监测血红蛋白、血小板、红细胞有无下降趋势。
- 遵医嘱查凝血功能，如有异常及时告知医生调整抗凝剂用量。
- 观察患者有无出血征象，如牙龈出血、鼻出血、尿便潜血等。
- 观察患者胃肠道的刺激症状。
- 如出现出血情况，及时与医生联系，尽早处理。

（二）治疗及抢救时的护理配合

1. 治疗情况 患者择期行冠状动脉介入治疗，经股动脉穿刺行冠状动脉造影检查【3】，造影示前降支 95% 狭窄，植入支架一枚，拔除鞘管后返回病房。患者神志清楚、烦躁，主诉腰

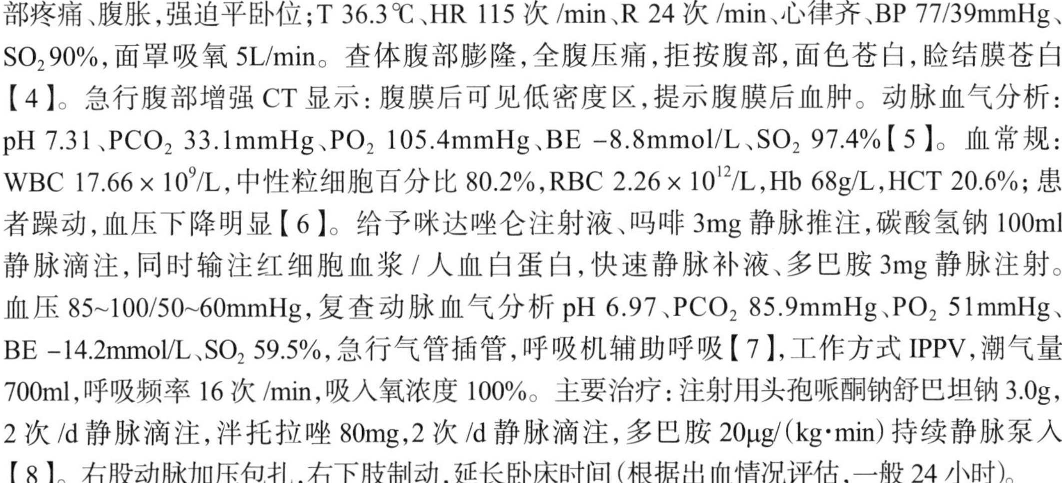

部疼痛、腹胀，强迫平卧位；T 36.3℃、HR 115 次 /min、R 24 次 /min、心律齐、BP 77/39mmHg、SO_2 90%，面罩吸氧 5L/min。查体腹部膨隆，全腹压痛，拒按腹部，面色苍白，睑结膜苍白【4】。急行腹部增强 CT 显示：腹膜后可见低密度区，提示腹膜后血肿。动脉血气分析：pH 7.31、PCO_2 33.1mmHg、PO_2 105.4mmHg、BE −8.8mmol/L、SO_2 97.4%【5】。血常规：WBC 17.66×10^9/L，中性粒细胞百分比 80.2%，RBC 2.26×10^{12}/L，Hb 68g/L，HCT 20.6%；患者躁动，血压下降明显【6】。给予咪达唑仑注射液、吗啡 3mg 静脉推注，碳酸氢钠 100ml 静脉滴注，同时输注红细胞血浆 / 人血白蛋白，快速静脉补液、多巴胺 3mg 静脉注射。血压 85~100/50~60mmHg，复查动脉血气分析 pH 6.97、PCO_2 85.9mmHg、PO_2 51mmHg、BE −14.2mmol/L、SO_2 59.5%，急行气管插管，呼吸机辅助呼吸【7】，工作方式 IPPV，潮气量 700ml，呼吸频率 16 次 /min，吸入氧浓度 100%。主要治疗：注射用头孢哌酮钠舒巴坦钠 3.0g，2 次 /d 静脉滴注，泮托拉唑 80mg，2 次 /d 静脉滴注，多巴胺 20μg/(kg·min) 持续静脉泵入【8】。右股动脉加压包扎，右下肢制动，延长卧床时间（根据出血情况评估，一般 24 小时）。

思维提示：

【3】腹膜后血肿主要预测因素有三个：①女性（可能与雄激素水平影响血管硬化程度有关）；②低体表面积（可能与股动脉直径较小有关）；③高部位动脉穿刺（尤其是越过腹股沟韧带时出血难以压迫）。另外有研究认为腹膜后血肿发生还与下肢动脉及腹部动脉硬化程度及有无斑块、术前应用抗凝剂剂量大有一定关系。本病例为老年女性，又经股动脉穿刺，因此有发生腹膜后血肿的高危因素，这与女性的血管细小、老年女性皮下组织疏松、血管弹性差也有关。护士应该在术后重点观察患者是否有腹胀及腹部压痛的表现。

【4】患者神志清，烦躁，腰痛、腹胀，强迫平卧位，睑结膜苍白：腹膜后血肿的典型表现为腹痛、出汗、腹肌紧张、恶心、血压下降等，这时快速补液、输血为非常重要的抢救措施。护士应立即建立双条或多条静脉通路，配合抢救治疗。

【5】回 CCU 时患者动脉血气分析：pH 7.31、PCO_2 33.1mmHg、PO_2 105.4mmHg、BE −8.8mmol/L、SO_2 97.4%：提示低血容量导致组织器官低灌注，机体无氧代谢增加，组织缺氧。护理上应配合医生及时纠正血容量不足，保证正常组织灌注。

【6】患者躁动，血压下降明显：患者血红蛋白明显低于正常值，同时出现躁动、血压下降，提示失血性休克早期表现，护士应严密观察患者生命体征，保证扩容补液速度，并立即配血，做好输血的准备。

【7】呼吸机辅助呼吸：复查动脉血气分析 pH 6.97、PCO_2 85.9mmHg、PO_2 51mmHg、BE −14.2mmol/L、SO_2 59.5%，急行气管插管。护理上做好呼吸机调试准备，备简易呼吸器，检查负压引流装置，配合医生实施呼吸支持治疗。

【8】静脉泵入多巴胺 20μg/(kg·min)：患者使用大剂量收缩血管药物，护理上建议使用中心静脉输注，严密观察穿刺局部有无药液外渗及患者主诉，在应用大剂量血管活性药物时注意使用双微量泵更换药物，药物即将注射完毕前更换新的药物，动作迅速，避免更换时导致血流动力学改变。

2. 护理评估　患者存在发生腹膜后血肿的高危因素(老年女性、经股动脉穿刺),易发生腹膜后血肿、失血性休克。患者还可能因躁动或意识丧失而发生坠床、肢体受伤。穿刺侧肢体延长制动时间,需严格卧床,可能发生下肢深静脉血栓形成、舒适度下降、生活不能自理等。

3. 护理思维与实践方案

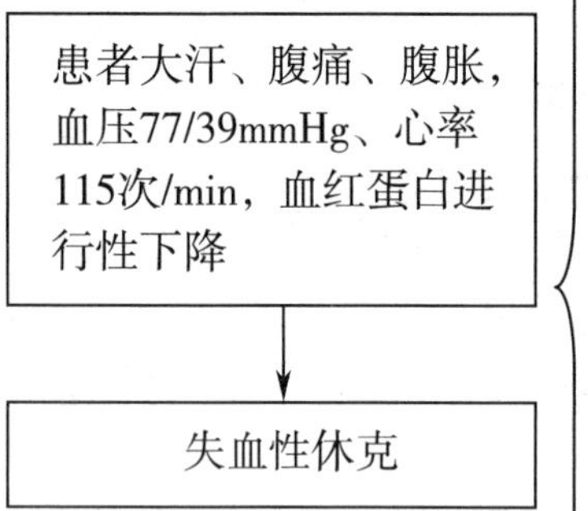

（1）护理目标：休克症状被及时纠正或不继续发展。

（2）护理措施：

- 迅速开通至少两条静脉通路，最好是中心静脉，快速补液、补血容量。扩容应做到早、快、足。监测动脉内血压。
- 遵医嘱停用抗凝药，对已使用肝素的患者，立即用鱼精蛋白拮抗，以减少出血量。
- 观察患者生命体征、神志、末梢循环、尿量及皮肤颜色的变化。评估患者意识是否清醒、面色是红润或苍白，甲床、眼结膜颜色是否苍白，及早发现休克早期症状及出血情况。如表情淡漠或烦躁不安提示病情恶化。
- 观察穿刺处伤口情况，包括足背动脉搏动情况、穿刺侧肢体温度。
- 每日监测血红蛋白、凝血酶原时间、电解质等。
- 认真听取患者主诉，评估右下腹疼痛程度。
- 遵医嘱使用血管收缩药，注意血管收缩药使用事项。
- 严格记录出入量，注意心、肾功能。
- 重新包扎伤口，从包扎后重新记录时间，穿刺侧肢体制动时间24小时。

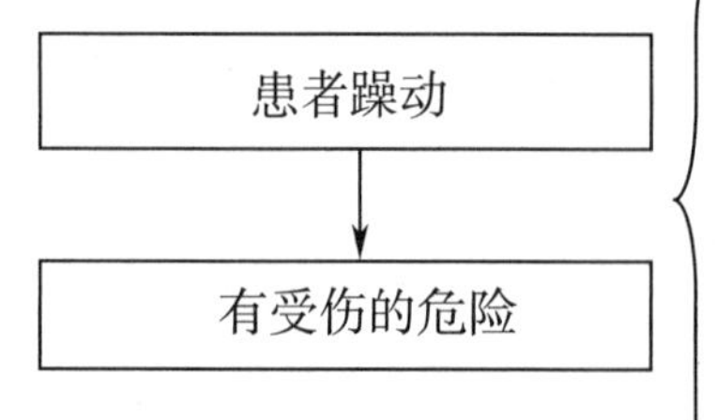

（1）护理目标：患者在抢救过程中不发生肢体受伤、坠床等。

（2）护理措施：

- 给予患者适当的保护性约束。
- 遵医嘱给予镇静剂。
- 给予患者心理安慰。
- 监测血气保证动脉血氧饱和度98%以上。

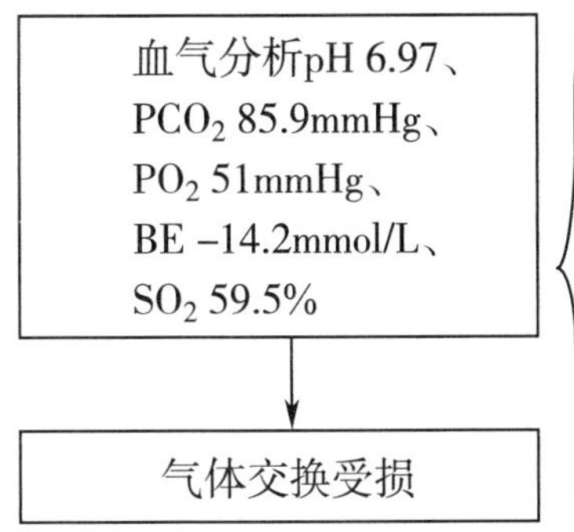

（1）护理目标：患者缺氧状态改善。

（2）护理措施：

- 严密监测血氧饱和度及动脉血气分析情况。
- 注意患者有无缺氧症状体征，如呼吸困难、末梢循环障碍、神志不清等。
- 积极预防呼吸机相关肺炎的发生。
- 按时复查血气分析，及时调整呼吸机参数，病情好转后积极撤机。

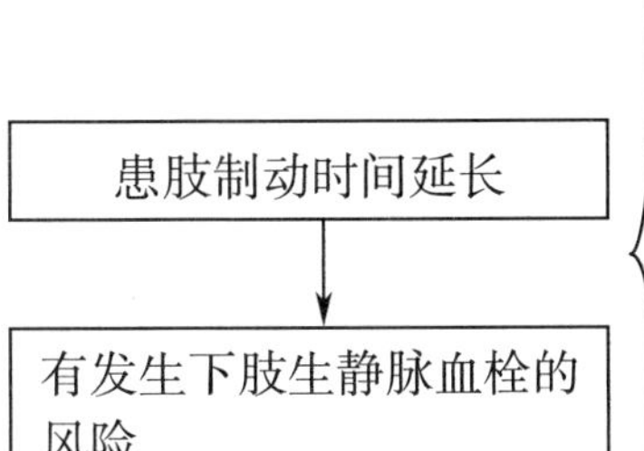

（1）护理目标：患肢制动期间不发生下肢深静脉血栓形成，舒适度满意。

（2）护理措施：

- 穿刺侧肢体重新包扎松紧度适中，不过紧或过松。
- 每2小时观察患肢血运，如足背动脉搏动、皮温、皮肤颜色等情况。指导患者进行制动肢体足背屈运动。
- 给予平卧位，避免体位移动，注意患者保暖。避免突然翻身或用力咳嗽等动作。告知患者患肢制动的重要性，尽量不改变体位。
- 因平卧而腹胀严重者可给予胃肠减压等处理。
- 穿刺侧肢体制动，做好生活护理及安慰患者，预防深静脉血栓。
- 做好生活护理，满足患者要求。消除患者思想顾虑及恐惧心理，配合治疗，安静休息。

（三）出院时的健康宣教

1. 治疗情况 住院10天后，患者血常规：WBC 8.98×10^9/L，RBC 3.36×10^{12}/L，Hb 96g/L，Plt 238×10^9/L【9】，给予抗血小板、扩张冠状动脉、降低血脂等药物治疗，各项生命体征平稳，出院。

思维提示：

【9】血常规指标达标：患者血红蛋白回升，提示无活动性出血，临床症状改善，护士应做好服药及出血倾向监测的指导。

2. 护理评估 腹膜后血肿经治疗痊愈，患者PCI后仍需长期服用抗血小板药物及冠心病、高脂血症相关药物，护理人员应给予用药及健康指导。

3. 护理思维与实践方案

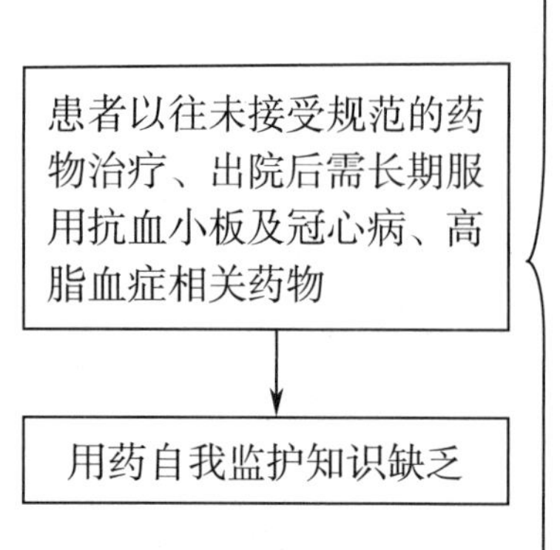

（1）护理目标：患者出院后能遵医嘱服用药物、自我监护出血倾向。

（2）护理措施：

- 坚持服用抗血小板和降脂药，防止支架内血栓的形成，降低再狭窄的发生率。
- 出现不明原因的皮肤瘀斑、牙龈出血、视物不清、肢体肿胀，提示有出血倾向，应及时就医。
- 控制血糖、血压、血脂在理想水平。定期复查血脂、凝血、血常规。
- 合理饮食，避免情绪激动，保持大便通畅。
- 适当进行有氧运动

二、护理评价

腹膜后血肿是冠状动脉介入治疗术后的严重并发症之一，发生率虽然不高，但因其发生部位隐蔽，常在患者出现低血压甚至低血容量休克时才被发现，故危险性很高。腹膜后血肿发生时病情变化急、出血量大，如不及时发现抢救，很可能危及患者生命。因此，提早发现并采取积极措施就尤为重要。这就要求护理人员对腹膜后血肿的诱因、临床表现、主要抢救措施非常熟悉，高度重视发生此症的高危患者。

三、安全提示

1. 在冠状动脉介入治疗前后，护士均应对患者进行全面的并发症风险评估，对经股动脉进行的介入治疗患者应高度警惕是否有腹膜后血肿的出现，尤其是患者具备女性、高龄、肥胖、血管条件差、高血压、高血脂等危险因素时，应密切观察患者有无腹痛、腹胀、腰背部疼痛以及生命体征的变化情况，及时发现单纯用卧床不能解释的腰背部疼痛及腹胀，及时处理。

2. 如何安全地补液？

患者出现失血性休克表现的早期，及时、迅速、足量补充血容量，对患者的转归起着至关重要的作用。在快速扩容时，应监测中心静脉压及血压、心率变化，兼顾患者的心功能情况，避免造成心脏负荷过重，诱发急性心功能不全等并发症。

3. 延长穿刺侧肢体制动时间及卧床时间，防止下肢深静脉血栓的形成 观察制动患肢皮肤颜色、温度、足背动脉搏动情况，定期测量腿围等。避免挤压、按摩患肢，可协助患者做下肢被动活动。

4. 清醒患者气管插管时应注意与患者有效沟通，给予配合治疗、护理的指导和心理护理，根据患者病情，调整舒适体位。妥善固定管路，防止意外拔管，操作过程中注意无菌操作，预防呼吸机相关肺炎的发生。

5. 患者躁动时应予以保护性约束，使用保护性约束时应定时对患者进行评估，制动部

位注意皮肤完整,保持各关节、肢体功能位,防止失用性损伤。床旁加床挡,固定床刹,防止坠床发生。

四、经验分享

1. 如何及时发现腹膜后出血的早期征象?

老年女性、经股动脉穿刺、股动脉使用封堵器的患者应高度注意腹膜后血肿的发生。重视患者主诉,尤其是腹痛、腹胀、腰背痛等症状,不能单纯认为是平卧时间长造成的,应首先考虑有无腹膜后血肿。如果高度怀疑发生腹膜后血肿,不要因等待实验室检查结果而延误治疗,可以提早进行快速补液等治疗。要及时行增强 CT 检查确认是否为腹膜后出血及出血部位等。

2. 患者发生腹膜后血肿,如何确定制动时间?

患者发生腹膜后出血,肢体制动时间与腹膜后出血量、血红蛋白变化情况、病情等有关,肢体制动时间应根据患者的具体情况个体化分析并遵医嘱执行。

3. 急性失血患者如何掌握补液扩容的最佳速度和容量?

在患者出现失血性休克表现的早期,及时、迅速、足量地补充血容量,对患者的转归起着至关重要的作用。在快速扩容时,应监测中心静脉压与血压、心率变化,兼顾患者的心功能状况,避免造成心脏负荷过重,诱发急性心功能不全等并发症。

(韩　宇)

第七节　经皮冠状动脉介入治疗术后消化道出血患者的护理

患者男性,62 岁,于入院前 10 天发作心前区疼痛,胸痛可逐渐自行缓解,未就诊。5 小时后再发心前区疼痛,持续不缓解【1】来急诊就诊。心电图提示:急性下壁、右室心肌梗死,实验室检查提示:肌钙蛋白 I 0.10μg/L,CK-MB 52U/L,血红蛋白 120g/L;心脏超声心动图提示:节段性室壁运动异常;既往无胃病史,大便潜血阴性,口服拜阿司匹林 0.1g,硫酸氢氯吡格雷片 300mg,服药 20 分钟后急诊行冠状动脉造影,结果显示:冠状动脉左前降支(left anterior descending coronary artery,LAD)60% 狭窄,右冠状动脉(right coronary artery,RCA) 100% 闭塞,于 RCA 植入 3.5mm × 32mm 支架一枚。术中患者出现反复呕吐,为咖啡色胃内容物。以“急性下壁、右室心肌梗死,急诊 PCI 后,上消化道出血”收入院。

思维提示:

【1】患者出现心前区疼痛持续不缓解的症状是由于冠状动脉狭窄导致心肌缺血。护理上应关注患者的胸痛情况,指导患者卧床休息,减少心肌耗氧,同时做好生活护理。

一、诊疗过程中的临床护理

（一）一般资料

1. 诊疗情况　患者诉心前区疼痛减轻，剑突下有压痛，肠鸣音无亢进，呕吐，呕吐物为咖啡色胃内容物，潜血阳性【2】。

入院查体：患者意识清楚，T 37.3℃、HR 105 次 /min、BP 90/52mmHg【3】、R 20 次 /min、CVP 18mmHg，肢端凉。

心电图检查提示：窦性心动过速，Ⅱ、Ⅲ、AVF、V_3~V_5 导联 ST 段抬高 0.1mV，T 波双向。

实验室检查：CK-MB 201.5U/L，肌钙蛋白 I 5.525μg/L，血红蛋白 100g/L，胃内容物潜血阳性。

主要治疗：禁食水，留置胃管，胃肠减压；冰盐水 100ml + 去甲肾上腺素 8mg、云南白药 0.5g、凝血酶 1 000U 胃管注入，生长抑素 250U/h 静脉泵入给予止血治疗；多巴胺 12μg/(kg·min) 静脉泵入，维持收缩压大于 90mmHg，舒张压大于 60mmHg；5% 葡萄糖氯化钠注射液 60 滴 /min 快速静滴，给予扩充血容量治疗；硫酸氢氯吡格雷片 75mg 胃管注入【4】，给予抗血小板治疗等。右桡动脉穿刺处加压止血，全身皮肤黏膜完整无破损、无出血。

思维提示：

【2】患者呕吐咖啡色胃内容物，潜血阳性：提示上消化道出血。护理上应注意患者呕吐时协助其侧卧位，防止发生误吸；嘱患者禁食水；留置胃管，保持胃管引流通畅，观察胃内引流液的颜色及量；观察大便的颜色、性状及次数；抗血小板治疗会加重患者上消化道出血，故服用抗血小板药应严格遵医嘱。

【3】患者出现低血压：由于 RCA 100% 闭塞，导致右心室心肌坏死，右心室泵功能衰竭，导致中心静脉压升高（CVP 18mmHg），又因上消化道出血及禁食水，导致了血容量不足的表现（血压 90/52mmHg，血红蛋白 100g/L）。护理上应注意观察患者神志、生命体征、末梢皮肤温度、湿度等；心脏超声心动图提示：左心室未见扩大，LVEF 50%，遵医嘱 24h 入量 3 000ml 左右，24h 出量 2 500ml 左右，要求保持正平衡 500ml 左右，同时监测 CVP、胸片、体位、症状等，避免诱发急性左心功能衰竭；保证多巴胺剂量输入准确；监测血红蛋白，必要时遵医嘱输血。

【4】服用硫酸氢氯吡格雷片：由于 PCI 易引起冠状动脉粥样斑块破裂，血小板黏附聚集、激活凝血系统诱发血栓形成，2021 年发布的《冠心病双联抗血小板治疗中国专家共识》推荐在 PCI 围手术期服用阿司匹林和氯吡格雷双联抗血小板治疗；因患者存在上消化道出血，指南推荐若考虑停用双联抗血小板治疗，尽量保留氯吡格雷，但单联抗血小板治疗使支架内血栓形成的风险增加。护理上应关注患者胸痛等主诉，监测心电图、心肌酶学等。

2. 护理评估　患者出现急性右心功能衰竭、低血压；胃内容物潜血阳性，提示存在上消化道出血；一方面冠状动脉支架植入术后给予抗血小板治疗，存在加重上消化道出血的风险；另一方面冠状动脉支架植入术后因有消化道出血而不能进行充分的抗血小板、抗凝治

疗,形成血栓的风险增加;因病情危重需卧床休息,不能满足进食、卫生、如厕等生活需求。

3. 护理思维与实践方案

患者急性下壁、右室心肌梗死，血压降至90/52mmHg，血红蛋白100g/L，上消化道出血，禁食水

↓

血容量不足

（1）护理目标：住院期间患者不发生低血容量性休克或在发生早期及时被发现并迅速得到有效救治。

（2）护理措施：

- 持续心电监测，如出现心律失常、血压继续下降，要及早联系医生，积极处理。
- 准确静脉泵入血管活性药。
- 监测血红蛋白，若下降至70～80g/L，做好输血的准备。
- 监测电解质，血清钾维持在4.0～4.5mmol/L。
- 监测血氧饱和度，SpO_2 < 95%时考虑给予吸氧。
- 保持静脉通路通畅，遵医嘱24h入量3 000ml左右，24h出量2 500ml左右，维持正平衡500ml左右。监测CVP、胸片、体位、症状等，避免诱发左心功能衰竭。
- 观察患者体征及尿量，如出现手足发凉、血压下降、尿量减少等早期休克表现，要配合医生积极抢救。

患者已经存在上消化道出血；但必须服用硫酸氢氯吡格雷片，以预防支架内血栓形成

↓

有出血加重的危险

（1）护理目标：住院期间患者上消化道出血症状逐渐缓解或加重时及早发现并有效救治。

（2）护理措施：

- 严格遵医嘱使用硫酸氢氯吡格雷片。
- 保留胃管，保证引流通畅。
- 观察引流液的颜色及量，观察大便的颜色、性状及次数等。
- 监测血常规、凝血功能、胃内容物潜血等与出血相关的检验结果。
- 患者频繁呕吐时，联系医生，积极对症处理。
- 2021年发布的《冠心病双联抗血小板治疗中国专家共识》推荐进行双联抗血小板治疗时与质子泵抑制剂联用减少出血。遵医嘱使用。
- 若上消化道出血有加重倾向，评价其危险程度，以判断是否继续给予抗血小板治疗。
- 嘱患者禁食水，并做好解释工作，做好口腔护理。

患者因上消化道出血，不能进行充分的抗血小板治疗

↓

支架内有急性、亚急性血栓形成的危险

（1）护理目标：住院期间患者冠状动脉无急性、亚急性血栓形成。

（2）护理措施：

- 必须严格遵医嘱服用硫酸氢氯吡格雷片，并告知患者遵医嘱服用该药的重要性。
- 随时评估上消化道的出血情况，一旦出血终止或好转，尽早联系医生，进行规范的抗血小板治疗。
- 监测生命体征、心电图及心肌酶学等。
- 关注患者胸痛等不适主诉。

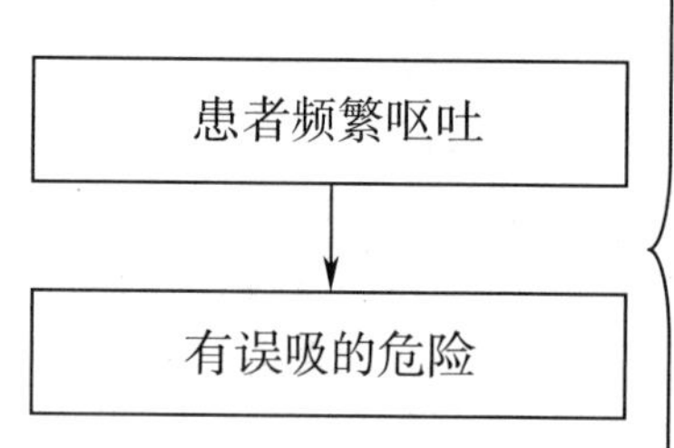

（1）护理目标：住院期间患者不发生误吸。

（2）护理措施：

- 评估患者神志，呕吐时头偏向一侧，保持胃管引流通畅。
- 遵医嘱保证患者入量，保证血容量，尽量维持血压稳定。
- 合理分配使用静脉通路，保证泵入多巴胺的静脉通路输液速度均匀，以免药物快速进入体内，引起胃肠道不适，诱发呕吐。
- 遵医嘱使用止吐药物。
- 负压吸引装置处于备用状态。

患者为突发急性心肌梗死入住重症监护病房，频繁呕吐血性胃内容物

↓

恐惧

（1）护理目标：住院期间患者情绪稳定。

（2）护理措施：

- 评估患者焦虑不安的程度，必要时遵医嘱用药。
- 患者病情允许时做好环境介绍。
- 向患者及家属做好急性心肌梗死相关知识宣教。
- 向患者及家属做好冠脉支架植入术后相关知识宣教。
- 向患者及家属做好消化道出血相关知识宣教。
- 做好生活护理。

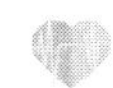

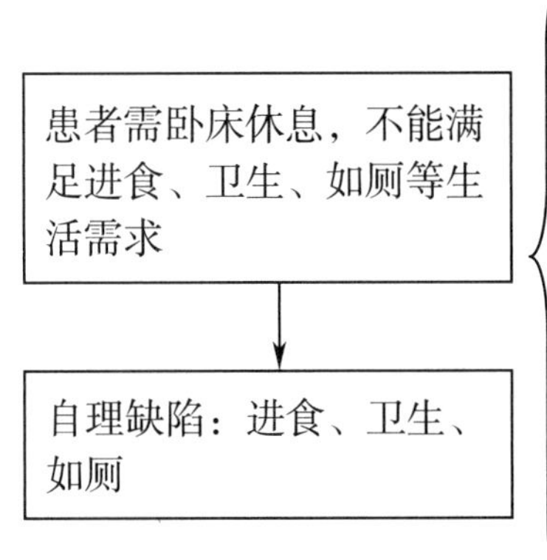

（1）护理目标：住院期间，患者生活需求得到满足；逐渐恢复自理能力。

（2）护理措施：

- 评估患者生活需求和自理能力程度。
- 向患者解释自理受限的原因，护士会在其卧床期间满足其生活需求。
- 协助患者进餐和清洁。
- 做好晨晚间护理。
- 协助患者床上排便。
- 病情平稳后，帮助患者逐步恢复生活自理。

（二）出院健康宣教

1. 诊疗情况　住院 9 天后，患者生命体征平稳，无不适主诉。胃内容物、大便潜血阴性【5】，开始使用硫酸氢氯吡格雷片、阿司匹林双联规范抗血小板治疗【6】。心肌酶恢复正常，心电图Ⅱ、Ⅲ、AVF、V_3~V_5 ST 段回至等电位线，T 波倒置。停卧床医嘱，出院。

思维提示：

【5】胃内容物、大便潜血阴性：提示消化道出血得到控制。继续服用胃黏膜保护剂，随时观察大便性状、颜色等。

【6】规范抗血小板治疗：患者急性下壁、右室心肌梗死，冠状动脉支架植入术后，规范的抗血小板治疗对预防支架内血栓的形成具有非常重要的意义，护士做好服药指导对患者至关重要。

2. 护理评估　患者起病急，无相关疾病知识。住院期间曾出现消化道出血，出院后须坚持服用抗血小板制剂、胃黏膜保护制剂等药物，但仍存在支架内血栓形成、消化道出血的风险，应给予详细的健康指导。

3. 护理思维与实践方案

患者起病急，冠状动脉支架植入术后，需规范进行抗血小板治疗；患者有消化道出血史，抗血小板治疗的同时，增加了消化道出血的风险

↓

知识缺乏：冠状动脉支架术后规范抗血小板治疗的重要性及如何保护胃肠道，预防消化道出血的发生

（1）护理目标：出院前患者及家属能复述服药方法，心绞痛发作的特点及急救措施，消化道出血的预防、监测及发生时采取的措施。

（2）护理措施：做好健康宣教。

- 饭前服用胃黏膜保护制剂，饭后服用肠溶阿司匹林、硫酸氢氯吡格雷片，以减少药物对胃肠道的刺激。
- 抗血小板制剂对预防支架内血栓形成的重要性，告知必须在医生指导下用药，不可擅自调整或者停用药物。
- 心绞痛发生时胸痛的特点，如何使用硝酸甘油，症状不缓解时如何就诊。
- 避免进食刺激性食物，如辣椒、姜、过酸食品、过凉过热食品、咖啡、浓茶等，避免过饱。
- 若出现大便异常、腹部疼痛、胃部不适等应及时就诊。
- 若因其他原因需要服用激素或甾体类止痛药等，可能会导致出血风险增大，需请示医师权衡利弊后再用。
- 保持生活规律，劳逸结合，保证睡眠，保持情绪稳定，禁烟酒。
- 出院后遵医嘱定期复查。

二、护理评价

急性心肌梗死极易发生急性心力衰竭、恶性心律失常等，发病急，猝死率高。急诊 PCI 已成为有效的治疗方法。在诊疗护理过程中，要监测心电图、心肌酶等指标，以监测患者心肌受损的部位和程度；关注患者的主诉，观察患者生命体征、出入量、CVP 等。出血，尤其是消化道出血是预防的重点之一，要详细询问有无出血病史，关注患者主诉、血常规、潜血检验结果等。氧疗可以增加心肌供氧，血氧饱和度低于 95% 时，根据患者情况可考虑给予氧疗。出院时针对治疗用药、生活方式等的健康指导要详细具体，针对个人制定不同的宣教内容。

三、安全提示

1. 在扩充血容量的同时，应预防急性左心衰竭的发生　急性右室心肌梗死极易出现急

性心功能衰竭而引起血容量相对不足、血压下降，致使心肌缺血和循环衰竭并形成恶性循环。遵医嘱使用升压药及快速静脉输液，必要时补充胶体溶液，以达到补充血容量，维持血压的目的。因患者有下壁心肌梗死，超声提示室壁运动异常，快速补液前需评估患者左心功能，关注患者胸闷、气短等主诉，监测心率 / 心律、血压、CVP 变化，记录出入量、定期复查胸部 X 线、关注患者体位的改变等，以预防急性左心功能衰竭的发生。

2. 积极预防支架内血栓形成　支架植入过程中，因血管粥样硬化斑块破裂，极易诱发急性血栓形成，术后需常规服用双联抗血小板药物：阿司匹林、硫酸氢氯吡格雷片，必要时给予抗凝治疗。因患者合并消化道出血，仅使用硫酸氢氯吡格雷片单联抗血小板制剂，因此患者急性、亚急性血栓形成的风险会有所增加。应关注患者胸痛等不适主诉，定期复查心电图、血压及心肌酶等；积极评估消化道出血情况，一旦缓解，尽早规范使用抗血小板治疗。

3. 认真评估消化道出血的风险　详细询问病史，使用胃黏膜保护制剂，尽量避免对消化道的刺激。

4. 做好心理护理，保证患者安全　因胸痛、呕血等，患者易出现恐惧、烦躁等表现，可导致体内儿茶酚胺类物质大量产生，增加心肌梗死再发的风险。做好安慰工作，讲解疾病相关知识，稳定患者情绪，使其配合治疗。另外卧床期间做好生活护理。

四、经验分享

1. 急性右心功能衰竭静脉快速补液时，如何合理分配静脉通路？

建议行中心静脉置管，且使用三腔中心静脉管（三腔：DISTAL——近心端开口；MIDDLE——中端开口；PROXIMAL——远心端开口）。DISTAL 开口位置最接近右心房，多用于监测 CVP。血管收缩药（如多巴胺、肾上腺素等）和血管扩张药（如硝普钠、硝酸甘油等）避免使用同一静脉通路，以免影响药效。快速静脉补液时，应与血管收缩药（如多巴胺、肾上腺素等）或血管扩张药（如硝普钠、硝酸甘油等）或特殊药（盐酸胺碘酮、胰岛素、氯化钾等）通路分开，以免药物快速进入体内引起病情变化；因静脉泵入血管收缩药物剂量大，在更换药物时易引起心率、血压波动，易出现胸闷、心悸、恶心、呕吐等，所以更换药物前应做好准备工作，尽量缩短更换药物的时间，必要时可使用双泵更换法，同时加强监护，确保生命体征平稳。

2. 如何做好日常生活指导？

饮食宜少食多餐，因饱餐时心肌供血相对减少，易引起胸痛、胸闷、憋气等症状。避免辛辣、刺激等食物，以免引起胃肠不适。急性右心衰竭相对容量不足，入量应保持平衡或正平衡，遵医嘱指导患者饮食、饮水、记录尿量。急性期应卧床休息，减少心肌耗氧，但应根据患者病情，在护士协助下，尽早恢复生活自理，以减轻心理紧张；出院后活动量应适宜，以免过度劳累引起胸痛等不适。

3. 如何做好服药指导？

服药时间：胃黏膜保护剂应饭前 30 分钟服用，抗血小板药物应饭后服用，以减少药物对胃肠黏膜的刺激；降压药应晨起服用，降脂药应睡前服用，以避免因夜间血压降低、血液黏稠度增高，而加大血栓形成的风险。应遵医嘱服药，不可擅自调整药物。支架植入术后常规需抗血小板治疗，如需使用激素、甾体类止痛药等有增加上消化道出血风险的药物，应遵医嘱用药，必要时加用胃肠道保护制剂或调整药物剂量以降低出血事件。

（孙翠兰　杜　仙）

第八节　急性心肌梗死并发急性左心衰竭患者的护理

患者女性，76岁，入院前3个月间断出现劳累后胸痛，每次持续约5分钟，含服硝酸甘油后可缓解。4天前患者再次出现心前区疼痛，进行性加重，疼痛较剧烈，放射至肩背部，伴大汗、濒死感及憋喘，不能平卧，含服硝酸甘油不能缓解【1】。1天前出现乏力、恶心、呕吐、食欲减退，外院心电图提示：V_1~V_3导联ST段抬高0.2~0.4mV，病理性Q波出现；实验室检查示肌钙蛋白（TnT）阳性。急诊以“冠心病、急性前间壁心肌梗死、Killip分级心功能Ⅳ级【2】”收入本院治疗。

思维提示：

【1】患者出现心前区疼痛进行性加重，含硝酸甘油不能缓解的症状：由于冠状动脉急性狭窄或闭塞导致心肌严重缺血和坏死，从而引起胸痛。护理上应遵医嘱准确及时地应用药物缓解疼痛，并及时评估疼痛缓解的情况，注意是否有止痛剂的副作用，如低血压、心动过速等；同时密切观察生命体征，尽早给予患者氧疗，选用鼻导管或面罩法，提高血氧饱和度有利于心肌氧合。

【2】Killip分级是用于急性心肌梗死（AMI）所致的心力衰竭的临床分级。Ⅰ级：无心力衰竭征象，但PCWP（肺毛细血管楔压）可升高，病死率0~5%。Ⅱ级：轻至中度心力衰竭，肺啰音出现范围小于两肺野的50%，可出现第三心音奔马律、持续性窦性心动过速或其他心律失常，静脉压升高，有肺淤血的X线表现，病死率10%~20%。Ⅲ级：重度心力衰竭，出现急性肺水肿，肺啰音出现范围大于两肺的50%，病死率35%~40%。Ⅳ级：出现心源性休克，收缩压小于90mmHg，尿量少于每小时20ml，皮肤湿冷，发绀，呼吸加速，脉率大于100次/min，病死率85%~95%。

一、诊疗过程中的临床护理

（一）入院时

1. 诊疗情况

入院查体：T 37℃、脉搏104次/min、BP 89/58mmHg、R 24次/min。患者半卧位，意识清楚，口唇无发绀，双肺听诊呼吸音粗，双肺底湿啰音，双下肢轻度水肿【3】。

实验室检查：动脉血气分析pH 7.31，$PaCO_2$ 38.2mmHg，PaO_2 84.9mmHg，SaO_2 95.5%，低于正常范围。Scr 138.69μmol/L，BUN 8.58mmol/L【4】，BUA 542.05μmol/L，甘油三酯2.97mmol/L。

床旁胸部X线检查示：两肺淤血重，左房室大。床旁心脏超声示：左室舒张末期前后径52mm，LVEF 32%，左室前壁、前间壁、心尖部运动幅度明显减低，左室收缩功能减低，二尖瓣少量反流。

主要治疗：给予硝酸异山梨酯注射液50μg/min静脉泵入，低分子肝素5 000IU皮下注射，呋塞米20mg口服，1次/d；阿托伐他汀20mg口服，每晚1次。

思维提示：

【3】患者出现不能平卧、下肢水肿等心力衰竭的症状：由于左室收缩功能不全所致，伴随有舒张功能不全。收缩功能不全的表现为射血分数、每搏量和心排血量严重降低而同时产生左室舒张末压增高和肺淤血、水肿。护理上应密切观察患者心衰的表现，按照心力衰竭护理常规实施护理。

【4】Scr 138.69μmol/L，BUN 8.58mmol/L，均偏高：提示患者肾功能不全，护理上应注意观察尿量变化，一旦尿量偏少，应告知医生及时处理，避免诱发心力衰竭。

2. 护理评估　患者心率快、血压低、两肺底湿啰音、双下肢轻度水肿，入院后未再发作胸痛，主要为心、肾功能不全症状，医嘱密切观察病情，准确记录出入量，给予患者专业指导和生活护理，限制患者活动量。

3. 护理思维与实践方案。

患者心率较快，104次/min，血压偏低，89/58mmHg，呼吸急促，24次/min，床旁胸部X线片示两肺淤血重，心脏超声示左室收缩功能减低

↓

心排血量减少

（1）护理目标：住院期间患者心率血压恢复正常，呼吸平稳，心排血量改善。

（2）护理措施：

- 协助患者取舒适的体位，如半坐卧位，必要时端坐卧位，以减轻心脏前负荷。
- 按医嘱使用血管扩张药物，以减轻心脏后负荷。注意观察药物疗效和副作用。
- 严密监测患者心率/律、血压、脉搏、呼吸，神志改变，发现异常及时报告医生积极配合医生处理。
- 准确记录24小时出入量，告知患者需控制饮水量。
- 控制输液速度，一般不超过每分钟30滴。必要时备好血流动力学监测的设备。
- 保持病房安静舒适，限制探视，避免外界刺激。

患者心前区疼痛剧烈且不缓解，伴大汗、濒死感及喘憋

↓

焦虑/恐惧

（1）护理目标：住院期间患者可表达出其内心的感受并能够自我控制情绪。

（2）护理措施：

- 创造良好的休息环境，病房清洁舒适，减少不必要的监护设施及各种机器噪声等刺激源。
- 建立良好的护患、医患关系，深入了解患者存在的各种思想问题，耐心细致地做好患者心理咨询和安慰工作，使之树立信心战胜疾病。
- 护士应具备高度的责任感、娴熟的护理技术，增加患者的安全感。
- 做好患者家属工作，交待病情争取得到充分的理解与合作。探视时间应以时间短、次数多为好，通过家属帮助患者消除恐惧感和焦虑感。

患者心前区疼痛剧烈且不缓解，伴大汗、濒死感及喘憋

↓

疼痛

（1）护理目标：患者住院期间发生胸痛时早期及时识别并迅速通知医生配合处理。

（2）护理措施：

- 遵医嘱及时给予硝酸酯类或吗啡等药物，缓解患者症状。注意观察止痛效果。
- 给予氧气吸入。
- 观察心电图动态变化。
- 卧床休息。
- 遵医嘱给予镇静剂。
- 安抚患者，稳定其情绪。
- 观察患者生命体征变化及疼痛有无缓解。

患者为急性心肌梗死发病一周内，心肌缺血缺氧严重，医嘱卧床休息，减少体力活动

↓

自理能力缺陷

（1）护理目标：患者卧床期间生活需要得到满足。

（2）护理措施：

- 卧床期间协助患者洗漱、进食、大小便、个人卫生等生活护理，尽量减少患者的体力活动，注意预防血栓形成，帮助患者做四肢被动活动。
- 将患者的用物放在易拿的地方。
- 呼叫器放在患者手边，随时给以协助。
- 提供患者选择的机会，并让其计划并参与自己的护理，以减轻无用感。

 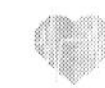

（二）患者并发急性左心衰竭时的临床护理

1. 诊疗情况 入院第二天晚上饱餐后患者出现胸闷、呼吸困难，口唇发绀，咳粉红色泡沫痰【5】，伴出汗，给予硝酸甘油舌下含服未缓解，胸憋进行性加重，端坐位呼吸，心电监测示窦性心动过速，心率110次/min，血压220/120mmHg【6】，呼吸30次/min，SO_2 90%。血气分析：pH 7.37，PCO_2 60mmHg，PO_2 85.5mmHg，血氧饱和度呈进行性下降，患者有强烈濒死感【7】。医嘱立即给予吗啡3mg静推，呋塞米40mg静推，硝普钠12.5μg/min静脉泵入，硝酸异山梨酯注射液100μg/min静脉泵入。患者意识模糊，立即给予气管插管，呼吸机辅助呼吸【8】，深静脉穿刺，鼻饲营养支持等。2天后患者血压逐渐稳定，心率75次/min，血压110/65mmHg，呼吸频率18次/min，SO_2 97%，拔除气管插管，改为BIPAP无创呼吸机辅助呼吸【9】，患者能够适应并且主诉胸闷憋气症状好转。

思维提示：

【5】患者口唇发绀，咳粉红色泡沫痰：提示为急性肺水肿，是急性左心衰竭的严重表现。护士应紧急对患者生命体征密切监护，积极配合医师进行抢救。硝普钠、利尿剂、硝酸甘油、吗啡是治疗急性冠脉综合征并发急性肺水肿有效的药物，应及早给药，用后要注意患者是否有呼吸抑制、心律失常、血压下降等副作用。

【6】患者心率110次/min，血压220/120mmHg：是急性左心衰时交感神经兴奋性增加的表现，也是诱发和加重心衰的常见因素，护士应定时监测患者血压，遵医嘱及时调整硝普钠等血管活性药物的泵入速度，尽快把血压降低到安全范围。同时应警惕：患者为高龄女性，血压高还有诱发脑血管事件的危险。

【7】患者有强烈的濒死感：心力衰竭时所致的呼吸困难常使患者感到恐惧绝望，护士在抢救患者的同时应给予心理安慰，必要时遵医嘱使用镇静剂以减少交感神经兴奋对心脏带来的不利影响。

【8】气管插管呼吸机辅助呼吸：由于急性肺水肿并发呼吸衰竭，患者存在顽固性低氧血症且伴有CO_2潴留，PCO_2>50mmHg，应尽早行气管内插管机械辅助呼吸，并做好呼吸机的准备、调试、配合等相关护理工作。有创呼吸机的使用存在感染、呼吸机依赖等风险，护理上应做好评估和预防工作。

【9】BIPAP无创呼吸机辅助呼吸：这是保证患者顺利脱机、保证有效通气、纠正低氧血症、改善缺氧的有效方法，对控制左心衰竭和改善心功能具有重要作用。护理上应熟练掌握操作方法，密切观察疗效：有无呼吸频率及心率减慢等。做好皮肤护理防止皮下气肿和面部皮肤压力性损伤的出现，并密切观察有无不良反应。

2. 护理评估 患者病情危重，出现急性左心衰竭，属于高危患者（Killip分级Ⅳ级），抢救不及时或处理不当可危及患者生命。气管内插管辅助呼吸存在较高的院内获得性感染风险。

3. 护理思维与实践方案

患者胸闷、呼吸困难，端坐位呼吸，咳粉红色泡沫痰，心率110次/min，血压220/120mmHg

↓

急性左心衰竭

（1）护理目标：急性左心衰竭得到控制。

（2）护理措施：

- 使患者坐位或半坐位，必要时两腿下垂，减少静脉回心血流。
- 给予高流量（5~10L/min）氧气吸入，如动脉氧分压仍不能维持在60mmHg以上，可考虑使用BIPAP呼吸机。
- 遵医嘱给予硝酸甘油、硝普钠、利尿剂、吗啡等治疗急性肺水肿，用药后严密监测病情变化及呼吸困难缓解情况，正确识别药物的副作用。
- 准确记录24小时出入量，根据出入量指导液体入量和速度。注意观察患者使用利尿剂后的尿量，及时向医生报告利尿效果，并注意观察，避免利尿引起的低血钾等。
- 在抢救急性肺水肿的同时，尽快明确和治疗诱因：急性心肌梗死。

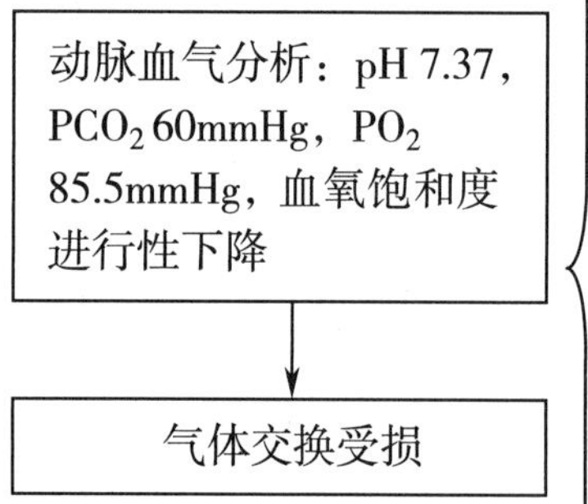

（1）护理目标：住院期间患者呼吸困难减轻或消失，血氧饱和度维持在95%以上。

（2）护理措施：

- 密切监测患者血氧饱和度变化。
- 给予面罩吸氧，如不能改善缺氧可行气管内插管辅助呼吸或BIPAP无创呼吸机辅助呼吸。吸氧过程中注意观察患者神志，缺氧纠正程度和临床症状改善情况，保证吸氧管道通畅，维持呼吸道通畅。
- 减少家属探视，注意病房通风，避免肺部感染。

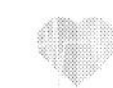

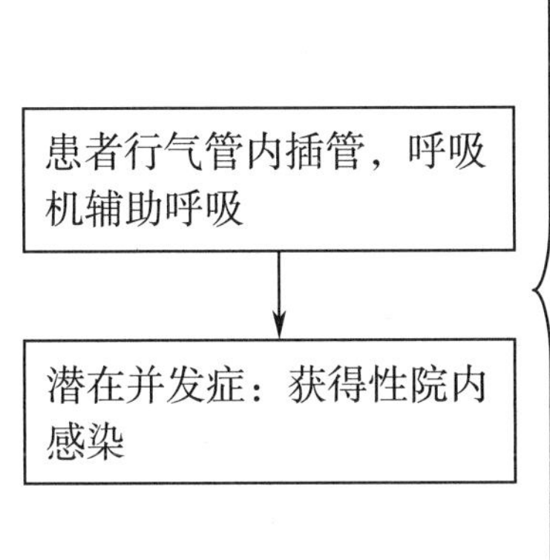

（1）护理目标：降低患者住院期间感染概率，复查白细胞在正常范围。

（2）护理措施：

- 严格洗手，采用无菌吸痰技术，按需、充分口、鼻腔吸痰
- 给予肺部物理治疗
- 气管插管气囊压力不低于25cmH_2O
- 每日评估气管插管的必要性，尽早拔除
- 及时倾倒集水器中的冷凝水，防止倒灌入呼吸道
- 无禁忌证时，床头抬高30°~45°
- 每日评估镇静剂使用的必要性，尽可能避免不必要的深度镇静，镇静期间定时唤醒并进行自主呼吸训练
- 加强口腔护理，推荐使用氯己定漱口液
- 给予间断肠内营养

（三）出院时的健康宣教

1. 诊疗情况　住院 20 天后，患者各项生命体征平稳，未诉胸痛、憋闷等不适，自主体位，无呼吸困难【10】，血气分析达标：PO_2 99mmHg，PCO_2 40.8mmHg【11】。医嘱停 BIPAP 辅助呼吸，间断鼻导管吸氧。住院 25 天后出院。

思维提示：

【10】患者自主体位，无呼吸困难：为防止胸痛及急性左心衰竭再次出现，护士应为患者提供健康教育及出院指导，使患者在家疗养期间学会自我调理，提高生活质量。

【11】血气指标达标：提示患者缺氧改善，可以停用 BIPAP 呼吸机。

2. 护理评估　患者起病急，无相关疾病知识。出院后必须坚持按医嘱服药不可间断，定期复诊。应给予患者详细的健康指导。

3. 护理思维与实践方案

患者入院第二天晚上饱餐后突发急性左心衰竭，并有强烈濒死感

↓

知识缺乏：缺乏心肌梗死的预防、急救及康复知识，缺乏急性左心衰竭的预防及应对知识

（1）护理目标：患者及家属能够复述出急性心肌梗死的预防及急救措施，患者掌握急性左心衰竭的预防知识及应对措施。

（2）护理措施：

- 住院期间对患者进行全面的健康教育，可以图文画册的形式，或者影像视频，加上护士的口头描述。内容包括：
  - 积极预防和控制冠心病的危险因素，如控制高血脂、控制血压、减轻体重等。
  - 识别心绞痛、心肌梗死、心力衰竭的临床表现。
  - 患者和家属要备有医院急救电话。
  - 家庭成员知道疾病加重时的救助方法：宜立即将患者送到最近的医院或叫救护车运送。运送过程中尽可能不让患者用力。
  - 一般活动可安排在下午，但不应在寒冷或高温的环境中进行，避免在饱餐后或饮用咖啡、浓茶后进行，活动后不要在过冷或过热的水中沐浴。
  - 避免过劳及精神创伤、情绪激动。
  - 避免饱餐、大量饮水。
  - 戒烟戒酒。
  - 严格按照医嘱服药。
- 为患者提供专科护理指导：出院后应按医嘱定时服药，家中必备急救保健盒，外出时随身携带硝酸甘油。
- 建立回访制度：当患者康复出院时，护士要耐心细致地向患者交待出院后的注意事项、服药事宜、复诊时间，并记录电话号码，定期进行家访、电话回访服务。

二、护理评价

急性心肌梗死起病急而凶险，病死率高，预后差，是冠心病极其危重的表现类型。在诊疗护理过程中，患者的血压、心率、呼吸、血氧饱和度、神志、出入量是观察的重点。氧疗可以缓解由于缺氧造成的呼吸困难、肺水肿等，血氧饱和度低于90%的患者应该坚持氧疗。急性左心衰竭是急性心肌梗死最严重的并发症之一，起病急骤，护理人员应掌握其发病的症状、体征，加强巡视，及时发现左心衰竭的早期征象，熟练配合医生抢救是提高抢救成功率的关键。气管内插管辅助呼吸治疗过程中，预防感染是护理的重点。出院时针对患者的健康

教育要详细具体、因人而异。

三、安全提示

1. 患者为老年女性,因在急性心肌梗死发作时使用大量血管活性药物可能会导致血压骤降、心率减慢甚至心源性休克,所以在护理过程中应密切监测血压心率变化并做好急救准备。

2. 急性心肌梗死易致恶性心律失常的发生,在护理中应做好心电除颤的准备,一旦有异常立即报告医生。

3. 做好患者心理护理,保证安全　患者由于缺氧、呼吸困难、胸痛等出现烦躁、惊恐等心理表现,护士应多与患者沟通,给予安慰疏导。多讲解相关疾病知识,消除患者顾虑。治疗期间要注意患者安全,锁好床刹,固定床挡,预防坠床。

4. 早期发现并发症　急性左心衰竭是急性心肌梗死的严重并发症之一,病情危急,可迅速发生心源性休克、昏迷而导致死亡。对该患者制订完善的护理计划并做好健康宣教工作,进行耐心细致的心理护理,严格执行消毒隔离规范,严密监测循环系统和呼吸系统,积极防治并发症,及时、到位的抢救程序,是患者早日康复的有利保证。

四、经验分享

1. 在使用BIPAP过程中应监测哪些指标?

研究证实BIPAP无创正压通气技术用于急性左心衰竭伴低氧血症的患者,效果满意,不仅能迅速纠正缺氧,对控制左心衰竭和改善心功能也具有重要作用。在护理中应密切监护神志、血压、呼吸系统症状和体征(呼吸频率、肺呼吸音等)、呼吸机通气参数、血氧饱和度和血气分析;同时观察有无不良反应:呼吸困难加重、胃胀气、误吸、排痰障碍、不耐受、恐惧、面部皮下气肿和压疮。

2. 如何正确使用血管活性药物硝普钠?

硝普钠能减轻心脏前后负荷,达到改善心脏功能的目的,因此临床上常用于治疗急性左心衰竭。用法:用微量泵持续缓慢静脉泵入;用药前后定时监测血压、心率并做好护理记录,血压及心律不稳定时应随时进行测量;硝普钠是强碱性药物,刺激性强,如溢出血管外,可致静脉炎。为防止药液外渗,输液前要选择远端较粗且直、富有弹力的血管,以防针头贴近静脉内膜,导致输液不畅或外渗。还应注意药品说明书中的其他与护理相关的注意事项。

(季诗明　张琳彦)

第九节　急性心肌梗死并发急性左心衰及血糖应激性增高患者的护理

患者女性,77岁,糖尿病史9年余,皮下注射胰岛素治疗,于入院前3个月间断出现劳累后胸痛,每次约持续5分钟,含服硝酸甘油后可缓解。7天前泡脚后出现左足跟部红肿,患者于4天前下午两点出现心前区疼痛，进行性加重，疼痛较剧烈，放射至肩背部，伴大汗、濒死感及喘憋，不能平卧，含服硝酸甘油不能缓解【1】，1天前出现乏力、肌肉酸痛、恶心、呕吐、食欲减退，急诊以“冠心病、急性前间壁心肌梗死、2型糖尿病、糖尿病酮症酸中毒”收入本院治疗。

一、诊疗过程中的临床护理

（一）入院时

1. 诊疗情况

入院查体：T 36.5℃、HR 104次/min、BP 92/58mmHg、R 24次/min。患者半卧位，意识清楚，口唇无发绀，呼气有烂苹果味儿【2】，双肺听诊呼吸音粗，两肺底湿啰音，双下肢轻度水肿【3】。

实验室检查：Scr 138.69μmol/L，BUN 8.58mmol/L【4】，BUA 542.05μmol/L，甘油三酯2.97mmol/L，血糖18.6mmol/L；尿糖(++++)，尿酮体(+++)；动脉血气分析：pH 7.31、PCO_2 30.2mmHg、PO_2 80.8mmHg，二氧化碳总量20.5mmol/L，左足跟部有一1cm×1cm的黑色受损【5】。

胸部X线检查【3】：两肺淤血重，左房室大。超声心动图【3】：左室舒张末期前后径52mm，LVEF 32%，左室前壁、前间壁、心尖部运动幅度明显减低，左室收缩功能减低，二尖瓣少量反流。

主要治疗：抗血小板，扩张冠状动脉[硝酸异山梨酯注射液1μg/(kg·min)静脉泵入]，生理盐水加胰岛素5U/h静脉泵入，降低血糖，利尿，调整血脂，改善心肌重构，降尿酸。

思维提示：

【1】患者出现心前区疼痛进行性加重，含服硝酸甘油不能缓解的症状：由于冠状动脉急性狭窄或闭塞导致心肌严重缺血和坏死，从而引起胸痛。护理上应首选药物缓解疼痛，并及时评估疼痛缓解的情况，注意观察生命体征变化如心率/律、血压、呼吸等，并给予氧气吸入，选用鼻导管或面罩法，越早越好，提高血氧饱和度有利于提高心肌供氧。

【2】患者呼气有烂苹果味儿，提示出现糖尿病酮症酸中毒：库斯莫尔呼吸(Kussmaul呼吸)，是由于酸中毒刺激呼吸中枢的化学感受器，反射性引起肺过度换气所致。呼气中有烂苹果味为糖尿病酮症酸中毒最特有的表现。护理上应嘱患者绝对卧床休息，立即开放静脉通路，按时按量输注胰岛素。

【3】患者出现不能平卧、下肢水肿等心力衰竭的症状：由于左室收缩功能不全所致，伴随有舒张功能不全。收缩功能不全表现为左室射血分数、每搏量和心排血量严重降低而同时产生左室舒张末压增高和肺淤血、水肿。护理上应密切观察患者心衰的表现，按照心力衰竭护理常规实施护理。

【4】Scr 138.69μmol/L，BUN 8.58mmol/L，均偏高：提示患者肾功能不全，护理上应注意观察尿量变化，一旦尿量偏少，应告知医生及时处理，避免诱发心力衰竭。

 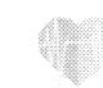

【5】患者泡脚后出现左足跟部红肿并快速进展：由于患者长期受到高血糖的影响，下肢血管硬化、血管壁增厚、弹性下降，容易形成血栓，并集结成斑块，造成下肢血管闭塞、肢端神经损伤，从而造成下肢组织病变。护理上应指导患者如何做好足部护理，保护足部不受侵害。

2. 护理评估

(1)患者心率快、血压低，两肺底湿啰音，双下肢轻度水肿，入院后未再发作胸痛，主要为心、肾功能不全症状，医嘱密切观察病情，准确记录出入量，给予患者专业指导和生活护理，限制患者活动量。

(2)患者呈 Kussmaul 呼吸、心率快、血压偏低，食欲不振、倦怠等糖尿病酮症酸中毒表现，纠正酮症酸中毒时应根据患者心功能及容量负荷情况而定；且患者出现糖尿病足，在糖尿病足未完全治疗前，医嘱限制患者的活动，需要护士的专业指导和生活护理。

3. 护理思维与实践方案

患者心率104次/min，血压92/58mmHg，呼吸24次/min，胸部X线检查示两肺淤血重，超声心动图示左室收缩功能减低

↓

有急性左心衰竭的危险

（1）护理目标：住院期间患者不发生急性左心衰竭，或在发生急性左心衰竭早期及时识别并迅速得到有效救治。

（2）护理措施：

- 密切观察患者心率/律、血压的变化，若出现心率加快、血压升高提示病情加重。
- 特别注意观察患者的呼吸情况，如出现呼吸急促、呼吸困难，为左心衰竭的早期表现，应立即配合抢救。
- 少食多餐，控制总量，根据电解质结果决定钠盐摄入量，避免快速补液。
- 嘱患者卧床休息，以半卧位为宜，避免用力咳嗽、排便。
- 每日做好出入量评估。

患者心率104次/min，血压92/58mmHg，血糖18.6mmol/L；尿糖（++++）尿酮体（+++）；动脉血气分析：pH 7.31

↓

糖尿病酮症酸中毒

（1）护理目标：及时纠正酮症酸中毒。

（2）护理措施：

- 遵医嘱首先予生理盐水静脉补液，使用输液泵严格控制输注速度预防左心衰竭的发生。
- 密切观察患者的血压和心率/律的变化，如心率加快、血压减低提示病情加重。
- 遵医嘱持续静脉泵入胰岛素注射液，每小时进行快速血糖测定（指尖），根据血糖调整胰岛素的输注速度，如血糖每小时下降3.9～5.6mmol/L可维持原泵速；若每小时血糖下降大于5.6mmol/L可减慢胰岛素泵速。
- 当血糖下降至13.9mmol/L时，转入第二阶段补液治疗，补充5%葡萄糖或糖盐水加胰岛素，补液总量可按原体重的10%估计，直至尿酮转阴。
- 最初每2小时查一次血气分析和电解质，抽取血标本时从未输液侧手臂进行采血，避免液体对标本结果的影响。
- 记录24小时的液体出入量，保持出入平衡。
- 根据尿量及时给予静脉补钾。

患者持续泵入生理盐水加胰岛素治疗

↓

有发生低血糖的危险

（1）护理目标：纠正酮症酸中毒的过程中保持血糖平稳下降。

（2）护理措施：

- 患者处于急性心肌梗死早期，若发生低血糖易诱发心律失常，加重心肌缺血，应严密监测血糖变化，及时发现低血糖。
- 初始输注胰岛素治疗时每1~2小时监测血糖、尿糖和尿酮体，对于老年人及症状不典型者应增加监测次数待血糖平稳后可减少测量次数。
- 监测每小时的血糖下降速度。当血糖降至14mmol/L时，及时改用葡萄糖溶液加胰岛素静脉点滴。
- 密切观察患者有无出汗、面色苍白、饥饿感等低血糖表现。

患者心前区疼痛剧烈且不缓解，伴大汗、濒死感及喘憋

→ 疼痛

（1）护理目标：患者在住院期间发生胸痛时早期及时识别并迅速通知医生配合处理。

（2）护理措施：

- 遵医嘱及时给与硝酸酯类或吗啡等药物，缓解患者症状。
- 给予氧气吸入。
- 观察心电图动态变化。
- 嘱患者卧床休息。
- 遵医嘱给予镇静剂。
- 安抚患者，稳定患者情绪。
- 观察患者生命体征变化及疼痛有无缓解。

→ 焦虑/恐惧

（1）护理目标：住院期间患者可表达出其内心的感受并能够自我控制情绪。

（2）护理措施：

- 创造良好的休息环境，病房清洁舒适，减少不必要的监护设施及各种机器噪声等刺激源。
- 建立良好的护患、医患关系，深入了解患者存在的各种思想问题，耐心细致地做好患者心理咨询和安慰工作。
- 评估患者安全隐患保护患者安全。
- 做好患者家属工作，交待病情争取得到充分的理解与合作。探视应以时间短、次数多为好，通过家属帮助患者消除恐惧感和焦虑感。

患者为急性心肌梗死发病一周内，心肌缺血缺氧严重，医嘱卧床休息，减少体力活动

→ 活动无耐力

（1）护理目标：住院期间患者可按照活动计划进行活动，活动耐力逐渐增加。

（2）护理措施：

- 保证患者充足的睡眠进而使其体力和精神上得到休息，必要时给予镇静剂。
- 护士要帮助患者并满足其生活需要，尽量减少患者的体力活动，但应注意预防血栓形成而要帮助患者做四肢被动活动。
- 根据患者病情随时调整活动量，循序渐进逐步提高活动耐力。

（二）患者并发急性左心衰竭时的临床护理

1. 诊疗情况 入院 21 小时后糖尿病酮症酸中毒已被纠正，入院第二天晚餐后患者出现胸闷、呼吸困难，口唇发绀，咳粉红色泡沫痰【6】伴出汗，给予硝酸甘油舌下含服效果差，胸憋进行性加重，端坐位呼吸，心电监测示窦性心动过速，心率 110 次 /min，血压 220/120mmHg【7】，呼吸 30 次 /min，SO_2 90%。血气分析：pH 7.37，PCO_2 60mmHg，PO_2 85.5mmHg，血氧饱和度呈进行性下降，患者有强烈濒死感【8】。医嘱立即给予吗啡 3mg 静推，呋塞米 40mg 静推，硝普钠 0.25μg/（kg·min）静脉泵入，加大硝酸异山梨酯注射液泵入速度。患者意识模糊，立即给予气管插管，呼吸机辅助呼吸【9】，深静脉穿刺，鼻饲营养支持等。2 天后患者血压逐渐稳定为 110/65mmHg，心率 75 次 /min，呼吸频率 18 次 /min，SO_2 97%，拔除气管插管，改为 BIPAP 无创呼吸机辅助呼吸【10】，患者主诉胸闷憋气症状好转。

思维提示：

【6】患者口唇发绀，咳粉红色泡沫痰，提示为急性肺水肿，是急性左心衰竭的严重表现。护士应紧急对患者生命体征密切监护，积极配合医师进行抢救。硝普钠、利尿剂、硝酸甘油、吗啡是治疗急性冠脉综合征并发急性肺水肿的有效药物，应及早给药，用后要注意观察药效。

【7】患者心率 110 次 /min，血压 220/120mmHg：是急性左心衰竭时交感神经兴奋性增加的表现，也是诱发和加重心衰的常见因素，护士应定时监测患者血压，遵医嘱及时调整硝普钠等血管活性药物的泵入速度，尽快把血压降低到安全范围。同时应警惕：患者为高龄女性，血压高还有诱发脑血管事件的危险。

【8】患者有强烈的濒死感：心力衰竭时所致的呼吸困难常使患者感到恐惧绝望，护士在抢救患者的同时应给予心理安慰，必要时遵医嘱使用镇静剂以减少交感神经兴奋对心脏带来的不利影响。

【9】气管插管呼吸机辅助呼吸：由于急性肺水肿并发呼吸衰竭，患者存在顽固性低氧血症且伴有 CO_2 潴留，PCO_2>50mmHg 时，应尽早行气管内插管机械辅助呼吸，并做好呼吸机的准备、调试和相关护理工作。有创呼吸机的使用存在感染、呼吸机依赖等风险，护理上应做好评估和预防工作。

【10】BIPAP 无创呼吸机辅助呼吸：这是保证患者顺利脱机、有效通气、纠正低氧血症、改善缺氧的有效方法，对控制左心衰竭和改善心功能具有重要作用。护理上应熟练掌握操作方法，做好皮肤护理，防止皮下气肿和面部皮肤压力性损伤。

2. 护理评估 患者诱发急性左心衰竭，属于高危患者，若不及时抢救或处理不当可危及患者生命。气管内插管辅助呼吸存在较高的院内获得性感染风险。

3. 护理思维与护理实践

患者胸闷、呼吸困难，端坐位呼吸，咳粉红色泡沫痰，心率110次/min，血压220/120mmHg

↓

急性左心衰竭

（1）护理目标：住院期间患者心功能得以改善，表现为心率下降、血压平稳、低氧血症改善、肺水肿缓解。

（2）护理措施：

- 患者被迫坐位或半坐位，两腿下垂，减少静脉回心血流。
- 给予高流量（5~10L/min）氧气吸入，如动脉氧分压仍不能维持在60mmHg以上，可考虑使用BIPAP呼吸机。
- 遵医嘱给予硝酸甘油、硝普钠、利尿剂、吗啡等治疗急性肺水肿，用药后严密监测病情变化及呼吸困难缓解情况，正确识别药物的副作用。
- 准确记录24小时的出入量，根据出入量指导液体入量和速度。注意观察患者使用利尿剂后的尿量，及时向医生报告利尿效果，并注意观察，避免利尿过度引起的低血钾等。
- 在急性肺水肿抢救同时，遵医嘱尽快使用药物扩张冠状动脉，减少心肌缺血缺氧。

动脉血气分析：pH 7.37，$PaCO_2$ 60mmHg，PaO_2 85.5mmHg，血氧饱和度进行性下降

↓

气体交换受损

（1）护理目标：住院期间患者呼吸困难减轻或消失，血氧饱和度维持在95%以上。

（2）护理措施：

- 密切监测患者血氧饱和度变化。
- 给予面罩吸氧，如不能改善缺氧可行气管内插管辅助呼吸或BIPAP无创呼吸机辅助呼吸。吸氧过程中注意观察患者神志，缺氧纠正程度和临床症状改善情况，保证吸氧管道通畅，维持呼吸道通畅。
- 减少家属探视，注意病房通风，避免肺部感染。

患者行气管内插管，呼吸机辅助呼吸

↓

潜在并发症：获得性院内感染

（1）护理目标：降低患者住院期间感染概率，复查白细胞在正常范围。

（2）护理措施：

- 严格洗手，采用无菌吸痰技术，按需、充分口、鼻腔吸痰。
- 给予肺部物理治疗。
- 气管插管气囊压力不低于25cmH_2O。
- 每日评估气管插管的必要性，尽早拔除。
- 及时倾倒集水器中的冷凝水，防止倒灌入呼吸道。
- 无禁忌证时，床头抬高 30°~45°。
- 每日评估镇静剂使用的必要性，尽可能避免不必要的深度镇静，镇静期间定时唤醒并进行自主呼吸训练。
- 加强口腔护理，推荐使用氯已定漱口液。
- 给予间断肠内营养。

（三）糖尿病足治疗时的护理配合

1. 诊疗情况　患者入院 21 小时后心功能趋于稳定，糖尿病酮症酸中毒已被纠正，但糖尿病足进展迅速，足背动脉搏动减弱，足冷，足跟部表面溃疡面积扩大至 1.5cm × 1.5cm【 11 】，白细胞 12×10^9/L【 12 】，感疼痛。即刻予以头孢呋辛钠静脉注射，前列地尔注射液、甲钴胺注射液管入，给予足跟部换药【 13 】。

思维提示：

【 11 】足跟部表面溃疡面积扩大：说明患者足部病变进展迅速，护士应加强配合，加强足部护理。

【 12 】患者白细胞增高：提示患者足部出现感染，护士应积极主动观察患者抗感染情况，观察体温变化。

【 13 】足部治疗：足部换药治疗并配合营养神经、改善微循环治疗是需要时间才能取得疗效的，护士应做好患者的心理护理，在指导患者积极配合的同时，避免患者受到急于见到疗效的情绪影响。主要使用敷料有薄膜、水凝胶、含银敷料等。

2. 护理评估　患者糖尿病足病变加重，而 85% 的糖尿病足截肢患者是由于足溃疡引起的，溃疡复发率 1 年为 34%、3 年为 61%、5 年为 70%。故应加强对足部溃疡面的护理。

3. 护理思维与实践方案

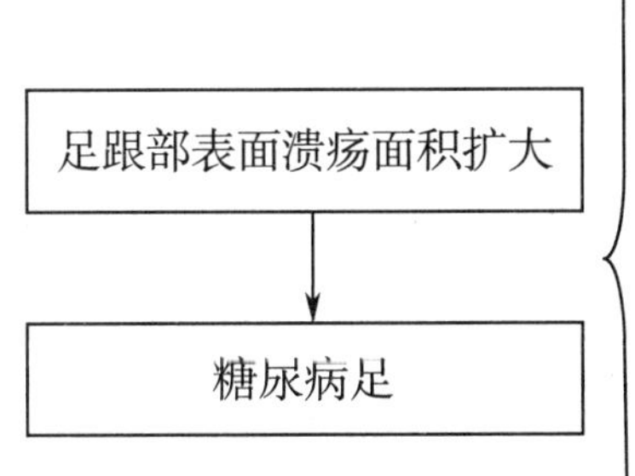

（1）护理目标：患者住院期间足部溃疡得以治愈。

（2）护理措施：

- 每日予以溃疡部位清创并于泡沫吸收贴保护，保证换药时的无菌操作。
- 输注抗生素及改善微循环、营养神经的药物，改善足部状况。
- 观察患者体温变化及白细胞变化，掌握患者的感染状况。
- 观察病变范围、颜色、温度的改变。
- 指导患者患侧肢体制动，健侧肢体床上运动方法

（四）出院时的健康宣教

住院 20 天后，患者各项生命体征平稳，未诉胸痛、憋闷等不适，自主体位，无呼吸困难【14】，血气分析达标：PO_2 99mmHg，PCO_2 40.8mmHg【15】。医嘱停 BIPAP 辅助呼吸，间断鼻导管吸氧，空腹血糖：6.0mmol/L，餐后 2 小时血糖 7.6mmol/L，达标【16】，左足跟部溃疡愈合良好【17】。住院 25 天后出院。

思维提示：

【14】患者自主体位，无呼吸困难：为防止胸痛及急性左心衰竭再次出现，护士应为患者提供健康教育及出院指导，使患者在家疗养期间学会自我调理，提高生活质量。

【15】血气指标达标：提示患者缺氧改善，可以停用 BIPAP 呼吸机。

【16】血糖指标达标：糖尿病患者的空腹血糖最好控制在 4.4~6.1mmol/L，餐后两小时血糖在 4.4~8.8mmol/L 为宜，老年人以及合并心脑血管病的患者无需将血糖降得过低，因为血糖控制得过低引起低血糖的风险也会增加。患者需长期皮下注射胰岛素治疗，护士应从药物、运动、饮食、血糖监测等方面做好健康指导。

【17】糖尿病足愈合良好：虽然溃疡已经愈合，但是下肢血管弹性差及堵塞问题仍存在，患者应加强血糖控制，护士指导患者如何做好足部护理。

患者入院第二天中午饱餐后突发急性左心衰竭，并有强烈濒死感

↓

知识缺乏：缺乏心肌梗死的预防、急救及康复知识，缺乏急性左心衰竭的预防及应对知识

（1）护理目标：患者及家属能够复述出急性心肌梗死的预防及急救措施，患者掌握急性左心衰竭的预防知识及应对措施。

（2）护理措施：

- 住院期间对患者进行全面的健康教育，可以图文画册的形式，或者影像视频，加上护士的口头描述。内容包括：
  - 积极预防和控制冠心病的危险因素，如控制高血脂、控制血压、减轻体重等。特别注意血糖水平对冠心病进展的影响。
  - 识别心绞痛、心肌梗死、心力衰竭的临床表现。
  - 患者和家属要备有医院急救电话。
  - 家庭成员知道疾病加重时的救助方法：宜立即将患者送到最近的医院或叫救护车运送。
  - 一般活动可安排在下午，但不应在寒冷或高温的环境中进行，避免在饱餐后或饮用咖啡、浓茶后进行，活动后不要在过冷或过热的水中沐浴。
  - 避免过劳及精神创伤、情绪激动。
  - 避免饱餐、大量饮水。
  - 戒烟戒酒。
  - 严格按照医嘱服药。
- 为患者提供专科护理指导：出院后应按医嘱定时服药，家中必备急救保健盒，外出时随身携带硝酸甘油。
- 建立回访制度。患者康复出院时，护士要耐心细致地向患者交待出院后的注意事项、服药事宜、复诊时间，并记录电话号码，定期进行家访、电话回访服务。

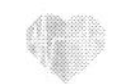

患者出现糖尿病酮症酸中毒

↓

缺乏糖尿病自我管理知识

（1）护理目标：患者及家属能够复述出糖尿病自我护理知识。
（2）护理措施：对患者及家属进行健康宣教，内容包括：
- 指导患者正确进行胰岛素注射，包括注射部位、注射时间、注射方法、储存方法，尤其对于首患糖尿病患者应院内指导其自己注射。
- 根据患者自身特点，建议患者循序渐进地开始运动锻炼，饭后1小时开始运动，每次30～60分钟，每周3～5次，以低强度运动如散步为主。
- 予以糖尿病饮食，定时定量进餐。
- 定时进行血糖监测，并记录结果。

患者出现糖尿病足

↓

缺乏足部护理知识

（1）护理目标：患者出院后能够进行足部检查与护理。
（2）护理措施：
- 每天检查双侧足部是否有水疱、红、肿、皮肤破损。
- 温水洗脚，以水温计测量40℃以下水温洗5分钟擦干双脚和趾缝，涂擦润肤霜（避免过分干燥而导致皲裂）。
- 修剪趾甲时，沿趾甲缘平平地修剪趾甲，挫圆两边，如视力不好则请家属代劳。
- 不剪老茧、鸡眼，亦不可涂任何药物。
- 不用热水袋、热垫或电毯及泡热水取暖。
- 袜子的选择：清洁、柔软、浅色、棉质、无破洞，袜腰不要过紧或过松，每日更换。
- 慎选鞋子：质软、透气散热之圆头皮鞋、鞋垫需柔软富弹性。每天穿鞋前仔细检查鞋内是否有异物。
- 如感染，立即就医。

二、护理评价

1. 糖尿病是一种全身代谢紊乱性疾病，不仅包括糖代谢紊乱、出现高血糖，还包括蛋白质和脂质代谢紊乱、发生高脂血症，从而导致血管壁损伤、狭窄，诱发冠状动脉硬化，发生冠心病；其心肌梗死的发病率及死亡率远较无糖尿病患者高，且发病早。糖尿病合并心梗的先兆症状主要是心绞痛，其特点是疼痛频繁发作，疼痛程度逐渐加剧，发作时间逐渐延长。护理人员应密切观察并识别先兆症状，配合医生及时处理，对于此类患者的心梗预后大有裨益。

2. 糖尿病酮症酸中毒是糖尿病急性并发症之一，患者起病急，如不及时救治会危及生命。在诊疗护理过程中，及时准确遵医嘱输注胰岛素是救治关键，患者血压、心率、呼吸是观察的重点。血糖、尿酮体监测是最方便快捷的检查方法，可以反映患者酮症酸中毒是否被纠正。在心功能不好的情况下，要注意补液和利尿结合，注意出入量情况。护士应掌握血糖稳定下降的意义，当血糖降至 13.9mmol/L 以下时应及时改用葡萄糖加胰岛素进行输注，以避免造成低血糖。糖尿病足是糖尿病严重的并发症，如不能及时控制，溃疡迅速蔓延，会造成截肢等严重后果，指导患者进行足部的自我防护也是健康教育的重点。

三、安全提示

1. 患者为老年女性并患冠心病、糖尿病多年，由于生理功能的进行性退化，身体各主要脏器的代谢及储备功能逐渐下降，在使用降糖药物时，比年轻人更容易出现低血糖反应。而且容易发生“无症状性低血糖”，一旦发生可诱发脑卒中或心肌梗死。所以老年人血糖控制的标准应体现个别差异。通常的水平是空腹：7~9mmol/L，餐后 2 小时：8~11.1mmol/L，HbA_{1c}：7.0%~7.5%，防止出现各种并发症，保证生活质量。

2. 患者为老年女性，长期卧床易导致压力性损伤的形成，护士应鼓励并协助患者床上翻身、坐起，必要时应用气垫床。

3. 糖尿病患者不建议泡脚，正常人遇到高温时会本能地闪避退缩，但糖尿病足患者因糖尿病足的并发症——微血管病变，可使神经内膜毛细血管阻塞，引起神经病变，长期高血糖也使神经传导障碍，如此可使痛觉纤维受损，不能很好地避开外来伤害，所以在用过热的水取暖时往往被烫伤。糖尿病足不易控制，发展迅速，截肢是很多糖尿病足患者不得不面对的痛苦选择。患者出于对截肢的恐惧，容易出现烦躁不安、惊慌等心理表现。应多与患者交流，给予鼓励安慰的言语。多讲解相关疾病知识，鼓励患者积极配合治疗。

4. 做好患者的心理护理，保证安全　患者由于缺氧、呼吸困难、胸痛等出现烦躁、惊恐等心理表现，护士应多与患者沟通，给予安慰疏导。多讲解相关疾病知识，消除患者的顾虑。治疗期间要注意患者安全，锁好床刹，固定床挡，预防坠床。

5. 早期发现并发症　护士应加强巡视，密切监测生命体征，发现异常及时报告医师配合抢救。

四、经验分享

1. 研究证实,BIPAP 无创正压通气技术用于急性左心衰竭伴低氧血症的患者,效果满意,不仅能迅速纠正缺氧,对控制左心衰竭和改善心功能也具有重要作用。与气管内插管有创通气相比,方便快捷,减轻患者痛苦,降低院内获得性感染率。不足之处在于常见并发症:腹肠胀气和面部皮下气肿、压疮。护士应选择合适的面罩,调节固定带的松紧度,必要时在丝带下垫纱布,鼻梁上垫衬垫。

2. 糖尿病酮症酸中毒患者可以进食,这样才能为机体提供能量,但同时要予以皮下注射胰岛素,皮下注射短效胰岛素后,静脉胰岛素仍需继续维持 1~2 小时。

3. 据《中国心血管年度报告 2016》统计,我国冠心病与糖尿病发病率已经分别达到 7.7% 和 9.7%,而《中国心血管健康与疾病报告 2021》最新统计,我国成人糖尿病发病率已经达到 11.2%,目前冠心病和糖尿病均已经成为我国国民主要的慢性疾病,两种疾病均随年龄的增加患病率及病死率有所增加。由于具有共同的发病基础,两者之间互为高危因素的密切关系日益得到关注。研究表明,超过 2/3 的冠心病患者合并有糖代谢异常(包括糖尿病和糖尿病前期),这些都直接影响冠心病的发生、发展及预后。特别是低血糖所致的心血管事件往往是急性的,甚至是致命性的打击。所以对血糖的管理也显得尤为重要。其中老年患者是冠心病和糖尿病的高发人群,两种疾病同时罹患后会显著增加心血管死亡风险,对疾病的发展和预后影响更大。另一方面,老年人由于生理、生活方式等多方面的原因,在糖尿病的治疗期间更易发生低血糖,当低血糖发生时可诱发心肌梗死、加重心力衰竭,但目前尚无护理人员在老年心血管疾病合并糖尿病患者的自我管理领域进行探讨。因此帮助此类患者改善血糖自我管理方式,进而降低心血管事件的发生率势在必行。

(张琳彦 吕 蓉 王 宣 李 晔)

第十节 急性心肌梗死并发缺血缺氧性脑病患者的护理

患者男性,55 岁,既往体健,无冠心病史,高血压病史 3 年。于入院前 3 小时,在家中感胸闷、出汗,随即意识丧失,伴小便失禁。30 分钟后 120 急救将患者送至我院急诊,转运途中持续心肺复苏【1】,心电监护提示持续性多形性室性心动过速,血压 50/40mmHg,心电图提示急性广泛前壁心肌梗死,予机械通气辅助呼吸,以“急性广泛前壁心肌梗死、心肺复苏术后”收入冠心病重症监护病房。

思维提示:

【1】患者出现胸闷、意识丧失,到进行心肺复苏的时间为 30 分钟:患者是以心脏性猝死为起始症状的急性心肌梗死,脑组织缺血缺氧时间长,可能发生不可逆的脑损伤。护理上应给予头部低温保护,注意观察患者的瞳孔变化,随时进行 GCS 评分,评估患者意识状态。

一、诊疗过程中的临床护理

（一）入院时

1. 诊疗情况

入院查体：T 37.5℃、HR 132 次 /min、BP 100/58mmHg、R 28 次 /min。患者被动体位，GCS 评分 $E_1V_TM_2$【2】，双侧瞳孔等大等圆，直径 5mm，对光反射迟钝；单侧上肢轻度抽动；经口气管插管，呼吸机辅助呼吸【3】，工作模式 CPPV，潮气量 600ml，呼吸频率 16 次 /min，吸入氧浓度 65%，PEEP 4cmH_2O，吸呼比 1∶1.3。口唇轻度发绀，双肺听诊呼吸音粗，肺底可闻及湿啰音【4】。

实验室检查：动脉血气分析 pH 7.316、$PaCO_2$ 23.6mmHg、PaO_2 79.8mmHg，BE −7mmol/L，Lac 3.16mmol/L，SaO_2 89%，低于正常范围。TnT>2.0μg/L，CK-MB 3 328U/L，K^+ 3.32mmol/L【5】，Scr 110mmol/L。

床旁超声心动图提示：左心增大，二尖瓣少量反流，节段性室壁运动异常，左室射血分数 42%。心电图检查示：窦性心动过速，Ⅰ、aVF、V_1~V_6 导联 ST 段基本回落，T 波倒置改变。

主要治疗：医嘱给予多巴胺 6μg/（kg·min）静脉泵入【6】，20% 甘露醇 250ml 静脉滴注，每 8 小时 1 次。患者全身皮肤黏膜无破损。

思维提示：

【2】患者 GCS 评分为 $E_1V_TM_2$：昏迷指数，是医学上评估患者昏迷程度的指标，目前应用最广的是格拉斯哥昏迷指数评分（GCS，Glasgow Coma Scale）。格拉斯哥昏迷指数的评估有睁眼反应（E）、语言反应（V）和肢体运动（M）三个方面，三个方面的分数加总即为昏迷指数。昏迷程度以三者分数相加来评估，得分值越高，提示意识状态越好。最高分为 15 分，表示意识清楚；12~14 分为轻度意识障碍；9~11 分为中度意识障碍；8 分以下为昏迷；分数越低则意识障碍越严重。当患者有人工气道无法评价言语反应时，分值用 T 代替。

【3】患者呼吸为呼吸机辅助呼吸：由于患者需要依靠机械通气作为生命支持手段，同时，可有效解除二氧化碳潴留，减少心肺做功。护理应注意保持人工气道通畅，掌握吸痰指征，随时检查呼吸机的工作状态。

【4】患者出现左心功能不全表现：由于患者为广泛前壁心肌梗死、心肌坏死面积大、复苏时间长，左室射血分数降低，说明患者心排血量减少。护理应注意观察患者的心脏功能情况，控制液体输入速度及每日总入量，记录 24 小时出入量，监测中心静脉压。

【5】患者血清钾偏低（正常血钾浓度 3.5~5.5mmol/L）：由于患者处于大面积心肌梗死急性期，心肌水肿导致局部电活动不稳定，容易发生心律失常。维持正常血清钾浓度，可避免发生再灌注心律失常。护理时应严格执行补钾医嘱，注意观察补钾效果，并床旁备除颤器。

【6】患者使用中等剂量血管活性药物：小剂量 0.5~2μg/（kg·min）作用于多巴胺受体，使肾和肠系膜血管扩张，具有利尿作用；中等剂量 2~10μg/（kg·min），激动 β_1 受体，

具有正性肌力作用，使心排血量增加、收缩压升高、舒张压不变，也有利尿作用；大剂量10~20μg/(kg·min)激动α受体，使血管阻力增加，具有升压作用，也有强心作用，但尿量减少。由于患者处于心肌梗死后心脏血运重建的早期，循环尚不稳定，需要血管活性药物维持重要脏器灌注，保障器官组织供血供氧。护理时应选择中心静脉并使用微量泵进行输注，精准匀速给药。避免因更换药物引起血压大幅度波动，导致脑组织损伤进一步加重。

2. 护理评估 患者存在严重的意识障碍，心率快、血压偏低，电解质紊乱，出现左心功能不全的表现，并存在心肌及脑组织缺血缺氧损伤，极有可能发生各种恶性心律失常。医嘱绝对卧床，需要护士进行连续生命指标监测并备齐急救设备，为患者提供全面的专业护理及生活护理。

3. 护理思维与实践方案。

患者意识丧失，GCS评分$E_1V_TM_2$，双侧瞳孔等大等圆，直径5mm，对光反射迟钝。

↓

意识、感觉、运动障碍

（1）护理目标：患者发生意识障碍加重时，能被及时发现和处理。

（2）护理措施：

- 实施低温疗法，使用冰毯、冰帽、冰袋等联合对患者实施物理降温，以每小时降低体温1~1.5℃的速度，3~4小时内将肛温降至34~35℃，鼻温控制在33~34℃。每24小时自然复温1~2次。每次撤除物理降温，室温控制在20~25℃，使体温自然恢复至36℃，复温过快可引起肌颤，易导致颅内压升高，应注意避免。
- 降温时注意保护耳郭等皮肤菲薄处，防止冻伤。
- 静脉输注甘露醇应在30分钟内滴完，输注过程中如出现心率增快、气道阻力增加，提示发生急性左心衰竭，应立即停止输注甘露醇，配合抢救。
- 使用防压疮气垫床，并在膝关节、踝关节处垫体位垫，维持肢体功能位。
- 留置胃管，鼻饲给药，抬高床头呈30°，防止误吸、呛咳。
- 每2小时观察瞳孔，发现不等大不等圆或忽大忽小时，提示脑疝形成，应立即配合抢救。
- 患者四肢予保护性约束，防止抽搐时发生自伤。
- 做好生活护理，保持皮肤和床单位清洁。

患者动脉血气分析：
pH 7.316，$PaCO_2$ 23.6mmHg，PaO_2 79.8mmHg，BE −7mmol/L，Lac 3.16mmol/L，SaO_2 89%

↓

气体交换受损

（1）护理目标：维持患者血氧饱和度在正常范围（90%~100%）。

（2）护理措施：

- 监测患者血氧饱和度的变化。
- 结合胸部X线检查，观察气管插管位置及双侧胸廓起伏是否一致以及口唇黏膜缺氧状态改善情况。
- 每6~8小时检查气管插管气囊压力，理想的气囊压力为保持有效封闭气囊与气管间隙的最小压力，又可防止气囊对黏膜的压迫性损伤，最适宜的气囊压力为25~30cmH_2O。
- 观察呼吸机监测参数：实际潮气量、分钟通气量、自主呼吸频率、气道压力。掌握吸痰指征（①呼吸机气道峰压压力报警；②肺部听诊闻及痰鸣音或床旁听到痰鸣音；③患者因痰液刺激出现呛咳），严格执行无菌吸痰技术。
- 每2小时翻身，给予胸部物理治疗，排出痰液，预防肺不张。
- 吸痰轻柔，每次时间小于15秒，避免呛咳刺激引起的颅内压急剧升高。
- 鼻饲胃肠内营养时，抬高床头呈30°，监测胃残余量，每4小时回抽胃液，胃残余量>200ml，应停止输入。预防反流、误吸引起呼吸机相关性肺炎。
- 减少家属探视，注意病房通风，避免交叉感染。

患者双肺底可闻及湿啰音，HR 132次/min，R 28次/min，BP 100/58mmHg，超声心动图提示左心增大，节段性室壁运动异常，LVEF 42%。

↓

有心源性休克的危险

（1）护理目标：患者发生心源性休克的早期征象，能得到及时救治。

（2）护理措施：

- 观察患者血压、心率情况，当血压下降，心率增快，有心律失常出现，且增加多巴胺输注剂量，仍不能维持正常血压时，提示患者心肌坏死面积继续扩大，心功能持续恶化。
- 留置尿管，记录每小时尿量，如出现连续两小时以上尿量少于30ml/h，应通知医生进行处理。
- 观察患者口唇、甲床、四肢末梢循环，如出现发绀、皮肤湿冷、尿量减少（<30ml/h），提示已出现心源性休克，应配合医生积极抢救。
- 控制每日总入量，保持出入量负平衡。液体输入速度控制在8~10滴/min，血管活性药物选择微量泵双通道匀速精准输入，准确记录24小时出入量。

患者血K^+ 3.32mmol/L，Scr 110mmol/L，20%甘露醇250ml静脉滴注，每8小时1次

↓

潜在电解质紊乱的危险

（1）护理目标：患者住院期间不发生电解质紊乱或发生电解质紊乱时，及时被纠正，不发生其他并发症。

（2）护理措施：

- 使用甘露醇期间，观察患者尿量变化。如尿量>60ml/h，应注意电解质结果，发现血钾降低，及时配合医生，给予补钾治疗。静脉补钾应选择中心静脉，并与血管活性药物分开通路输注。随时监测电解质结果，血钾维持在3.5~4.5mmol/L，防止血钾过高。胃肠道内补钾应稀释后口服，减少药物对胃肠道黏膜的刺激。
- 观察患者心律变化，发现室性或房性期前收缩，提示血钾异常。
- 监测患者肾功能，当尿量减少（<30ml/h）、使用脱水利尿剂效果不佳时，提示低血压导致肾脏低灌注以及甘露醇等药物因素引起的肾损害。及时发现因肾功能异常引起的电解质失衡。

（二）意识水平恢复过程中的护理配合

1. 诊疗情况　患者进行机械通气治疗3天后，恢复自主呼吸，频率20次/min，血压120/64mmHg，GCS评分$E_4V_TM_5$，双侧瞳孔等大等圆，对光反射灵敏，压眶及睫毛反射存在，无抽搐，进行脱机训练，撤除呼吸机辅助，面罩吸氧10L/min，血气分析结果：pH 7.415，PCO_2 38.6mmHg，PO_2 109mmHg，BE −3mmol/L，Lac 1.16mmol/L，SO_2 99%，符合拔除器官插管指征。拔除气管插管后患者出现谵妄【7】、兴奋、多语、多动、夜间睡眠障碍、智能障碍，伴被害妄想，拒绝进食进水，不能配合治疗和护理。心电提示：窦性心动过速，100次/min，V_1~V_6导联Q波形成，ST段回落至基线，T波深倒。胸部X线检查提示左室圆隆【8】，双肺纹理重，轻度肺淤血。超声心动图提示：左室扩大，二尖瓣少中量反流，节段性室壁运动异常，EF 42%。神经内科会诊为：缺血缺氧性脑病【9】。继续给予亚低温治疗，保护性约束，稳定情绪，间断给予咪达唑仑注射液、丙泊酚等镇静【10】，静脉滴注甘油果糖【11】、神经节苷脂。患者入院7天后，精神萎靡，情绪低落，易哭泣，定向力障碍，记忆力减退【12】，自主运动减少，能配合治疗和护理，隔日行高压氧舱治疗【13】，持续两周。

思维提示：

【7】患者出现谵妄症状：根据患者血气分析结果，排除了该症状为撤除呼吸支持后的急性循环系统缺氧的表现，根据生命体征及各类评分结果判断为脑缺氧所致精神症状。需要护士在保护患者治疗安全的前提下，配合医生迅速使患者情绪稳定平静。

【8】患者左室圆隆，提示急性前壁心肌梗死急性期心室张力高，是心脏破裂的高危因素，护理上要限制患者活动，必要时使用保护性约束；避免短时间内大量液体输入，静脉输液速度应控制在10~15滴/min；治疗及护理集中时间进行，减少激惹因素，减轻心脏负荷。

【9】患者由于长时间恶性心律失常（无脉搏的室性心动过速超过30分钟）导致的低血压状态，使脑组织供氧不足，造成脑组织弥漫性损害。护理应注意观察患者无意识动作，给予肢体约束，防止意外拔管或自伤发生。

【10】镇静镇痛药物可能导致血管扩张，引起血压下降、呼吸抑制、幻觉及肝肾功能损害等副作用，在使用过程中，应注意监测患者的意识状态，发现患者由兴奋转为抑制状态，应配合医生调整用药。

【11】静脉滴注甘油果糖：甘油果糖250ml静脉滴注时间应不小于1小时，应注意中心静脉给药，防止药液外渗。

【12】神经系统症状：患者神经系统缺血缺氧性损伤恢复期出现情绪波动、抑郁、自主运动减少，应协助患者保持功能体位，防止关节功能退化，并适当给予音乐、广播、电视等柔和声光刺激，帮助患者调整精神状态。

【13】高压氧舱治疗：高压氧舱治疗对缺血缺氧性脑损伤有长期神经保护作用，通过提高动脉血氧分压，改善缺血周围组织的微循环，减轻脑水肿，改善脑组织的有氧代谢，从而减少或减轻神经系统后遗症。护理时应充分评估患者的配合能力，讲解注意事项，观察治疗后的反应。

2. 护理评估　心肌梗死急性期7~10天为发生心室游离壁破裂的高危时期，加之合并缺血缺氧性脑病，增加心脏破裂风险的同时，神经系统存在不可逆的后遗症。这一时期的致残率和病死率高，治疗难度大。维持心脏功能和神经系统康复，为护理工作的重点内容。

3. 护理思维与实践方案

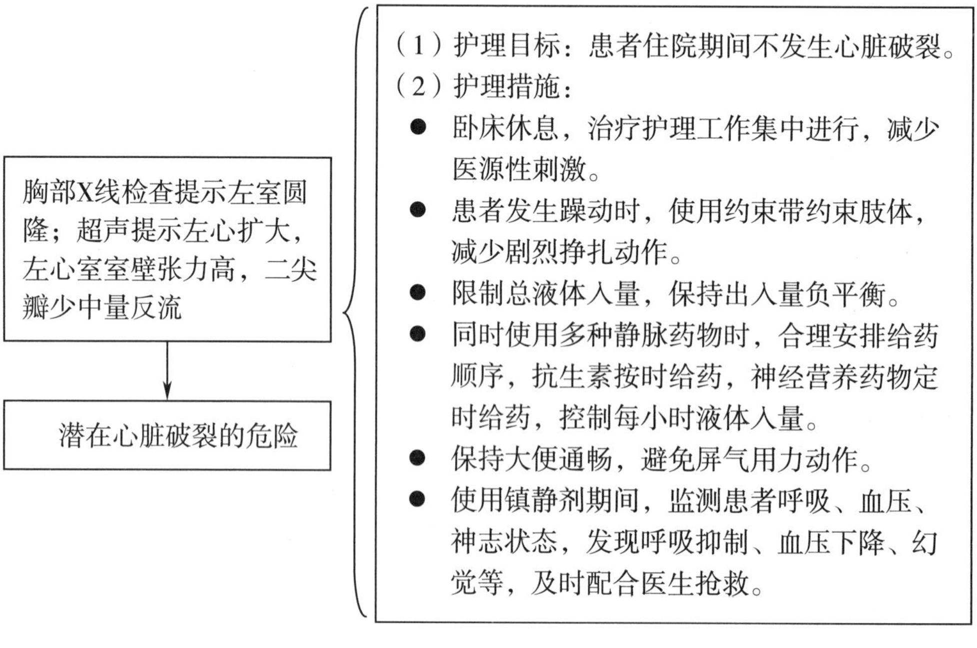

胸部X线检查提示左室圆隆；超声提示左心扩大，左心室室壁张力高，二尖瓣少中量反流

↓

潜在心脏破裂的危险

（1）护理目标：患者住院期间不发生心脏破裂。

（2）护理措施：

- 卧床休息，治疗护理工作集中进行，减少医源性刺激。
- 患者发生躁动时，使用约束带约束肢体，减少剧烈挣扎动作。
- 限制总液体入量，保持出入量负平衡。
- 同时使用多种静脉药物时，合理安排给药顺序，抗生素按时给药，神经营养药物定时给药，控制每小时液体入量。
- 保持大便通畅，避免屏气用力动作。
- 使用镇静剂期间，监测患者呼吸、血压、神志状态，发现呼吸抑制、血压下降、幻觉等，及时配合医生抢救。

患者拒绝进食进水，不能配合治疗和护理

↓

营养失调

（1）护理目标：患者住院期间，营养供给处于平衡状态。

（2）护理措施：

- 患者拒绝经口进食初期留置胃管鼻饲饮食。
- 每餐定量250～300ml，根据患者平日进餐习惯时间给予鼻饲。
- 饭后2小时内避免平卧，抬高床头，取30°卧位。
- 经口进食从饮水开始，尝试给予少量清凉饮料，鼻饲前后避免摄入液体，防止胃过度扩张。
- 患者恢复饮水后，尝试经口进食流质饮食。
- 配合营养师计算患者每日营养素摄入量，少量多次给予，并适当混入乳清蛋白粉，增加蛋白质补充。

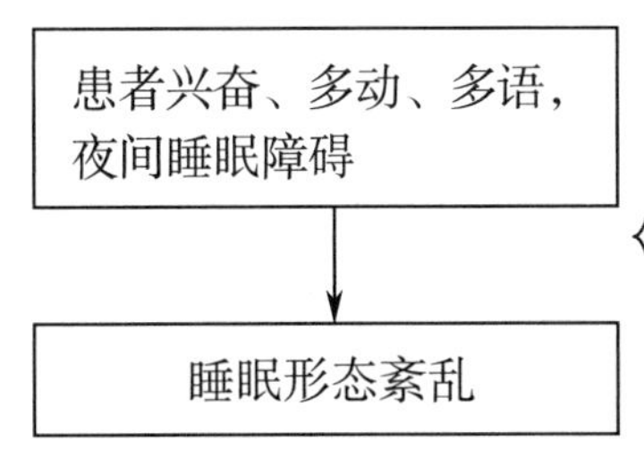

（1）护理目标：患者夜间连续睡眠达到8小时。

（2）护理措施：

- 将病室的光线环境按照自然时间变化，晚9点后熄灯，关闭窗帘，减少医护人员的进出和操作，创造良好的睡眠环境。
- 在睡前帮助患者泡脚、播放放松的背景音乐。
- 配合医生使用镇静药物，静脉泵入丙泊酚时，选择单一通道输入，不可与其他药物混合，最大给药剂量不应超过4μg/(kg·h)。
- 床旁备有简易呼吸器及机械通气抢救物品。

医嘱卧床，保护性肢体约束，实施药物镇静；患者精神萎靡、情绪低落、自主运动减少

↓

躯体移动障碍

（1）护理目标：患者卧床期间不发生皮肤、肌肉、关节部位并发症。
（2）护理措施：
- 患者约束肢体松紧适宜，关节骨突处衬软垫。
- 每2小时放松单侧肢体约束，协助翻身，改变肢体位置，并予被动关节活动。
- 实施药物镇静期间，将足跟、手腕处垫软垫，适当抬高，维持肢体功能位。
- 患者处于无意识睁眼状态时，应遵医嘱日间给予眼药水滴眼，眼部可以应用水胶体敷料覆盖双眼，保护角膜完整湿润。（有研究建议使用水凝胶敷料预防可减少危重症患者眼部并发症，降低患者眼部不适的发生率，疗效显著、操作简单，值得临床推广及应用）
- 做好生活护理，及时清理排泄物及分泌物，满足患者基本需要，保持皮肤及床单位清洁整齐。

（三）出院时的健康宣教

1. 诊疗情况　患者住院 18 天后，循环呼吸体征平稳，神志清楚，应答切题，定向力正常，反应动作略迟缓【14】，无不适主诉。神经系统病理征阴性，心肌酶谱：CK-MB 2.4U/L；TnT 阴性【15】。医嘱停卧床。住院 21 天后出院。

思维提示：

【14】患者神志清楚，反应能力及动作迟缓，提示患者在缺血缺氧性脑病的恢复过程中，仍有神经系统后遗症。护士应对家属进行详细的康复指导及生活护理指导。

【15】患者心肌酶及肌钙蛋白 T 检测指标恢复到正常范围，提示患者心肌无新发缺血，梗死部位心肌处于瘢痕形成阶段。护士应对患者和家属提供心功能恢复的健康指导和日常保健指导。

2. 护理评估　患者属急性起病，且并发严重神经系统后遗症，对于疾病相关康复知识不了解，护士应进行详细指导。

3. 护理思维与实践方案

患者为急性心肌梗死并发缺血缺氧性脑病，定向力障碍，记忆力减退，自主运动减少，卧床制动超过一周

↓

潜在失用综合征的危险

（1）护理目标：患者与家属能掌握预防失用综合征的具体方法，并能在指导下完成每日康复活动。

（2）护理措施：

- 做好皮肤清洁护理，防止长时间受压，变换体位的同时进行胸部物理治疗，协助排痰。
- 完全不运动的肢体肌力每天可减少1%～3%。使全身肌力下降并导致肌萎缩，下肢比上肢更容易发生肌无力及肌萎缩。关节长时间静止不动等是造成关节挛缩的原因。关节挛缩能阻碍肢体运动功能的恢复，是导致残疾的重要原因。应每2小时变换体位，进行关节被动活动。
- 长期缺乏负重及肌肉活动等刺激，可使骨钙严重丢失，导致骨质疏松。如果患者不能进行自行站立，可帮助患者靠在墙上，保持70°～90° 站立至少30分钟或借助支具站立或行走。
- 进行力量、耐久力和协调性的运动训练，以促使肌肉和运动器官协调灵活。
- 长期卧床易引起直立性低血压，平卧时，使患者头略高于脚，然后逐步抬高上身，从15°、30°、45° 直到90°，以患者能耐受为宜。对肢体、躯干及头部做阻力运动，增加心搏出量。
- 由于长期卧床，导致下肢血流缓慢，容易形成静脉血栓，而深部的静脉血栓一旦脱落则易造成肺或脑栓塞。用软枕抬高下肢，每4小时被动活动下肢，做屈膝、外展、伸直等动作。

患者为首次患病，既往体健，无冠心病、高血压病史

↓

缺乏急性心肌梗死保健康复知识

（1）护理目标：① 患者能按时服药，并掌握心绞痛自我监护方法；② 患者及家属能了解心肌梗死后患者日常活动注意事项。

（2）护理措施：

- 为患者制定出院后服药时间表，并嘱患者及家属随身携带硝酸甘油。
- 教会患者及家属心绞痛发作时的急救和监护方法：
  - ➢ 活动后或夜间静息时出现乏力、胸闷、胸骨后或咽部紧缩感、心前区疼痛、牙痛等症状时，应平卧安静，迅速舌下含服硝酸甘油0.5mg。
  - ➢ 服药后5分钟以内，症状减轻或消失，应立即到门诊复查。
  - ➢ 服药后超过5分钟未缓解，应连续含服硝酸甘油，超过15分钟仍未缓解者，应拨打急救电话，立即到医院就诊。
- 制定出院后日常活动方案，循序渐进，根据患者活动耐力逐步康复。
- 对患者及家属的健康宣教内容包括：
  - ➢ 日常活动以有氧耐力活动为主，活动量不宜过大，散步为首选锻炼方式，避免提重物、用力排便等动作。
  - ➢ 饮食应清淡、富含纤维素，保持大便通畅。
  - ➢ 每日入量仍需控制，根据尿量情况，量出为入，出入量保持平衡或出量略大于入量。
  - ➢ 如出院后仍有心绞痛发作，需立即到医院就诊，行冠状动脉造影检查。
  - ➢ 冠心病患者需终生服用抗凝剂，应在平时活动中避免磕碰、进食坚硬食物，刷牙使用软毛牙刷。
  - ➢ 对于患者神经系统后遗症，家属应耐心、支持患者完成基本生活需要，帮助患者逐渐提高自理能力。

二、护理评价

患者起病急、病情危重、心肌梗死面积大，同时并发中枢神经系统功能障碍，往往在院前即失去抢救治疗机会。即使急诊救治成功，住院期间亦可出现不可预知的致命性并发症。在诊疗护理过程中，患者的意识状态、生命体征、心脏功能情况以及是否发作心绞痛是观察的重点。Glasgow-Pittsburgh 昏迷量表是评估意识障碍最便捷的方法，心电图是检查心肌梗死面积、预测心功能最快捷的检查，护士应掌握动态观察 Glasgow-Pittsburgh 七项评分和心电图演变的比较方法。脱水利尿治疗可以有效缓解缺血 - 再灌注损伤造成的脑水肿及颅内压升高，但同时可能增加心脏负担，诱发左心衰竭。所以要求在保证足够血容量灌注的情况下，维持出入量负平衡。

在意识恢复过程中，心功能的维护和防止意外拔管伤害是护理工作的重点。稳定的情绪状态和安全的保障措施，是患者向良性转归的关键。出院时，针对神经系统恢复照料和心

肌梗死后活动安排应给予详细、具体的健康指导。

三、安全提示

1. 昏迷期患者无法正常反映不适或异常状态，护士需要专人看护，严密观察各种征象，保证给药安全，妥善固定人工气道，防止脱管。

2. 谵妄期患者语言沟通障碍，且常有过激言语和动作，约束患者时不可使用暴力，防止损伤肢体及关节。同时护士应耐心细致，固定床挡、床刹、各种输液引流管路，严防意外拔管和坠床的发生。

3. 患者不自主的兴奋情绪，可能导致心功能恶化，使用镇静药物虽然可稳定情绪，但对心功能亦有影响，护士应密切观察患者呼吸频率、用力程度、心率、中心静脉压变化，发现异常，及时通知医生处理。

4. 做好心理护理，患者经历重大疾病打击，并遗留明显后遗症，可能产生抑郁、焦虑心理，护士应严格看管危险物品，防止自杀倾向。并尽量鼓励患者交谈，表达想法，与家属建立心理社会支持系统，为患者早日回归社会做好准备。

四、经验分享

1. 如何正确使用亚低温疗法及复温方法?

在心肺复苏成功后，通过降温措施将患者体温降到32~34℃能很好地改善患者神经功能。亚低温治疗需要掌握适宜的温度及治疗时间。治疗过程可以分为降温、维持和复温3个阶段。在心肺复苏后30分钟~6小时开始降温是较合适的亚低温治疗时间窗，并且低温治疗开始时间越早越好。比较安全的降温方法是表面亚低温治疗，即在体表如头部、腹股沟、腋下、颈部等大血管处敷冰袋，以每小时0.5~1℃的速度降低体温。维持24小时后，开始复温，禁用电热毯，主张自然复温，以每小时0.25~0.5℃升高体温。持续使用亚低温治疗时，应每24小时自然复温1~2次。

2. 如何将人工气道气囊管理技术正确应用于心源性休克患者?

《人工气道气囊的管理专家共识》推荐意见1：气囊的基本作用是防止漏气和误吸；对于气管切开无需机械通气的患者，如果自主气道保护能力好，可将气囊完全放气或更换为无气囊套管(推荐级别:B级)。

推荐意见2：不能采用根据经验判定充气的指触法给予气囊充气(推荐级别:C级)。

推荐意见3：应使气囊充气后压力维持在25~30cmH_2O(推荐级别:D级)。可采用自动充气泵维持气囊压(推荐级别:B级)；无该装置时每隔6~8小时重新手动测量气囊压，每次测量时充气压力宜高于理想值2cmH_2O；应及时清理测压管内的积水(推荐级别:E级)。

推荐意见4：不宜常规采用最小闭合技术给予气囊充气，在无法测量气囊压的情况下，可临时采用最小闭合技术充气(推荐级别:E级)。

最小闭合技术是根据气囊充气防止漏气的原理，患者气管插管连接呼吸机辅助通气后，当气囊充气不足以封闭气道时，在患者喉部可闻及漏气声，此时将听诊器放于该处，边向气囊内缓慢注气边听漏气声，直至听不到漏气声为止。虽然该技术可使气囊刚好封闭气道且充气量最小，但往往不能有效防止气囊上滞留物进入下呼吸道。研究结果显示，虽然使用最小闭合技术，但大部分患者的气囊压力仍低于20cmH_2O。最好在气囊测压表的监测(充气量)下,根据患者的循环情况及气囊充气时间,适当调整气囊充气量,尤其对于低血压或休克患者则应该相应减少气囊压力,以保证局部组织血供。

3. 如何对心功能不全患者进行出入量管理?

心肌梗死患者急性期常伴有不同程度的心肌收缩力减弱、心排血量减少,住院期间的出入量管理,对于减少并发症的发生、心功能的恢复,有着至关重要的作用。护士应对患者的心肌梗死部位、面积、射血分数、瓣膜反流、肺部听诊、中心静脉压、每日固定入量、临时入量做全面评估。预设每日最小入量,并根据此入量,对患者的经口摄入量和液体滴速做严格控制。同时,监测患者每小时出量,每 6~8 小时总结出入量,每日负平衡保持 500~1 000ml,可迅速纠正肺淤血、肺水肿;此后每日保持负平衡 300~500ml,可有效减轻心脏负担,利于心功能恢复。

4. 为什么尤其需要关注急性心肌梗死患者的血清钾浓度?

血清钾离子可兴奋心肌细胞,对于心肌收缩力、心肌细胞收缩节律有重要的调节作用。急性心肌梗死早期,尤其是前壁心肌梗死的患者,更易因应激因素导致低血钾。加之坏死心肌的局部血钾自细胞内渗出,使损伤心肌细胞去极化,与健康心肌超极化形成电生理不均匀状态,极易导致严重心律失常。患者入院即应做血钾监测,在使用强心苷、胺碘酮、利尿剂时,应注意预防性补钾,使血清钾维持在 4.0~4.5mmol/L,为临床认为的安全范围。

(朱 娜 戚 伟)

第十一节 急性冠状动脉综合征致室性心动过速风暴患者的护理

患者男性,56 岁,2 天前间断于活动时出现胸痛不适,持续几分钟可缓解,入院前 2 小时无明显诱因再发胸痛,伴大汗,向左肩及左前臂放射,持续不缓解【1】。急诊心电图提示 V_1~V_6 导联 ST 段抬高,急诊以“急性广泛前壁心肌梗死”收入院。

思维提示:

【1】患者出现胸痛伴大汗、持续不缓解的症状:由于冠状动脉管腔急性闭塞,导致冠脉血流中断或急剧减少,使相应部位的心肌发生持续而严重的急性缺血,最终导致该部位心肌出现缺血性坏死,临床表现为持续胸痛的症状。护理上应指导患者绝对卧床休息,减少心肌耗氧量,心电监测、吸氧,建立静脉通路,遵医嘱应用血管扩张剂,必要时使用镇痛药,观察疼痛症状是否减轻。

一、诊疗过程中的临床护理

(一)入院时

1. 诊疗情况

入院查体:T 36.9℃、HR 92 次 /min、BP 140/90mmHg、R 19 次 /min。患者自主体位,意

识清楚，口唇无发绀，双肺听诊呼吸音清。

心肌酶学检查：CK-MB 5.3ng/ml，Mb 347ng/ml，TnT 1.32μg/L【2】，BNP 19.3pg/ml，D-二聚体＜100μg/L，K^+ 3.5mmol/L【3】。

床旁超声心动图【4】示：左室壁运动异常，左室收缩功能减低，二尖瓣少量反流。心电图检查示：窦性心律，V_1~V_6 导联 ST 段抬高、T 波倒置。

主要治疗：医嘱给予硝酸异山梨酯注射液 0.7μg/(kg·min) 静脉泵入，吗啡 3mg 静脉注射，患者全身皮肤黏膜完整无破损。

思维提示：

【2】患者心肌酶升高：提示冠脉血流中断或急剧减少，使心肌发生持续而严重的急性缺血，最终出现心肌缺血性坏死。

【3】患者 K^+ 3.5mmol/L（3.5~5.5mmol/L）：血钾低可以引起室性心律失常，而该患者急性广泛前壁心肌梗死、严重的心肌缺血，血钾在正常低限，护理上严密观察监测生命体征及电解质变化，警惕恶性心律失常的发生。

【4】超声提示患者左室壁运动异常，左室收缩功能减低：急性心肌梗死后，梗死区心肌收缩功能很快丧失，产生左室节段收缩运动异常，导致左室收缩功能减低。护理上要观察患者的心功能情况，严格控制出入量。

2. 护理评估　患者持续胸痛不缓解、伴大汗，心肌酶学升高、心电图典型的急性广泛前壁心肌梗死表现，超声提示左室壁运动异常，血钾值在正常低限，患者要绝对卧床、限制活动、持续生命体征监护、吸氧、镇痛，需要护士在床边监护，严密观察患者的病情变化及并发症发生。

3. 护理思维与实践方案

患者HR 92次/min，持续胸痛不缓解伴大汗，心电图提示广泛前壁心肌梗死，心肌损伤标志物升高，心脏超声示左室壁运动异常，左室收缩功能减低

↓

有猝死的危险

（1）护理目标：住院期间患者不发生猝死，或在发生时及时发现并迅速得到有效救治。

（2）护理措施：

- 患者严格卧床，给予持续心电监护及氧气吸入。
- 严密观察患者的生命体征，心率加快或血压降低时提示病情变化。
- 严密观察心律及电解质，出现恶性心律失常提示病情加重。
- 保持静脉通路畅通。
- 避免患者躁动，必要时应用镇痛药物。
- 避免用力，保持大便通畅，必要时使用排便辅助药物。
- 记录24小时液体出入量，保持出入平衡。防止发生心力衰竭。

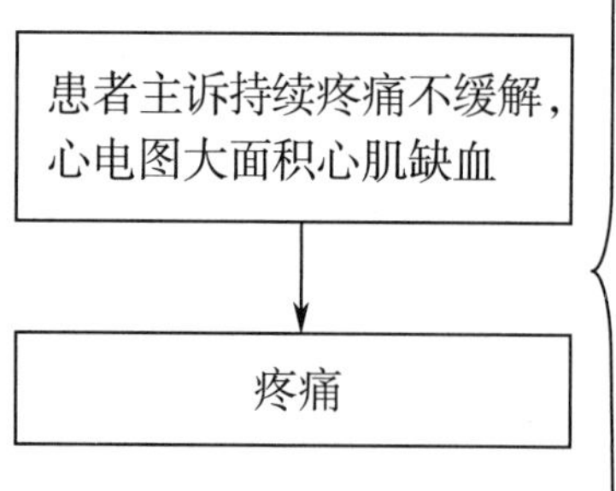

（1）护理目标：住院期间患者主诉疼痛次数减少、程度减轻或心绞痛被控制。

（2）护理措施：

- 卧床休息，协助满足患者生活需要。持续心电监测。
- 血氧饱和度<90%时给予氧气吸入。
- 遵医嘱静脉泵入硝酸异山梨酯注射液。
- 胸痛严重时遵医嘱静脉注射吗啡3mg，观察用药后疼痛缓解情况。
- 告知患者胸痛发作及加重时告诉护士，指导患者采用放松技术。

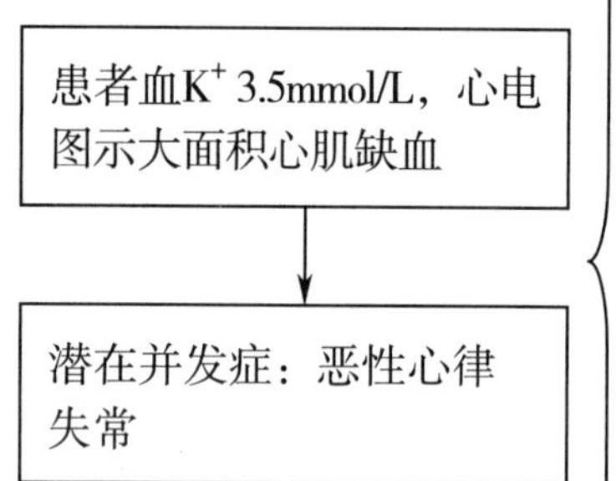

（1）护理目标：住院期间患者不发生恶性心律失常，或在发生时及时发现并得到迅速有效救治。

（2）护理措施：

- 持续心电监护，观察有无心律失常并记录。如出现室性期前收缩、二联律/频发室性期前收缩、多源性室性期前收缩或RonT，应警惕室性心动过速或心室颤动的发生，立即与医生沟通。
- 如发生室性心动过速/心室颤动，立即配合医生给予电除颤，必要时行心肺复苏。
- 备好抢救药品和抢救仪器，如除颤器、临时起搏器及心肺复苏药品。
- 遵医嘱补钾，维持血钾在4.5mmol/L，严密监测电解质，重视观察患者的不适主诉及精神状态变化，保持环境安静，避免不良刺激及保持患者情绪稳定。
- 备好抢救药品和抢救仪器，如除颤器、临时起搏器及心肺复苏药品。
- 鼓励患者进食含钾丰富的食物。

（二）急诊 PCI 的护理配合

1. 诊疗情况　患者入院 20 分钟后突发意识丧失，心电监测示室颤，立即给予非同步双相波 200J 电除颤 2 次，盐酸胺碘酮注射液 150mg 静脉注射后予 16μg/(min·kg) 静脉泵入，心电示波转为窦性心律，心率 41 次 /min，后患者发生电风暴【5】，又先后给予 11 次非同步双相波 200J 电除颤，心电示波转为窦性心律，给予 15% 氯化钾注射液 10ml 加入 5% 葡萄糖注射液 500ml 静脉滴入维持，监测血钾在 4.5mmol/L 以上。给予术前准备，送介入导管室行急诊 PCI【6】，前降支植入支架 1 枚。2 小时后从介入导管室返回病房，心率 68 次 /min、血压 120/70mmHg，右股动脉穿刺处无异常，弹力绷带加压包扎，盐酸替罗非班氯化钠注射液

8ml/h 静脉泵入，常规 PCI 术后护理，沙袋压迫 8 小时止血，卧床休息 24 小时。

思维提示：

【5】患者发生电风暴：交感电风暴，简称电风暴（electrical storm，ES），是指在 24 小时内发生大于等于 3 次室性心动过速、心室颤动的急性危重症候群。心室颤动为致死性心律失常，发病突然，可表现为意识丧失、抽搐等，如不及时救治，可造成患者死亡。动脉粥样硬化、冠心病、心肌梗死导致的心肌缺血是最常见的诱因；同时冠心病急性心肌梗死导致的电风暴也是心脏性猝死的重要原因。在电风暴发作期，尽快进行电除颤和电复律是恢复血流动力学稳定的首要措施，而及时有效的血运重建，改善心肌缺血状况是减少电风暴发生的第一步。护士应积极配合抢救，备好除颤器及抢救药物，给予补钾补镁，严密监测生命体征及电解质结果，并做好术前准备，随时准备急诊介入治疗。

【6】急诊 PCI 治疗：急诊经皮冠状动脉介入治疗，能使急性闭塞的冠状动脉再通，恢复心肌灌注，挽救缺血心肌，缩小梗死面积，从而能改善血流动力学，保护心功能和降低泵衰竭发生率。但是术中应用大量肝素，存在出血的风险，护理上应做好评估和预防工作，并严密观察术后出血及相关并发症的潜在征象。

2. 护理评估　急性心肌梗死导致的电风暴是心脏性猝死的重要原因。接受介入治疗前患者血流动力学不稳定，反复发作室性心律失常。虽然接受了急诊 PCI，但术中出血、疼痛、术后迷走反射等均可能加重患者血流动力学不稳定的情况，患者属于急性心肌梗死的高危患者，应从疼痛的缓解情况、电解质、血流动力学等几个方面重点观察。

3. 护理思维与实践方案

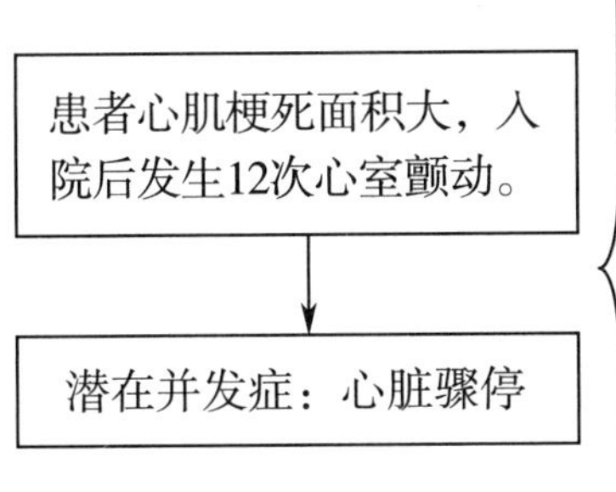

（1）护理目标：住院期间患者不发生心脏骤停，或在发生时及时发现并迅速得到有效救治。

（2）护理措施：

- 密切监测患者生命体征、病情及血流动力学变化。如出现心室颤动/室性心动过速立即给予非同步电除颤。
- 积极改善心肌缺血，减少心肌耗氧，减少心律失常的发生。
- 随时观察心电监测，尤其重视抗心律失常药物盐酸胺碘酮的致心律失常作用。
- 密切监测电解质结果，血钾应维持在 4.0mmol/L以上。
- 保持静脉通路通畅，遵医嘱给予药物。
- 保持呼吸道通畅，必要时给予机械通气并备齐抢救用物。

患者术中应用大量肝素，术后使用盐酸替罗非班氯化钠注射液8ml/h静脉泵入

↓

潜在出血的危险

（1）护理目标：患者抗血小板、抗凝治疗期间不发生出血，出现出血时得到及时发现并有效止血。

（2）护理措施：

- 随时观察患者有无出血，如牙龈出血、鼻出血、大小便潜血等现象。
- 监测血常规及凝血指标结果。
- 如出现出血情况，及时通知医生，评价其对患者的危险程度，以判断是否继续抗血小板、抗凝治疗。
- 严密观察股动脉穿刺部位有无渗血，重视患者的不适主诉及精神状况，嘱患者穿刺处下肢制动，防止出血。
- 严密观察患者有无剧烈腰腹痛、腹胀等不适主诉，监测有无心率增快、血压下降、血红蛋白下降征象，及早发现腹膜后血肿。
- 如果股动脉穿刺处出现瘀斑，需用记号笔标记患者皮肤瘀斑的面积以便比较。

心电图提示广泛前壁心肌梗死，心脏超声示左室壁运动异常，左室收缩功能减低

↓

心排血量减少

（1）护理目标：住院期间患者不发生急性心功能不全。

（2）护理措施：

- 持续监测患者生命体征，注意患者的意识状态、尿量和外周血管灌注情况。
- 尽可能减少或排除增加心脏负荷的原因及诱发因素。保证休息和睡眠，给予清淡、易消化饮食。
- 血氧饱和度小于90%，给予吸氧。
- 备好抢救物品和药物。
- 控制输液速度及24小时总入量，使用微量注射泵，出入量达到负平衡。

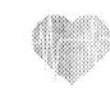

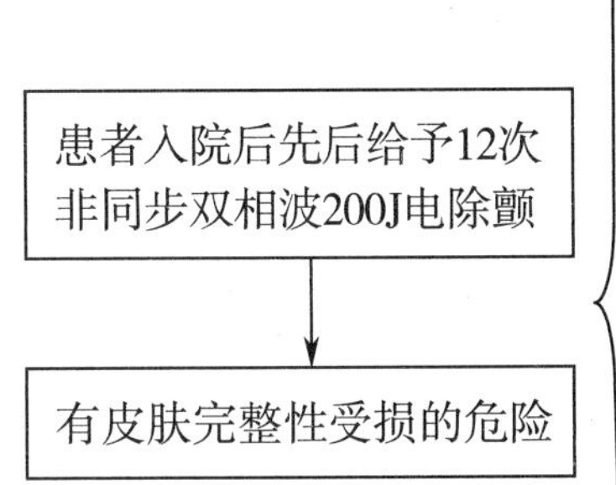

（1）护理目标：住院期间患者皮肤完整，前胸无电击伤。
（2）护理措施：
- 正确使用除颤器，均匀涂抹导电糊或使用盐水纱布。
- 保持胸前皮肤清洁干燥。
- 反复除颤时可使用一次性除颤电极，减少发生电击伤。
- 使用獾油、红花油等涂于使用电极板皮肤处，减轻局部皮肤的疼痛。

（三）出院时的健康宣教

1. 诊疗情况　住院8天后，患者各项生命体征平稳，无不适主诉，各项血液检查指标正常，住院10天后出院。

2. 护理评估　患者起病急，既往健康，此次心肌梗死面积大，曾反复出现恶性心律失常，出院后必须坚持长期口服药物、饮食及运动指导，患者主诉不了解支架术后药物知识、健康饮食及正常运动方式，应给予详细的健康宣教。

3. 护理思维与实践方案

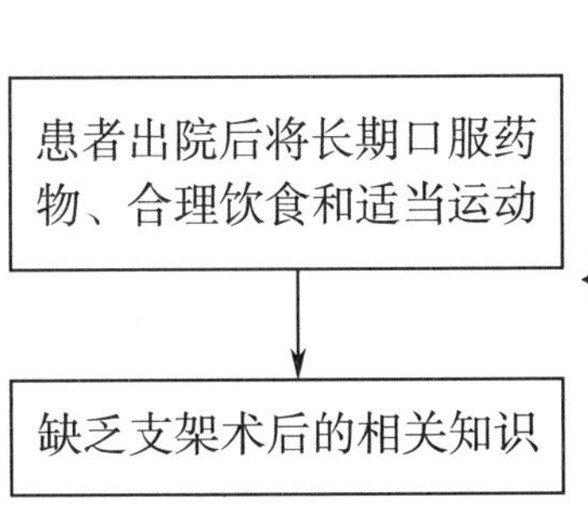

（1）护理目标：患者出院后能够按时到医院复查，遵医嘱服用药物。定期监测血液标本检查。
（2）护理措施：
- 告知患者6～9个月复查冠状动脉造影，如有不适随时就诊。
- 指导患者3～6个月复查血常规、肝功能。如有异常及时就诊。
- 对患者及家属进行健康宣教，内容包括：
  - 每日按时服用药物。剂量要准确，切忌私自调整用药。学会正确服用急救药物，硝酸甘油随身携带。
  - 饮食要均衡，清淡、易消化，减少油腻食物摄入，多食用含钾丰富的食物。
  - 保持排便通畅，必要时使用缓泻剂辅助排便，避免引起心绞痛的诱发因素。
  - 适当运动，活动安排在下午，时间20～30分钟，指导患者学会自我监测脉搏，掌握停止活动的指征，保证活动安全。
  - 戒烟酒及浓茶、咖啡等刺激性饮品。
  - 保持情绪乐观，避免情绪激动。

二、护理评价

1. 急性心肌梗死的面积、心力衰竭、电解质紊乱以及交感神经兴奋均可能导致室性速心动过速风暴的发生。该患者为急性广泛前壁心肌梗死同时伴有低血钾，为室性心动过速风暴的高危患者。在诊疗护理中，患者胸痛症状的缓解情况、电解质的水平及情绪的变化以及抗心律失常药物的效果均应成为护理观察的重点。

2. 心电图检查是最方便快捷的检查方法，可以反映患者心肌梗死的范围，不同部位的心肌梗死，观察重点有所不同，前壁心肌梗死多引起室性心律失常，是由于心肌大面积缺血缺氧和电解质紊乱造成的，护士应掌握急性心肌梗死的心电图，并能掌握动态的观察比较的方法。还要密切观察患者的生命体征变化，尤其是心律 / 率的变化，监测血流动力学及电解质结果，护士要熟练使用除颤器和心肺复苏技术，一旦发生室速 / 室颤立即给予电击除颤，挽救患者生命。

3. 吸氧可以增加血液中氧的含量，缓解由于心肌缺血引起的缺氧症状，也可以安抚患者的恐惧心理。

4. 急诊 PCI 治疗过程中，术后并发症是护理观察和预防的重点，尤其是心脏压塞、穿刺股动脉的腹膜后出血及血肿等。

5. 出院时针对患者治疗的健康宣教要详细具体，制定个体化的宣教内容。

三、安全提示

1. 患者发生室颤时全身抽搐、意识丧失，因此立即给予电击除颤，必要时可以给予患者四肢约束，加固床挡、锁定床刹，防止在患者意识丧失时发生意外坠床或扯断静脉管路，保证患者安全。

2. 及时发现患者的恶性心律失常是抢救患者成功的关键，护士应对恶性心律失常具有准确的辨别能力，对广泛心肌梗死同时存在电解质紊乱的患者进行严密心电监测，特别注意观察抗心律失常药物的致心律失常作用。

3. 对反复进行电除颤的患者，应特别注意除颤时的安全，除颤器放电时，关闭鼻导管或面罩吸氧，并积极注意对患者局部皮肤的保护。

4. 患者在介入术后要求卧床 24 小时，穿刺处下肢制动，护士要定时观察穿刺处敷料有无渗血，并定时给予下肢被动活动，防止下肢血栓。定时观察足背动脉搏动情况、皮肤温度、颜色，以便及时发现有无下肢缺血表现。还应特别注意观察患者是否出现了腹膜后血肿。

四、经验分享

1. 如何保证除颤安全有效？

熟练掌握除颤器的使用，除颤时电极板位置要放置准确，放在胸骨右缘第 2、3 肋间、左腋中线第 5 肋间，两个电极板相距 10~15cm，每个电极板上的压力为 98N（相当于 10kg 的压力）。电极板均匀涂导电糊或垫盐水纱布，使电极板与胸部皮肤紧密接触，以减少皮肤阻力，易于导电，并防止皮肤被电灼伤。对于需要反复除颤的患者可以使用一次性除颤电极片，使除颤更迅速、安全、有效。

 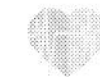

2. 急性心肌梗死致电风暴患者抢救成功的关键?

(1)急诊室、导管室和CCU具备完善的管理体系和医务人员训练有素的工作能力是抢救成功的保障。同时要不断加强护理人员的专科培训及风险评估能力。

(2)急诊心肌梗死患者病情危重、变化复杂,护士要严格交接班制度,保证各种抢救设备、物品、药物100%的完好率。

(3)在急性心肌梗死的治疗中,使闭塞的冠脉再通、心肌得到再灌注、挽救濒死心肌改善预后。要将术前准备具体化、执行医嘱程序化,及时有效评估患者。全程无缝化的护理可以缩短术前的准备时间,为抢救更多的濒死心肌赢得时间。

(4)密切观察病情变化,及时发现问题是抢救成功的关键。电风暴的发病突然,及时发现是关键。护士需要密切观察病情(生命体征、不适主诉、阳性检查结果),具备风险评估能力,仔细发现微小变化,及时做出判断,并主动配合医生迅速开展抢救工作。

(张艳娟)

第十二节 主动脉夹层患者覆膜支架腔内隔绝术后护理

患者男性,59岁,入院前7小时体力活动中突感后背部剧烈疼痛【1】,伴出汗、恶心。外院CT提示“B型主动脉夹层”,急诊以“主动脉夹层”收入院。

思维提示:

【1】患者体力活动中突感后背部剧烈疼痛:主动脉内膜病损撕裂后循环中的血液通过裂口渗入主动脉壁内形成血肿,并沿着主动脉壁延伸剥离。临床表现为剧烈的胸痛、血压升高。护理上应指导患者绝对卧床休息,心电监测、吸氧,建立静脉通路,遵医嘱应用血管扩张剂,及时评估患者疼痛情况,遵医嘱应用镇痛药物。

一、诊疗过程中的临床护理

(一)入院时

1. 诊疗情况

入院查体:T 36.9℃、P 62次/min、BP 170/100mmHg【2】、R 19次/min。患者自主体位,意识清楚,口唇无发绀,双肺听诊呼吸音清。

床旁心脏超声心动图示:主动脉降部似探及内膜剥脱回声【3】,超声结果:主动脉夹层。急诊CT示:B型夹层【4】。X线胸片提示:主动脉结明显增宽。

血常规示:WBC 10.89×10^9/L,中性粒细胞百分比76.2%【5】。

主要治疗:硝普钠0.5μg/(min·kg)静脉泵入,酒石酸美托洛尔缓释片25mg,3次/d,硝苯地平控释片30mg,1次/d;0.9%生理盐水100ml+注射用头孢呋辛钠(明可欣)1.5g静脉滴入,2次/d,给予备皮、配血,拟行急诊手术。

思维提示：

【2】主动脉夹层是高血压的严重并发症之一。血压升高时，血流对于血管作用的切应力增加，一方面横向切应力的增加使中层平滑肌代偿性增加，弹力纤维增多，代偿性地对抗此切应力的增加；当切应力增加超过中层的代偿能力时，则引起中层结构的破坏，易发生夹层。另一方面，纵向切应力的增加则使主动脉分层。

【3】患者超声提示主动脉降部似探及内膜剥脱回声：主动脉内膜病损撕裂，超声影像示主动脉夹层，提示患者病情危重，需严密监护。

【4】急诊大血管CT示:B型夹层。常见的主动脉夹层分型有两种，分别是Stanford分型和DeBakey分型，Stanford B型对应DeBakey Ⅲ型，夹层起始于降主动脉左锁骨下动脉开口远端并可延伸至膈下腹主动脉（表1-1）。

【5】患者血常规WBC 10.89×10^9/L：患者发生主动脉夹层后，坏死物质吸收可导致血常规检测时WBC升高。

表1-1 阜外医院细化Stanford分型

Stanford分型	分型	注释
Sanford A型（夹层累及升主动脉，无论远端如何）	A1型	窦管交界处及近端正常型
	A2型	根部中度受累型，轻度主动脉瓣关闭不全
	A3型	根部重度受累型，重度主动脉瓣关闭不全
	C型	1. 原发内膜破口在弓部或其远端夹层逆行剥离 2. 弓部或其远端有动脉瘤形成 3. 头臂动脉有夹层剥离 4. 病因为马方综合征
	S型	内膜破口在升主动脉，且不合并以上情况
Sanford B型（夹层累及左锁骨下动脉开口及远端降主动脉）	B1型（降主动脉近端型）	降主动脉无扩张或近端扩张，中-远端直径接近正常
	B2型（全胸降主动脉型）	整个胸降主动脉都扩张腹主动脉直径接近正常
	B3型（全胸降主动脉、腹主动脉型）	胸降主动脉和腹主动脉都扩张
	C型	夹层累及左锁骨下动脉或远端主动脉弓部
	S型	远端主动脉弓部未受累，夹层位于左锁骨下动脉开口远端

2. 护理评估　患者后背剧烈持续疼痛伴出汗，心脏超声及CT均提示主动脉夹层形成。主动脉夹层病死率极高，有报道，24小时内病死率高达21%。因此，患者要绝对卧床，持续生命体征监护，特别是血压的监测。吸氧、镇痛、保持环境安静、避免剧烈刺激，需要护士在床边监护，严密观察患者的病情变化及并发症发生。

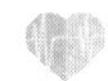

3. 护理思维与实践方案

患者主诉后背部剧烈疼痛，超声心动图提示：主动脉降部内膜剥脱形成

↓

疼痛

（1）护理目标：住院期间患者主诉疼痛次数减少，程度减轻。

（2）护理措施：

- 告知患者胸痛发作及加重时告诉护士，指导患者采用放松技术。
- 心率血压控制在目标水平，心率60~70次/min，血压110~120/60~70mmHg，如有分支受累则不强求，但要注意个体差异的情况。
- 胸痛严重时遵医嘱给予吗啡3mg静脉注射，观察用药后疼痛缓解情况。疼痛发作频繁，可使用镇痛泵。
- 给予持续吸氧，患者血氧饱和度在95%以上。
- 卧床休息，协助满足患者生活需要。持续心电监测。

患者入院血压170/100mmHg，后应用硝普钠降压

↓

潜在并发症：组织灌注异常

（1）护理目标：住院期间患者不发生组织灌注异常，或发现后及时告知医生配合处理。

（2）护理措施：

- 持续监测血压、尿量并准确记录。
- 心率、血压控制在目标水平、避免血压过低，影响组织灌注。
- 调整控制血压的药物剂量时随时观察血压并做好记录。
- 发现尿量减少时，应及时告知医生，调整降压药用量。
- 关注调整药物剂量后，患者血压水平、症状。

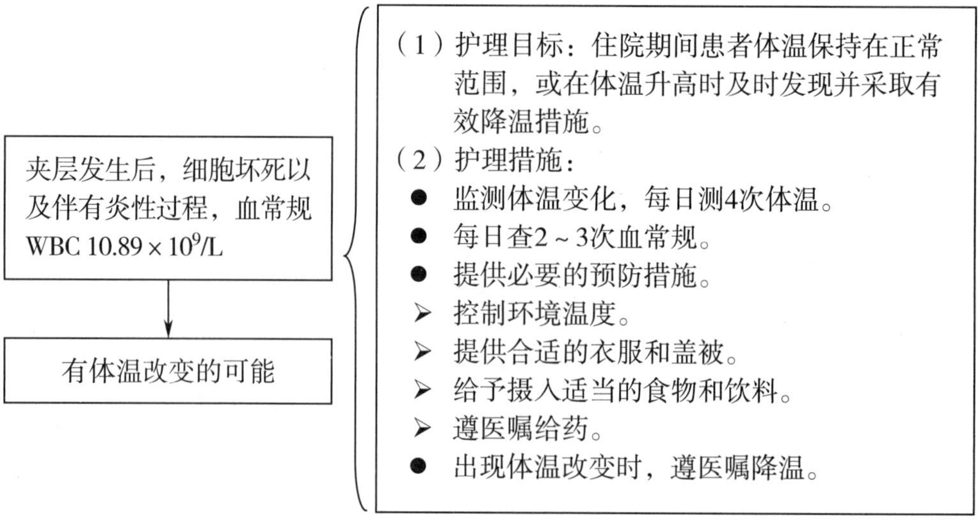

夹层发生后，细胞坏死以及伴有炎性过程，血常规WBC 10.89×10^9/L

↓

有体温改变的可能

（1）护理目标：住院期间患者体温保持在正常范围，或在体温升高时及时发现并采取有效降温措施。

（2）护理措施：

- 监测体温变化，每日测4次体温。
- 每日查2～3次血常规。
- 提供必要的预防措施。
  - 控制环境温度。
  - 提供合适的衣服和盖被。
  - 给予摄入适当的食物和饮料。
  - 遵医嘱给药。
- 出现体温改变时，遵医嘱降温。

（二）术后护理

1. 诊疗情况　患者高血压史7年【6】，诊断为主动脉夹层B1S型，准备行主动脉覆膜支架腔内隔绝术。术前查体：左上肢血压125/68mmHg，心率60次/min，呼吸20次/min，LVED 50mm，LVEF 62%，体重75kg，在全麻下完成主动脉覆膜支架腔内隔绝术，返回重症监护室后查体：双侧瞳孔不等大，左侧直径约1mm，右侧直径约2mm，对光反射迟钝【7】，心率92次/min【8】，右上肢有创动脉血压108/62mmHg，左上肢袖带血压74/（53~58）mmHg，右下肢袖带血压135/（58~73）mmHg，左下肢袖带血压107/（65~77）mmHg，双侧颈动脉及双侧足背动脉搏动可触及【9】，实验室检查：WBC 15.08×10^9/L，NE 89.7%【10】，Na^+ 121mmol/L，Cl^- 92mmol/L【11】。23:00患者开始清醒，四肢可执行指令性运动，握手有力，血压150/70mmHg，心率89次/min，体温38.2℃【12】，于次日4:00拔除气管插管，拔管后血压157/65mmHg，心率79次/min。主要治疗：注射用头孢美唑钠2.0g，2次/d，静脉滴注预防感染，右侧股动脉切口处沙袋压迫6小时【13】，调整内环境，血管活性药硝普钠及盐酸乌拉地尔注射液静脉泵入以调节血压及控制血压，拔管后口服卡托普利片，收缩压控制在术前或不低于术前血压的10~20mmHg，保证肾脏的血液灌注。

思维提示：

【6】患者高血压病史7年：约有90%主动脉夹层患者由难以控制的高血压导致的动脉内膜撕裂引起，术后早期由于应激反应血压依然不稳定，容易引起支架移位、扭曲，甚至主动脉破裂等情况出现。因此护理上应注意观察患者的血压变化，实时监测，及时通知医生给予降压措施，在保证肾脏及冠状动脉灌注的情况下，将血压降到最低，脏器灌注可以肾脏为标准，即保证患者有尿。

【7】患者出现对光反射迟钝：该患者在术前主动脉血管内膜撕裂，可能累及左锁骨下动脉及左侧颈动脉，导致术后患者左侧瞳孔对光反射弱，对侧肢体活动不利，甚至瘫痪，因此术后护理上应注意患者瞳孔变化，及肢体活动情况。

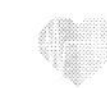

【8】患者心率 92 次 /min：术后早期由于应激反应、体温增高、对呼吸机不耐受等因素，患者心率会增快，易引起支架移位，因此术后护理上应注意患者以上方面的变化，发现异常及时告知医生给予必要处理。

【9】患者四肢血压差异较大：患者为 Sanford B1S 型夹层，夹层累及左锁骨下动脉开口及远端降主动脉，降主动脉无扩张或近端扩张，中 - 远端直径接近正常，植入支架后有封堵左锁骨下动脉、肋间动脉或椎动脉的危险，且术中也有可能产生栓子，导致下肢动脉血栓，因此护理上应注意观察四肢血压、皮温，清醒后四肢的活动、肌力等情况。

【10】白细胞升高：由于需要，术中反复行血管内造影，插入或退出导丝鞘管以及支架的异物反应，都可能导致白细胞计数增高，术后护理上应注意监测血常规，遵医嘱应用抗生素，无菌操作，积极预防及控制感染。

【11】患者出现电解质紊乱：患者为高血压 7 年的患者，期间长期低盐饮食、口服降压药控制血压，导致血钠、血氯均偏低，因此术后护理上应补充氯化钠，监测电解质，注意健康宣教。

【12】患者体温升高：术后高热可能与植入支架后血管内皮损伤，机体对支架的异物反应、血栓的吸收、对比剂反应等因素有关，术后应每 4 小时记录体温，有肛温线者应随时观察，高热者应给予必要降温措施。

【13】穿刺处沙袋压迫：该患者接受的是经股动脉插管植入支架术，术后虽然由外科医生将伤口缝合，但是由于术中应用肝素，伤口容易渗血，术后护理上应注意伤口的护理，沙袋压迫 6 小时，并密切观察伤口处有无出血，必要时查 ACT。

2. 护理评估　患者术后血压高、心率快，均为支架移位等术后并发症的诱发因素，术后应激性体温增高，也是心率增快的因素之一，患者术后双侧瞳孔不等大，且四肢血压相差大，术后应持续监测，且注意患者神志变化。

3. 护理思维与实践方案

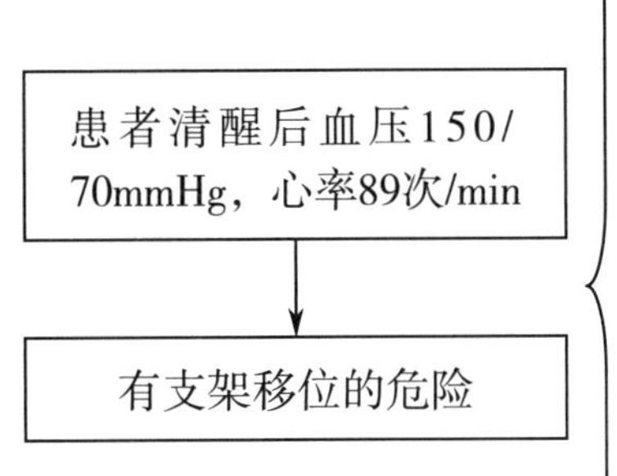

（1）护理目标：术后早期积极控制血压，不发生支架移位。

（2）护理措施：

- 密切监测患者的心率血压，并准确记录。
- 对于意识清楚的患者进行必要的解释，以安抚患者，消除紧张感，早期可加大镇静剂剂量。
- 遵医嘱应用硝普纳及β受体拮抗剂（艾司洛尔）等药物控制血压及心率，通常术后48小时可趋于稳定，可以根据血压调整药物用量。
- 应用降压药时，应注意脏器灌注情况，可通过观察尿量判断，在保证灌注的情况下，将血压控制在满意水平。

术中应用肝素，股动脉插管，术后早期应用抗凝药物

↓

有出血的危险

（1）护理目标：住院期间不发生出血或发生后及时发现并配合医生处理。

（2）护理措施：

- 穿刺部位1kg沙袋压迫6~12小时，患肢制动。
- 用药期间密切观察患者有无黏膜出血，是否有出血点。
- 密切观察伤口敷料有无渗血，伤口周围有无肿胀感（血肿），发现异常及时通知医生。
- 若渗血严重，应及时通知医生，早期查ACT（正常为200s以内），必要时遵医嘱给予鱼精蛋白中和。
- 每日查凝血相关指标，根据结果调整药物用量。

双侧瞳孔不等大，左侧直径约1mm，右侧直径约2mm，对光反射迟钝

↓

有脑出血的危险

（1）护理目标：患者住院期间不发生脑梗死或脑出血，或发生后及时发现并告知医生。

（2）护理措施：

- 注意观察患者双侧瞳孔及神志的变化。
- 躁动减轻后尽快停止镇静剂的使用，观察患者神志。
- 清醒后评估患者四肢的活动情况，肌力以及言语表达是否清晰。
- 神志不清的患者告知医生，遵医嘱行CT检查。
- 遵医嘱应用营养神经的药物。

B1S型夹层，行覆膜支架植入术后，四肢血压差距大

↓

潜在并发症：截瘫，夹层剥脱，支架移位

（1）护理目标：住院期间通过密切护理避免或及时发现并发症的发生，并配合医生处理。

（2）护理措施：

- 术后监测患者四肢血压，四肢颜色及温度。
- 监测颈动脉及足背动脉搏动的变化，发现异常及时告知医生。
- 清醒后注意评估患者的四肢活动情况及肌力。
- 每班测量腹围，发现腹胀、听诊肠鸣音减少告知医生，以便及时发现肠系膜动脉栓塞。

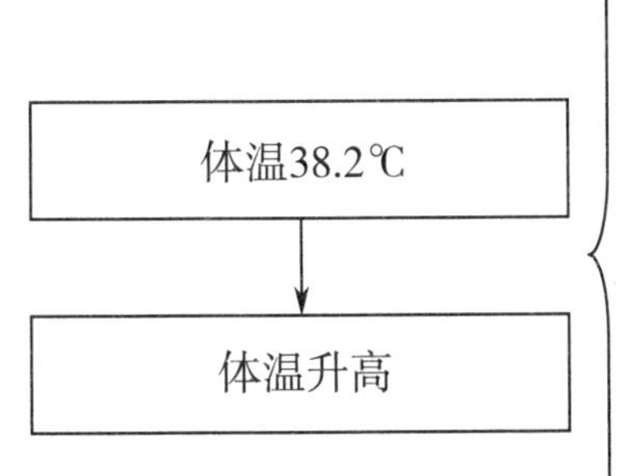

（1）护理目标：3小时内将体温降至正常。
（2）护理措施：
- 每日测量4次体温，有肛温线者随时监测。
- 应用放冰袋、酒精擦浴、变温毯等方法进行降温。
- 体温过高且不易降低的患者，若为早期可遵医嘱应用地塞米松静脉注射。
- 遵医嘱应用抗生素类药物，避免感染引起的高热。
- 遵医嘱补充液体，防止因高热引起的不显性失水造成体液不足。

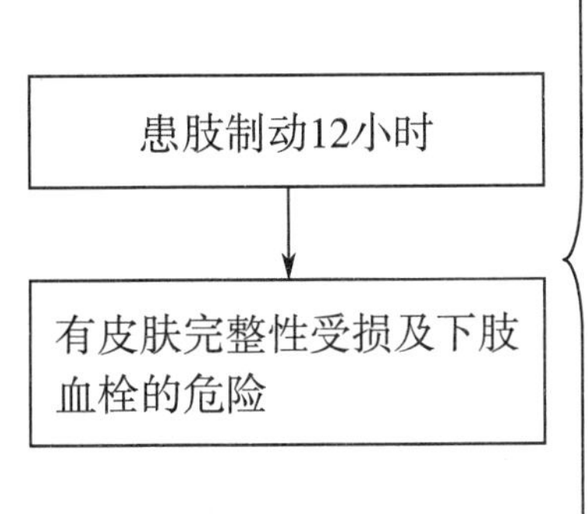

（1）护理目标：住院期间患者皮肤完整性良好，不发下肢血栓。
（2）护理措施：
- 观察患者骶尾部及双下肢的皮肤颜色及温度。
- 保证患肢制动的同时每2小时进行下肢按摩，必要时使用体疗仪，保证沙袋压迫伤口位置。
- 患者年龄较大，皮肤保护性差，待沙袋去除后，可进行90°翻身，同时观察骶尾部及背部皮肤颜色变化。
- 按摩穿刺部位肢体，未穿刺肢体主动活动，防止因制动造成的下肢血栓。

（三）出院时健康宣教

1. 诊疗情况　患者术后恢复良好，于术后 6 天出院，出院带药：酒石酸美托洛尔片 25mg，2 次 /d，口服；非洛地平 5mg，3 次 /d，口服；替米沙坦片 80mg，1 次 /d，口服；匹多莫德口服液 0.8g，3 次 /d，口服【14】，3~6 个月后复查。

思维提示：

【14】患者联合应用多种药物，护理上应注意健康宣教。特别是服用药物后对血压、心率的观察。

2. 护理评估　术前患者因自我用药管理不好而导致血压控制不理想，虽然植入了主动脉内的支架，但对血压及危险因素的控制对患者出院后的康复至关重要。患者出院带药种类多，需要健康宣教。

3. 护理思维与实践方案

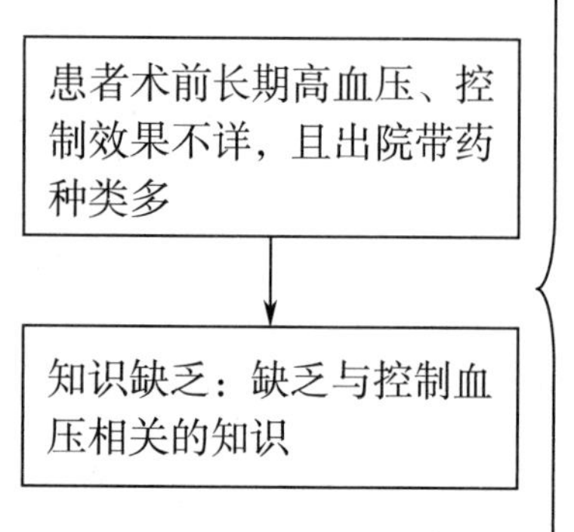

（1）护理目标：患者在出院前能够复述控制血压的重要性、方法及注意事项。

（2）护理措施：

- 详细向患者及家属讲解控制血压的重要性。
- 告知患者及家属控制血压的方法，如遵医嘱按时服药，注意运动，高蛋白、高维生素、低脂清淡易消化饮食。
- 指导患者家属正确测量血压的方法，方便家庭监测血压，没有条件者，可建议其去当地社区医院定时测量，记录测量的血压水平。
- 告知患者每种药物的作用及副作用，告知准确的服用方法及时间，不可自行调整药物。
- 告知患者及家属术后3～6个月复查。
- 遵医嘱定期复查，告知患者需要就诊的症状及血压水平。

二、护理评价

主动脉覆膜支架腔内隔绝术是目前治疗主动脉夹层最先进、创伤最小的介入手术，但其术后护理也尤为重要，术后早期患者因应激反应容易导致心率快、血压高，这些都加大了支架移位、夹层剥离以及内漏的发生概率。因此术后早期应注意积极控制心率、血压，心率以70~80 次 /min 为宜，血压则是保证灌注的基础上降到最低。注意观察患者的瞳孔及神志，腹围、四肢血压变化，四肢皮肤颜色及温度。因术中鞘管的进出及支架的异物刺激，术后应监测患者的体温及 WBC，注意无菌操作及降温措施。此类患者往往是由于术前血压控制不好，或不注意控制血压导致，术后的健康宣教尤为重要。

三、安全提示

1. 主动脉覆膜支架腔内隔绝术较其他心外科手术麻醉程度较浅，术后患者清醒早，但存在应激反应严重，易加大支架移位等危险。因此待明确患者已经清醒且四肢活动正常后，可暂时加大镇静剂及降压药的用量，防止并发症的发生。

2. 主动脉覆膜支架腔内隔绝术后控制血压应首选 β 受体拮抗剂，既可降血压又可以降低心率，如阿替洛尔，但对于有哮喘的患者应特别注意禁用；钙通道阻滞剂如尼卡地平、盐酸地尔硫䓬等，但对于血氧饱和度低的患者，尼卡地平并不作为首选，因尼卡地平会造成低氧血症；对于血压不易控制的患者，硝普钠也是临床上常会选择的药物，但是大剂量的硝普钠会造成心率加快，且硝普钠通过扩张动静脉达到降压效果，因此大剂量应用硝普钠时应警惕支架移位。

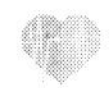

3. 因不耐受插管，很多患者清醒后会产生躁动，非计划性拔管的概率增加，且容易造成伤口出血，应加大安全的防护以及镇静。临床上可应用右美托咪定持续泵入，但停药时要逐渐减量，2~3 天停药，防止突然停药造成的精神症状。

四、经验分享

1. 胸痛如何鉴别？

主动脉夹层患者的主要特点是剧烈的胸痛，但在临床上当患者患有心绞痛、心肌梗死及急性肺栓塞时也会以胸痛甚至剧烈胸痛为主要症状，护士需要加强对胸痛的鉴别。表 1-2 列举了心血管专科常见急性胸痛的鉴别要点。

表 1-2　胸痛的鉴别要点

	心绞痛	心肌梗死	肺栓塞	主动脉夹层
性质	压迫、发闷、紧缩、烧灼感	同心绞痛症状相似，但程度剧烈伴大汗	胸膜痛、心绞痛样胸痛	突然发作的撕裂样或刀割样疼痛伴大汗淋漓、恶心、呕吐
部位	心前区、放射性	同心绞痛位置，但可在较低位置或上腹部	胸部、背部疼痛，有时与呼吸有关	提示分离起始部位
时间	数分钟	长、数小时	持续性	持续性
频率	频繁发作	不频繁	突然发生	突然发生
缓解方式	休息，含硝酸甘油缓解	含硝酸甘油不缓解	无特异方法	镇痛剂难以缓解

2. 如何应用盐酸右美托咪定？

对于想尽早拔管减停镇静剂，但又难以耐受插管而躁动的患者，则可以遵医嘱应用右美托咪定静脉泵入，以达到降低应激反应，同时降低心率的效果，但是右美托咪定应用早期血压会应激性增高，因此应注意对血压的监测。

3. 术后如何补液？

由于术中用到对比剂，为减轻其对肾脏的负担，术后多会应用利尿剂增加患者尿量帮助对比剂排出，因此术后应加大补液速度及补液量，这样既能保证容量，又能达到排除对比剂的效果，而且此类患者往往心功能正常，若担心补液过多过快会造成前负荷过大，可在监测静脉压的同时进行补液。

4. 术后早期患者血压要在保证灌注的基础上降到最低，护士如何评价灌注情况？

术后早期护士通过观察患者尿量来判断器官灌注情况，当尿量 > 1ml/(kg·h) 时患者器官灌注好。

（张艳娟　杨 戎）

第十三节　伴有稀释性低钠血症的慢性心力衰竭患者的护理

患者男性,52 岁,3 年前快步行走或上楼等活动后出现胸闷、心悸,休息后可缓解,未予重视,此后上述症状逐渐加重,活动耐量逐渐下降。2 年前患者于日常活动及休息时即出现心悸、气短,并出现下肢水肿而就诊于外院,诊为"扩张型心肌病,慢性心力衰竭,心功能Ⅳ级"【1】,给予利尿、扩血管、强心等治疗后症状好转。此后 1 年内患者 2 次因休息时胸闷、喘憋伴有夜间不能平卧,并逐渐出现尿少、水肿、腹胀及纳差等症状而入院治疗,经对症处理后症状缓解。每次出院后患者根据自我症状自行调节药物、未规律服药,喜欢汤、粥等清淡、低盐流食或半流食,长期吸烟和饮酒。1~2 周前,患者发现自己双下肢出现水肿并逐渐加重、尿量减少(＜800ml/d)、乏力,遂自行增加利尿剂服用剂量(但未限制饮水量),症状仍逐渐加重【2】。3 日前患者夜间休息时出现憋醒、出汗、端坐呼吸,就诊于外院急诊。在外院予静脉注射强心、利尿剂后,治疗效果不明显【3】,为进一步诊治收入我院。

思维提示:

【1】患者诊为"心功能Ⅳ级":患者活动耐量由体力活动轻度受限逐渐发展为明显受限,目前处于"体力活动严重受限,休息时亦有心衰的症状,体力活动后加重",符合 NYHA 心功能Ⅳ级标准。护士应根据患者的心功能和体力活动水平,协助做好生活护理,并制订计划指导患者逐步恢复活动耐力。

【2】患者在慢性心力衰竭自我管理方面存在明显不足:不能遵医嘱服药(根据症状自行调节药物、服药不规律);遵从低盐饮食(喜欢清淡饮食)、但未控制液体摄入量(喜欢汤、粥等流食或半流食);长期吸烟、饮酒。上述因素可能为患者心衰反复发作再入院的重要原因,因此护理上应评估患者遵医行为较差的原因、对疾病相关知识的了解程度,对患者及家属进行有针对性的健康教育指导。

【3】患者接受利尿治疗后效果不明显:该患者此时可能已发生低钠血症、但未被发现或纠正,而合并中、重度低钠血症或持续的低钠血症是利尿剂抵抗现象最常见的原因,因此利尿效果受到影响。提示护士在患者利尿治疗时,除关注血清钾水平外,还应重视对血清钠水平的影响和纠正。

一、诊疗过程中的临床护理

(一)入院时

1. 诊疗情况　患者神志清楚、情绪烦躁,急性重病面容,端坐体位。

入院查体:T 36.7 ℃,HR 96 次 /min,P 27 次 /min,BP 100/60mmHg,SpO_2 95%。体重 90kg。颈静脉怒张,肝 - 颈静脉回流征阳性。双肺听诊呼吸音低、双肺可闻及散在湿啰音。

心尖部可闻及第三心音奔马律、全收缩期吹风样杂音。肝肋下 4cm，有触痛。双下肢、骶尾部及阴囊皮肤水肿明显，阴囊皮肤潮湿。

胸部 X 线检查示“肺淤血、心影向左扩大，心胸比 0.69，双侧少量胸腔积液”【4】。心电图示“窦性心律，偶发室性期前收缩”。超声心动图示“LVED 86mm，LVEF 27%。左室壁运动普遍减低，二尖瓣中度关闭不全”。

实验室检查：血液 K^+ 3.58mmol/L，Na^+ 125.30mmol/L【5】；BUN 4.55μmol/L，Scr 87μmol/L；N 端 - 脑钠肽前体（NT-proBNP）7 932pg/ml。血气分析：pH 7.45，PO_2 77.8mmHg，PCO_2 35.2mmHg，BE −2.9mmol/L，SaO_2 94.7%。

主要治疗：心电监测、鼻导管吸氧 3L/min。持续多巴胺 1.11μg/（kg·min）、硝普钠 0.69μg/（kg·min）微量泵静脉泵入；5% 葡萄糖注射液 500ml+15% 氯化钾 10ml 持续静脉滴注，遵临时医嘱予枸橼酸钾颗粒 4g 分次冲服。隔日交替使用呋塞米 80mg（泵入速度 40mg/h）与托拉塞米 40mg（泵入速度 20mg/h）微量泵静脉泵入 1 次；4% 氯化钠溶液 10ml/h 微量泵静脉泵入；托伐普坦 7.5mg，1 次 /d，口服；鼓励患者适量吃咸菜、进食普通饮食（而非低盐饮食），告知患者严格限制液体摄入（1 000~1 500ml/d）【6】。

思维提示：

【4】患者出现液体潴留表现：包括肺循环淤血（呼吸困难、双肺闻及湿啰音、胸部 X 线检查示“肺淤血”等）和体循环淤血（颈静脉怒张、肝 - 颈静脉回流征阳性、肝大、皮肤水肿明显、胸部 X 线检查示“双侧少量胸腔积液”等）。护理上应协助医生进行有效利尿治疗，减轻患者症状，预防压疮，提高患者舒适度。

【5】患者出现心源性稀释性低钠血症：患者在心力衰竭的治疗过程中，在心源性水肿的状态下合并的低钠血症，被称为“心源性稀释性低钠血症”。其原因可能为：①慢性心衰患者，神经内分泌过度激活（如 RAAS 系统激活、抗利尿激素释放过多等），产生水潴留多于钠潴留，导致血液稀释；②患者自行增加利尿剂服用剂量，不仅可能加重电解质的丢失，还可能使细胞外液渗透压增高，细胞内液移向细胞外，血清钠被稀释；③长期饮食限盐、纳差可能导致钠盐摄入不足，但未限制液体摄入量可导致水潴留多于钠潴留；④患者心功能失代偿、有效血容量减少以及使用利尿剂可刺激口渴感、增加主动饮水量，使血液稀释。护士应针对上述原因，协助医生完成利尿、补钠工作，并做好对患者和家属的解释和健康教育工作。

【6】患者接受利尿、补钠及相关治疗：同时应用利尿剂和高渗氯化钠溶液微量泵入，能够较快地缓解体液的低渗状态，尽可能地促进水分的排出而减少溶质的排出，纠正低钠血症，提高利尿效果，保持血流动力学稳定；托伐普坦是选择性的血管升压素 V2 受体拮抗剂，抑制血管升压素和肾脏集合管 V2 受体结合，提高自由水的清除，降低尿液的渗透压，使得血钠浓度提高，可减轻液体负荷同时纠正电解质紊乱；与营养师沟通、经消化道途径补充钠盐（如进食咸菜），亦可预防并纠正低钠血症；限制水分摄入，使之少于排出尿量，有助于肾脏适当地排泄低溶质水分，是重症心衰患者药物治疗的基础。护士应注意观察应用药物的效果和不良反应，对患者进行相应的解释和宣教指导。

2. 护理评估 患者患有低钠血症，应用利尿剂，发生电解质紊乱。患者肺淤血、出现湿啰音和呼吸困难，表明其气体交换受损。患者皮肤水肿明显、尿量减少，为液体潴留的证据。扩张型心肌病易发生恶性心律失常、患者 EF 27%、电解质紊乱，存在猝死风险。患者皮肤水肿明显、局部皮肤潮湿、长期卧床、活动受限，易发生压疮或皮肤破溃。患者在慢性心力衰竭自我管理方面存在明显不足，遵医行为较差。

3. 护理思维与实践方案

患者患有慢性心衰，纳差，长期饮食限盐、但未限制液体摄入量；使用利尿剂；Na^+125.30mmol/L

↓

电解质紊乱-低钠血症

（1）护理目标：①积极、有效处理低钠血症；②及时识别患者的危险因素，预防低钠血症的进一步加重。

（2）护理措施：

- 遵医嘱予4%氯化钠溶液10ml/h微量泵静脉泵入，并监测血清钠水平；托伐普坦7.5mg，1次/d，口服。
- 定期监测血清钠水平，补充血钠浓度至正常范围低限。
- 鼓励患者早餐吃咸菜、每餐进食普通饮食。
- 严格限制液体摄入（1 000~1 500ml/d），向患者耐心解释其原因和重要性，取得患者配合，必要时予以监督。
- 患者口渴严重时，提供冰块含化可减轻不适感。
- 补钠过程中，应注意心率、血压及患者心衰症状和体征变化，控制补钠速度，以免诱发肺水肿或加重心衰。
- 及早识别低钠血症的症状，如头晕、意识模糊、淡漠、腱反射差、心衰症状减轻后无原因再次加重等。
- 严格记录24小时出入量和每日空腹体重变化，及时复查血电解质。

患者端坐呼吸，双肺可闻及散在湿啰音；胸部X线示“肺淤血”；血气分析 PO_2 77.8mmHg，SaO_2 94.7%

↓

气体交换受损

（1）护理目标：3日内，患者呼吸困难减轻，夜间可半卧位或平卧入睡，无发绀表现，肺部啰音减轻或消失。

（2）护理措施：

- 遵医嘱予鼻导管吸氧3L/min，并观察患者呼吸困难的减轻程度，如有必要备好麻醉机或无创呼吸机。
- 患者呼吸困难时，使用床上小桌，让患者扶桌休息，必要时双腿下垂，用枕或软垫支托，加用床挡，注意床上小单使用安全。
- 严格控制液体摄入量（1 000~1 500ml/d）。
- 遵医嘱予利尿、扩血管治疗。
- 注意观察患者咳嗽、咯痰的情况，协助排痰。
- 密切监测患者意识、呼吸频率、深度、SpO_2、啰音变化及血气分析结果。
- 保持排便通畅，避免排便时过度用力。

患者颈静脉怒张，肝-颈静脉回流征阳性；双下肢、骶尾部及阴囊皮肤水肿明显；尿量减少

↓

体液过多

（1）护理目标：住院期间，患者①每日尿量多于液体摄入量；②空腹体重减轻0.5~1kg/d；③皮肤水肿明显减轻。

（2）护理措施：

- 遵医嘱予补钠、利尿治疗，及时复查血电解质。
- 鼓励患者每餐进食普通饮食。
- 严格控制液体摄入量。
- 严格记录24小时出入量。
- 监测每日空腹体重变化，并向患者解释其重要性。
- 给予高蛋白、易消化饮食，必要时给予血清白蛋白输注。

患者为扩张型心肌病、慢性心力衰竭，易发生恶性心律失常；心电图示“偶发室性期前收缩”；超声心动图示“LVEF 27%”；血K^+ 3.58mmol/L

↓

潜在并发症：猝死

（1）护理目标：住院期间，护士①及时识别恶性心律失常的危险因素，预防猝死发生；②及时发现并有效处理心律失常。

（2）护理措施：

- 持续心电监测，及时识别频发/多源室性期前收缩、阵发性室上性心动过速等恶性心律失常。
- 持续鼻导管吸氧。
- 遵医嘱予静脉及口服补钾治疗，监测血清钾水平（尽量保持在4.0mmol/L以上）。
- 严密观察和记录患者的出入量变化。
- 遵医嘱予强心、扩血管治疗。
- 床旁备好除颤器和其他抢救物品。

患者双下肢、骶尾部及阴囊皮肤水肿明显，阴囊潮湿，长期卧床且为强迫体位（端坐呼吸或半卧位），活动受限

↓

皮肤完整性受损的危险

（1）护理目标：住院期间，患者皮肤完整，无压疮或皮肤破溃发生。

（2）护理措施：

- 运用压疮发生危险评估量表进行评估，每班交接班时复评一次。
- 使用减压床垫，动态评估其效果。
- 骨隆突处（如足跟、脚踝、骶尾及髋关节等）予减压敷料保护。
- 患者半卧位时至少每2小时协助其翻身一次，并提供软枕或楔形垫支撑；坐位时协助患者15~30分钟抬起臀部（如采取前倾、左右摇摆、后倾等动作），并说明其重要性。
- 协助患者翻身时检查皮肤。
- 患者半卧位时足底使用挡板，将枕头纵向放置在小腿下，使足跟部悬空。
- 随呼吸困难改善，尽早使患者半卧位床头≤30°。
- 采取阴囊垫托法，减轻阴囊下坠不适：将胶皮手套装水2/3，上面垫上棉垫，用其托起阴囊。
- 保持床单位清洁、干燥，排尿后及时用柔软毛巾擦净阴囊，使用爽身粉或皮肤保护剂予以保护，减少局部潮湿。
- 给予高蛋白饮食，必要时给予血清白蛋白输注。

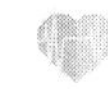

患者根据症状自行调节药物、服药不规律；不能控制液体摄入量，喜欢汤、粥等流食或半流食；长期吸烟、饮酒

↓

遵守治疗方案无效

（1）护理目标：出院前，患者①能够说出引起心衰反复发作的危险因素；②表示遵从避免上述因素的措施。

（2）护理措施：

- 评估患者对疾病的知识水平和认识程度。
- 向患者和家属详细讲解引起病情反复的危险因素，如：自行调药、服药不规律、未控制液体摄入量、长期吸烟和饮酒等。
- 鼓励患者说出影响其遵从治疗方案的原因，进行分析，与家属共同探讨解决办法。
- 鼓励家属共同参与健康教育、对患者进行劝说和监督。
- 提供书面材料，便于提醒患者遵守方案。

（二）出院前的临床护理

1. 诊疗情况　住院6日后，患者神志清楚，夜间可15°卧位休息，喘憋症状消失。生命体征平稳。24小时入量1 420ml，尿量2 700ml。体重78kg【7】。双肺听诊未闻及啰音。双下肢、骶尾部及阴囊皮肤水肿消失。心电图示“窦性心律，偶发室性期前收缩”。血液检查：K^+ 4.38mmol/L，Na^+136.30mmol/L；NT-proBNP 2 893pg/ml。血气分析：pH 7.45，PO_2 88.6mmHg，PCO_2 36.7mmHg，BE −2.4mmol/L，SaO_2 97.5%。主要治疗：停多巴胺、硝普钠静脉泵入；停呋塞米与托拉塞米静脉泵入，改为口服隔日交替使用；继续托伐普坦7.5mg，1次/d，口服；鼓励患者仍进食普通饮食【8】，严格限制液体摄入（＜2 000ml/d）。停卧床医嘱。患者诉下床活动时感头晕、乏力，但无胸闷、气短，予以保护和指导。住院10日后出院。

思维提示：

【7】患者体重明显减轻：6日内体重下降12kg，是利尿效果良好的客观证据。相对记录出入量而言，空腹体重变化判断利尿效果更为准确和客观，因此护士应重视患者每日体重的监测。

【8】患者仍进食普通饮食而非低盐饮食：尽管治疗重症心衰，传统上要求低盐饮食，但有研究表明，心源性稀释性低钠血症的形成与使用强效袢利尿剂及相对氯化钠摄入不足有关，因此应更重视在重症心衰治疗中根据电解质检测结果及时、适度补充氯化钠。护士在鼓励患者进食普通饮食时，还应提醒患者定期复查血清钠水平。

2. 护理评估　患者心功能不全、长期卧床，易出现活动无耐力及跌倒、受伤。患者心衰病程长、需要了解出院后自我护理知识较多，自诉知识掌握不全面，应给予详细健康指导。

3. 护理思维与实践方案

患者心排血量下降，心功能不全，运动耐量减低，长期卧床；诉下床活动时感头晕、乏力

↓

活动无耐力

（1）护理目标：住院期间，患者①活动时无不适感，活动耐力增加；②活动时无跌倒、外伤发生。

（2）护理措施：

- 制定活动目标与计划，鼓励患者循序渐进增加活动量。
- 患者初始活动时，可在床边围椅小坐，再逐步调整每日步行频次及延长步行时间。
- 早期活动应由护士或家属陪同，如有不适及时告知医生。
- 告知患者如活动中出现呼吸困难、胸痛、心悸、头晕、疲劳等不适时应立即停止活动，并以此作为限制最大活动量的指征。
- 指导患者使用生活用具保证自身安全。
- 教会患者节约体能的方法，如抬高床头使自己容易坐起、将经常使用的物品放在容易取放的位置、习惯于坐位做事（刷牙、洗脸、洗衣服等）等。
- 必要时结合6min步行试验与患者及家属制定运动方案。

患者病程较长、治疗护理方案复杂，缺乏连贯的卫生保健系统；自诉知识掌握不全面

↓

知识缺乏：药物、饮食、体重监测、运动、报警征兆

（1）护理目标：出院前，患者和家属能够复述并执行慢性心衰相关自我护理要点。

（2）护理措施：

- 告知患者心力衰竭急性发作的诱因。
- 强调严格遵医嘱服药、不随意增减或撤换药物的重要性，鼓励家属共同监督指导；向患者说明所服药物的作用、不良反应和自我护理要点。
- 定期门诊随访，防止病情发展。
- 告知患者心衰恶化的征兆，出现后及时就医。
- 指导患者自我监测呼吸情况、体重，控制液体摄入（<2 000ml/d），保证对各项治疗护理行为的依从性。
- 可选择普通饮食，但须定期监测血电解质水平。
- 合理安排活动与休息，避免重体力劳动，建议患者进行散步、打太极拳、练气功等运动。
- 饮食宜清淡、易消化、富营养，每餐不宜过饱，防止便秘。

二、护理评价

伴有稀释性低钠血症的慢性心力衰竭是公认的预后不良的指标，形成机制尚无明确定论，但一般认为与使用袢利尿剂、低盐饮食及心衰的严重程度相关。治疗及护理措施尚无明确、有效的指南或共识。治疗慢性心力衰竭一般是增加静脉利尿剂剂量同时限盐、限水，其后果是可能加重低钠血症，并发生利尿剂抵抗，反而导致心衰恶化。因此，护士应协助医生对此类患者在控制液体入量和袢利尿剂治疗的基础上，遵医嘱指导患者服用托伐普坦、适度补充氯化钠（以饮食补充为主，需要静脉补充氯化钠时缓慢静脉泵入），氯化钠补充量以血钠浓度达到或接近正常范围低限为标准，安全性好。护士还应关注患者电解质紊乱、呼吸困难、皮肤水肿、压疮、恶性心律失常及遵医行为等方面的问题，针对个体制订详细的护理和健康教育计划。

三、安全提示

1. 重视慢性心力衰竭患者稀释性低钠血症的评估和纠正　除病情本身原因外，低钠血症是长期使用利尿剂最容易出现的副作用，医护人员一般比较注意钾的平衡，而对低钠血症不够重视。同时，较多心衰患者认识到低钠饮食的重要性，而护士在进行宣教时并未根据患者个体情况告知其具体限盐量，可能造成患者钠盐的摄入严重不足。一旦发生心源性水肿合并低钠血症，就会降低袢利尿剂的效果，此时即使增加剂量，也不一定能得到满意的利尿效应，反而会加重低钠血症，使心衰进行性恶化，成为难治性心衰。因此护士应在监测血清钠水平的基础上，在重症心衰治疗中及时适度补充氯化钠（包括饮食和静脉途径）。

2. 选择正确的补钠方法并密切监测　对于轻度低钠者，可饮食调节，如适量进食咸菜；对于中、重度低钠者，选择饮食补充 + 静脉补充高渗盐，补充血钠浓度至正常范围低限即可。补钠可分次进行，纠正血钠浓度不宜过高、输注速度不宜过快，避免血钠升高过快可能引起中心性脑桥髓鞘破坏或诱发肺水肿的发生。补钠过程中，护士应注意病情变化，监测心率、血压及患者症状和体征，避免心衰加重。

四、经验分享

1. 什么是 NYHA 心功能分级？这种分级方案对护理工作有什么意义？

根据美国纽约心脏病协会（NYHA）1928 年提出的心功能分级方案，主要根据患者的自觉活动能力分级，判断心衰的严重程度。这种分级方案简便易行，但缺点是仅凭患者的主观陈述，有时症状与客观检查有很大差距。医护人员亦可根据患者的心功能分级决定活动量，制定个体或运动方案（表 1-3）。

表 1-3　NYHA 心功能分级和活动建议

心功能分级	特点	活动建议
Ⅰ级	体力活动不受限。患者患有心脏病，但平时一般活动不引起疲乏、心悸、呼吸困难、心绞痛等症状	不限制一般的体力活动。积极参加体育锻炼，但必须避免剧烈运动和重体力劳动

续表

心功能分级	特点	活动建议
Ⅱ级	体力活动轻度受限。休息时无自觉症状，但平时一般活动可出现上述症状，休息后很快缓解	适当限制体力活动。增加午睡时间，强调下午多休息，可进行轻体力工作和家务劳动
Ⅲ级	体力活动明显受限。休息时无症状，低于平时一般活动量时即可引起上述症状，休息较长时间后症状方可缓解	严格限制一般的体力活动。每天有充分的休息时间，但日常生活可以自理或在他人协助下自理
Ⅳ级	体力活动严重受限。休息时亦有心衰的症状，体力活动后加重	绝对卧床休息，取舒适体位，生活由他人照顾。可由在床上做肢体被动运动，逐步过渡到坐床边或下床活动。不鼓励延长卧床时间，病情好转尽早适量增加运动

2. 什么是心力衰竭分期（表 1-4）？与 NYHA 心功能分级的区别是什么？

表 1-4　心力衰竭分期

心力衰竭分期	定义	患病人群举例
A 期 （前心衰阶段）	患者为心衰的高发危险人群，尚无心脏结构或功能的异常，也无心衰的症状和 / 或体征	高血压、血脂紊乱、糖尿病
B 期 （前临床心衰）	患者从无心衰的症状和 / 或体征，但已发展成结构性心脏病	左室肥厚、无症状心脏瓣膜病、陈旧性心肌梗死等
C 期 （临床心衰阶段）	患者已有基础的结构性心脏病，以往或目前有心衰的症状和 / 或体征	有结构性心脏病伴有症状、体征
D 期 （难治性终末期）	患者有进行性结构性心脏病，虽经积极的内科治疗，休息时仍有症状，且需要特殊干预	因心衰须反复入院，且不能安全出院者

NYHA 心功能分级是根据患者的体力活动能力来进行，方案简便易行，但仅凭主观感受和主观评价。心功能分期全面客观地评价了病情的进展阶段，并对不同阶段的心力衰竭进行相应的有针对性的治疗。

3. 什么是 N 端 - 脑钠肽前体（NT-pro BNP）？它有何意义？

NT-proBNP 又称氨基末端脑钠肽前体，是血浆脑钠肽（BNP）激素原分裂后没有活性的 N- 末端片段，比 BNP 更稳定、更能反映其通路的激活。其升高程度与心衰的严重程度呈正相关，有助于心衰的诊断和预后的判断：NT-pro BNP < 400pg/ml 时，不支持心衰诊断；NT-proBNP > 2 000pg/ml 时，支持心衰诊断；NT-proBNP 为 400~2 000pg/ml 时应考虑其他原因，如肺栓塞、慢性阻塞性肺疾病、心衰代偿期等。

（刘 庚）

第十四节 重症心肌炎并发心源性休克体外膜肺治疗的护理

患者女性，15 岁，入院前 1 个月因发热 38℃、咳嗽在当地诊断为气管炎，治疗 1 周无效，之后出现乏力、纳差、咳嗽、痰中带血、腹胀、双下肢水肿、气短、不能平卧【1】及室颤，电除颤恢复窦性心律，来急诊就诊，以“急性病毒性心肌炎，心脏扩大，心律失常，阵发性室上性心动过速，室颤，心脏扩大，心功能Ⅳ级，肺部感染”收入我院。

一、诊疗过程中的临床护理

(一) 入院时

1. 诊疗情况　患者神志清楚，主诉乏力、气短，无胸痛。

入院查体：T 37.2℃，BP 110/50mmHg，HR 102 次 /min【2】，R 22 次 /min。双肺听诊呼吸音粗，肺底可及中等湿啰音，双下肢水肿，心功能 NYHA 分级Ⅳ级。

实验室检查：血常规 WBC 20.63×10^9/L、中性细胞比例 85.1%、淋巴细胞比例 8.6%，RBC 4.92×10^{12}/L，Plt 308×10^9/L，PT 27.5s，INR 2.59；心肌酶谱：LDH 3 336U/L、CK 1 264IU/L、CK-MB 48IU/L【3】。动脉血气分析：pH 7.39、$PaCO_2$ 25.3mmHg、PaO_2 65.2mmHg，BE −8.2mmol/L。

超声心动图：扩张型心肌病，二、三尖瓣少量反流，肺动脉压力（PASP）53mmHg，LVEF 20%【4】，LVED 63mm。胸部 X 线检查：双肺淤血【2】，肺动脉段饱满，心室大为主。

主要治疗：注射用头孢哌酮钠舒巴坦钠 2.0g，2 次 /d，静脉滴注；维生素 C 注射液 10g，2 次 /d，静脉滴注；辅酶 Q10 片 10mg，3 次 /d，口服等，以多巴胺 4μg/（kg·min）、硝普钠 0.25μg/（kg·min）静脉泵入，地高辛 0.125mg，1 次 /d，口服，呋塞米 40mg，1 次 /d，静脉注射等，胺碘酮 0.2g，3 次 /d，口服；入院 2 小时后出现无脉室速，予 150J 双向非同步电复律恢复窦性心律，2% 利多卡因 50mg 静脉注射并以 20μg/（kg·min）静脉泵入维持。

思维提示：

【1】患者出现气短、不能平卧等呼吸困难的症状，是由于重症心肌炎造成的心肌结构和功能改变，导致肺淤血和肺顺应性下降而引起肺活量下降，鼓励患者取坐位，减少回心血量，减轻肺淤血，同时给予吸氧。

【2】患者心率 102 次 /min，听诊肺底可及中等湿啰音，且双下肢水肿，胸部 X 线示双肺淤血，这都提示患者出现心功能不全，护理上主要注意控制输液速度，限制患者总入量。

【3】患者 CK 和 CK-MB 都升高（CK 正常值 24～190IU/L，CK-MB 正常值 0.00~25IU/L），提示重症心肌炎、心肌受损。重症心肌炎主要是心肌细胞及其组织间隙弥漫性炎症，心肌细胞溶解坏死，心脏收缩能力下降，导致左心室射血分数下降，常可并发心源性休

克。护理上特别注意心源性休克的征象,避免诱因。

【4】患者 LVEF 20% 提示患者左心功能严重受损,心肌收缩力减弱。LVEF 是每搏输出量占左室舒张末容量的百分数,是评价左心室收缩功能的一个重要指标。成人正常 LVEF 为 60% ± 7.0%,通常静态 LVEF < 50% 即为心室收缩功能降低。左心室的射血分数是心力衰竭预后的较强的预测因子,缺血状态下心肌细胞代谢障碍,影响心肌收缩力。左心室持续较低的射血分数,急性心衰及心源性休克的发生率较高。护理上:观察心脏超声 LVEF 的连续变化,对照 LVEF 加强基础护理及生命体征的监测,做好急性心衰及心源性休克的早期识别和预测。

2. 护理评估 患者存在重症心肌炎致心功能严重低下的因素(心肌酶谱 CK 和 CK-MB 升高,低左室射血分数低),随时可能发生心功能恶化,出现急性左心衰竭和心源性休克诱发室速、室颤的危险。

3. 护理思维与实践方案

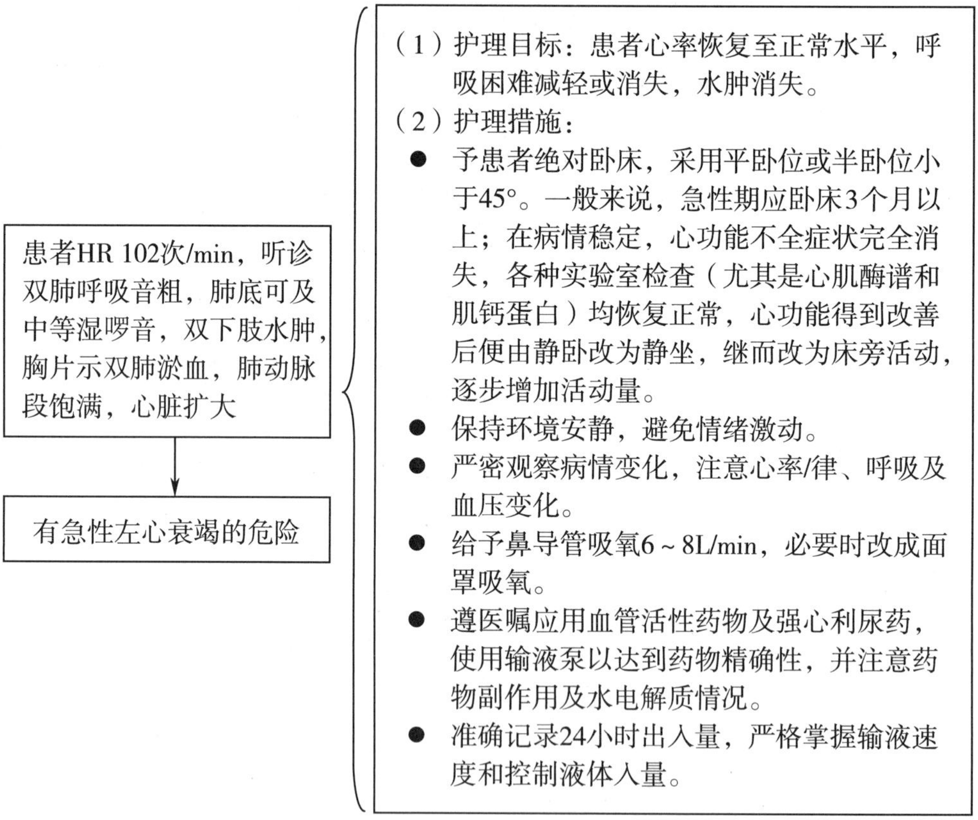

患者HR 102次/min,听诊双肺呼吸音粗,肺底可及中等湿啰音,双下肢水肿,胸片示双肺淤血,肺动脉段饱满,心脏扩大

↓

有急性左心衰竭的危险

（1）护理目标:患者心率恢复至正常水平,呼吸困难减轻或消失,水肿消失。

（2）护理措施:

- 予患者绝对卧床,采用平卧位或半卧位小于45°。一般来说,急性期应卧床3个月以上;在病情稳定,心功能不全症状完全消失,各种实验室检查(尤其是心肌酶谱和肌钙蛋白)均恢复正常,心功能得到改善后便由静卧改为静坐,继而改为床旁活动,逐步增加活动量。
- 保持环境安静,避免情绪激动。
- 严密观察病情变化,注意心率/律、呼吸及血压变化。
- 给予鼻导管吸氧6 ~ 8L/min,必要时改成面罩吸氧。
- 遵医嘱应用血管活性药物及强心利尿药,使用输液泵以达到药物精确性,并注意药物副作用及水电解质情况。
- 准确记录24小时出入量,严格掌握输液速度和控制液体入量。

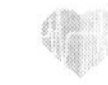

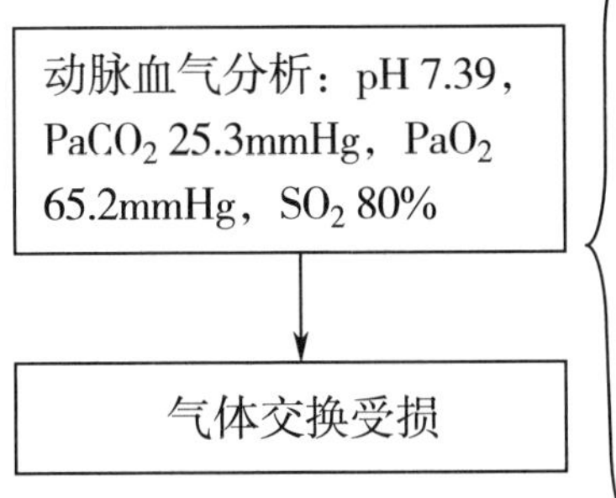

（1）护理目标：住院期间患者血氧饱和度在90%以上。

（2）护理措施：

- 监测患者的血氧饱和度情况，定时查动脉血气分析。
- 持续鼻导管吸氧，以免缺氧出现晕厥。
- 减少家属探视，注意病房通风，避免肺部感染。

（二）体外膜肺治疗时的护理配合

1. 诊疗情况　患者入院2小时后再次出现无脉室速，以150J双向非同步电复律转为窦性心律，此后反复出现室性心动过速、室颤【5】，均给以电转复，经专家会诊综合患者情况给予紧急床旁体外膜肺（ECMO）治疗【6】，行右侧股动脉、静脉插管后A-V转流，降低肺动脉压和心脏前负荷（图1-1）。转流期间遵医嘱应用肝素【7】。停用多巴胺、硝普钠等血管活性药物。患者病情逐渐稳定，未再出现室速、室颤，无胸闷气短发作。肝肾功能逐渐恢复，淀粉酶转为阴性。

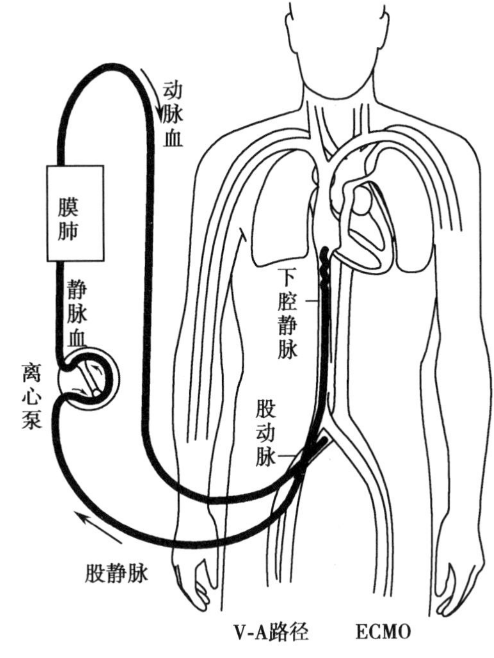

图1-1　转流示意图

思维提示：

【5】重症心肌炎时由于心肌细胞的溶解、水肿、坏死及广泛的炎性细胞浸润等，引起局部或弥漫性心肌损害，直接或间接累及心脏传导系统导致患者反复出现恶性心律失常，护士应重点观察患者的心律情况，随时做好电复律的准备。

【6】重症心肌炎并发心源性休克是病毒严重损害心脏导致心脏泵衰竭引起的原发性心排血量减低，使维持生命的器官得不到足够血液灌注而产生的临床综合征。体外膜氧合器（extracorporeal membrane oxygenation，ECMO，又称体外膜肺）是将血液从体内引到体外，经膜肺氧合后再用血泵或体外循环机将血液灌入体内，对一些呼吸或循环衰竭的患者进行有效支持的技术，它可使心肺得到充分的休息，为心功能和肺功能的恢

复赢得宝贵的时间。

【7】ECMO治疗中由于血液在体外与大量非生理性的异物表面接触，必须采用全身肝素化的方法避免血液凝固，但长期的肝素化使出血倾向难以避免，护理上做好观察和预防工作。

2. 护理评估　重症心肌炎致死率很高，在急性期可达20%。患者反复室速、室颤，血流动力学不稳定，提示病情危重。在常规治疗不理想的情况下行ECMO进行短期心功能支持治疗。由于行ECMO期间需要全身肝素化，因此存在很高的出血和栓塞的危险。

3. 护理思维与实践方案

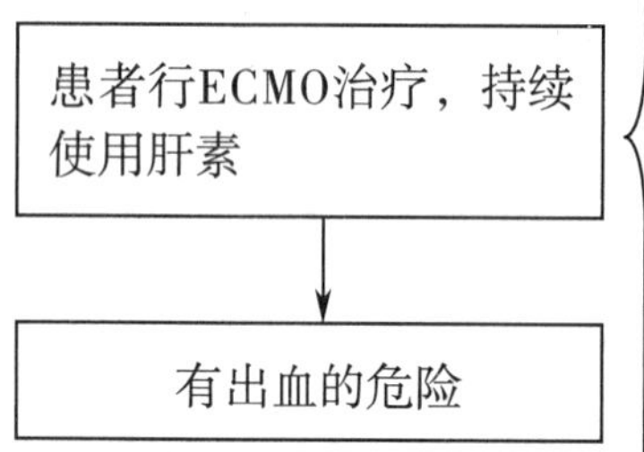

（1）护理目标：行ECMO治疗时，不发生出血或在出血时护士能及时正确处理。

（2）护理措施：

- 每1~2小时监测ACT，维持ACT在160~200s，根据ACT及时调整肝素用量。
- 通过有创动脉血压监测置管留取血标本，尽量减少不必要的穿刺，必须穿刺时，延长按压穿刺部位至不出血后2分钟。
- 观察患者伤口穿刺部位皮肤周围有无血肿、引流液及痰液有无出血、大小便颜色、口鼻腔及全身皮肤黏膜有无瘀斑等。ECMO穿刺部位妥善固定，使用胶带十字交叉与贴膜双重固定管路，避免管路脱出或移位引起局部出血。
- 注意观察患者的神志、瞳孔反应情况，防止颅内出血。给予患者半卧位，减少脑部充血。
- 留置胃管，并遵医嘱应用奥美拉唑肠溶胶囊20mg/d，预防消化道出血的发生，每2~4小时抽吸胃液观察胃液颜色及量。
- 每日查血常规，血小板低于$(50\sim70)\times10^{9}$/L时，需输注新鲜血小板。

ECMO治疗，若抗凝不充分，可诱导血栓形成

↓

有栓塞的危险

（1）护理目标：行ECMO治疗时，不发生栓塞或在发生时护士能及时正确处理。

（2）护理措施：

- 观察置管肢体感觉，皮肤温度、颜色、足背动脉搏动等情况，每日测量双下肢腿围，并与对侧肢体比较，注意置管下肢有无肿胀，以及时发现栓塞。
- 评估神志情况，观察瞳孔大小、对光反射、双侧瞳孔是否等大，以及早发现和预防脑栓塞。
- 监测ACT，避免肝素不充分形成血栓。
- 每隔6～8小时观察ECMO循环系统内管路及膜肺有无血栓形成。
- 避免使用丙泊酚和脂肪乳剂，防止堵塞膜肺致血栓形成。
- 遵医嘱应用前列环类药物或抑肽酶，对血管有良好的保护作用，还可减少血液细胞破坏。

ECMO管道粗，切口面积大而深，体外循环管路多

↓

有感染的危险

（1）护理目标：患者体温不高，各种穿刺伤口良好，不发生由于ECMO所致的感染。

（2）护理措施：

- 采用单人单间、持续应用空气净化机、使用紫外线2h/d等保护性隔离措施，减少无关人员出入，进出人员穿戴隔离衣。
- 密切观察ECMO插管穿刺部位有无渗血、红肿及分泌物，及时更换敷料，严格无菌操作，防止外源性感染。
- 避免诱发ECMO感染，观察口腔有无真菌感染，对患者使用制霉菌素、碳酸氢钠液、洗必泰漱口液交替漱口。
- 给予静脉高营养（避免应用脂肪乳以防膜肺堵塞渗漏）或鼻饲营养支持，纠正负氮平衡，预防低蛋白血症。
- 定时监测体温、血常规变化，发现任何感染征象，立即进行血、尿细菌培养，明确致病菌，予以相应抗感染治疗。

反复室速、室颤，患者有濒死感从而焦虑恐惧，以及对行ECMO治疗缺乏了解有关

↓

恐惧/焦虑

（1）护理目标：患者的恐惧焦虑程度减轻，对治疗护理有信心。

（2）护理措施：

- 主动与患者沟通，掌握其相应的心理状态，在做好必要的ECMO术前告知的同时，简单介绍ECMO的过程及原理，消除由ECMO知识缺乏所引起的恐惧和不安心理。
- 在ECMO转流期间，进行任何护理操作前都要做好解释及准备工作，操作轻柔，减少痛苦、焦虑对患者的影响，缓解其紧张情绪。
- 及时适度地向患者介绍ECMO治疗的效果，增加其对ECMO治疗的信心，使其能以良好的心态积极配合治疗。

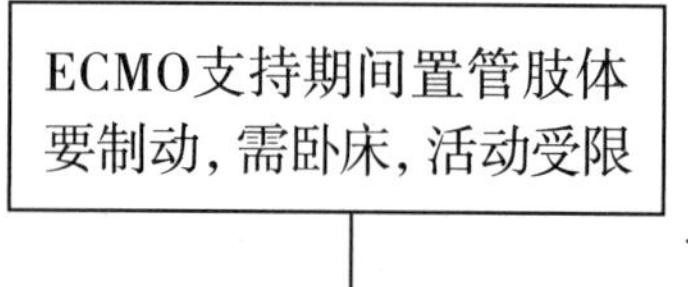

↓

潜在的皮肤完整性受损

（1）护理目标：预防压疮，尽量保持皮肤完整性。

（2）护理措施：

- 每天进行受压皮肤评估。
- 定时适当按摩受压部位，病情允许可在体外循环大夫的协助下，每2小时更换体位一次，预防压疮发生。
- 行ECMO治疗，给予患者气垫床护理，并在患者易受压处如骶尾、枕部及足跟垫软垫或体位垫，必要时给予减压贴膜保护。
- 保持床单位清洁干燥平整，大便及时清洁。
- 必要时予以镇静。

（三）出院时的健康宣教

1. 诊疗情况　ECMO连续转流18天后，心衰逐渐控制，体温恢复正常，患者血流动力学指标明显得到改善，床旁超声心动图（UCG）显示：LVEF 39%，LVED 57mm，血压98/60mmHg，脉搏40次/min，双肺呼吸音清，双下肢无水肿【8】，停用ECMO，并成功拔除股、静脉插管。心功能NYHA分级达Ⅲ级，住院53天后出院。

思维提示：

【8】患者左室射血分数提高，左室舒张末径减小，低氧血症改善，水肿消失，说明患者心功能得到明显改善。

2. 护理评估　患者年轻，起病急，目前心功能未完全恢复，未来回归社会，需要继续控制心功能，缺乏相关疾病知识。

3. 护理思维与实践方案。

重症心肌炎发病急骤，在较短时间内就出现心脏方面的严重表现

↓

缺乏重症心肌炎自我护理相关知识

（1）护理目标：患者出院后能够按时到医院复查，遵医嘱服用药物。能够自我监测心率、血压，做好出入量的管理。

（2）护理措施：

- 告知患者合理安排休息和活动：向患者讲明卧床休息的重要性，出院时心电图及各方面检查已恢复正常，仍需休息半年；6~12个月内避免重体力劳动及活动。
- 避免受凉，预防感染。尽量避免去公共场所，防止感冒，注意室内空气温度和湿度，每日定时开窗通风。
- 指导患者及家属加强营养，进食高蛋白、高维生素、易消化的食物，尤其是补充富含维生素C的食物如新鲜蔬菜、水果等，以促进心肌代谢与修复。
- 学会自己观察和记录出入量以及按照要求控制饮食。
- 坚持按时按量服药，注意观察药物的副作用，心肌炎的治疗是一个漫长的过程，患者出院后需长时间继续服用改善心肌代谢的药物，如辅酶Q10，有保护心肌的作用，需连续服用3个月以上。
- 出院后3个月、6个月、12个月定期复查，检查心功能的恢复情况。
- 学会自测脉搏节律和频率的方法，发现异常或自觉有胸闷、心悸等不适症状时及时就医。

二、护理评价

1. 重症心肌炎起病急、变化快、病情重、预后差，是心肌炎最危重的表现形式，常由于广泛心肌急性损伤、缺血、坏死，导致严重心律失常、心力衰竭、心源性休克，甚至猝死。该病临床表现及医技检查均缺乏特异性，极易误诊漏诊。重症心肌炎合并心源性休克更是病情凶猛、发展迅速，对此患者适时进行有效的治疗护理是改善临床预后、降低病死率的关键。在诊疗护理过程中，患者的生命体征、血氧、意识、尿量是观察的重点，积极防治低血压、少尿、意识改变等心源性休克表现。严密观察动态心电变化，室颤等恶性心律失常是重症心肌炎常见的致死因素之一，一旦出现必须即刻予以电除颤。氧疗能改善重症心肌炎所致的心功能不全，因此血氧饱和度低于 90% 的患者应坚持持续给氧。重症心肌炎患者在进行 ECMO 支持治疗期间，出血、栓塞及感染是 ECMO 主要的并发症，严重影响预后。因此并发症的观察及护理是关键，及早发现出血、栓塞等并发症，有效防止感染、压力性损伤等并发症，可最大限度发挥 ECMO 的功能，改善患者预后。出院时的健康宣教，注意对药物饮食休息详细具体,针对个人制定不同的健康宣教。

2. 暴发性心肌炎是心肌炎最为严重和特殊的类型,主要特点是起病急骤,病情进展极其迅速,患者很快出现血流动力学异常(泵衰竭和循环衰竭)以及严重心律失常,并可伴有呼吸衰竭和肝肾功能衰竭,早期病死率极高。一般将暴发性心肌炎定义为急骤发作且伴有严重血流动力学障碍的心肌炎症性疾病。暴发性心肌炎虽然主要见于年轻人,但各年龄段均可发病。暴发性心肌炎发病急骤,病情进展迅速,早期病死率高,而一旦患者度过危险期,长期预后好,因此对于暴发性心肌炎的治疗应高度重视,采用各种可能手段,尽力挽救患者生命。《成人暴发性心肌炎诊断与治疗中国专家共识》提出按照“以生命支持为依托的综合救治方案”进行救治:尽早采取积极的综合治疗方法,除一般治疗(严格卧床休息、营养支持等)和普通药物治疗(营养心肌、减轻心脏负荷、保护胃黏膜等)外,还包括抗感染、抗病毒、糖皮质激素、静脉免疫球蛋白、血浆和血液净化、生命支持措施如IABP、ECMO、呼吸机辅助呼吸、临时起搏器植入等,必要时可行心脏移植。对此类患者适时进行有效的护理治疗是改善临床预后、降低病死率的关键。

三、安全提示

1. 在体外膜肺氧合过程中,保持膜肺各管道接头连接紧密,严防管道有扭曲、受压、打折及崩脱等,同时应准备应急电源,确保ECMO正常运行及安全。检查管路有无渗血、凝固、气泡,查看胸部X线片子上管道的位置。检查膜肺及管道有无异常震动,严防破膜、漏气和气栓发生。严禁在管道上加药、输液、输血及抽取血标本。

2. 由于ECMO导管置入股动脉和股静脉,一旦管路脱出,将会发生大出血,因此要求下肢制动,防止导管脱出,同时转流期间,检查穿刺伤口有无渗血、肿胀,检查置管一侧下肢末梢血运情况。

3. ECMO支持时间越长,发生并发症的危险性越大,出血是ECMO最主要的并发症。减少不必要的穿刺,必须穿刺或注射时应延长穿刺或注射部位的按压时间,以穿刺或注射点不出血为准并继续观察穿刺或注射部位的情况;通过有创动脉血压监测留置管口留取血标本。

四、经验分享

1. ECMO患者抢救过程中,护理的重点是什么?

ECMO护理的重点防治并发症,包括出血、感染等。

(1)预防出血:出血是最常见的,可以是手术部位或其他脏器的出血。注意伤口、穿刺处、大便、引流液、皮肤黏膜有无出血倾向。最严重的是脑出血。严密观察神志瞳孔的变化。出血的原因:①管道固定不稳固、患者活动会造成穿刺处出血;②体外膜肺氧合转流的患者血液在体外与大量非生理的异物表面接触,管路需要全身肝素化以避免血液凝固和血栓形成;③血小板的严重消耗;④血细胞的破坏造成血小板功能下降,凝血机制受损。对患者实行保护性约束,避免管道移位。严密观察有无出血倾向,监测凝血功能。密切监测激活全血凝固时间(ACT)和血小板计数。应每1~2小时监测ACT,维持ACT在160~200s,根据ACT值及时调整肝素用量。注意观察有无活动性出血,发现问题及时报告医生进行手术处理。

(2)预防感染:行ECMO的患者免疫力和感染力降低,且置管加大了感染的危险性。为预防感染,护士应严格无菌操作,密切观察ECMO插管穿刺部位有无渗血、红肿及分泌物等感染征象,及时更换伤口处被污染的敷料。观察体温的变化,发现感染征象,进行细菌培养,

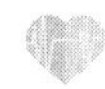

明确致病菌，使用相应的抗生素治疗。尽量缩短体外膜肺氧合辅助时间，帮助患者尽早恢复进食，加强护理和营养，减少静脉用药。

2. 如何对 ECMO 患者做好情感支持、宣教与鼓励？

加强与患者及家属的情感交流，帮助患者家属应对严峻的形势和艰难的抉择。向患者及家属讲解监护室的管理常规、ECMO 的功能和机制、用药计划及病情，使患者家属对 ECMO 的整体治疗过程有所了解并积极参与到对患者的护理当中。

开始进行 ECMO 治疗前，需要主动与患者沟通，掌握其相应的心理状态，在做好必要的术前告知，同时简单介绍 ECMO 的过程及原理，消除其对 ECMO 知识缺乏所引起的恐惧和不安心理；在 ECMO 支持期间，进行任何护理操作前做好解释及准备工作，操作轻柔，减少痛苦、焦虑对患者的影响，缓解其紧张情绪；同时，及时适度地向患者介绍 ECMO 的治疗效果，介绍成功案例激发患者的求生欲望，增加其对 ECMO 治疗的信心，鼓励患者的乐观情绪，使其能以良好心态积极配合治疗。

尽可能关注每个细节，让患者感到生理上的舒适、情感上的支持、教育和鼓励。对 ECMO 患者的生理舒适程度进行连续观察，并不断采取各种治疗与护理手段（药物、体位、清洁、抚触等）来提高患者的舒适度、促进患者恢复。

（季诗明　俞晓霞　吕　蓉）

第十五节　扩张型心肌病患者安装心脏再同步治疗起搏除颤器的护理

患者女性，56 岁，2 年前开始间断出现活动时胸闷、气短，乏力，有时伴双下肢水肿。外院冠状动脉造影检查“未见异常”。超声心动图检查提示左、右心室及室间隔运动明显不同步，EF41%，各房室腔明显扩大，诊断为“扩张型心肌病”【1】。平时口服拜阿司匹林、卡维地洛、螺内酯、呋塞米、托拉塞米片（伊迈格）、氯化钾缓释片等药物治疗，仍间断有胸闷气短及双下肢水肿发生【2】。入急诊前 1 天因感冒，咳嗽、咳痰，导致胸闷气短再次加重【3】。急诊治疗期间发生意识丧失，心电监测示波：室性心动过速，心率 220 次 /min，予双向非同步 200J 电复律一次后转为“窦性心律，频发室性期前收缩、二联律、短阵室速”【4】。为进一步治疗以“扩张型心肌病、心功能Ⅲ级、室性心律失常”收入院。

思维提示：

【1】患者符合“扩张型心肌病”诊断：主要表现为各房室腔明显扩大，EF 值降低，由于心排血量低，患者常感乏力。症状以心力衰竭为主，其中以呼吸困难和下肢水肿最常见。最初在劳动或劳累后发生，逐渐在轻度活动或休息时也发生，或有夜间阵发性呼吸困难。如患者出现以上症状护士应嘱患者注意休息避免劳累，以免病情恶化。

【2】胸闷、气短及双下肢水肿：患者经规律药物治疗后，仍间断有胸闷气短及双下肢水肿发生，提示护士患者的病情逐渐加重。护理上应密切观察患者的病情变化，防止意外发生。

【3】胸闷、气短再次加重：上呼吸道感染是诱发扩张型心肌病——心衰加重的最常见原因，因此护士要告知患者预防感冒特别是预防流感格外重要。

【4】患者出现室性心律失常：室性心律失常在扩张型心肌病患者中非常常见，可以由疾病本身引起，也可以由伴随的临床情况，如心衰、电解质紊乱、药物等引起。扩张型心肌病患者合并室性心律失常时，病情变得更为复杂，所以有必要对此类患者进行风险评估，根据情况采取合理的干预措施。护理上准备好抢救药品、仪器、用物，积极配合医生进行 CPR 抢救治疗。

一、诊疗过程中的临床护理

（一）入院时

1. 诊疗情况

入院查体：T 36.5℃、HR 90 次 /min、BP 104/80mmHg、R 20 次 /min。患者意识清楚，不能平卧位，双肺听诊呼吸音粗，双下肢水肿。

胸部 X 线检查：两肺淤血、左室增大。床旁心脏超声心动图示：二尖瓣、三尖瓣中 - 少量反流，左心室舒张末期内径 65mm，左房内径 43mm，右室内径 44mm，右房内径 51mm，LVEF 30%【5】。心电图示：窦性心律、完全左束支传导阻滞、QRS 波时限 160ms、QT 间期 390ms，频发室性期前收缩、短阵室速。

实验室检查：动脉血气分析 pH 7.41、$PaCO_2$ 37.3mmHg、PaO_2 111.00mmHg，SaO_2 97.90%。K^+ 5.0mmol/L、BNP 1 500pg/ml【6】。

主要治疗：持续低流量吸氧，多巴胺 3μg/（kg·min）、硝普钠 2μg/（kg·min）静脉泵入，0.9% 生理盐水 100ml+ 头孢呋辛钠 1.5g，2 次 /d，静脉滴注。呋塞米 20mg（隔日一次）、托拉塞米 20mg（隔日一次）、螺内酯 20mg（1 次 /d）、氯化钾 1.0g（3 次 /d）、富马酸比索洛尔 2.5mg（1 次 /d）口服。床旁备好抢救物品。下一步准备植入心脏再同步治疗起搏除颤器（cardiac resynchronization therapy with implantable cardioversion de-fibrillator，CRT-D）治疗【7】。

思维提示：

【5】LVEF 30%：心脏失代偿，心功能进一步恶化，当 LVEF 降低至 35% 以下时，发生恶性心律失常猝死的概率就会大大增加，当危及患者生命的恶性心律失常发生时，CRT-D 能迅速终止室颤，是抢救成功至关重要的一步。

【6】心电图示：窦性心律、完全左束支传导阻滞、QRS 波时限 160ms，心脏运动不同步；QT 间期 390ms、频发室早、伴短阵室速，K^+ 5.0mmol/L，说明患者室性心律失常并非由 QT 间期延长、低钾等因素引起。符合植入 CRT-D 的适应证。

【7】CRT-D 或 CRT-ICD 是同时具有心脏再同步化治疗起搏器和埋藏式心脏自动除颤器两者功能的心脏起搏装置，也称为三腔起搏除颤器。通过在传统起搏器右心房、右心室双心脏起搏基础上增加左心室起搏，遵照一定的房室间期或室间期顺序发放刺激，实现正常的心房、心室电激动传导，以改善心脏的不协调运动，恢复房室、左右室间和左右室内的同步性，进而改善心脏功能。

 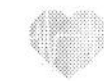

2. 护理评估　患者诊断为“扩张型心肌病”，此病主要特征是一侧或双侧心腔扩大，心肌收缩功能减退，产生心力衰竭，伴有室性心律失常、心脏性猝死。患者因病情危重而需卧床休息，不能自主进食、卫生、如厕。

3. 护理思维与实践方案

咳嗽、咳痰，两肺淤血、左室增大；二尖瓣、三尖瓣中-少量反流，LVEF 30%

↓

潜在并发症：急性左心衰竭

（1）护理目标：住院期间患者不发生急性左心衰竭，或在发生急性左心衰竭初期及时被发现并迅速得到有效救治。

（2）护理措施：

- 避免一切加重心脏负担的因素，如感染、快速输液、大量饮水、饱餐、用力排便、情绪激动等。
- 密切观察患者有无呼吸困难、不能平卧、咳粉红泡沫痰、烦躁、大汗等可疑急性左心衰竭的表现。发现异常及时通知医生进行抢救，遵医嘱给予利尿剂等药物对症治疗，协助医生收集N末端脑钠肽（NT-proBNP）/脑钠肽（BNP）、胸部X线片、心脏超声、血气分析等检查结果。
- 呼吸困难明显并伴有低氧血症（$SaO_2<90\%$或$PaO_2<60mmHg$）时给予高流量吸氧，血氧饱和度保持在90%以上。严重呼吸困难和/或酸中毒时，可考虑立即给予无创通气；伴有呼吸衰竭、意识减退或呼吸无力时，可考虑给予有创通气；出现利尿剂抵抗时，可考虑给予超滤治疗。出现心源性休克、药物效果不佳时，可考虑给予机械循环支持，作为恢复或心脏移植的过渡（桥梁）。
- 每日测体重，以观察患者的液体潴留情况，准确记录出入量，注意尿量变化。了解利尿剂的疗效。
- 监测肾功能和电解质，警惕发生低血钾等不良反应。根据监测情况调整电解质的摄入。
- 遵医嘱0.9%生理盐水100ml+头孢呋辛钠1.5g，2次/d，静脉滴注，控制肺部感染。减少家属探视，注意病房通风。
- 遵医嘱多巴胺3μg/(kg·min)、硝普钠2μg/(kg·min)静脉泵入，保持管路通畅。密切观察患者的血压、心率变化。出现低血压或肾功能恶化时，应及时调整药物剂量。观察穿刺局部有无红肿，液体外渗。

完全左束支传导阻滞、频发室性期前收缩、室性心动过速、心衰

↓

潜在并发症：心源性猝死

（1）护理目标：住院期间患者不发生心源性猝死。

（2）护理措施：

- 给予心电监护，密切监测患者心律/率、能够快速识别室速、室颤心电图。
- 向患者说明心律失常的临床表现及感受，若出现心悸、胸闷等不适症状及时告诉医护人员。
- 严密监测患者的心功能变化，预防心衰的急性发作。
- 积极纠正电解质紊乱。
- 根据患者的病情和心功能情况指导患者卧床休息。
- 饮食均衡，以清淡、易消化富含维生素和纤维素为宜，预防便秘，必要时给予通便药物或甘油灌肠。
- 备好除颤器、呼吸机、胺碘酮、利多卡因等抢救物品，一旦患者出现室速、室颤等意识丧失的情况，立即配合抢救。

患者需卧床休息、不能下床活动，不能自主进食、卫生、如厕等

↓

自理缺陷：进食、卫生、如厕

（1）护理目标：卧床期间，患者①生活需求得到满足；②逐渐恢复自理能力。

（2）护理措施：

- 评估患者的生活需求和自理能力程度。
- 向患者解释其自理受限的原因，护士会在其卧床期间满足其生活需求。
- 协助患者进餐和清洁。
- 做好晨晚间的护理工作。
- 指导患者床上排尿、排便。
- 将呼叫器放置在患者触手可及之处，如有不适，及时通知医护人员。
- 病情平稳后，帮助患者逐步恢复自理能力。

（二）安装 CRT-D 前护理

1. 诊疗情况　患者住院 7 天经药物治疗后，无咳嗽、咳痰，胸闷气短症状明显减轻、可间断平卧位休息，双肺听诊未闻及干湿啰音。血压 106/82mmHg，心率 85 次 /min，遵医嘱停用多巴胺和硝普钠治疗。心电示波：窦性心律、完全左束支传导阻滞、QRS 波时限 160ms、QT 间期 380ms，频发室性期前收缩、短阵室速。复查床旁心脏超声心动图示：左心室舒张末期内径 64mm，LVEF 32%。实验室检查：电解质、肝肾功能、血常规、凝血功能等化验指

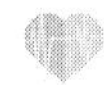

标均在正常范围内。准备择期行 CRT-D 植入术【8】。护士与患者沟通时发现，患者担心 CRT-D 手术难度大，不顺利，术中疼痛，不了解预期治疗效果而产生顾虑、恐惧。经过医生护士的讲解和安抚，患者的顾虑消除【9】。于第二天在局麻下行 CRT-D 植入，返回病房后，起搏器植入处绷带加压包扎，局部敷料干燥未见渗血【10】。告知患者左上肢制动卧床 24 小时，24 小时后如无不适可以下床活动。心电监测：起搏心律与窦性心律交替，心率 68 次 /min，QRS 波时限 128ms。

思维提示：

【8】CRT-D 植入术：与普通起搏器相比，CRT-D 的特殊和关键之处在于增加了左心室的电极导线，最常用的途径是经冠状静脉窦将起搏电极送至适当的心脏腔室以起搏左心室，左心室电极导线植入技术难度大，手术时间长，手术中需要患者平卧，容易导致心功能恶化。为确保手术顺利，术前要有效地纠正心脏功能，保证水电解质平衡。因此术前必需严格评估患者能否耐受手术以及各项化验指标是否均在正常范围内，方可择期行 CRT-D 植入术。护理上护士要积极协助医生完成护理评估和检查。

【9】消除患者顾虑：CRT-D 价格昂贵，体积大于一般起搏器，为有创性手术，部分患者预后疗效尚不如一般起搏器明确。患者术前存在明显的焦虑、甚至恐惧。护士在护理上要向其介绍该项技术先进性、安全性、有望获得的疗效，以消除患者的心理负担，增强治疗的信心。

【10】CRT-D 植入术后：患者行 CRT-D 植入术，术后护理上注意评估伤口的局部情况、生命体征、心电图变化等，积极预防并发症的发生。

2. 护理评估　患者植入 CRT-D 前，加强心衰护理及保证电解质平衡；消除患者的心理负担，增强治疗的信心尤为重要。术后及时发现伤口出血、感染、电极移位等并发症的发生。

3. 护理思维与实践方案

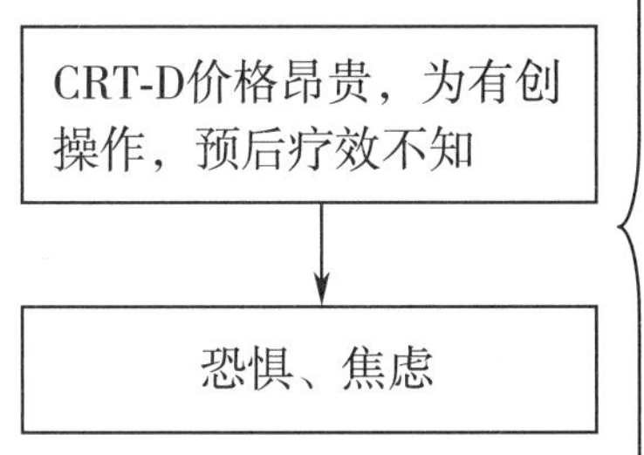

（1）护理目标：缓解患者焦虑恐惧的心理状态，努力配合行CRT-D植入手术治疗。

（2）护理措施：

- 耐心向患者解释病情，消除患者的紧张和顾虑，使其能积极配合治疗和得到充分休息。
- 充分向患者介绍治疗成功的病历，CRT-D植入手术过程、手术地点、手术环境、术前准备、术中配合及手术后有望获得的疗效。
- 为患者提供安静和舒适的环境，必要时睡前给予地西泮5mg口服或其他助眠药物。
- 及时解除患者痛苦，以增强其安全和舒适感。

左心室舒张末期内径64mm，LVEF 32%

↓

心排血量减少

（1）护理目标：积极纠正患者的心功能不全，使患者能够平卧耐受手术过程，保证手术顺利，最大限度降低手术风险。

（2）护理措施：

- 手术前遵医嘱强化抗心衰药物治疗，护士严密监测患者血压、心率/律、呼吸及药物治疗后心衰症状的改善情况。
- 手术前避免患者感染、大量饮水、饱餐、用力排便、情绪激动等一系列加重心脏负担的危险因素发生。
- 使用利尿剂期间，护士除密切监测患者的体重、出入量，了解利尿效果的同时监测肾功能和电解质情况，积极纠正电解质紊乱。警惕发生低血钾或高血钾等不良反应。
- 密切观察患者的输液速度，避免快速、短时间内大量输入液体，加重心脏负担，导致手术无法顺利进行。
- 手术过程中患者主要感受为手术部位的疼痛或者胸闷气喘加重，告知患者如出现不适请及时告知手术医生及护士，切勿在手术台上随意乱动。
- 患者一旦发生异常，护士应积极协助医生进行抢救，遵医嘱给予对症治疗及处理。

（三）安装 CRT-D 后护理

有创操作，皮下有异物存在

↓

潜在并发症：出血、感染

（1）护理目标：患者术后住院期间不发生伤口出血和感染。

（2）护理措施：

- 伤口护理：患者局部伤口加压包扎，并保持伤口敷料清洁、干燥。术后第2、4天进行伤口换药，第7天拆线。
- 术后遵医嘱给予抗生素静脉滴注3天，复查血常规，无异常3日后停止使用抗生素。
- 严格无菌操作，同时尽量减少非必要人员的探视，避免引起交叉感染。
- 严密观察患者伤口有无渗血、红肿，囊袋积血等情况， 以便及时给予重新包扎等处理。
- 卧床期间加强监测体温、脉搏和心率等，以便尽早发现出血、感染等并发症。
- 做好患者晨间和晚间护理，满足患者清洁需求。
- 保持床单位清洁、干燥、舒适。

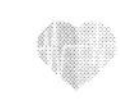

左心室电极植入难度和固定难度较大，肌小梁平滑，脱位率较高

↓

潜在并发症：电极移位

（1）护理目标：患者术后住院期间不发生电极移位，或及时发现电极移位。

（2）护理措施：

- 术后协助患者平移到床上，告知患者10～12小时内平卧床上，术侧肩关节避免活动，防止不恰当的肢体活动导致电极移位。
- 给予患者持续心电监测，心电图检查，密切监测心电示波情况，观察CRT-D起搏及感知功能是否正常，是否为左心室起搏图形（心电图表现为右束支传导阻滞的QRS波形，QRS时限较前缩短）。有无感知不良或感知过度图形发生。
- 满足患者卧床期间的生活护理。
- 将呼叫器放置在患者触手可及之处，如有不适，及时通知医护人员。
- 患者术后12小时如果病情平稳，可下床活动，1～3天后可增加活动量，但要适当注意活动量和活动方式，术侧手臂严格避免快速地、突然地移动或用力高举等动作。

（四）出院时的健康宣教

1. 诊疗情况　住院 15 天，患者各项生命体征平稳，无不适主诉，夜间可平卧入睡，血压 105/70mmHg，心率 68 次 /min，双肺未闻及啰音，双下肢未见水肿，已下床活动。动态心电图报告：起搏心律 + 自主心律，起搏功能良好、感知功能良好，频发室性期前收缩，短阵室速。QRS 时限较前缩短【11】。起搏器伤口拆线，局部未见异常。患者于住院第 16 日出院，后期遵医嘱进行 CRT-D 随访【12】。

思维提示：

【11】患者各项生命体征平稳，夜间可平卧入睡，提示患者心功能明显改善，但需要避免诱发心衰因素的发生，所以护士应详细给患者讲解预防心衰发生的重要性。

【12】患者第一次安装 CRT-D，对于术后随访要求不了解。护士要做好相关知识的告知。

2. 护理评估　患者出院后必须定期随访，护士应给予详细的健康指导。

3. 护理思维与实践方案

患者虽然安装CRT-D，但仍需要避免导致心衰发生的因素，掌握定期进行随访的时间和内容，掌握CRT-D植入术后注意事项

↓

知识缺乏

（1）护理目标：出院前，患者和家属①能够说出预防心衰的危险因素；②能够复述并执行。

（2）护理措施：

- 嘱患者规律生活，保持情绪稳定，避免过度劳累，预防感冒发生，严格遵医嘱规律长期服用抗心衰及预防恶性心律失常药物。如有心功能恶化、出现放电应尽早到能够进行CRT-D程控的医院就诊。
- 出院后随访时间：出院后首次随访时间为3个月，以后每6个月至1年一次，患者有不适等情况随时到门诊随访。
- 教会患者自己数脉搏，出现脉搏明显过快、过慢或有头晕、乏力、晕厥等不适及时就医。
- 指导患者装有CRT-D的一侧上肢避免做过度用力或幅度过大的动作，如打网球、举重物等，以免引起电极移位而影响CRT-D的功能。避开强磁场和高电压等场所，如高压变电站、无线电发射站周围的电磁场。医疗环境中磁共振检查、高频电刀、体外除颤等均可影响其正常工作。日常生活中电子防盗装置、金属探测器、内燃机打火装置等一般不影响其正常工作。手机、微波炉、电冰箱、电视、电脑、接地良好的其他家用电器均可安全使用。航空安检时应出示CRT-D植入卡，避免通过安检门。
- 嘱患者一旦接触某种环境或电器后出现胸闷、头晕等不适，应立即离开现场或不再使用该种电器。
- 护士向患者发放健康教育宣传册，告知患者医院的联系电话。告知患者妥善保管CRT-D指导卡，注明其类型、品牌、有关参数、频率、安置日期、使用年限等，外出时随身携带或拍照留存，便于出现意外时为诊治提供信息。

二、护理评价

扩张型心肌病是一侧或双侧心腔扩大并伴有心肌收缩期泵血功能障碍，伴或不伴充血性心力衰竭的心脏疾病。扩张型心肌病发展到晚期，心力衰竭和心律失常是致死的主要原因，也是两大临床难题，因为临床常规药物治疗效果不佳，患者往往死于猝死或心衰，CRT-D能减轻双室间因传导延迟引起的左右心室机械性不同步，减少功能性二尖瓣反流，改善心衰症状，同时带有体内除颤功能，减少因心律失常造成的猝死发生。因此植入具有 CRT 和 ICD 功能的装置（CRT-D）有望改善心功能不全患者的生活质量和延长生存时间。植入术前对患者认真评估并做好心理指导，植入术后加强起搏器的功能监测，重视并发症的观察及护理，住院期间做好随访教育，出院后重视追踪访问、连续督导，自觉使 CRT-D 发挥最佳的临床效果。

三、安全提示

1. 左室导线的植入是 CRT-D 治疗的关键，术后早期防止电极移位。

术后避免过早下床活动。另外 CRT-D 患者通常合并束支传导阻滞，因此需要关注心电图变化（左心室起搏时心电图的特征性表现为右束支传导阻滞的 QRS 波形）。一旦起搏心电图发生改变，需要进行 X 线和起搏器检查。

2. CRT-D 无法保证每次均正确识别室速或室颤而及时放电治疗，有时因不适当识别而误放电也非少见。因此，告知患者及家属，发生电击后及时与医生联系复查；在电池能量接近耗竭时，随访间隔时间应缩短；如有心功能恶化、放电不适或反复放电应尽早到医院复查。

3. 告知患者加强服药依从性自我管理的重要性。

CRT 治疗需在心衰标准药物治疗的基础上进行，CRT 治疗可以优化抗心力衰竭药物，如促进 β 受体拮抗剂等药物更好地达到靶剂量而不必过分担忧心率、血压等。ICD 可以终止恶性室性心律失常，降低猝死的发生率，但是并不能预防恶性心律失常的发作，抗心律失常药物或其他针对病因的药物可以减少恶性室性心律失常的发作频率，减少 ICD 放电治疗带来的不适，因此即使安装了 ICD，患者仍需坚持服用医生指定的药物，不能自行停药。所以加强患者的服药依从性是非常重要的。

四、经验分享

1. CRT-D 治疗的目的和效果如何？

（1）CRT 患者中约 70% 成为 CRT 反应者，也就是说心衰患者经 CRT 治疗后心功能改善、心脏缩小以及活动耐量增加。

（2）CRT 患者中 10%~20% 为 CRT 超反应者，其心功能明显改善，心脏明显缩小以及活动耐量明显增加，其住院率和病死率明显减低。

（3）ICD 可有效终止 98% 以上的持续性室速或室颤，显著降低恶性心律失常高危人群的病死率。

2. 如何保证心衰患者顺利接受 CRT-D 植入术？

（1）CRT-D 已成为治疗慢性心力衰竭的有效手段之一。植入术前对患者的心功能、心电图认真做好评估。

（2）接受 CRT-D 植入的患者通常心功能不佳，手术耐受性相对较差，容易出现急性心力衰竭或合并室性心律失常，术前除按照普通起搏器常规准备工作外，应积极纠正心功能状态，调节酸碱电解质平衡，签署知情同意书。

（3）CRT-D 植入操作需要由资深的起搏器电生理医生完成。强调要有较强的心外科后备，必要时能迅速获得急救支援。

（4）患者由于病程长，症状反复发作，长期服药效果不佳，对 CRT-D 治疗认知低，期望又高，多处于紧张、焦虑和恐惧状态。因此，要向患者耐心讲解 CRT-D 的工作原理，CRT-D 手术的目的及重要性，手术的大致过程、术中配合及注意事项等。介绍同类手术的成功病例，减轻患者心理压力，增强其治疗信心。保证心衰患者顺利接受 CRT-D 植入术。

3. CRT-D 植入术后患者的自我管理

（1）普通起搏器植入术后患者的自我管理。

（2）心力衰竭患者的自我管理。

（3）告知患者按时、足量、规律服用药物的重要性。

（4）告知患者 CRT-D 低能量转复治疗可出现心脏被重击的感觉；高能量除颤时可有电击、胸痛、心慌的感觉，甚至有些患者描述仰卧位时被电击后弹起。这种感觉是 CRT-D 治疗时身体的正常反应，意味着工作正常，不必紧张、恐惧。但应尽快联系医生，因为治疗方案可能需要调整。

（5）当心衰加重、肺部淤血 / 水肿加重达到一定阈值即会发出报警声。听到报警声应当及时与医生联系。

（6）CRT-D 植入术后必须定期随访。

4. CRT-D 植入术后随访要点

（1）CRT-D 植入术后应定期随访，包括询问患者心衰症状的改善及服药情况、超声心动图等辅助检查、实验室检查、测试程控 CRT-D。

（2）定期随访可以适时调整 CRT-D 参数和 / 或药物治疗方案。从而使治疗效果达到最佳。否则不能有效改善患者的心力衰竭症状、延长患者寿命。

（3）一般要求患者出院后首次随访时间为 3 个月，以后每 6 个月至 1 年一次，患者如有不适等情况随时到门诊随访。如果病情稳定甚至持续改善，并且远程随访 CRT-D 工作状态良好，可适当延长门诊随访的时间间隔。

（4）接近电池耗竭时，应缩短随访的时间间隔。

（张　炜）

第十六节　肾动脉狭窄所致高血压患者的护理

患者男性，69 岁，75kg，发现高血压 16 年，加重伴头痛 2 个月【1】。入院前 10 天无明显诱因再次出现头痛、恶心，未呕吐。无黑矇、晕厥，无大汗、面色苍白。服止痛药后无明显缓解，疼痛持续约 4 小时。于当地医院就诊，测血压 210/100mmHg，给予输液、降压等治疗后病情缓解，此后未再发作。遵医嘱口服硝苯地平，血压波动在 150~180/90~110mmHg，肾

动脉 CT 提示双侧肾动脉中重度狭窄【2】。门诊以“高血压、肾动脉狭窄”，拟接受肾动脉支架植入术收入院。

思维提示：

【1】患者出现头痛的症状：头痛是高血压最常见的临床症状，主要是由于动脉血管硬化或痉挛，造成血液供应不畅，或颅内压过高，使局部压力上升，加上神经等因素的参与，出现头痛，需要立即了解患者的血压情况，遵医嘱给予降压药，必要时可给予止痛药物帮助缓解头痛。观察患者的血压、面色、神志、肢体活动等神经系统体征的改变、预防脑出血等严重并发症的发生，是护士对高血压患者观察的重点。

【2】患者明确肾动脉狭窄：当肾动脉狭窄引起肾缺血时导致肾素-血管紧张素-醛固酮(RAAS)系统被激活，引起难治性高血压和进行性肾功能损害，而且显著加重其他心血管疾病的不良预后。

一、诊疗过程中的临床护理

(一) 入院时

1. 诊疗情况

入院查体：T 36.4℃、HR 80 次 /min、BP 190/90mmHg、R 15 次 /min。患者自主体位，意识清楚，查体合作，双下肢无肿胀，无急、慢性病容。

实验室检查：肾功能相关指标测定结果显示 Scr 102μmol/L，K^+3.66mmol/L，尿蛋白(+)【3】。

主要治疗：硝苯地平缓释片 20mg，每 8 小时 1 次【4】；硝普钠 0.34μg/(kg·min)，静脉泵入【5】，血压降至 150/95mmHg【6】，5% 葡萄糖氯化钠静脉滴注进行水化治疗【7】。患者全身皮肤黏膜完整无破损。

思维提示：

【3】患者肾功能实验室检查结果：肌酐在正常范围之内(44~133μmol/L)，但高于100μmol/L 且尿蛋白阳性提示有潜在肾功能损害的危险，应注意对肾功能的监测和保护。应给予患者低盐低脂、含优质蛋白质的饮食，注意出入量及电解质的平衡。

【4】患者服用硝苯地平降压：硝苯地平属钙通道阻滞剂，主要作用于入球小动脉，增加肾血流量，维持肾小球滤过压。对肾血管性高血压有明确降压作用，但不减少脑、冠状动脉和肾血流量。因此钙通道阻滞剂是肾动脉狭窄所致高血压的首选药物。但是钙通道阻滞剂抑制心肌的收缩力及传导，从而减慢心率。因此在服用药物时应重点观察患者心率的变化，避免心动过缓。

【5】使用硝普钠：硝普钠为高血压危象推荐的血管扩张剂，可同时迅速扩张动脉和静脉，达到快速降压的作用。开始使用及调整剂量时应加强对患者血压的监测。硝普钠对光敏感，药物稳定性较差，代谢产物有氰化物，需要避光使用，且密切观察患者有无意识及精神状态的改变。

【6】患者血压降至150/95mmHg：人的血压本身具有昼夜间的恒定变化，凌晨2~3时是一天内血压最低的时段，该患者应用较大剂量降压药物，应特别注意患者血压变化的情况，防止低血压的发生以及由于体位性低血压造成患者的意外伤害，慎用ACEI和ARB类降压药，因该类药物可能引起肾功能的进一步损害。

【7】患者术前给予等渗液体水化：水化治疗可以有效预防对比剂肾病，保护肾功能，降低术后肾脏进一步损害。对于已存在肾动脉狭窄的患者而言，发生肾功能恶化，需要严密观察肾功能变化，当这类患者肌酐高于90μmol/L时就应考虑给予水化。

2. 护理评估　患者血压升高，肌酐值升高、尿蛋白(+)，表明已经出现肾功能损害，给予降压及水化治疗，降压期间注意血压的波动情况，血压的突然升高或降低有可能导致患者出现高血压脑病和主动脉夹层血管破裂等严重并发症。应限制患者活动，严格卧床，护士给予专业指导及生活护理，采用低盐低脂和富含优质蛋白的饮食。

3. 护理思维与实践方案

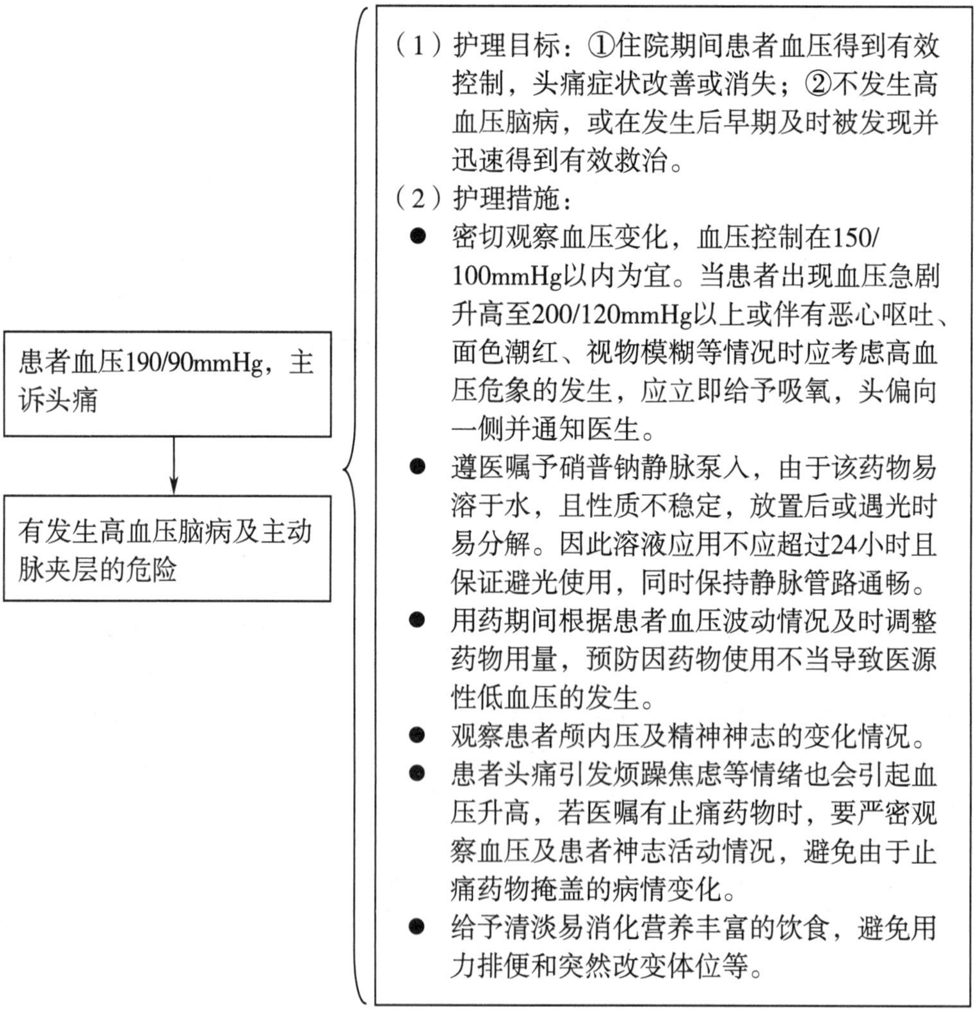

患者血压190/90mmHg，主诉头痛

↓

有发生高血压脑病及主动脉夹层的危险

（1）护理目标：①住院期间患者血压得到有效控制，头痛症状改善或消失；②不发生高血压脑病，或在发生后早期及时被发现并迅速得到有效救治。

（2）护理措施：

- 密切观察血压变化，血压控制在150/100mmHg以内为宜。当患者出现血压急剧升高至200/120mmHg以上或伴有恶心呕吐、面色潮红、视物模糊等情况时应考虑高血压危象的发生，应立即给予吸氧，头偏向一侧并通知医生。
- 遵医嘱予硝普钠静脉泵入，由于该药物易溶于水，且性质不稳定，放置后或遇光时易分解。因此溶液应用不应超过24小时且保证避光使用，同时保持静脉管路通畅。
- 用药期间根据患者血压波动情况及时调整药物用量，预防因药物使用不当导致医源性低血压的发生。
- 观察患者颅内压及精神神志的变化情况。
- 患者头痛引发烦躁焦虑等情绪也会引起血压升高，若医嘱有止痛药物时，要严密观察血压及患者神志活动情况，避免由于止痛药物掩盖的病情变化。
- 给予清淡易消化营养丰富的饮食，避免用力排便和突然改变体位等。

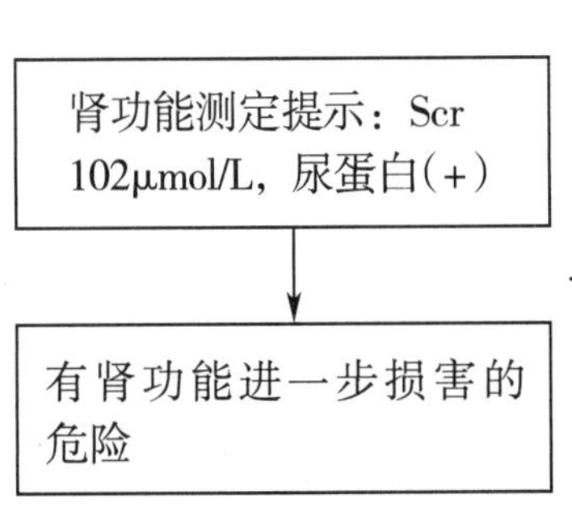

（1）护理目标：患者肾功能不发生进一步损害，能够顺利接受肾动脉支架植入术。

（2）护理措施：

- 进行水化治疗：鼓励患者24小时饮水>1 500ml，静脉水化治疗总液量应保持在2 000~2 500ml。水化应在术前12~24小时开始，直至术后肾功能检查结果与术前持平且在正常范围内停止。术后24小时总入量在4 000ml左右。
- 保证24小时出入量平衡，当入量大于出量500ml以上时应遵医嘱酌情给予利尿治疗。
- 监测患者术前的肾功能指标（不可高于200μmol/L）。

（二）肾动脉支架植入术前的护理

1. 诊疗情况　患者入院后完成实验室、胸片、超声等常规检查。血压降至150/95mmHg，给予硫酸氢氯吡格雷片150mg立即口服。长期医嘱拜阿司匹林100mg(1次/d)，硫酸氢氯吡格雷片75mg(1次/d)口服【8】。手术当日晨起测血压收缩压较平日升高10mmHg【9】。术前一日于患者左手留置静脉套管针，进行碘过敏试验，手术区域备皮。术前一日晚八点至次日晨水化液体量不少于1 000ml【10】。

思维提示：

【8】为患者服用抗血小板药物：肾动脉支架植入术前患者服用抗血小板药物，需要将血压控制在安全范围(血压不高于150/100mmHg)内，避免血压升高有脑出血危险时服用抗血小板药物引起治疗矛盾。

【9】患者术前晨起血压升高：患者对手术过程不了解，对预后效果不确定，容易产生紧张焦虑的情绪，有导致血压的进一步升高和术后发生迷走反射的可能。护士应积极做好患者的心理疏导工作。

【10】术前一日晚进行水化：患者术前进行水化可在一定程度上预防术后肾功能的进一步损害。护士应注意患者肾功能的变化，准确记录24小时出入量。

2. 护理评估　患者介入术前接受水化治疗、使用硝普钠持续静脉泵入以及医嘱卧床都限制了活动，护士应提供相应的生活护理。对疾病和手术的不了解引发患者紧张焦虑的情绪，需要护士进行心理护理和健康宣教。

3. 护理思维与实践方案

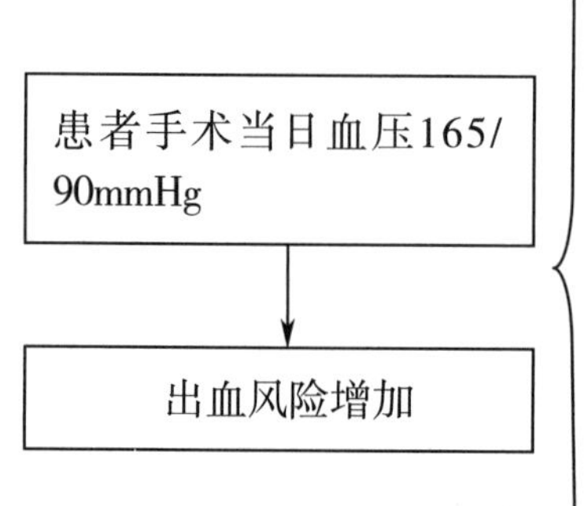

（1）护理目标：患者血压平稳，顺利接受介入手术。

（2）护理措施：

- 严密观察血压水平，及时调整药物用量。血压术前最好控制在160/100mmHg。
- 对患者进行术前宣教，让患者了解手术过程、意义和注意事项。
- 安抚患者及家属紧张焦虑的情绪，鼓励患者说出担忧和顾虑，提供心理支持，增强患者及家属信心。

（三）肾动脉支架植入术后的护理

1. 诊疗情况　患者入院2日后进行肾动脉介入治疗，于左肾动脉近端植入支架一枚，过程顺利。术后血压150/80mmHg，心率80次/min，右股动脉穿刺处使用血管吻合器封堵【11】，伤口加压包扎，足背动脉搏动良好。继续给予硝普钠37.5μg/min静脉泵入【12】。术后第2日Scr 110μmol/L【13】。

思维提示：

【11】患者右股动脉使用血管吻合器封堵：患者制动时间减少，术后6小时后可将床头摇起，可向健侧翻身，术后24小时可下地活动，但应减少术侧肢体负重。应提示患者穿刺部位换药后会摸到黄豆粒大小的硬结，属正常现象，2~3个月内可自行吸收，但应避免半年内相同位置再度穿刺。

【12】患者术后继续硝普钠静脉泵入：虽然介入术后患者肾动脉狭窄的情况得以改善或解除，并且在术后30分钟左右出现血压下降的情况。但是多数患者介入术后血压仍高于正常水平，因此需要硝普钠辅助降压治疗。此时需要密切观察血压变化，根据血压情况及时调整用药剂量和方案。血压维持在120/80mmHg时可考虑改为口服降压药治疗，避免医源性低血压的发生。

【13】患者术后第2日Scr 110μmol/L：患者介入手术所使用的对比剂会在一定程度上加重肾脏负担，需要继续水化，监测肾功能的变化，如肾功能进一步恶化必要时应进行透析治疗。

2. 护理评估　患者行支架植入术后，原有狭窄的肾动脉得到改善，血流动力学发生变化，血压开始逐渐下降，有些患者可降至正常水平；狭窄解除后，患者的肾功能会逐渐改善，但由于术中所用对比剂由肾脏排出在一定程度上会加重肾脏负担，而该患者术前已有肾功能不全的表现，因此也可能造成术后肾功能的进一步恶化。

3. 护理思维与实践方案

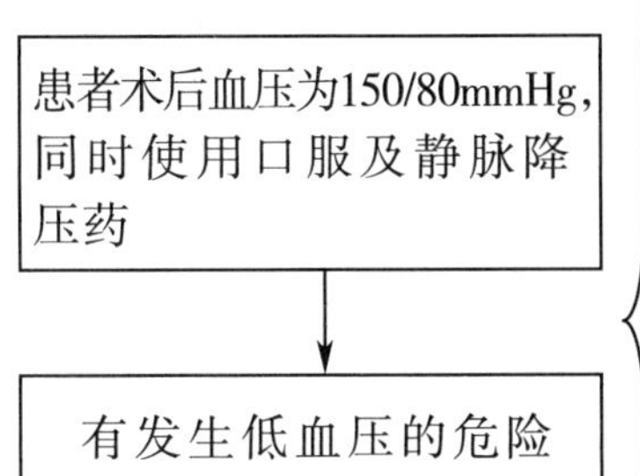

（1）护理目标：术后患者不发生组织灌注不足及低血压休克，或在发生早期及时被发现并迅速得到有效救治。

（2）护理措施：

- 患者术后血压维持在120/80mmHg，继续使用硝普钠，注意事项及护理措施同术前。注意药液不要渗出血管外。根据血压水平，可间隔5～15分钟调整剂量。
- 介入术后及时调整口服降压药，防止医源性低血压的发生。

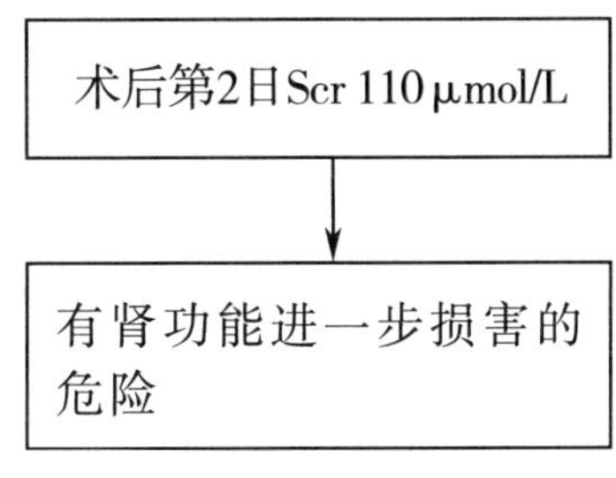

（1）护理目标：对比剂及早排出，减轻肾脏负担。

（2）护理措施：

- 进行水化治疗：术后24小时仍然鼓励患者饮水量>1 500ml，补液量在2 000~2 500ml。
- 记录24小时出入量，保持液体平衡。
- 避免低血压的发生，肾灌注不足，加重肾脏负担。
- 注意术后由于手术操作、患者情绪变化所导致的血压升高的可能。

（四）出院时的健康宣教

1. 诊疗情况　术后第 2 日血肌酐恢复至术前水平，血压 140/75mmHg【14】，口服硝苯地平缓释片 20mg，2 次 /d，住院 7 天后出院。

思维提示：

【14】患者术后第 2 日血压 140/75mmHg：由于患者高血压病史 16 年，血管弹性发生了改变，即使植入肾动脉支架，血压也不可能完全恢复至正常水平。所以患者仍需要长期口服降压药来控制血压。护士应强调持续服药的重要性，为患者制定合理的康复计划。

2. 护理评估　患者虽有高血压病史 16 年，但由于住院期间仍表现出对疾病的重视程度不够，有可能导致出院后遵医性不佳。患者出院后需要口服硫酸氢氯吡格雷片 3 个月抗凝，且需长期口服降压药进行血压控制。

3. 护理思维与实践方案

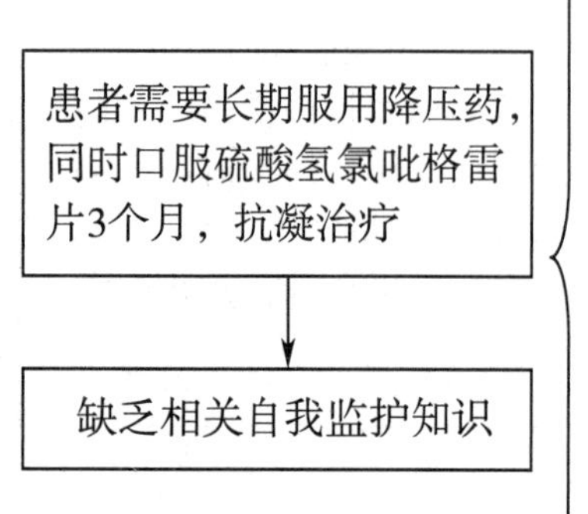

（1）护理目标：患者出院后能够按时到医院复查，遵医嘱服用药物。能够自我监测血压，不发生严重并发症。

（2）护理措施：

- 教会患者及家属测量血压，定期、定时监测血压和肾功能、电解质、尿常规情况。
- 积极预防和控制高血压的危险因素。
- 使患者明确高血压的危害，可以坚持定时、定量服用降压药。
- 使患者了解药物的作用及不良反应。
- 普及高血压院外急救知识。
- 让患者有充分的心理准备，接受长期治疗的事实。
- 患者应保持积极乐观的心情，戒烟酒，清淡饮食，保持大便通畅。

二、护理评价

肾动脉狭窄导致的高血压是一种常见的继发性高血压。各种病因引起的一侧或双侧肾动脉及其分支狭窄进展到一定程度，即可引起肾血管性高血压，经介入治疗后血压可以得到一定程度的改善，同时肾功能也会有所好转。

三、安全提示

1. 严密观察患者血压的变化　患者介入手术前后均使用硝普钠。硝普钠扩张动脉和静脉，降低心脏前、后负荷。降压效果迅速，血浆半衰期仅为1~2分钟，用药期间静脉管路通畅，保证药物准确使用，药液使用前配制，长期使用24小时内需更换。硝普钠对光敏感，需使用避光注射器及管路。硝普钠代谢产物有氰化物，患者长期使用有潜在中毒的危险，需密切观察患者意识和精神状态的变化。根据血压变化，及时调整药物用量。而肾动脉介入术后血压会得到改善，此时应密切观察血压变化，及时调整降压药物，避免医源性低血压的发生。

2. 早期发现并发症　出血是抗凝治疗的主要并发症，因此要教会患者出院后避免外伤，并学会观察出血倾向。

四、经验分享

1. 如何做好患者的心理护理？

(1)首先帮助患者熟悉和适应病房环境，同时了解到患者患高血压病程较长(16年)一直未予足够重视，没有进行规范治疗及规律服药，对疾病和手术方式不了解，为患者解释所用

药物的作用。用简单易懂的语言为患者解释肾动脉狭窄和高血压的关系，帮助患者树立治疗疾病的信心。同时应注意避免背后议论患者病情，增加患者疑心。多与患者交流，及时解答患者疑虑，缓解患者焦虑情绪。

(2) 向患者介绍术前、术后的注意事项，让患者及家属参与到治疗中来。

(3) 向患者介绍介入治疗成功的患者，相互交流经验，帮助患者树立信心。

2. 高血压药物治疗有哪些注意事项？

(1) 依照医生处方需持续使用降压药。服药前、后需监测血压变化并记录，服药后需注意有体位性低血压的发生，注意活动安全。

(2) 若血压持续升高或血压降至过低，需回门诊和医生讨论药物使用方法。

(3) 服用抗高血压药物 3 小时内，避免洗热水澡、过量饮酒或大运动量活动，因为这些行为可能造成血管的进一步扩张导致低血压。

3. 如何教会患者做好血压的自我管理？

(1) 血压有明显的昼夜节律性，即白天活动时血压偏高，夜间入睡后，血压较低。一般白天血压有两个高峰值，上午 6~10 时，下午 4~8 时，可以在这两个时间点测量，了解一天血压的最高点。

(2) 每日清晨睡醒即测血压，结果反映药物降压作用的持续效果和夜间睡眠时的血压情况。

(3) 服药后 2~6 小时测量血压，此段时间是针对不同制剂的降压药物，来确定其降压的最大效果。

4. 如何预防医源性低血压的发生？

(1) 严密观察患者血压的波动情况，按时按量给予降压药。

(2) 使用硝普钠时保证药物准确泵入，避免管路堵塞药物未及时泵入或管路解除堵塞后药物浓度骤升造成低血压。

(3) 患者肾动脉支架植入后血压会开始下降，需要及时观察血压变化，及时调整降压药的使用。

5. 如何提高患者的依从性？

(1) 向患者及家属强调即使接受肾动脉支架植入术，解决了肾动脉狭窄的问题，但是由于高血压病史较长，血管本身已发生不可逆改变，仍需要坚持服用降压药控制血压，让患者重视疾病的治疗过程。

(2) 了解患者教育背景及生活环境，有针对性地为患者制定出院后服药及自我管理计划。

(3) 告诉患者有可能出现的不良反应和并发症及相应的处理对策。

(4) 为患者树立信心，在医生和护士的帮助下，疾病能够得到有效控制，提高生活质量。

（卞　瑾）

第十七节　房颤射频消融术合并心包积液患者的护理

患者女性，50 岁，10 余年前开始出现间断心悸、伴胸闷【1】，外院诊断为心动过速、房性期前收缩，予以口服药物治疗，具体药名不详，症状有所减轻。入院 4 天前突发心悸，伴出汗、恶心、面色苍白，未呕吐，无黑矇及晕厥【2】；120 急救人员行心电图示：房颤，即刻给予胺碘酮 75mg 静脉注射，症状持续 2 小时后缓解，为进一步治疗急诊以“阵发性房颤”收入院。

一、诊疗过程中的临床护理

（一）入院时

1. 诊疗情况

入院查体：T 36.2℃、HR 73 次 /min、BP 136/84mmHg、R 18 次 /min。患者神志清楚，自主体位，口唇无发绀，双肺听诊呼吸音清，两肺啰音未闻及，心尖搏动位于左侧第 5 肋间锁骨中线内 0.5cm，震颤未触及，左右侧心脏杂音未闻及，下肢无水肿。

实验室检查：无异常回报，国际标准化比值（INR）1.67。

心电图示 P 波消失，QRS 波频率完全不规则【3】。诊断：心律失常，阵发房颤。

左心房及肺静脉 CT 提示未见充盈缺损影；心脏超声：静息状态下，心内结构及功能未见异常；食管超声：左心耳未见异常回声区，未见血栓形成【4】，心内结构及功能未见异常。

主要治疗：低分子肝素 6 000IU 皮下注射，每 12 小时 1 次，予以抗凝治疗【5】。

思维提示：

【1】患者出现心悸伴胸闷：心房颤动发作时，心室率快的患者会有不同程度的心悸伴胸闷，该患者患病 10 余年，反复发作、治疗效果欠佳，患者会有不同程度的焦虑。

【2】患者出现出汗、恶心等：阵发房颤的患者发作多为突然发作，发作时可有心悸伴有出汗、恶心、面色苍白，房颤转复时如果出现窦性停搏，患者可能出现心电图长间歇甚至晕厥，提示患者心悸发作时有血流动力学改变即低心排血量的发生，导致患者脑供血不足出现黑矇、晕厥，护理时要注意避免患者黑矇、晕厥发作时发生外伤，予以必要的安全宣教；同时患者因心排量减少会出现不同程度的活动耐力降低，护理上要注意为患者提供生活上的必要帮助。

【3】房颤患者心电图特点：P 波消失，代之以 350~600 次 /min、间隔不均匀、形状、大小不同的 f 波；QRS 波群间隔绝对不规则，心室率通常在 100~160 次 /min；QRS 波形态一般正常。

【4】房颤患者由于心房收缩无规则，在收缩时不能有力地将心房内的血液挤出，造成心房内血液滞留，容易形成血栓。食管超声心动图或左房 CT 检查是判断患者是否有血栓形成的主要检查手段。护理时要注意观察患者有无血栓形成的症状出现。

【5】为该患者使用低分子肝素皮下注射，目的是预防心房内血栓的形成。遵医嘱应用抗凝血药，预防血栓的发生。使用抗凝剂治疗时应注意观察患者有无鼻出血、牙龈出血、痰中带血等出血迹象，加强患者对预防出血及如何及时发现出血征象的宣教。

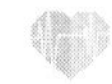

2. 护理评估　患者病程时间较长，发病时间断有心悸、胸闷，患者的活动耐力降低，住院后患者表现出明显的焦虑，要注意患者的心理护理，向患者介绍消融成功的病例；入院前房颤发作时伴有出汗、恶心、面色苍白的低心排血量的表现，护理时要注意避免患者晕厥发作时发生外伤。房颤患者在确定诊断后会服用或应用不同类型的抗凝剂，用药期间存在出血的风险。

3. 护理思维与实践方案

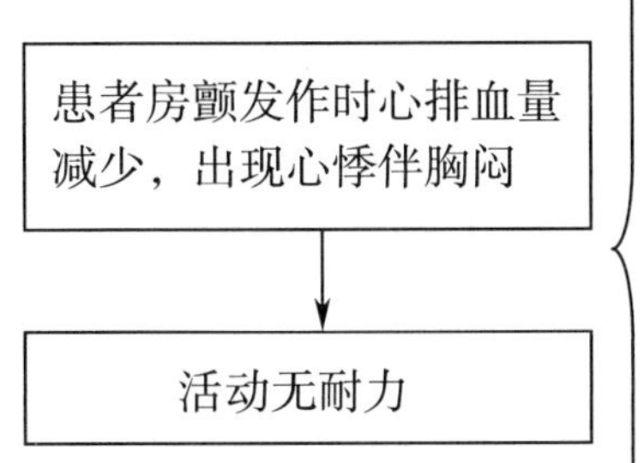

（1）护理目标：患者住院期间生活需求得到满足，活动耐力有所提高。

（2）护理措施：

- 评估患者活动受限的原因、活动方式与活动量、生活需求、房颤发作时的表现及规律。
- 嘱患者心悸、胸闷、恶心等不适时要立即就地休息。
- 保证患者充分的休息与睡眠。
- 胸闷发作时给予鼻导管吸氧。
- 及时发现并满足患者的生活需求。
- 与患者及家属共同制定活动计划，告诉患者最大活动量的指征。
- 做好心理护理，保持情绪的稳定。

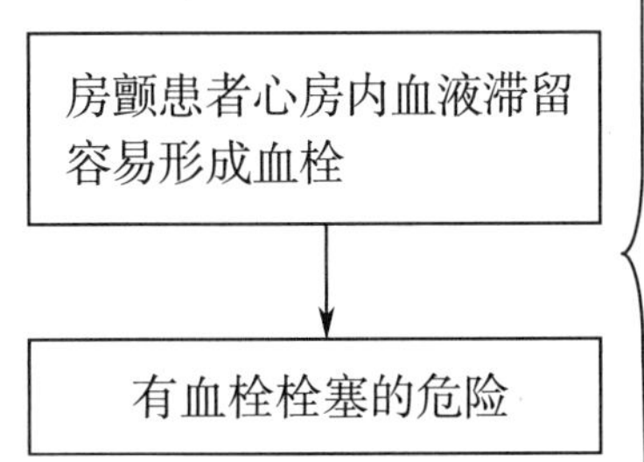

（1）护理目标：患者住院期间不发生血栓栓塞或及时发现栓塞的征象。

（2）护理措施：

- 随时评估患者左房内有无血栓的形成及D-二聚体的检查结果。
- 遵医嘱应用抗凝剂，监测INR值使其保持在1.5~2.2。
- 注意观察患者，及时发现头晕、恶心、呕吐等脑卒中征象。
- 指导患者正确活动（勾脚背、屈脚趾等），防止血栓的形成。

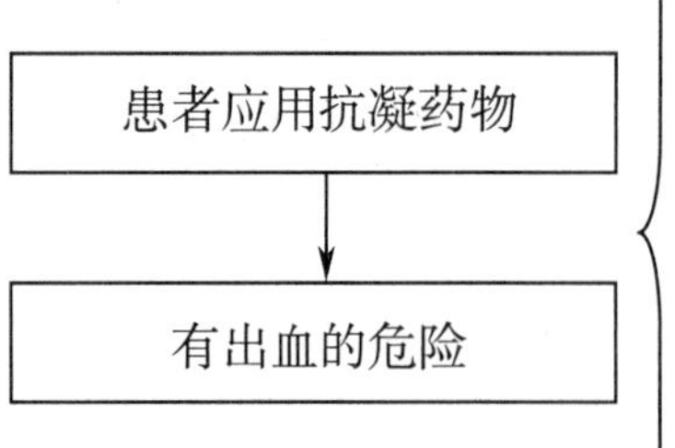

（1）护理目标：患者住院期间不发生出血或及时发现出血征象。

（2）护理措施：

- 评估患者抗凝剂的应用情况，严格遵医嘱使用抗凝制剂。
- 监测患者的血常规、凝血指标及大小便常规，发现异常及时与医生沟通。
- 观察患者皮肤黏膜有无出血情况及神志的变化。
- 告知患者如何监测出血迹象及日常活动避免磕碰等外伤的发生。

突发心悸，伴出汗、恶心、面色苍白，房颤转复时可能出现长间歇，出现黑矇甚至晕厥

↓

有受伤的危险

（1）护理目标：患者住院期间不发生跌倒等意外情况。

（2）护理措施：

- 评估患者既往心律失常时的症状，并对患者跌倒及坠床进行护理风险评估。
- 悬挂警示标识，做好患者及家属的安全宣教和医务人员间的交接工作。
- 陪同患者外出检查，避免患者单独活动。
- 提供必要的预防摔伤的护理用具。
- 告知患者发病时及时就地休息并寻求帮助。
- 评估患者及家属对预防跌倒措施的了解程度。

患者反复发病十余年，多呈突发突止，治疗效果不明显

↓

焦虑

（1）护理目标：患者住院期间其焦虑程度较住院前有所降低。

（2）护理措施：

- 评估患者的焦虑程度及家属的支持程度。
- 保持环境安静，床单位保持整洁，减少外界不良刺激。
- 多巡视患者，建立良好的护患关系，取得患者的信任。
- 鼓励患者充分表达自己的感受。
- 告知患者通过避免诱因、合理用药可以控制病情继续进展，缓解症状。
- 鼓励患者用阅读、听音乐等方式转移注意力。
- 提供介绍成功病例，增加战胜疾病的信心。
- 做好患者及家属的宣教工作，尽最大努力解决患者的后顾之忧，给予配合治疗的支持。

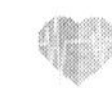

患者未接受过相关疾病知识的教育

↓

疾病及手术相关知识缺乏

（1）护理目标：患者住院期间能够表述疾病及射频消融术的相关知识。

（2）护理措施：

- 评估患者对疾病的了解程度和接受知识的能力。
- 提供易于教学和交流的环境，营造宽松的氛围。
- 通过患者易接受的形式向患者及家属讲解疾病的相关知识。
- 通过患者易接受的形式向患者及家属讲解射频消融术前的相关知识。
  - ➢ 指导患者术前一晚练习床上排便，以避免术后卧床期间排便困难。
  - ➢ 向患者简单介绍手术的大致过程。
  - ➢ 手术前一晚保证良好的休息，以充沛的精力迎接手术。
- 通过提供相关疾病的宣教展板及科普知识宣教手册，让患者尽可能地了解相关知识。

（二）射频消融术

1. 诊疗情况　患者第四日在局麻下经右股静脉行射频消融术，在左房消融腔静脉线与三尖瓣环至下腔静脉之间线性消融，心电图转为窦性心律。术中患者主诉胸闷、气短，血压80/50mmHg，心电图显示窦性心律，82 次 /min，听诊心音遥远，透视可见心影搏动减弱【6】，床旁超声示少量心包积液。给予静脉补液及多巴胺 5μg/（kg·min）静脉泵入，并在超声引导下行心包穿刺术，引流出不凝血 100ml，给予鱼精蛋白 30mg 中和出血【7】，5 分钟后患者血压 110/50mmHg，主诉胸闷、气短好转，给予留置心包引流管【8】，返回病区。

思维提示：

【6】透视可见心影搏动减弱：术中患者出现胸闷、气短、血压下降、心音遥远、心影搏动减弱，是心包积液的典型表现。心包内液体压迫心脏使心脏舒张功能减弱，导致心排血量减少，血压下降，此时患者非常容易发生迷走反射。

【7】少量心包积液：超声检查提示在心包的脏层和壁层之间有液性暗区，在心室舒张期测量液性暗区范围（小于 10mm 时，则积液为小量；10~19mm 则为中等量；大于20mm，则为大量）。处理措施：根据心包积液量大于 10mm、患者症状以及患者血流动力学改变判定是否需要行心包穿刺引流术。

【8】胸闷、气短好转：血压恢复正常，胸闷气短好转说明患者的心包积液已经得到控制，留置引流管以便患者心包积液量增加时能及时给予再次引流。留置心包引流管期间，护理时应注意引流管的通畅及妥善固定，同时注意无菌操作，避免感染的发生。

2. 护理评估 患者术中血压不稳定，留置心包引流管，术后返回病区，心率 98 次 /min，呼吸 18 次 /min，血压 90~120/40~62mmHg。留置心包引流管护理时注意引流管的通畅及妥善固定，同时注意无菌操作，避免感染的发生。留置心包引流管期间，还可能由于引流管的刺激使患者发生恶性心律失常，应随时观察心电监测情况。患者需卧床休息，生活自理能力受限。

3. 护理思维与实践方案

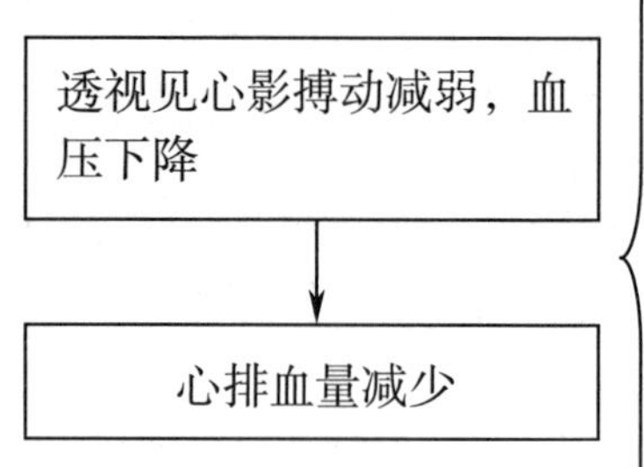

（1）护理目标：血压维持在100/55mmHg左右，心率控制在100次/min以下。

（2）护理措施：

- 首先重点监测患者的血压变化，每5分钟测量一次。
- 遵医嘱正确进行各项治疗，保证准确及时，观察患者有无药物副作用的发生。
- 注意患者容量的补充（500~1 000ml）。
- 主动巡视及时客观地发现病情变化并做好护理文件的记录，为医师提供准确的治疗依据。
- 配备好各项急救设施及药品以备应急使用。

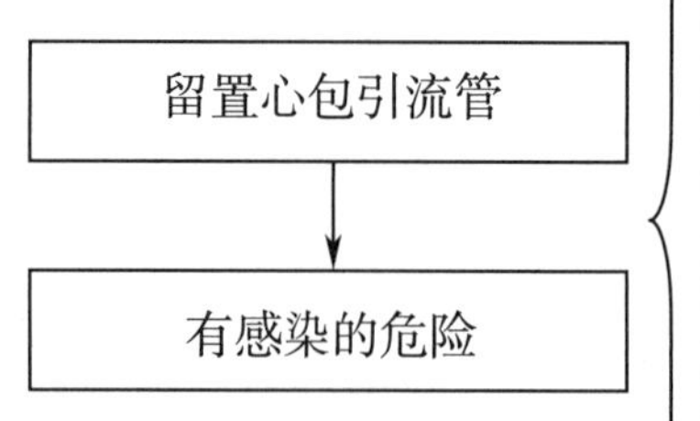

（1）护理目标：患者留置心包引流管期间，不发生感染。

（2）护理措施：

- 评估患者易引起感染的危险因素，注意监测患者的生命体征。减少探视，避免交叉感染。
- 保持环境及床单位整洁。
- 每小时检查心包引流管是否通畅，观察引流液的颜色及量。
- 每日消毒心包引流管局部伤口、更换敷料，观察穿刺处皮肤有无红肿、出血。
- 操作时注意无菌原则，严格执行无菌技术。
- 遵医嘱应用抗生素。
- 按时复查床旁超声示：未见心包积液，及时拔出心包引流管。
- 告知患者留置引流管期间的注意事项。

留置心包引流管，活动受限

↓

自理能力缺陷

（1）护理目标：患者卧床期间生活需求得到及时帮助。

（2）护理措施：

- 评估患者的自理能力及受限程度。
- 每30分钟查看患者，及时发现患者的需求，并提供相应的服务。
- 把呼叫器放置在患者触手可及的位置。
- 把患者日常生活用品放置在轻易取到的地方，方便患者取用。
- 协助患者进食、洗漱、如厕等。

由于射频消融术中刺激迷走神经

↓

有迷走反射的可能

（1）护理目标：患者术后12小时内不发生迷走反射或及时发现迷走反射。

（2）护理措施：

- 注意监测患者的生命体征及观察患者有无大汗、面色苍白、血压下降、心率减慢等症状，及时发现迷走反射。
- 术后患者正常进食。
- 遵医嘱术后根据患者的出入量、出汗情况及时补液（500～1 000ml）。
- 若发生迷走反射处理方法同第一篇第五节的处理。

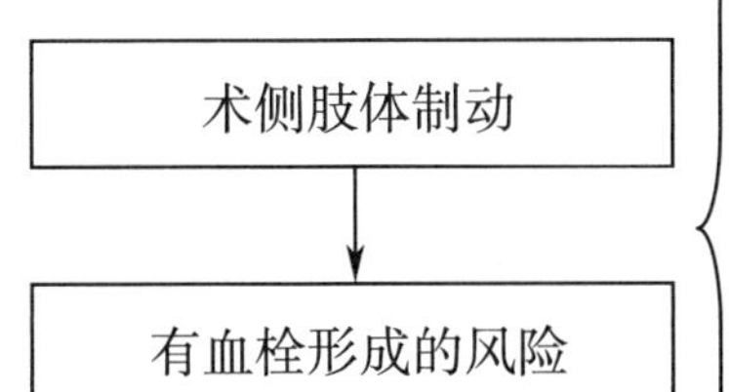

（1）护理目标：患者卧床期间无血栓形成。

（2）护理措施：

- 密切观察患者足背动脉搏动、双下肢皮肤颜色、温度等。
- 静脉穿刺者沙袋压迫2小时，卧床6小时；动脉穿刺者沙袋压迫8小时，卧床12小时，及时撤出沙袋及鼓励患者床上活动。
- 健肢可自由活动。术侧下肢制动，鼓励患者主动活动（勾脚背、屈脚趾等）。
- 术侧肢体制动，但要按时主动活动踝关节及脚趾。
- 术后首次活动原则：翻身→坐起15分钟→站立15分钟→床旁走动，第一次如厕建议坐便，需有人陪同，防止因体位突然改变引起血压变化及潜在血栓脱离等情况的发生。
- 遵医嘱应用抗凝剂：术后床旁心脏超声提示无心包积液6小时后，可根据医嘱予抗凝药物治疗。
- 检测抗凝指标INR应在2～3之间。

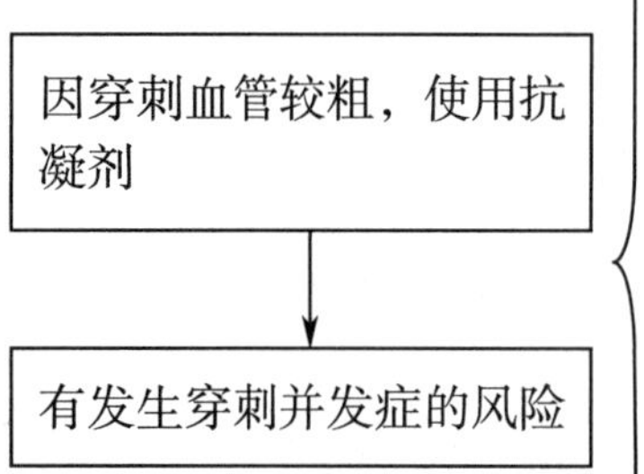

（1）护理目标：患者术后住院期间穿刺部位不发生血肿、出血、动静脉瘘、假性动脉瘤及感染。

（2）护理措施：

- 评估穿刺部位，观察有无血肿、淤血、瘀斑及出血。
- 穿刺部位予弹力绷带加压包扎，根据穿刺部位选择合适重量的沙袋压迫。
- 每30分钟观察穿刺部位，听取患者主诉，发现问题及时处理，保证沙袋不移位。
- 撤出沙袋及拆除弹力绷带时听诊穿刺部位有无血管杂音。
- 严格无菌操作，避免穿刺部位感染。

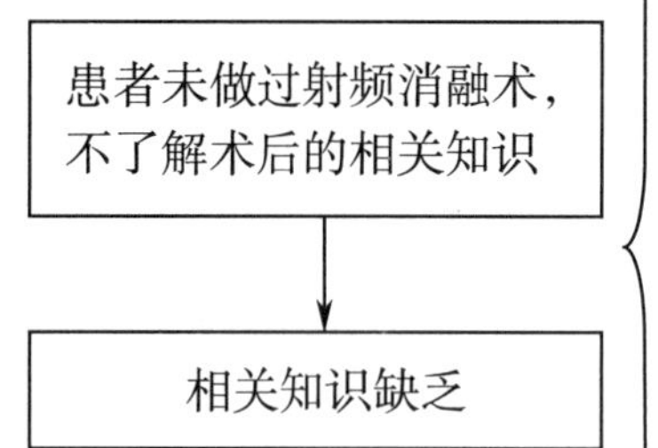

（1）护理目标：患者能够口述射频消融术后的相关知识。

（2）护理措施：

- 评估患者对疾病的了解程度和接受知识的能力。
- 提供易于教学和交流的环境，营造宽松的氛围。
- 通过易于接受的形式向患者及家属讲解射频术后的相关知识。
- 教患者制动下肢如何进行足踝及脚趾的主动活动。
- 限制探视人员，严防感染的发生。
- 术后卧床期间应予清淡易消化的饮食，避免食用高蛋白、易产气的食物（如鸡蛋、牛奶、豆制品），以减少因卧床期间胃肠蠕动减慢引起胃胀、腹部不适。保持大便通畅，避免过度用力而引起穿刺部位出血。

（三）出院时的健康宣教

1. 诊疗情况　手术后，患者各项生命体征平稳，未再诉胸闷、气短。心脏超声示：未见心包积液，拔出心包引流管【9】。右股静脉穿刺处无渗血、血肿。心电示波：窦性心律，未发作心房颤动，偶见房性期前收缩【10】。住院7天后患者出院。

思维提示：

【9】服用抗凝制剂：术后超声心动图提示无心包积液时，即可开始使用抗凝制剂治疗，监测 INR 在 2~3 之间，小于 2 时增加抗凝剂用量，大于 3 时需要减少抗凝剂用量，并注意在医生的指导下调整剂量。护士应对患者做好用药指导。拔出心包引流管：心脏超声的结果、患者胸闷症状的消失表明该患者的心包积液通过引流及自行吸收已经完全消失。

【10】房性期前收缩：由于行射频消融术时心肌有应激性水肿，术后 3 个月内出现房性期前收缩、阵发房颤等情况也属正常现象，待心肌水肿消退，心率 / 律自然会恢复至正常情况。

2. 护理评估 患者术后服用抗心律失常药物及抗凝血药，应做好用药指导。

3. 护理思维与实践方案

患者没有规律性地接受药物治疗。术后长期口服抗凝及抗心律失常药物

↓

知识缺乏：缺乏抗心律失常药物及抗凝方面的自我监护知识

（1）护理目标：①患者出院后能按时复诊，按时服药，学会自测脉搏；②患者出院后能够遵医嘱服用华法林。能够自我监测出血情况。

（2）护理措施：

- 评估患者对疾病的了解程度和接受知识的能力。
- 指导患者遵医嘱正确服用抗心律失常药物，提升患者的依从性。
- 指导患者掌握自测脉搏的方法。
- 为患者制定出院后复查INR的时间表，随诊时间表。出院后开始每周复查1次，稳定1个月后改为每个月复查1次。INR维持在2～3之间。指导患者坚持复查INR。
- 射频消融术后房颤转为窦性心律需口服华法林至术后3个月，若未转复窦性心律需要长期口服华法林或其他口服抗凝药物。
- 对患者及家属进行健康宣教，内容包括：
  - ➢ 建议每日下午服用华法林。患者清晨复查INR，根据INR结果调整华法林的服用剂量。剂量要准确，切忌私自调整用药。
  - ➢ 饮食要均衡。不偏食或一次摄入过多单一的食物，避免过多食用富含维生素K的绿叶蔬菜，以免拮抗华法林的抗凝作用。
  - ➢ 对乙酰氨基酚和广谱抗生素可以增强华法林的抗凝作用，需要在医生指导下使用。
- 生活中避免外伤，使用较软的牙刷刷牙。生活中注意自我观察出血现象，如：鼻出血、皮肤黏膜瘀斑、大小便颜色异常、牙龈出血、月经不止等。出现任何部位的出血不止应及时就医，复查INR，遵医嘱重新调整药物剂量。

二、护理评价

心房颤动是指心脏规则有序的心房电活动丧失，代之以快速无序的颤动波，为最严重的心房电活动紊乱。心房的颤动使之失去了有效的收缩和舒张，进而导致泵血功能下降或丧失；加之房室结对快速心房激动的递减传导，可致心室率 / 律极不规则，亦可致心室泵血功能下降。因此，心室率 / 律紊乱、心功能受损和心房附壁血栓形成是房颤患者的主要病理生理特点。护士应掌握房颤心电图的特点，学会识别。

三、安全提示

1. 阵发性心房颤动的患者，在房颤转复窦性心律时会出现窦性停搏，有可能会出现晕厥，有些患者会在晕厥时出现跌倒等意外伤害。在患者住院期间，对患者跌倒的风险进行充分评估，采取悬挂警示标识、外出有人陪伴、向患者及家属做好预防跌倒的宣传等安全措施，保证患者的安全。

2. 胸闷、憋气、血压下降、心音遥远是发生心包积液后患者最早出现的症状及体征，若短时间内出现大量心包积液便会形成心脏压塞，如不及时发现、及时处置，会导致患者死亡。因此，重视患者的主诉、严密监测患者的生命体征、及早发现患者的病情变化是极其重要的。

3. 术后患者最好服用华法林 3 个月，服药期间定期复查 INR 值，使其保持在 2.0~3.0 之间。一般按每日 3mg 服药，3 天后开始验血，最初每日检查 1 次。如果连续 3 次检验 INR 值都在正常范围内，可改为每 2 周查 1 次；如 INR 值高于 3.0，请及时去医院就诊调整用药。如出现鼻腔、口腔、眼底出血，皮肤大量红点，月经量过多，胃出血或黑便，痔疮出血或受外伤等情况时，请立刻停药并尽快去医院就诊。

4. 手术 3 个月后，没有房颤或者Ⅱ型房扑发作，可停用华法林。如患者既往有脑梗死史，建议终生服用华法林并至少每月复查 INR。如有禁忌证或副作用可长期服用肠溶阿司匹林。

四、经验分享

1. 射频消融术能根治房颤吗？

目前根治房颤的方法只有射频消融术，成功率在 70%~80%。但仍有部分患者房颤消融后可出现Ⅱ型房扑，对于患者来说会和房颤症状一样，此时不必过于焦虑，它的出现说明房颤的大部分病灶已被消除，只有少量顽固病灶残存。发生Ⅱ型房扑时，可在医生的指导下服用维拉帕米和美托洛尔或者单独服用盐酸索他洛尔。服用盐酸索他洛尔 3 天后需复查心电图，如果服药后症状不适仍不能缓解，可于首次射频消融术 3~6 个月后再次行射频消融术彻底消除残存病灶。

2. 房颤射频术后如何正确服用华法林？

术后患者一般需要服用华法林 3 个月，定期复查 INR 值，使其保持在 2.0~3.0 之间。一般情况下为 3mg/d，服药 5 天后开始验血，最初 3 天查 1 次。如 INR 值 < 1.4，可增加 1/4 片，然后 3 天后再查；如连续 3 次复查 INR 值都在 2.0~3.0 之间就可改为每 2 周查 1 次；如 INR 值 > 3.0，请立即与医生联系调整用量。如手术 3 个月以后没有房颤或Ⅱ型房扑发作即可遵

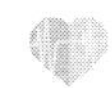

医嘱停用华法林。如有既往脑梗死病史,建议在医生的指导下终生服用华法林,并至少每月复查 1 次 INR;或在医生指导下服用新型口服抗凝药物。

3. 长期服用华法林期间日常生活应注意什么?

应注意观察出血或受外伤等情况;部分抗生素、降糖药、降脂药影响华法林的药物作用,使用时患者需要加强监测 INR;日常饮食也可影响华法林的药物作用,如:西柚汁、绿茶、花茶、咖啡、花椰菜、甘蓝、豌豆、鹰嘴豆、卷心菜、莴苣、葱、韭菜、大豆、芦笋、菠菜、番茄、肝脏、牛肉、菜油、豆油,如长期食用上述食物,需监测 INR 值以调整用药。

4. 为什么每日下午服用华法林?

一般随诊为上午,采血检查 INR,下午可根据检查结果及时调整用药;同时固定每日下午服用华法林,可避免患者漏服。

5. 除了华法林外还有其他抗凝药吗?

目前有两种新型抗凝药(达比加群和利伐沙班),此种抗凝药不用频繁采血检查 INR,减少患者痛苦。若漏服或多服详见第一篇第二十三节相关内容。

(范秀云)

第十八节　获得性 QT 间期延长致尖端扭转型室速患者的护理

患者女性,69 岁,近 5 年来间断出现活动后胸闷、气短伴夜间不能平卧,诊断为“扩张型心肌病”。7 日前患者因受凉后发热、咳嗽、咳痰,出现气短伴喘憋,就诊于外院,心电图提示“窦性心律,偶发室性期前收缩”。给予利尿(呋塞米 20mg,静脉注射,隔日 1 次;托拉塞米 20mg,静脉注射,隔日 1 次)、抗感染(盐酸莫西沙星 400mg,静脉注射,1 次 /d)等对症处理。患者喘憋、咳嗽等症状明显好转。接受上述治疗后第 6 日突然出现意识丧失,呼吸、大动脉搏动消失,心电示波“室速”,立即予双向非同步 200J 电复律一次后转复为“窦性心律”。此后反复发作室性心动过速,可自行终止或电复律转复。静脉用胺碘酮及利多卡因后仍反复多次出现【1】。为进一步诊治,以“扩张型心肌病,心力衰竭,阵发性室性心动过速”收入我院。

思维提示:

【1】患者存在导致获得性 QT 间期延长的危险因素:非药物因素——老年女性、心肌病发展为心力衰竭、使用利尿剂后可能导致低钾、低镁血症,药物因素——静脉滴注盐酸莫西沙星、室速发作后静脉应用胺碘酮。而 QT 间期延长通常是尖端扭转型室速的基础。护理上应及时识别、警惕这些危险因素,协助相应处理,做好抢救准备。

一、诊疗过程中的临床护理

（一）入院时

1. 诊疗情况 患者神志清楚，主诉偶感心悸、头晕，无胸闷憋气。

入院查体：T 36.9℃，HR 61 次 /min，R 18 次 /min，BP 105/62mmHg，SpO_2 96%。既往史及家族史：患者否认既往出现黑矇、晕厥等症状，否认家族成员中发生晕厥、猝死【2】。

实验室检查：K^+ 3.79mmol/L，Ca^{2+} 2.35mmol/L，Mg^{2+} 0.83mmol/L【3】。

超声心动图示：LVEF 54%。心电监测提示“窦性心律”，QT 间期 600~760ms（图 1-2）。

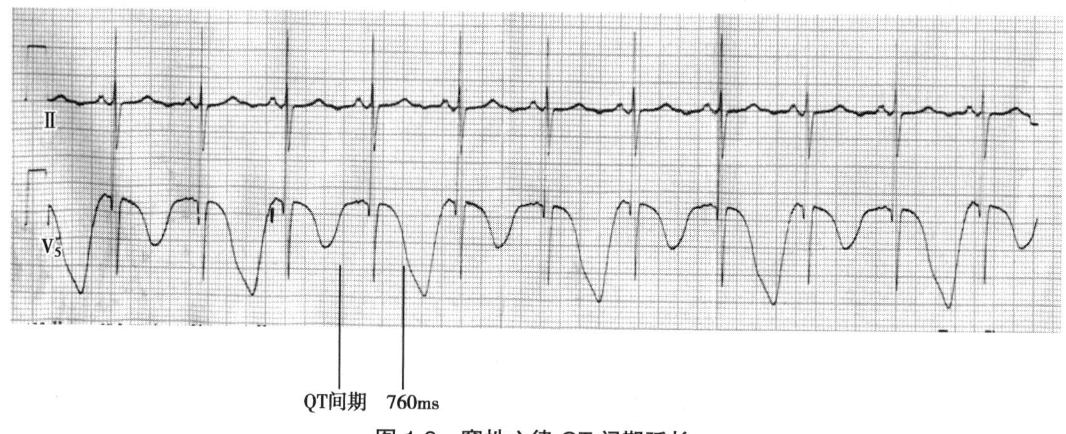

图 1-2 窦性心律 QT 间期延长

主要治疗：持续心电监测及吸氧。停用胺碘酮及莫西沙星【4】。予 2g 硫酸镁稀释至 40ml，于 3 分钟内静脉注射完毕，然后以 2mg/min 微量泵静脉泵入；5% 葡萄糖注射液 500ml+15% 氯化钾 15ml 持续静脉滴注，10% 枸橼酸钾 60ml 稀释后分次口服；持续异丙肾上腺素 0.04μg/(kg·min) 微量泵静脉泵入【5】。床旁备好除颤器、临时起搏器和抢救物品。

思维提示：

【2】患者符合“获得性 QT 间期延长”的临床特点：患者 QT 间期延长（正常为 360~440ms）。长 QT 间期综合征可分为先天性和获得性，结合病史、家族史、用药情况及心电图特点，提示患者为“获得性 QT 间期延长”。护理上应密切观察心电监测变化，及时协助完成对症治疗。先天性长 QT 间期综合征是一组外显率不同的遗传性离子通道病，是由编码心肌细胞离子通道和 / 或其辅助蛋白的基因发生突变，导致心室动作电位复极时相延长，引起的以心电图异常为主要表现并伴有相关临床症状的一组综合征。

【3】根据《2020 室性心律失常中国专家共识》，对于 QT 间期延长的患者，应检测血清钾、镁、钙等电解质有无异常。护士应向患者及家属解释进行相关实验室检查的目的，取得配合，并向医生及时反馈检查结果。

【4】患者停用胺碘酮及莫西沙星：胺碘酮及莫西沙星均可延长 QT 间期，尤其合并低血钾时易诱发尖端扭转型室速，在确诊患者为“获得性长 QT 间期综合征”后禁忌使用。护士应向患者及家属解释停药原因，停用药物后观察心电监测（尤其是 QT 间期）变化。

【5】患者接受相关药物治疗：血清钾水平为正常低限值，可导致QT间期延长，需要补钾治疗，使血清钾水平尽量保持在4.5~5.0mmol/L;《2020 AHA心肺复苏及心血管急救指南》中指出，与长QT间期相关的多形性室速，可考虑使用镁剂；异丙肾上腺素可以改善心肌传导，纠正复极化不均匀，提高心率的同时可以缩短QT间期。护士应注意观察应用药物效果和不良反应。尖端扭转型室性心动过速（室速）与长QT间期相关的多形性室速可考虑使用镁剂。

2. 护理评估　患者存在获得性QT间期延长的药物因素（曾经使用胺碘酮及莫西沙星）和非药物因素（老年女性，心力衰竭，血清钾、镁水平为正常低限值，心室率缓慢），易诱发尖端扭转型室速、猝死发生。尖端扭转型室速发作突然，患者可突发意识丧失、阿-斯综合征，易发生跌倒、坠床而受伤。患者因病情危重而需卧床休息，不能自行满足进食、卫生、如厕等生活需求。

3. 护理思维与实践方案

患者为老年女性，心力衰竭，血K^+3.79mmol/L，Mg^{2+} 0.83mmol/L，窦性心动过缓，频发室性期前收缩，QT间期600~760ms，T波电交替；曾经使用胺碘酮及莫西沙星

↓

潜在并发症：心律失常、尖端扭转型室速

（1）护理目标：住院期间①及时识别患者的危险因素，预防心律失常发生；②及时发现并有效处理心律失常。

（2）护理措施：

- 持续心电监测，应特别注意心率、T波形态及QT间期的变化，及时识别“尖端扭转型室速”的心电图并立即通知医生。
- 持续鼻导管吸氧。
- 维持静脉通路通畅。
- 遵医嘱停用胺碘酮及莫西沙星，同时注意避免服用其他延长QT间期的药物，如：依布利特、索他洛尔及大环内酯类、喹诺酮类等抗生素。
- 遵医嘱予静脉及口服补镁、补钾治疗，2小时后复查血电解质水平，使血清钾水平尽量保持在4.5~5.0mmol/L。
- 遵医嘱持续异丙肾上腺素静脉泵入，密切观察心率变化。
- 床旁备好除颤器、临时起搏器和其他抢救物品。
- 突发尖端扭转型室速时，立即让患者取仰卧位，保持呼吸道通畅，并予以10L/min面罩吸氧；如不能自行转复或演变为室颤，立即行200J双相非同步电复律及心肺复苏。
- 如尖端扭转型室速反复发作，通知医生做好床旁安装临时起搏器的准备。

尖端扭转型室速发作突然、难以预测，患者发作时突发意识丧失、阿-斯综合征，易发生跌倒、坠床

↓

有外伤的危险

（1）护理目标：住院期间，患者①能够复述易致外伤的原因，遵守预防外伤发生的措施；②无外伤发生。

（2）护理措施：

- 向患者解释可能发生外伤的原因及其预防措施，取得患者配合。
- 密切观察心率/律变化，预防患者因恶性心律失常发作发生跌倒或坠床。
- 突发尖端扭转型室速时，立即让患者取仰卧位，防止患者因突发意识丧失、抽搐所致的外伤。
- 嘱患者卧床休息，不可自行下床活动及如厕。
- 使用床挡。
- 指导患者练习床上排尿、排便。
- 指导患者使用呼叫器，如有不适，及时通知医护人员。
- 指导患者避免情绪激动或紧张的方法，避免快速改变体位。
- 专人看护，及时发现病情变化并满足患者生活需求。

患者需卧床休息、不能下床活动，不能自行满足进食、卫生、如厕等生活需求

↓

自理缺陷：进食、卫生、如厕

（1）护理目标：住院期间，患者①生活需求得到满足；②逐渐恢复自理能力。

（2）护理措施：

- 评估患者的生活需求和自理能力程度。
- 向患者解释自理受限的原因，护士会在其卧床期间满足其生活需求。
- 协助患者进餐和清洁。
- 做好晨晚间护理工作。
- 指导患者床上排尿、排便。
- 将呼叫器放置在患者触手可及之处，如有不适，及时通知医护人员。
- 病情平稳后，帮助患者逐步恢复自理能力。

（二）安装临时起搏器后的护理

1. 诊疗情况 入院30min后，患者突发意识丧失、抽搐，心电图示“尖端扭转型室速”（图1-3）【6】，心率220次/min，血压55/20mmHg，约10秒后心律自行转为“窦性心律”，神志恢复，血压105/60mmHg。将异丙肾上腺素调至0.06μg/(kg·min)静脉泵入，患者心率维持在43~60次/min，QT间期450~750ms，血压110/55mmHg，仍有“尖端扭转型室速”间断发作。评估患者并于床旁经颈内静脉安装临时起搏器，参数：起搏频率100次/min，输出电流7mA，灵敏度2.5mV【7】。患者心电示波为起搏心律，偶有单形室速短阵发作；心率100次/min，血压105/55mmHg。停用异丙肾上腺素静脉泵入。患者因病情不稳定而感到焦虑不安，予咪达唑仑2mg/h静脉泵入【8】。

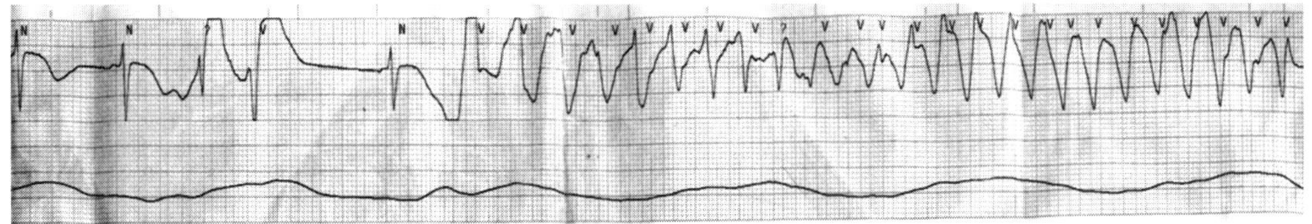

图1-3 尖端扭转型室速

思维提示：

【6】患者心电图符合“尖端扭转型室速”的特点：①室速发作前有心动过缓、QT间期延长和高大U波；②落在T波终末部的室性期前收缩诱发室速；③频率在200次/min以上；④振幅和波群呈周期性改变，围绕基线连续扭转；⑤每次发作持续数秒至10秒后自行终止。护士应掌握心电图特点，随时做好抢救准备。

【7】患者安装临时起搏器：《2020室性心律失常中国专家共识》指出，与心动过缓相关的、获得性长QT引起的尖端扭转型室速，应临时心脏起搏：以起搏频率>70次/min为宜，可能需要110~120次/min连续起搏。护理人员应备齐用物、配合医生完成手术，注意评估心电监测及生命体征、预防并发症的发生。

【8】患者应用镇静剂：患者情绪焦虑、中枢交感兴奋，可能导致或加剧“室速风暴”。应用咪达唑仑等镇静剂可减少室速风暴的发生。护理人员应评估患者的焦虑、恐惧程度，解释症状发生的原因和处理措施，使其获得安全感；应用药物后注意观察患者神志、心率、血压和呼吸变化，评估其焦虑程度是否改善。

2. 护理评估 患者经颈内静脉安装临时起搏器后，可能出现起搏器相关心律失常。患者长期卧床、接受有创操作，可能引起感染。患者担心、害怕心律失常发作，焦虑不安。

3. 护理思维与实践方案

患者植入临时起搏器，可能发生起搏器起搏或感知功能问题

↓

潜在并发症：起搏器相关心律失常

（1）护理目标：起搏器留置期间，①及时识别临时起搏器功能异常的指标；②及时发现并有效处理心律失常。

（2）护理措施：

- 协助床旁胸片及心电图检查，确定起搏电极位置及起搏功能。
- 持续心电监测，密切观察起搏器的工作情况，如电池电量是否不足、起搏、感知功能是否良好等。
- 交接班时注意观察起搏器设置参数和起搏效果。
- 起搏器固定在合适位置，起搏导线及起搏器紧密连接，防止脱开。
- 观察生命体征、电解质水平及有无呃逆或腹肌抽动现象。
- 嘱患者绝对卧床，将床头适当抬高，满足其生活需求。
- 备好备用电池，更换电池时要有医师在场。

患者需长期绝对卧床休息，接受有创操作、颈内静脉存在穿刺伤口

↓

有感染的危险

（1）护理目标：住院期间，患者不发生感染，生命体征及血常规结果正常，穿刺部位无红、肿、痛及渗血、渗液。

（2）护理措施：

- 严格无菌操作。
- 观察穿刺部位有无出血或血肿，每日更换敷料；如有出血随时更换敷料。
- 遵医嘱应用抗生素。
- 嘱患者绝对卧床，避免上臂外展；协助患者翻身、改变体位及其他床上主动活动。
- 监测生命体征，及时发现感染征象。
- 遵医嘱定期检查血常规。
- 做好晨晚间护理工作，满足患者的清洁需求。
- 保持床单位清洁、干燥和舒适。
- 严格限制探视及人员流动。

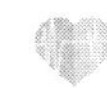

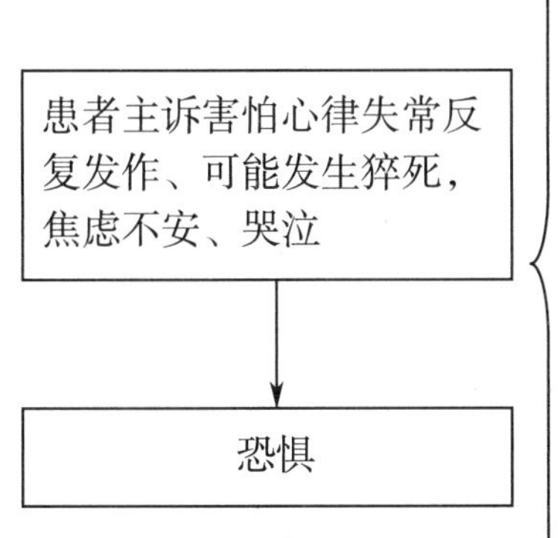

（1）护理目标：1日内，患者①能够主动表达恐惧的原因及感受；②能够说出减轻恐惧的方法；③恐惧减轻，表现为交流时心率、呼吸平稳，安全感增加，愿意配合治疗。

（2）护理措施：
- 鼓励患者充分表达担心的原因和感受。
- 评估患者焦虑不安的程度。
- 解释患者心律失常、意识丧失反复发作的原因和治疗护理的方法。
- 使患者感受到有医护人员陪伴在身边，如有异常可以得到及时救治。
- 遵医嘱予咪达唑仑2mg/h静脉泵入，密切观察患者血压、呼吸及血氧饱和度变化。
- 指导患者学会有效的放松训练。

（三）出院时的健康宣教

1. 诊疗情况　经治疗后患者情绪稳定，心电示波“起搏心律，偶发室性期前收缩”，室速发作逐渐减少，起搏频率逐渐减至 70 次 /min，QT 间期 380~420ms【9】；K^+ 4.82mmol/L，Na^+ 142.15mmol/L，Mg^{2+}0.98mmol/L【10】。住院 7 日后，撤除临时起搏器，心电图示：窦性心律，心率 68 次 /min，QT 间期 390ms【11】。患者无不适主诉。停卧床医嘱。住院 10 日后出院。

思维提示：

【9】患者起搏频率逐渐减至 70 次 /min：室性心动过速一旦得到控制，起搏频率应逐渐下调至可抑制室性期前收缩发生的最低频率。护士应注意监测心率和 QT 间期。

【10】血清钾、镁水平达标：患者因心力衰竭需要长期利尿治疗，可能导致低钾或低镁血症而引起 QT 延长，护士应强调正确服药、观察出入量和定期复查血电解质水平、心电图的重要性。

【11】心电图提示 QT 间期正常：患者仍然存在 QT 间期延长的危险因素，如心肌病致心力衰竭、服用利尿剂后易出现电解质紊乱等。护士应向患者和家属说明这些因素，指导其在出院后选择良好的生活方式和正确应用药物。

2. 护理评估 患者起病急、临床特点较为少见，易被忽略，无相关疾病知识。出院后仍然存在 QT 间期延长的诸多危险因素，应给予详细的健康指导。

患者为老年女性、心力衰竭、存在血清钾紊乱风险，可能导致QT间期延长，但此种心律失常较少见，易被忽略

↓

知识缺乏：引起QT间期延长的危险因素和预防、自救措施

（1）护理目标：出院前，患者和家属①能够说出引起QT间期延长的危险因素；②能够复述并执行QT间期延长的预防和自救措施。

（2）护理措施：

- 向患者及家属讲解获得性长QT致尖端扭转型室速的常见危险因素。
- 强调控制心肌病、心力衰竭的重要性。
- 指导患者注意劳逸结合、生活规律，保证充足的休息和睡眠，根据心功能情况适度活动；在日常生活中应避免强烈的情绪刺激（恐惧、愤怒）、竞争性体力活动（疾跑、游泳）以及铃声刺激、突然惊醒。
- 指导患者戒烟酒、避免摄入刺激性食物如咖啡、浓茶等；饮食应少食多餐，避免饱餐，保持大便通畅，避免用力排便。
- 向患者说明正确服用药物的重要性，嘱患者遵医嘱按时服药，不可随意增减药量、停药或更换药物，教会患者观察药物疗效和不良反应，有异常时及时就诊。
- 嘱患者因任何原因到医院就诊时，应向医生说明自己曾有获得性长QT间期病史，便于医生正确用药。
- 强调定期复查（尤其是血电解质水平和心电图）的重要性。
- 教会患者及家属测量脉搏的方法，以利于自我监测病情。
- 教会患者家属心肺复苏术及呼救方法。
- 告知患者发生头昏、黑矇时立即平卧，以免晕厥发作时摔伤。

二、护理评价

获得性 QT 间期延长致尖端扭转型室速属于危重症范畴,病情危重,猝死率高;处理程序与其他室性心律失常有很大区别,但由于认识不足,易在诊断中出现错误,使患者没有得到有效的抢救措施。在诊疗护理过程中,患者的危险因素、神志、心电图、血压、电解质水平和药物副作用是观察的重点。心电图可以反映患者心率、T 波形态及 QT 间期的变化,护士应掌握和重视尖端扭转型室速的心电图特点。一旦明确为获得性 QT 间期延长致尖端扭转型室速,护士应立即做好抢救准备,协助医生停用相关药物、纠正电解质紊乱,建立静脉通路应用提升心率的药物,备好临时起搏器。同时,护士应预防患者出现外伤、满足其生活需求;对于植入临时起搏器的患者,应预防相关心律失常和感染发生;对于焦虑不安的患者,应做好心理护理、遵医嘱应用镇静剂。出院时针对引起 QT 间期延长的危险因素和预防、自救措施的健康宣教要详细具体、具有针对性。

三、安全提示

1. 重视并及时识别获得性 QT 间期延长致尖端扭转型室速的危险因素　危险因素包括:老年,女性,心脏疾病,电解质紊乱(尤其是低血钾和低血镁),肝肾功能异常,心动过缓或伴长间歇的心律失常,使用一种以上的 QT 间期延长药物等。护士在工作中应定期监测血清电解质水平和肝肾功能情况,密切监测心电图,及时发现心率 / 律和 QT 间期变化;观察患者所用药物的作用及不良反应,预防和及时发现 QT 间期延长所致尖端扭转型室速,防患于未然。

2. 掌握尖端扭转型室速的前兆心电图表现　护士应警惕尖端扭转型室速的前兆心电监测表现,包括:QT 比用药前增加 > 60ms;QT 间期延长 > 500ms;在心脏间歇后出现显著的 T-U 波形态异常;T 波电交替;新发室性期前收缩、成对期前收缩和心脏间歇后的非持续性多形性室性心动过速等。一旦发现心电图出现上述改变,护士应立即报告医生并做好抢救准备。

3. 了解尖端扭转型室速与一般多形性室速的区别　两者处理原则不同,因此医护人员应予以鉴别。室速发作时的图形不是诊断扭转性室速的根据,发作前是否伴有 QT 间期延长才是尖端扭转型室速与一般多形性室速的根本区别。如果在两者识别中出现错误、采取错误的治疗护理方案,则会延误患者的抢救措施。

4. 做好患者的心理护理　患者由于室速反复发作、频繁出现意识丧失等情况,已产生恐惧、焦虑不安等心理表现;而焦虑、中枢交感兴奋,有可能导致或加剧“室速风暴”,形成恶性循环。护士应多与患者交流,给予鼓励安慰的言语;多向患者讲解目前病情不稳定的原因和救治方法,使患者感受到安全感,消除患者的顾虑。

四、经验分享

1. 为什么药物作用可引起 QT 间期延长致尖端扭转型室速?

药物作用造成的 QT 间期延长主要是由于阻断钾通道,少数可能与晚钠通道电流异常有关,从而引起心肌复极异常,而复极不一致易产生折返等心律失常。因此,护士在患者使用以下药物时应特别注意 QT 间期的监测:心脏科常用药物,如普鲁卡因胺、索他洛尔、胺碘酮、依布利特、多非利特、氟卡尼及依拉地平等；非心脏科用药，如抗感染类（大环内酯类、喹诺酮类、抗真菌类等）、抗惊厥类（氟哌啶醇、氯丙嗪等）、抗组胺类（息斯敏等）、消化系统（西沙必利等）、部分抗抑郁以及降脂药物等。另外，护士在应用一些新型药物时，应仔细阅读说明书，注意有无相关副作用。

2. 在何种情况下，护士应重视对患者实施 QT 间期监测？

获得性长 QT 综合征伴发的尖端扭转型室速虽少见，但有潜在致命的心搏骤停危险，护士在患者心电监护期间应着重对存在以下情况的患者进行 QT 间期监测：开始使用已知可诱发尖端扭转型室速的药物进行治疗；可能致心律失常的药物过量；新发缓慢性心律失常；重度低钾血症和低镁血症等。

3. 为什么长 QT 间期引起的尖端扭转型室速安装临时心脏起搏器时，起搏频率可能需要 110~120 次 /min？

QT 间期延长与心率缓慢相关，快速起搏可抑制长 QT 间期发生、避免心肌复极不均一。在护理过程中，护士应向患者解释安装临时起搏器的原因和意义，消除患者的顾虑；定时询问患者有无不适感受；如患者心功能较差，应注意观察有无因起搏频率较快而引起的心衰发作征兆；应特别注意临时起搏器使用过程中有无“低电压报警”，及时更换电池，以免因起搏不良导致室速发作。

4. 什么是“室速 / 室颤风暴”？

“室速 / 室颤风暴”是指 24 小时内自发 3 次及以上的室速 / 室颤的危重状态，需要紧急治疗（如电转复）的临床症候群。患者如发生“室速 / 室颤风暴”，护士必须做到专人陪护，密切监测心电图变化，床旁备好除颤器和其他抢救物品，采取相应措施预防患者发生外伤。

（刘　庚）

第十九节　急性心肌梗死合并心源性休克患者联合应用 IABP 和 ECMO 辅助的护理

患者男性，60 岁，突发胸痛 5 小时，程度剧烈，濒死感，伴胸闷、气短、大汗。就诊时烦躁，四肢湿冷，血压 70/40mmHg，心率 109 次 /min【1】，心电图有动态改变，心肌酶升高，急诊诊断：“冠心病，急性广泛前壁高侧壁心肌梗死，心源性休克”，行急诊 PCI，术前植入主动脉内球囊反搏（intra aortic balloon pump，IABP），冠状动脉造影提示冠脉左主干分叉至前降支开口 100% 闭塞，回旋支细小，中段 90% 狭窄，右冠状动脉近段 50% 狭窄，后降支 70% 狭窄，于左主干至前降支置入 3.5mm × 25mm 支架 1 枚，患者门球时间 37 分钟【2】。给予积极再灌注治疗，应用血管活性药物多巴胺 30μg/（kg·min）、去甲肾上腺素 3.33μg/（kg·min）静脉泵入等治疗后，患者血压 82/45mmHg，心率 123 次 /min，休克仍难以纠正，紧急建立 ECMO 辅助【3】收入 CCU。入院后患者并发胃肠道应激性溃疡，给予抗休克、纠正酸中毒、补充胶体渗透压、抗感染、抗心衰等治疗，酸中毒及组织灌注较前好转，病情逐步改善，血压逐渐上升，末梢皮温恢复，氧合改善。经过 10 天的抢救治疗后治愈出院。

思维提示：

【1】患者就诊时烦躁，四肢湿冷，血压 70/40mmHg，心率 109 次 /min，提示患者病情危重，处于心源性休克状态。心源性休克病死率极高，需立即对患者进行争分夺秒的救治。心源性休克(cardiogenic shock，CS)是由于心脏泵血功能衰竭、心排血量不足、组织缺血缺氧导致全身性微循环功能障碍，从而出现一系列以缺血、缺氧、代谢障碍及重要脏器损伤为特征的病理生理过程。《心原性休克诊断和治疗中国专家共识(2018)》中的诊断标准：

(1) 低血压：血容量充足前提下，收缩压<90mmHg 超过 30min；或平均动脉压<65mmHg 超过 30min；或需要应用血管活性药物和 / 或循环辅助装置支持下收缩压维持>90mmHg。

(2) 脏器灌注不足征象(至少 1 项)：①排除其他原因的精神状态改变，早期兴奋，晚期抑制萎靡；②肢端皮肤湿冷、花斑；③少尿(尿量<400ml/24h 或<17ml/h)，或无尿(尿量<100ml/24h)；④代谢性酸中毒，血浆乳酸浓度增高>2.0mmol/L。

【2】患者造影冠脉左主干分叉至前降支开口 100% 闭塞，回旋支细小，中段 90% 狭窄，右冠状动脉近段 50% 狭窄，后降支 70% 狭窄。左主干开口闭塞导致左冠状动脉血流完全中断，由左冠供血的大部分心肌随即发生心肌缺血和坏死。临床表现为突发胸闷胸痛伴有濒死感，伴大汗淋漓，晕厥或抽搐症状。左主干急性闭塞，在排除了主动脉夹层后，推荐紧急冠状动脉造影，争分夺秒地开通闭塞血管。由于患者急性广泛前壁心肌梗死合并心源性休克，单纯用血管活性药物及液体复苏难以纠正患者的心功能，改善缺氧及减少心肌耗氧，因此术前 IABP 辅助治疗就显得尤为重要。

【3】给予患者积极再灌注治疗，应用血管活性药物多巴胺 30μg/(kg·min)、去甲肾上腺素 3.33μg/(kg·min) 静脉泵入等治疗后，患者血压 82/45mmHg，心率 123 次 /min，休克仍难以纠正，紧急建立 ECMO 辅助。ECMO 是一种有效的循环辅助方法，同时具有呼吸支持功能。即使在心脏收缩功能严重受损、血压明显降低时仍能发挥作用快速改善失偿心功能不全患者的低氧血症和循环状态。在 ECMO 辅助期间，护理上要注意并发症的发生，重点监测出凝血情况、栓塞的情况、感染的情况及各器官脏器的功能等；还需注意有无管路打折及氧合器功能不良等。

一、诊疗过程中的临床护理

(一) 入院时

1. 诊疗情况

入院查体：T 37.8℃、心率 132 次 /min、血压 96/58mmHg、呼吸 22 次 /min。患者意识清楚，烦躁，精神差，四肢湿冷，少尿【4】，口唇无发绀，双肺听诊呼吸音粗，两肺可闻及中等湿啰音。

胸部 X 线检查：两肺淤血重，动脉血气 pH 7.352、$PaCO_2$ 42.3mmHg、PaO_2 46mmHg，BE −2mmol/L，SpO_2 90%，lac 8.08mmol/L【5】。心电图：Ⅰ、AVL、V_1~V_5 ST 段抬高 0.1~0.5mV，

Ⅱ、Ⅲ、AVF 导联 ST 段压低 0.1~0.3mV。超声心动图示节段性室壁运动异常，左室前壁、前间壁、侧壁及心尖运动幅度明显减低，LVEF32%【6】。

实验室检查：WBC 26.17×10^9/L，中性粒细胞百分比 92.0%【7】，TnT 0.013μg/L，CK-MB 0.817ng/ml，TnI 33.9μg/L，ALT 64IU/L，AST 297IU/L。

主要治疗：ECMO 和 IABP 联合辅助，面罩吸氧 8L/min，多巴胺 30μg/(kg·min)，去甲肾上腺素 3.3μg/(kg·min) 静脉泵入【8】，呋塞米 20mg 静脉注射，1 次 /d；注射用头孢他啶 1g 静脉滴注，每 12 小时 1 次，泮托拉唑钠 80mg 静脉滴注，2 次 /d。

思维提示：

【4】患者心率 132 次 /min、血压 96/58mmHg、呼吸 22 次 /min，烦躁，精神差，四肢湿冷，少尿：提示患者组织灌注不足，休克时肾小动脉痉挛，加上血管活性药物的大剂量应用，使肾血流量减少，出现少尿、无尿。尿量是评估休克患者病情变化及治疗效果的一个十分敏感有意义的指标。留置导尿观察每小时尿量，如果 6 小时无尿或每小时少于 20~30ml，说明肾小球滤过量不足，如无肾实质病变说明血容量不足。相反，每小时尿量大于 30ml，表示微循环功能良好、肾血流灌注好，是休克缓解的可靠指标。如果血压回升，而尿量仍很少，考虑发生急性肾功衰竭，应及时处理。

【5】动脉血气 pH 7.352、$PaCO_2$ 42.3mmHg、PaO_2 46 mmHg，BE –2mmol/L，lac 8.08mmol/L，SpO_2 90%：提示低血容量导致组织器官低灌注，机体乏氧代谢增加，组织缺氧。护理上应注意给予患者氧疗，选用鼻导管或面罩法，提高血氧饱和度有利于心肌氧合。并配合医生及时纠正血容量不足，保证正常组织灌注。

【6】心电图：Ⅰ、AVL、V_1~V_5ST 段抬高 0.1~0.5mV，超声心动图提示：节段性室壁运动异常，左室前壁、前间壁、侧壁及心尖运动幅度明显减低，LVEF32%：急性心肌梗死后梗死区心肌收缩功能很快丧失，产生左室节段收缩运动异常，导致左室收缩功能减低。表现为射血分数、每搏量和心排血量严重降低，同时产生左室舒张末压增高和肺淤血、水肿。护理上应密切观察患者心衰的表现，注意观察患者有无心率增快、呼吸困难等心衰加重的症状，注意控制输液速度，严格控制患者出入量，监测患者的中心静脉压(CVP)。

【7】患者体温 37.8℃，WBC 26.17×10^9/L，中性粒细胞百分比 92.0%，提示存在细菌感染。患者同时留置 ECMO 和 IABP 插管，深静脉置管及导尿管，侵入性操作频繁，同时患者机体抵抗力低，感染概率高。因此，应做好消隔离措施，严格无菌操作，限制人员探视，避免交叉感染，每天更换伤口敷料，如有出血及时更换敷料，保持局部无菌干燥，避免感染，监测体温变化，定期血常规检查，遵医嘱使用抗生素和加强营养支持等。

【8】心源性休克患者应用去甲肾上腺素维持有效灌注压。该患者应用血管活性药物多巴胺 30μg/(kg·min)、去甲肾上腺素 3.33μg/(kg·min) 静脉泵入等治疗，护理上建议使用中心静脉输注，严密观察穿刺局部有无药液外渗及红肿，在应用大剂量血管活性药物时注意使用双微量泵更换药物，药物即将注射完毕前更换新的药物，动作迅速，避免更换时导致血流动力学改变。

2. 护理评估　患者大面积心肌梗死合并心源性休克，予以 IABP 和 ECMO 联合辅助，注意做好管路的护理，维持内环境的平衡，防止并发症的发生，注意凝血功能，控制感染。

3. 护理思维与实践方案

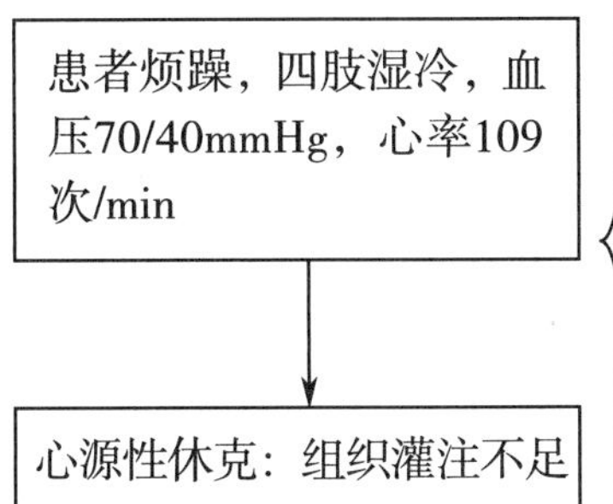

（1）护理目标：维持内环境稳定，保障患者组织灌注量正常。

（2）护理措施：

- 密切观察患者心率/律、血压的变化，若出现心率加快，提示病情加重。及时发现并纠正心律失常。
- 持续动脉有创压力监测，防止收缩压（SBP）< 90mmHg或平均动脉压（MAP）< 65mmHg，确保重要器官的血流灌注足够。
- CVP维持在5～12cmH_2O。
- 监测体温。
- 动态监测尿量，出入量及末梢灌注情况。监测尿量>2ml/（kg·h），低于0.5ml/（kg·h），提示肾功能受损，观察尿的颜色。
- 监测血气，注意乳酸的变化。
- 遵医嘱应用血管活性药物，严格遵守使用规范，注意使用双微量泵更换药物，避免更换时导致血流动力学改变。
- 遵医嘱补充胶体溶液。
- 观察患者生命体征，如出现呼吸急促、呼吸困难、心率增快为心衰急性加重的表现，应立即配合抢救。

动脉血气分析：pH 7.352、PCO_2 42.3mmHg、PO_2 46mmHg，BE-2mmol/L，SpO_2 90%，Lca 8.08mmol/L

↓

气体交换受损

（1）护理目标：住院期间患者缺氧的症状改善，血氧饱和度维持在98%以上，肺内湿啰音减少。

（2）护理措施：

- 病情稳定每3小时测一次。PaO_2维持在80～120mmHg，$PaCO_2$维持在35～45mmHg。
- 监测患者血氧饱和度的变化。
- 给予BIPAP呼吸机辅助呼吸，根据血气分析数值调整吸氧浓度及呼吸机参数，患者呼吸机不耐受时可给予BIPAP呼吸机与面罩交替给氧。进餐时可改为鼻导管吸氧，保持持续氧疗。
- 协助患者咳嗽咳痰，保持呼吸道通畅，保持室内空气清新。

ECMO联合IABP治疗，若抗凝不充分，可诱导血栓形成

↓

有栓塞的危险

（1）护理目标：行ECMO联合IABP治疗期间，不发生栓塞或在发生时护士能及时正确处理。

（2）护理措施：

- 每日评估置管肢体皮肤感觉、温度、颜色、皮肤张力、足背动脉搏动等情况，测量双下肢腿围，并与对侧肢体比较。注意置管下肢有无肿胀，以及时发现栓塞。
- 下肢注意保暖，脚部给予棉脚套保暖。
- 每2～3小时协助被动肢体活动，注意膝关节及踝关节的活动。
- 评估神志情况，观察瞳孔大小、对光反射、双侧瞳孔是否等大，以及早发现和预防脑栓塞。
- 监测ACT，避免肝素不充分形成血栓。
- 每6～8小时观察ECMO循环系统内管路及膜肺有无血栓形成,回路压力>300mmHg时请示医生,更换管路。
- 监测游离血红蛋白和胶体渗透压，观察有无溶血现象发生。

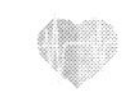

患者心率132次/min，双肺听诊呼吸音粗，两肺可闻及中等湿啰音，胸部X线示：两肺淤血重

↓

有急性左心衰竭的危险

（1）护理目标：患者心率恢复至正常水平，胸片肺淤血情况减轻。住院期间，护士及时识别患者的危险因素，及时发现急性左心衰竭的早期征兆。

（2）护理措施：

- 密切观察患者心率/律、血压、血氧饱和度的变化。若出现心率加快，血压升高提示病情加重。特别注意观察患者的呼吸情况，如出现呼吸急促、呼吸困难，为左心衰竭的早期表现，应立即配合抢救。
- 注意观察患者的胸痛症状，积极缓解冠状动脉的缺血情况。
- 减少增加心脏负荷的诱因，保持环境安静，保证充足的休息，满足患者的生活需要，少食多餐，保持排便通畅，限制水的摄入，输液速度不超过15滴/min。
- 准确记录24小时出入量，严格掌握输液速度和控制液体入量。
- 遵医嘱应用血管活性药物及利尿药，使用输液泵以达到药物精确性，并注意药物的副作用及水电解质的情况。

（二）IABP 联合 ECMO 辅助治疗时的护理配合

1. 诊疗情况　患者应用 IABP 联合 ECMO 辅助治疗，ECMO 流转期间监测 ACT（激活全血凝固时间），应用肝素抗凝【9】，逐渐减少多巴胺、去甲肾上腺素等血管活性药物剂量，治疗后第 3 天血流动力学逐渐稳定，但患者出现血小板进行性下降，入院时 PLT 250×10^9/L，下降至 108×10^9/L【10】，考虑与应用 IABP 与 ECMO 联合治疗导致机械性破坏有关，且患者感染风险高，应尽早撤机。逐渐下调 ECMO 流量至 1.2L/min，患者血压 152/58mmHg，心率 82 次 /min，撤除 ECMO 导管，继续应用 IABP 辅助，面罩吸氧 10L/min 及血管活性药物治疗，第 6 天撤除 IABP。经抗休克、纠正酸中毒、补充胶体渗透压、抗感染、抗心衰等治疗，病情逐步改善，血压逐渐上升，末梢皮温恢复，氧合改善，酸中毒及组织灌注较前好转。

2. 护理评估　ECMO 辅助治疗时需要全身肝素化，监测 ACT/APTT（活化部分凝血活酶时间）并维持在 120~150s/60~80s，观察有无出血倾向，如穿刺处周围有无血肿、皮下瘀斑等出血迹象。定时监测凝血功能，若缺乏凝血因子、血小板及 HCT 偏低，遵医嘱输入成分血。

思维提示：

【9】该患者应用IABP联合ECMO辅助治疗，可以将ECMO的非搏动性灌注转换为搏动性灌注，改善组织器官的灌注效果。但联合应用大大增加了血栓栓塞的危险，加强抗凝，监测ACT，尽量维持ACT在120~150s的较高水平。由于放置的导管直接阻塞血流或血栓栓塞易影响下肢血运而造成下肢缺血，严重时甚至发生坏死。应每小时监测置管侧肢体末端血运，足背动脉搏动及肤色、肤温情况，并进行双下肢对照，及时记录。

【10】治疗后第3天血流动力学逐渐稳定，但患者出现血小板进行性下降，入院时PLT 250×10^9/L，下降至108×10^9/L，IABP联合ECMO辅助治疗中由于血液在体外与大量非生理性的异物表面接触，因此必须采用全身肝素化的方法避免血液的凝固，但长期的肝素化使出血倾向难以避免；且ECMO和IABP对血细胞的机械破坏可造成血小板减少，护理上注意观察有无出血倾向，如穿刺处周围有无血肿、皮下瘀斑等出血迹象。

3. 护理思维与实践方案

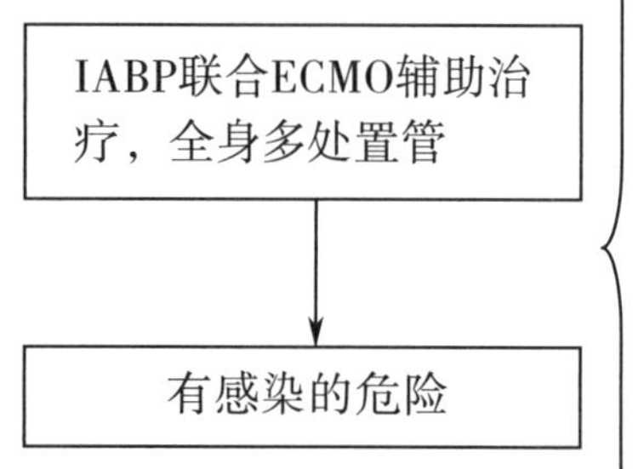

（1）护理目标：患者体温恢复正常，各种穿刺伤口良好，不发生穿刺部位的感染。

（2）护理措施：

- 安置患者至单人抢救间或层流病房。无层流病房可持续应用空气净化机。每日紫外线照射病室2小时。固定专用的仪器设备预防交叉感染，每日用消毒剂擦拭家具、地面。
- 保护性隔离措施，减少无关人员出入，进出人员需穿戴隔离衣，戴帽子口罩。
- 密切观察ECMO及IABP插管穿刺部位有无渗血、红肿及分泌物，及时更换敷料，严格无菌操作，防止穿刺部位感染。
- 每日2次口腔护理，观察口腔有无真菌斑，如发现提示真菌感染，可对患者使用制霉菌素、碳酸氢钠液、洗必泰漱口液交替漱口。
- 定时监测体温、血常规变化，发现任何感染征象，立即进行血、尿细菌培养，明确致病菌，予以相应抗感染治疗。

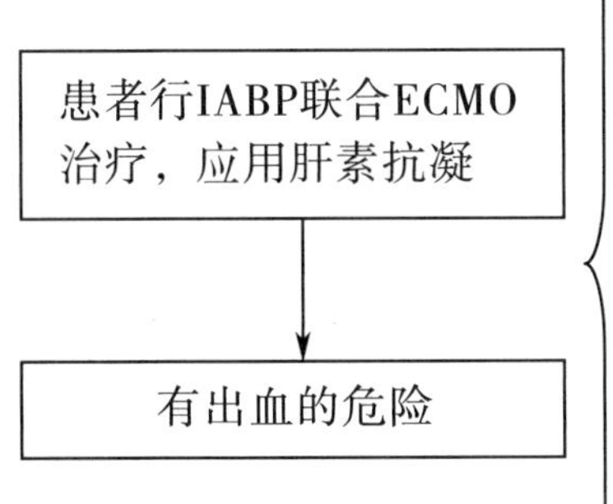

（1）护理目标：行IABP联合ECMO治疗时，不发生出血或在出血时护士能及时正确处理。

（2）护理措施：

- 每1~2小时监测ACT，维持ACT在120~150s，根据ACT值及时调整肝素用量。
- 通过有创动脉血压监测置管留取血标本，尽量减少不必要的穿刺，必须穿刺时，延长按压时间至穿刺部位不出血后2分钟。
- 观察患者穿刺部位皮肤周围有无血肿，如果有血肿需测量血肿范围，做好交接班。置管敷料覆盖处需每小时查看有无渗血。
- 观察有无血痰、大小便颜色、口鼻腔及全身皮肤黏膜有无瘀斑等。
- 注意观察患者的神志、瞳孔反应情况，防止颅内出血。给予患者半卧位，减少脑部充血。
- 患者存在消化道出血，留置胃管，持续胃肠减压，注意观察胃液颜色及量。遵医嘱给予静脉营养并应用泮托拉唑钠80mg静脉滴注，2次/d。
- 每日查血常规，血小板低于（50~70）×10^9/L水平，需准备输注新鲜血小板。

ECMO联合IABP支持期间置管双侧肢体制动，需卧床，活动受限

↓

潜在的皮肤完整性受损

（1）护理目标：预防压疮，尽量保持皮肤完整性。

（2）护理措施：

- 运用压疮发生危险评估量表进行评估，每班交接班时复评一次。
- 定时适当按摩受压部位，病情允许可在体外循环医生的协助下，每2小时更换体位一次。协助患者翻身时检查皮肤。
- 给予患者应用防压疮体位垫，骨隆突处（如足跟、脚踝、骶尾及髋关节等）予减压敷料保护。
- 保持床单位清洁、干燥平整，保持会阴部及肛周干燥清洁，可使用爽身粉或皮肤保护剂予以保护，减少局部潮湿。
- 给予高蛋白饮食。

（三）出院时的健康宣教

经 IABP 联合 ECMO 辅助治疗，给予抗休克、纠正酸中毒、补充胶体渗透压、抗感染、抗心衰等治疗，病情逐步改善，血压逐渐上升，末梢皮温恢复，氧合改善，酸中毒及组织灌注较前好转，治疗及时有效。患者血流动力学指标得到明显改善，床旁超声心动图显示：LVEF

43%，LVED 47mm，血压108/57mmHg，脉搏74次/min，双肺呼吸音清，双下肢无水肿【11】，停用ECMO，并成功拔除股、静脉插管。经过10天的抢救后患者出院。

思维提示：

【11】患者血流动力学改善，左室射血分数提高，低氧血症改善，双肺呼吸音清，双下肢无水肿，说明患者的心功能得到明显改善。

二、护理评估

左主干急性闭塞引起的心肌梗死，指的是冠状动脉左主干发生了急性闭塞，导致左冠状动脉血流完全中断，由左冠状动脉供血的大部分心肌随即发生缺血和坏死。心源性休克是急性心肌梗死住院患者死亡的首要原因，其所致的心源性休克发生率为5%~8%，发生心源性休克的心肌梗死患者病死率非常高。患者此次心肌梗死面积大，并发心源性休克，出院后为了提高患者的生存率，提高生活质量，必须坚持长期口服药物，定期复查，应给予详细的健康宣教。

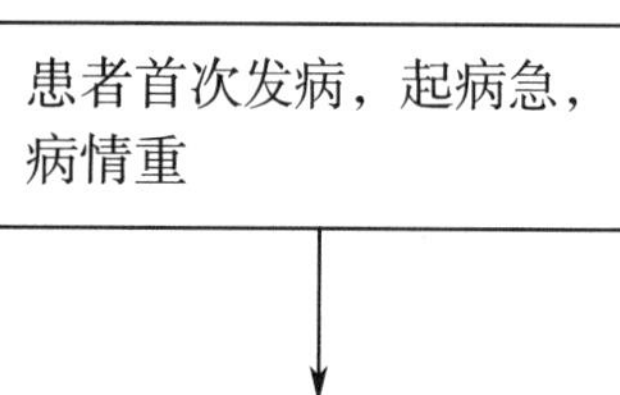

（1）护理目标：患者出院后能够按时到医院复查，遵医嘱服用药物。定期监测血液标本检查。指导患者及家属了解冠心病相关的健康知识，了解出现心绞痛该如何处理。

（2）护理措施：

- 告知患者6~9个月复查冠状动脉造影，如有不适随时就诊。
- 指导患者3~6个月复查血常规、肝功能。如有异常及时就诊。
- 对患者及家属进行健康宣教，内容包括：
  - 为患者制定出院后服药时间表，并嘱患者及家属随身携带硝酸甘油。
  - 教会患者及家属心绞痛发作时的急救和监护方法。
  - 饮食要均衡，服用清淡、易消化饮食，减少油腻食物的摄入。
  - 保持排便通畅，必要时使用排便辅助，避免排便用力引起心绞痛发作。
  - 戒烟酒及浓茶、咖啡等刺激性饮品。
  - 保持情绪乐观，避免情绪激动。
  - 制定出院后的日常活动方案，循序渐进，根据患者活动耐力逐步康复。
  - 日常活动以有氧耐力活动为主(如慢走、打太极拳)，活动量不宜过大，散步为首选锻炼方式，避免提重物、用力排便等动作。
  - 告知患者活动时需要自行监测的内容，保证活动中的安全

患者有消化道出血史，抗血小板治疗增加了消化道出血的风险

↓

知识缺乏：如何预防消化道出血的发生

（1）护理目标：出院时患者及家属能知晓冠脉支架术后规范抗血小板治疗的重要性，以及消化道出血的预防、监测及发生时需要采取的措施。

（2）护理措施：向患者及家属讲解相关内容。

- 抗血小板制剂对预防支架内血栓形成的重要性，告知必须在医生指导下用药，不可擅自调整药物。
- 饭前服用胃黏膜保护制剂，饭后服用肠溶阿司匹林，硫酸氢氯吡格雷片，以减少药物对胃肠道的刺激。
- 避免进食刺激性食物如辣椒、姜、过酸食品、过凉过热食品、咖啡、浓茶等，避免过饱。
- 正常大便的次数、颜色、性状，若出现大便异常、腹部疼痛、胃部不适等应及时就诊。
- 保持生活规律，劳逸结合，保证睡眠，保持情绪稳定，禁烟酒。
- 出院后遵医嘱定期复查。

三、护理评价

心源性休克是急性心肌梗死住院患者死亡的首要原因，其所致的心源性休克发生率为5%~8%，常规药物治疗的病死率高达80%~90%，行PCI治疗后病死率也高达50%~60%。明确诊断急性心肌梗死心源性休克是前提，尽早冠脉血管重建是提高生存率的关键，积极有效的药物支持治疗是基础，联合使用IABP和ECMO是有效的机械辅助支持手段，严密监测和有效的护理措施是救治成功的重要保证，ECMO辅助治疗是多科室相互配合的过程，护士在中间起着纽带与桥梁的作用。出院时的健康宣教，注意对药物、饮食、运动、休息方案的详细具体讲解，针对个人制定不同的健康宣教。

四、安全提示

1. 使用体外膜氧合过程中，保持膜肺各管道接头及电源接头连接紧密，妥善固定管道位置，避免牵拉、打折、移位，准备应急电源，确保机器正常运行和安全。观察氧合器与管路有无渗血、凝固、气泡、异常震动，监测氧合器前后压力，观察氧合器颜色变化，颜色变深提示有凝血倾向，应及时更换膜肺并酌情调节肝素剂量。严禁在管道上加药、输液、输血及抽取血标本，防止管路内发生空气栓塞。观察ECMO的转流速度，初始流速一般为成人50~75ml/(kg·min)，循环稳定后可逐渐减低流速。离心泵运转期间，保持血流速度稳定，同时进行血流动力学监测。

2. 由于患者应用IABP联合ECMO辅助治疗，全身多处置管，穿刺部位每日安尔碘消毒并更换敷料，记录置管深度，固定，保持管路通畅。下肢制动，保护性约束防止 IABP 和 ECMO 导管脱出。观察约束肢体的循环情况，如皮肤颜色、温度及动脉搏动；固定位置测量双侧腿围，观察下肢皮肤颜色、皮温、张力及足背动脉搏动，肢体有无僵硬、肿胀，并与对侧比较。注意压力换能器校零，观察各种管路压力波形是否正常。如有异常，报告医生，避免发生肢体远端栓塞。

3. 注意出血情况，ECMO 辅助治疗需要全身肝素化，监测 ACT/APTT 时间维持在 120~150s/60~80s，观察有无出血倾向，如穿刺处周围有无血肿、皮下瘀斑等出血迹象。定时监测凝血功能，若缺乏凝血因子、血小板及 HCT 偏低，遵医嘱输入成分血。本例患者治疗过程中出现了消化道出血及感染的情况，但经积极止血、抗感染等治疗及尽早撤机后，病情好转。ECMO 支持时间越长，发生并发症的危险性越大，出血是 ECMO 最主要的并发症。减少不必要的穿刺，延长注射部位的按压时间，通过有创动脉血压监测留置管端留取血标本是预防出血并发症的主要措施。

五、经验分享

心源性休克前期或早期的高危 STEMI 患者，IABP 的应用宜早。早期应用 IABP 行 PCI 是救治心源性休克的根本措施。对于 IABP 救治无效的 PCI 术后心源性休克患者，ECMO 是重要的机械支持选择，ECMO 对肺脏的支持作用，可减少氧耗及机械损伤，有助于肺脏的休息；对心脏也具有支持作用可维持有效循环，并能减少心脏做功及药物应用。其与 IABP 联用可以将 ECMO 的非搏动性灌注转换为搏动性灌注，可以改善组织器官的灌注效果，往往可以获得理想的临床效果。但需注意的是，ECMO 属于侵入性操作，存在机体并发症和机械并发症问题，应用有一定的局限性，需团队协作（涉及心内科、心外科、血管外科、体外循环科、麻醉科、呼吸科、消化内科、营养科及护理学等多学科协作）。ECMO 辅助治疗是多科室相互配合的过程，护士在中间起着纽带与桥梁的作用。对 ECMO 患者的护理工作需要具有良好的重症监护专业护理知识基础，娴熟的操作技能。

ECMO 辅助，不仅会影响患者的心肺系统，还会影响其血液系统及各脏器的功能，易产生出血、栓塞、溶血、肝肾功能衰竭等并发症。行 ECMO 辅助治疗时，除了要注重心肺功能的恢复，还要特别注意患者的出血、溶血、血栓等问题及其他各脏器的功能情况。

因此，在患者接受 ECMO 辅助期间，需要专业人员 24 小时严密监护，穿刺一侧的肢体要完全制动，避免管路打折；每 1~2 小时监测血气、ACT 水平，及时调整肝素用量。每日监测游离血红蛋白和胶体渗透压，观察溶血情况。监测肝肾功能，观察尿色及尿量，尽量预防并发症的出现。严格无菌操作，控制感染。一旦出现并发症要及时发现和控制。

在患者病情稳定后应尽量减少机器的辅助时间。

（杨　洋）

第二十节　经导管主动脉瓣置换术后的护理

患者女性，76 岁，于 23 年前出现发作性心前区不适，心脏超声提示主动脉瓣病变，未

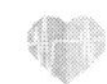

治疗，日常生活不受影响。15 年前上述病症加重，持续约 10 分钟，休息后可缓解，未就诊治疗。10 年前患者上述症状再发，行心脏超声提示左心扩大、室壁运动普遍减弱、主动脉瓣重度狭窄，主动脉瓣压差 92mmHg，肺动脉中度高压、LVED 59mm、LVEF 44%，活动后即感心慌气短，对症处理后好转，具体用药不详。10 余天前患者再次出现心前区不适、憋气症状【1】，为进一步治疗来我院就诊，以"瓣膜性心脏病"收入院。予以强心、利尿、抗血小板等药物治疗，经完善的相关检查及术前准备，在复合手术室（hybird operating room）经导管行国产主动脉瓣置入术，手术采用局麻加强化的麻醉方式，使用肝素抗凝，保留尿管，置入深静脉导管和动脉测压管，安装临时起搏器，14F【2】鞘管穿刺左股动脉置入瓣膜，右股动脉行冠脉造影和心室造影，术后转入心内科病房。入病房后，心率 125 次 /min，血压 85/44mmHg，呼吸 22 次 /min，中心静脉压 6cmH$_2$O【3】，四肢发凉，主诉头昏。患者出现躁动【4】，予以适度镇静和约束，术后 24 小时拔除临时起搏器电极，术后第 1 天发热【5】，经治疗护理后体温下降，继续予抗感染、强心利尿、抗血小板等药物治疗，经 I 期康复训练后，术后 7 日出院。

思维提示：

【1】患者出现憋气等呼吸困难的症状：由于心力衰竭、胸腔积液造成患者肺内气体和血液交换受损，血氧饱和度降低，出现呼吸困难的症状。护理上应指导患者做好氧疗，提高血氧饱和度。

【2】术中使用 14F 鞘管：提示伤口面积大，护理上应注意密切观察伤口出血情况。

【3】患者心率 125 次 /min，血压 85/44mmHg，中心静脉压 6cmH$_2$O：提示患者术后发生容量不足，护理上应注意加快补液。

【4】患者出现躁动：提示麻醉药物未代谢完全，护理上应注意防止发生误吸和意外脱管。

【5】术后第 1 天发热：提示术后炎性介质吸收，护理上应注意无菌操作，防止发生感染，密切观察血常规变化，合理使用抗生素。

一、诊疗过程中的临床护理

（一）入院时

1. 诊疗情况

入院后查体：T 36.0℃，P 59 次 /min，R 18 次 /min，BP 150/58mmHg，身高 162cm，体重 46kg。心脏查体：心前区无隆起。心尖搏动位置：左侧第 5 肋间左锁骨中线上、震颤未触及。心脏浊音界：正常。心脏杂音：无。头颈部（–）、胸部（–）、腹部、脊柱四肢等（–）。

床旁心脏超声示：LA 前后径 44mm，LVED 53mm，LVEF 25%，主动脉瓣前向血流明显加快，平均跨瓣压差约 47mmHg，伴少量反流。二尖瓣前向血流偏快，伴少量反流。三尖瓣少量反流。主动脉瓣退行性病变，主动脉瓣中度狭窄伴少量反流，二尖瓣少量反流。CT 提示双肺间质性改变、纵隔淋巴较大、双侧胸腔积液。

实验室检查：氨基酸末端脑钠素前体 3 595.5pmol/L【6】。血常规：RBC 3.62×10^{12}/L，Hb 102.00g/L，HCT 36.30%【7】。

思维提示：

【6】患者氨基酸末端脑钠素前体（N-terminal-pro-B-type natriuretic peptide，NT-proBNP）3 595.5pmol/L，增高（正常值小于 500pmol/L），提示心功能不全或合并有冠心病、肾功能不全。护理上应注意患者主诉，观察尿量、心电图变化，同时还要注意记录患者的出入量。

【7】RBC 3.62×10^{12}/L（参考值 3.80×10^{12}~5.10×10^{12}/L），Hb 102.00g/L（115~150g/L），血细胞比容 36.30%（35%~45%）：提示有营养吸收不良，护理上要注意营养搭配饮食。营养不良很可能导致患者免疫力下降，从而影响术后恢复。护理上应特别注意患者的营养护理，观察和了解影响食欲的因素，做好饮食管理。

2. 护理评估　患者高龄，心脏储备功能差，病情危重。入院 5 天后经导管置入国产主动脉瓣一枚。此患者由于术前长期服用利尿剂，术中失血，造成全身血容量绝对减少。主动脉人工瓣置入后，主动脉瓣口面积瞬间扩大，全身供血明显改善，术后会出现血压低、心率快等血容量相对不足的表现，考虑总体容量不足，护理上要加强补液，严密观察血压、心率，血红蛋白的变化及凝血功能，穿刺部位有无出血，遵医嘱补胶体液 1 000ml、晶体液 1 500ml 以上，必要时遵医嘱输血。患者有无恶心、呕吐现象，此时易发生迷走神经反射和出血现象。同时抗凝治疗存在出血的风险，术后需要护士的专业指导和生活护理。

3. 护理思维与实践方案

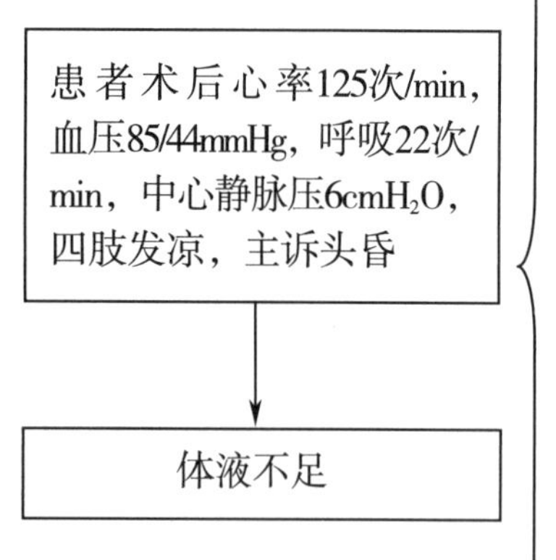

（1）护理目标：术后不发生低血容量性休克。
（2）护理措施：
- 观察和正确记录生命体征的各项指标，密切关注血压、心率、中心静脉压，发现问题及时报告，及时处理。
- 心率加快、血压减低、中心静脉压低提示有发生迷走反射的危险，立即处理。
- 根据医嘱给予快速补液等治疗，严格记录出入量，根据中心静脉压、尿量计算输液速度，术后早期常规输液速度60~80 滴/min，及时饮水、进食。
- 补液中注意观察患者是否出现心功能不全的表现
- 如出现微循环障碍，四肢发冷，血压下降等早期休克现象，应马上配合抢救。

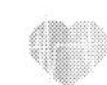

术中体表暴露面积大,术后全身插管多,包括动脉插管和临时起搏器电极置入

↓

有感染的风险

（1）护理目标：术后早期患者不发生感染。

（2）护理措施：

- 术后住单人房间。
- 术后早期不能探视，3日后减少家属探视。
- 注意病房通风，避免肺部感染。
- 及时采集血标本送检。
- 术后12小时内遵医嘱按量为患者输入预防性抗生素一次。

术中穿刺鞘管较粗且使用肝素抗凝、术后留置管路多，形成穿刺伤口多

↓

潜在出血的危险

（1）护理目标：术后不发生出血或及时发现出血征兆，并给予正确有效处理。

（2）护理措施：

- 术后早期双侧股动脉穿刺伤口处放置沙袋压迫止血，每个沙袋重1kg，每半小时观察有无渗血，观察足背动脉的搏动情况，撤除沙袋后观察穿刺局部有无血肿、出血，局部皮肤的完整性，注意双下肢皮温的观察。
- 随时观察留置管路处的情况，如右颈内静脉处伤口，双下肢穿刺点出血。
- 观察深静脉伤口敷料处有无渗血，保持伤口干燥，及时发现大出血倾向。
- 观察尿液颜色，注意尿色及量的动态变化。
- 服用硫酸氢氯吡格雷片后，注意观察紫癜、鼻出血等出血现象，有无中性白细胞和粒细胞减少，胃肠道反应（如腹痛、消化不良、胃炎和便秘、腹泻）。指导患者术后日常生活中使用软毛牙刷刷牙。

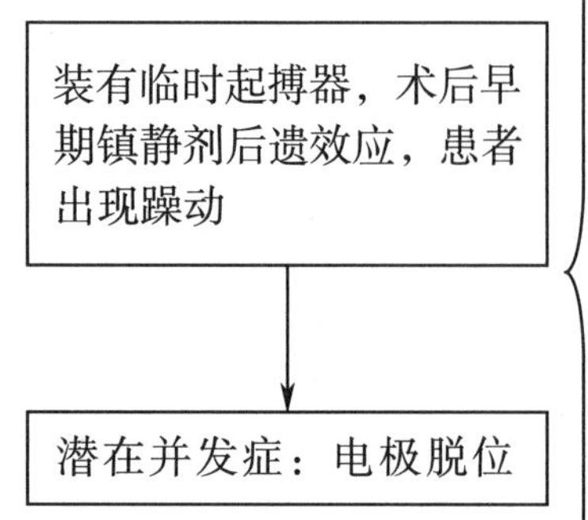

（1）护理目标：临时起搏器置入期间不发生电极脱位或及时发现导线移位并处理。

（2）护理措施：

- 记录临时起搏器数值，观察临时起搏器的工作情况，观察心电监护，注意有无心律失常。
- 若经股静脉置入临时起搏器，卧床时间需要至电极拔除为止，若经锁骨下置入，卧床时间需要至其他管路拔除后，可适当抬高床头30°，将电极固定牢固后下床活动。
- 起搏器应固定在合适位置，起搏导线及起搏器要连接紧密，防止脱开发生意外。
- 观察有无呃逆或腹肌抽动现象。
- 备好备用电池及抢救用物。

（二）术后发热护理

1. 诊疗情况　术后第 1 天上午 10：00 T 37.8℃【8】，BP 140/60mmHg，HR 58 次 /min，患者明显不适，轻微咳痰，双肺呼吸音略低，未闻干湿啰音，双下肢不肿。实验室检查：WBC 15.55×10^9/L ↑，中性粒细胞百分比 88.5% ↑【9】，RBC 3.41×10^{12}/L ↓，Hb 107.00g/L ↓，HCT 34% ↓；Plt 106×10^9/L，K^+ 4.07mmol/L，Scr 113.00μmol/L，BUA 369.9μmol/L，继续水化治疗。10：20 患者诉发冷、寒战【10】，遵医嘱测体温后加盖棉被，20 分钟后寒战止。应用硫酸氢氯吡格雷片 75mg（1 次 /d）抗血小板治疗，升级抗生素至注射用头孢哌酮钠舒巴坦钠 3g 每 8 小时 1 次，泮托拉唑钠 80mg+100ml 生理盐水静脉滴注。24 小时入量需达 3 500ml，尿量 3 300ml。

思维提示：

【8】患者体温升高：目前除感染因素外，非感染性因素尚不明了，应积极查找引起发热的原因，注意体温变化曲线，分析体温升高是术中体温保护欠佳，还是术后正常反应，根据患者的实际情况，通过循证手段寻找护理措施。

【9】患者白细胞升高：患者高龄、低体重，术后全身置管较多，护士在术后应加强无菌操作，正确使用抗生素，做好感染预防。

【10】患者术后寒战：术中低体温或体温保护不到位，可使患者受凉，增加发热的危险，护理上应做好评估和预防工作。

2. 护理评估　患者介入术后发热，白细胞及中性粒细胞明显升高，鉴于 TAVI 创伤较大且留置体内临时起搏器等有创装置，应严密观察感染情况（伤口、肺、留置导管、尿管）。

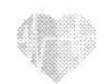

患者 Hb、Plt 呈下降趋势,应用硫酸氢氯吡格雷片 75mg,应注意有无出血倾向,Cr 较术前轻度上升,密切观察尿量和尿常规结果。24 小时入量要求正平衡 300ml,但未达标,小于 300ml。

3. 护理思维与实践方案

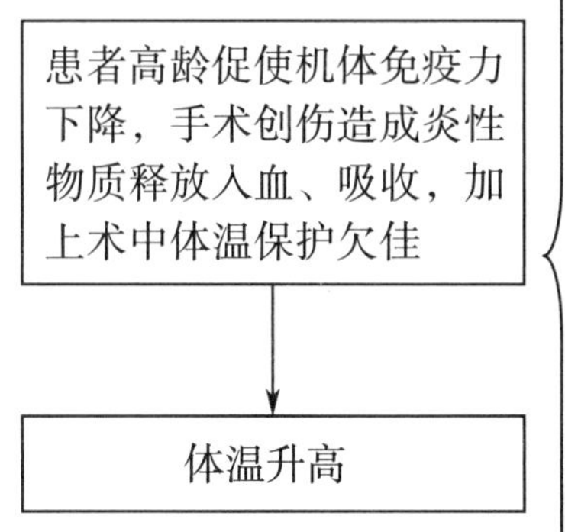

(1)护理目标:24小时内体温不再升高。

(2)护理措施:

- 留取痰培养送检。
- 加强拍背、协助排痰。
- 遵医嘱应用抗生素并观察用药后反应。
- 每日4次体温测量。
- 降温出汗后注意皮肤护理。大量出汗时注意进行血压测量并记录。
- 术后需观察并准确记录尿量,一般20小时左右拔除尿管后, 协助患者床旁活动5~10分钟,2次/d。
- 双侧股动脉穿刺处换药,注意无菌操作。
- 治疗上注意使用药物的精确性并注意药物的副作用。

患者术中使用大量造影剂、实验室检查血肌酐、尿酸高于正常值,加上术中失血,术后入量未达正平衡,体液不足致肾血流相对不足

↓

肾功能不全

(1)护理目标:24小时内肌酐不再升高。

(2)护理措施:

- 继续检测肝肾功能、血常规等化验指标,密切观察患者的病情变化。
- 继续给予补液治疗,术后2日内保证每日总入量正平衡300ml左右。补液的同时加强饮水。
- 协助做好个人皮肤清洁。
- 建立2条外周静脉通路以保证输液速度。
- 鼓励患者多饮水。
- 在患者术后的多尿期,注意血钾变化,遵医嘱及时复查血钾,根据结果进行补钾治疗。
- 倾听患者主诉,注意排尿时患者的感受,有无排尿困难或排尿不尽现象并及时会诊处理。

(三)出院时的健康宣教

1. 诊疗情况　术后第 6 天,患者各项生命体征平稳,无不适主诉。血常规恢复正常【11】,体温正常【12】,遵医嘱停用抗生素治疗,患者床旁活动后未感疲劳。超声心动图检查结果:主动脉瓣膜功能正常,无反流。恢复良好,出院准备,住院 12 天后出院。

思维提示:

【11】血常规恢复正常:患者术后一周左右血常规达标,提示 TAVR 手术效果明显,狭窄的主动脉瓣术后瞬间扩大,血液流向全身较前增加明显,改善了心功能不全,使胃肠道淤血明显减轻,食欲增加,利于食物营养吸收,今后更应进一步加强营养调配,促进体力恢复,所以护士应给患者做好详细的营养指导。

【12】体温恢复正常:提示体温升高非感染因素可能性大,需进一步做好非感染性发热的预防和护理。

2. 护理评估　患者高龄,所患疾病是老年性退行性改变,无相关疾病知识。出院后必须坚持终生口服阿司匹林,服用硫酸氢氯吡格雷片至少 3 个月抗血小板治疗,应给予详细的健康指导。

3. 护理思维与实践方案

患者术后7天出院,主诉仅完成Ⅰ期康复,对Ⅱ、Ⅲ期心脏康复不了解,表现好问、失眠

↓

缺乏自我康复知识

(1)护理目标:患者及家属能够复述出康复教育的内容。

(2)护理措施:对患者及家属进行健康宣教,内容包括:

- 讲解老年瓣膜病、心律失常相关知识。
- 改变生活方式,饮食上注意营养调配,吃易消化、低脂、低盐、优质蛋白饮食。进食不宜过饱,少量多餐,以免增加心脏负担。
- 有氧运动最为适宜,常见有散步、快走、慢跑、打太极拳、八段锦等。注意强度低、不中断、可持续、有节奏,适量活动,保持情绪稳定。
- 按时吃药,定期复查,保持大便通畅,控制体重,禁烟限酒,保持轻度口渴,注意出入量。
- 定期复诊,复查血常规、肝功能、心肌酶、电解质等。
- 出院1个月、3个月、6个月、12个月坚持接受随访,定期评估,药物调整。
- 出现头晕、呼吸困难、肢体障碍、语言不利等症状应及时就医。

出院后需要长期服用阿司匹林，服用至少3个月的硫酸氢氯吡格雷片抗血小板治疗，抗凝过度会引起出血，患者主诉不知道服用抗血小板药物的相关知识

↓

缺乏抗凝治疗出血的监护知识

（1）护理目标：患者出院后能够按时到医院复查，遵医嘱服用阿司匹林、硫酸氢氯吡格雷片。能够自我监测出血情况。

（2）护理措施：

- 为患者制定出院后复查随访的时间表：出院后1个月、3个月、6个月、12个月。表中注明复查当日必查凝血项目及注意事项。
- 告诉患者坚持复查随访的重要性。
- 对患者及家属进行健康宣教，内容包括：
  - ➢ 建议每日固定时间服用药物。剂量要准确，切忌私自调整用药。
  - ➢ 饮食要均衡。不偏食或一次摄入过多单一的食物。
  - ➢ 给予奥美拉唑抑酸药物预防应激性溃疡，观察有无恶心、呕吐、大便颜色、形状、次数改变，若呕吐物潜血、大便潜血为阳性，咖啡色稀便、大便次数增多提示消化道出血征象，同时关注胃肠道其他症状。
  - ➢ 服抗血小板药物期间，生活中避免外伤，使用较软的牙刷刷牙。生活中注意自我观察出血现象，如鼻出血、皮肤黏膜瘀斑、大小便颜色异常、牙龈出血等。出现任何部位的出血不止应及时就医，监测血小板计数，遵医嘱重新调整药物剂量。

二、护理评价

1. 经导管主动脉瓣膜植入术（transcatheter aortic valve implantation，TAVI）又可称为经导管主动脉瓣膜置换术（transcatheter aortic valve replacement，TAVR），是对于严重主动脉瓣膜狭窄、不宜行外科手术的患者，通过特制的输送系统将人工瓣膜送到心脏瓣膜的目标位置使其瓣膜扩张、替代患者自身瓣膜工作，改善心功能的一种内科介入治疗方法。

2. 该手术特别适用于钙化性主动脉瓣膜狭窄的老年性退行性改变的心脏瓣膜病患者，特别是高危患者。在诊疗、介入换瓣手术前后的护理过程中，患者的血压、心率、呼吸和心功能是观察的重点。

3. 超声心动图检查是最重要的检查方法，可以反映患者左室射血分数及心脏各腔室结构、瓣膜情况、瓣膜反流大小、人工瓣膜情况、有否心包积液等。影像学检查（经食管超声、多排螺旋 CT、磁共振检查）在患者筛查、瓣膜选择、术前评估、术后评估方面发挥重要作用。

4. 护士应了解检查的相关作用和内容。护理上可借鉴外科换瓣护理内容，但需要修改为个体化方案。目前，随着 TAVR 手术的不断发展，国际上极简式手术被越来越多的中心所推行。因可以在普通导管室进行，采用局麻强化，经胸心脏超声，通过股动脉入路，皮下穿刺、血管缝合器缝合，将TAVR简化。我国TAVR应用于临床起步较晚，手术方法及术后护理的很多方面与极简式手术相似，但基于我国老年人的瓣膜特点，有所改变和创新，如与欧美不同，我国二叶式主动脉瓣患者居多，钙化程度更重，术后瓣周漏发生率高。

5. 护理方面，在扩容补液时速度快可以有效预防低血容量性休克的发生；由于合并疾病多，预防肺部感染难度更大；强调早期活动锻炼非常重要，在2017年ESC瓣膜病管理指南中，强调了患者的“整体性”，除了STS评估手术风险外，通过虚弱程度、运动功能、认知情况、营养状态的判定，制定运动处方和长期康复计划，提倡尽快、尽早最大程度介入康复措施，恢复自我生活能力。所以在住院期间，可通过健康教育、改变生活方式、心理疏导、药物处方以及结合心肺运动试验结果给予运动规划来尽早恢复体能，改善生活质量，提高护理效果。在《中国经导管主动脉瓣置换术临床路径专家共识(2021年版)》中指出，建议术后3个月于康复门诊继续进行康复训练，根据情况制订长期家庭康复计划，定期复诊，修正心脏康复处方。另外，有效预防脑卒中，观察抗凝效果也是术后长期随访的重点问题需要引起关注。

三、安全提示

1. 要防止脑卒中的发生，首先是不断的技术改进、器械改进、有效的抗血小板治疗。有文献报道，脑卒中发生率在术后第一周处于高峰期，所以术后早期患者的神志、瞳孔大小及对光反射的观察和护理非常重要。术后恢复期是脑卒中相关症状的观察期，早发现，早治疗。所以护士要掌握神经系统观察和护理要点，术后早期正确指导患者在床上开展康复锻炼，鼓励患者尽早下床，出院前做好随访指导。

2. 做好患者的心理护理，保证安全。患者由于动脉硬化，心功能不全，常常有呼吸不畅的感觉，容易出现焦虑、惊慌等心理表现。应多与患者交流，给予鼓励安慰的言语。多讲解相关疾病知识，消除患者的顾虑。

3. 早期发现并发症。出血是抗血小板治疗的并发症。在护理中，应注意各项有创检查和操作的规划，避免重复穿刺，同时注意预防跌倒和外伤。护士要注意观察出血征象，并指导患者报告异常情况。

四、经验分享

1. 出现脑卒中症状时，如何配合抢救和护理?

组织型纤溶酶原激活剂(rt-PA)50mg为单独的粉剂和药液。由于价格昂贵，在配制中要特别注意，混合时使用专门的连接针头，避免浪费。在使用微量泵泵入药物完成后可以再给予5~10ml的生理盐水推入泵管中的药物。

2. 如何合理规划有创操作，避免穿刺次数?

经导管主动脉瓣置换术后初期，一般留有中心静脉置管，此间最好在导管存续期间不要再行其他静脉的穿刺，减少不必要的有创操作。只要注意在采血时第一管血弃之以保证所采集的血标本不受静脉液体影响，采集后，每次使用后脉冲式生理盐水冲管，避免堵塞。中心静脉置管拔出后，应尽量减少动、静脉采血次数，采血后要增加按压的时间和

力度。

3. 术后如何快速补液？

最好以2条输液通路同时进行补液为宜。参考术中失血量、中心静脉压、血压、肺部听诊、尿量情况。注意留置尿管中外流尿液的速度，及时调整补液量和补液速度。

4. 最新指南对护理的启示

2020年美国心脏协会（AHA）和美国心脏病学会（ACC）联合发布了新的瓣膜性心脏病管理指南。基于多项对比经导管主动脉瓣置换术（TAVR）和外科主动脉瓣换瓣术（SAVR）的随机临床试验结果，新指南扩大了TAVR的适应证。指南建议，应优先选择TAVR的情况包括：80岁以上或预期寿命<10年（在可行的情况下）；有症状的任何年龄的患者，如手术风险高或有禁忌证，干预后预期生存期>12个月且生活质量可接受的患者。对于65~80岁、有症状、无TAVR禁忌证的患者，可由医患共同商量后选择外科换瓣术或经股动脉TAVR；对于预测TAVR干预后生存期<12个月或预期生活质量改善很小的患者，经医患共同商量后，建议给予姑息治疗。另外，在合并房颤的瓣膜性心脏病患者中，新型口服抗凝药的地位有所提升。新指南指出，对于合并房颤的瓣膜性心脏病（风湿性二尖瓣狭窄除外）或植入生物瓣3个月以上的患者，新型口服抗凝药可作为华法林的有效替代抗凝血药（Ⅰ，A类推荐）。该指南指出对加强老年基础护理和危重症护理知识的学习及临床实践研究已成为TAVR护理的重点内容，同时由于适应证的扩大，更应关注年轻患者的术前术后护理评估及心理护理，注意观察服用新型口服抗凝药后出血的发生率、发生部位及应对策略，以便寻找更佳的临床证据对患者进行护理和宣教。

（阎秀英）

第二十一节 经皮冠状动脉介入治疗后发生过敏性休克及腹膜后出血患者的护理

患者男性，53岁，主诉胸痛5个月。5个月前，患者睡前突发胸痛，呈心前区绞痛，伴大汗、乏力、恶心，持续10余分钟缓解，经常于睡眠中症状再发，症状大致同前。于当地医院急诊就诊后行冠状动脉球囊扩张术，后择期行介入治疗试行开通狭窄的前降支未成功。2周后到我院就诊，冠状动脉造影显示3支病变，于回旋支及右冠状动脉各植入支架1枚，前降支病变择期处理。术后仍有间断胸闷，此次为进一步诊治，门诊以“冠心病，陈旧心肌梗死，经皮冠状动脉支架植入术后”收入院。

一、诊疗过程中的临床护理

（一）入院时

1. 诊疗情况 入院后查体：T 36.5℃、HR 60次/min、BP 100/60mmHg、R 20次/min。心脏超声心动图示【1】：LVEF 35%，LVED 50mm，节段性室壁运动异常，左室心间部室壁瘤形成，二尖瓣少量反流，左心功能减低。患者既往有碘克沙醇（威视派克）过敏史【2】。

思维提示：

【1】患者心功能减低：急性心肌梗死后梗死区心肌收缩功能很快丧失，产生左室节段收缩运动异常，导致左室收缩功能减低。患者 LVEF 35%，表明心脏功能受到中等程度损害。护理上应指导患者准确记录出入量，遵医嘱限制每日入量，减少增加心脏负荷的诱因。

【2】碘对比剂过敏：临床常用 5 种非离子型含碘对比剂，包括碘海醇、碘普罗胺、碘帕醇、碘佛醇、碘克沙醇。碘对比剂引发的临床不良反应包括 2 种：患者自身的神经生理学反应以及过敏反应。过敏反应与碘对比剂的使用剂量、注入方式和速度无关，且无记忆效应，无法通过皮试、是否曾经发生过敏而判断患者是否会出现过敏反应，处理措施也因对比剂种类和患者个体情况而有所不同。一些观察性研究证实，多种预先给药方案均能有效预防已发生过碘对比剂所致速发型超敏反应的复发。其中，联合使用糖皮质激素和 H_1 抗组胺药是目前广泛使用的一种方法。因此护士术前应遵医嘱应用抗过敏药物，同时告知患者过敏反应的常见症状，如出现症状及时告知医生进行相应处理。

2. 护理评估　超声结果显示患者已有明确的左心功能减低，遵医嘱给予利尿治疗，利尿期间注意患者血钾的波动情况，电解质紊乱有可能导致患者出现心脏事件。遵医嘱控制患者 24 小时总入量，准确记录出入量，为患者及家属做好专业的健康指导，发现入量连续大于出量时予以高度警惕。同时减少增加心脏负荷的诱因，避免急性心力衰竭的发生。住院期间应避免碘克沙醇（威视派克）的应用，遵医嘱术前应用抗过敏治疗，同时观察围手术期是否存在过敏反应并配合医生及时处理。

3. 护理思维与实践方案

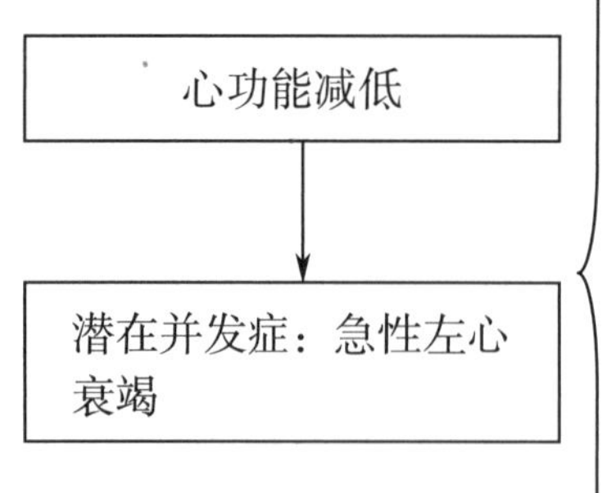

（1）护理目标：住院期间患者不发生急性左心衰竭，发生时能及时被发现并迅速得到有效救治。

（2）护理措施：

- 遵医嘱控制患者静脉及口服24小时总入量在1 500~1 800ml，并根据患者尿量、症状、体征及检验结果进行调整。
- 指导患者准确记录出入量，严格控制输液速度。
- 患者使用利尿剂，注意观察电解质的变化，有无乏力、肠鸣音减弱、心律失常等低钾血症的症状。
- 减少体力活动、保证充足的休息，少食多餐，总量不超过入量要求。
- 如患者出现肺部感染、心律失常、电解质紊乱、缺血等容易诱发急性左心衰竭的症状，应遵医嘱给予积极治疗。
- 监测患者的生命体征，观察有无呼吸困难等症状。

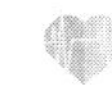

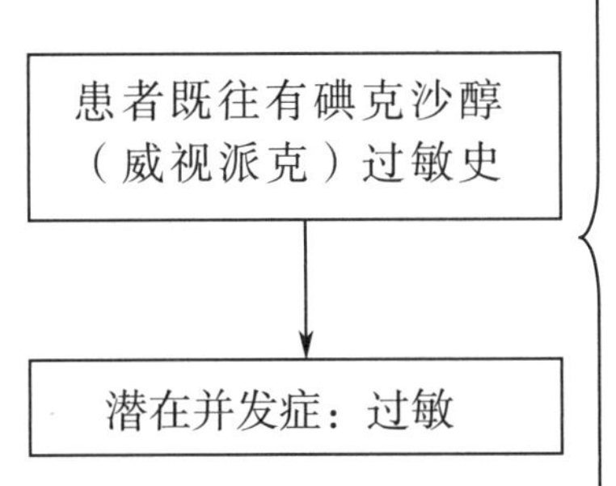

（1）护理目标：住院期间患者出现过敏症状能早期发现并进行相应处理。

（2）护理措施：

- 全面评估患者的过敏史及症状，分别与病房护士及导管室护士交接班。
- 床头及病历有过敏标识提示。
- 告知患者既往过敏药物名称，并进行过敏相关知识的宣教。
- 对此类高危人群患者（既往有过敏史）给予预处理：术前遵医嘱应用地塞米松及苯海拉明等药物。

（二）冠状动脉介入治疗术后护理

1. 诊疗情况　术中右桡动脉穿刺未成功，变更为经右股动脉行介入治疗：应用碘海醇（欧乃派克）行冠脉造影，前降支中段 90% 狭窄，远端 100% 闭塞，于前降支中段植入支架，远端予球囊扩张成功。病变处理完成后患者血压 70/50mmHg，不排除外碘对比剂过敏的可能，予补液，应用甲泼尼龙、肾上腺素、多巴胺等药物后血压 90/60mmHg，返回病房后血压 90/60mmHg，半小时后出现头晕、恶心、乏力、大便失禁，血压降至 60/40mmHg，咽部发紧，考虑患者出现了过敏性休克【3】，予肾上腺素、多巴胺等药物注射后血压曾到达 100/60mmHg，5 分钟后再次降低至 70/50mmHg，急查床旁超声排除心包积液，于右颈内动脉置入中心静脉、左桡动脉动脉测压置入，留置导尿，予甲泼尼龙、肾上腺素、去甲肾上腺素等药物及快速补液治疗，血压升至 130/70mmHg。24 小时患者入量 1 850ml，出量 1 500ml，CVP 1mmHg（液压传感器系统测定）。术后第一日，患者 BP 109/63mmHg，HR 82 次 /min，主诉下腹部轻压痛，Hb 由 139g/L 降至 96g/L，股动脉穿刺处未见明显渗血及血肿，但患者腹痛进行性加重，腹部 CT：盆腔内多发絮状高密度影，考虑血肿形成可能性大【4】，暂停低分子肝素抗凝治疗，并调整抗凝方案。予输注悬浮红细胞 200ml，血浆 200ml，监测血红蛋白变化。24 小时患者入量 4 108ml，出量 3 900ml，测 CVP：1mmHg。术后第二日，患者白细胞进行性升高，最高至 25.33×10^9/L，降钙素原 1.02ng/ml，考虑细菌感染不除外，予抗感染治疗。胸部 X 线提示：肺淤血，BNP 较前升高，最高为 8 520.50pg/ml，听诊：双肺呼吸音粗，可闻及散在湿啰音，考虑心衰不除外【5】。

思维提示：

【3】患者出现过敏性休克：根据患者过敏史及临床症状，应对患者的情况做出及时的判断。这是在应用药物及生物制品之后发生的最迅速和最严重的超敏反应，虽然发生机制尚不明确，但被认为与嗜碱性粒细胞和肥大细胞释放组胺有关，虽然罕见但可危及生命。护士应强化对过敏性休克症状的甄别能力，定期演练，增加急救技术的熟练性，在碘对比剂不良反应发生时能及时作出判断并配合医生有序抢救。

【4】患者发生腹膜后血肿：腹膜后血肿（RPH）是经皮冠状动脉介入术后少见但严重的并发症之一，发生率约0.7%。因其部位隐蔽，常在出现低血压或低血容量性休克时才发现，故危险性极高。患者早期因血肿压迫刺激腹腔神经丛，腹痛是最常见的症状，部分患者可有腹胀和腰背痛。患者行股动脉穿刺，自诉下腹部轻压痛，血红蛋白进行性下降，结合CT结果，判断患者腹膜后出血。但由于患者碘对比剂过敏，无法行增强CT明确出血部位，需密切关注病情变化，遵医嘱输血扩容，同时暂停低分子肝素抗凝治疗，根据患者血小板ADP抑制率及花生四稀酸（AA）抑制率结果调整抗凝方案，护士应关注患者的腹痛症状，严密监测生命体征变化，心电图、血红蛋白变化，配合医生进行治疗。

【5】患者发生心衰：应用大量糖皮质激素及感染均可引起白细胞升高，但患者降钙素原升高，BNP升高，且双肺呼吸音粗，可闻及散在湿啰音，结合胸片结果，提示患者出现心衰早期症状，由感染诱发。由于患者左心功能减低，术后出现过敏性休克及腹膜后血肿需要行补液、输血、扩容治疗，这些与心衰控制入量的医嘱形成矛盾。护理重点为观察患者扩容后心功能的变化情况。准确记录患者24小时出入量，监测CVP变化，注意患者是否存在心衰的表现，遵医嘱补液及利尿治疗。

2. 护理评估　患者术后出现过敏性休克及腹膜后血肿与碘对比剂的应用及股动脉穿刺术后并发症有关。同时出现心功能不全，由于介入治疗、术后监测血流动力学及尿量变化置入动静脉导管，导尿，继发感染，诱发心衰。

3. 护理思维与实践方案

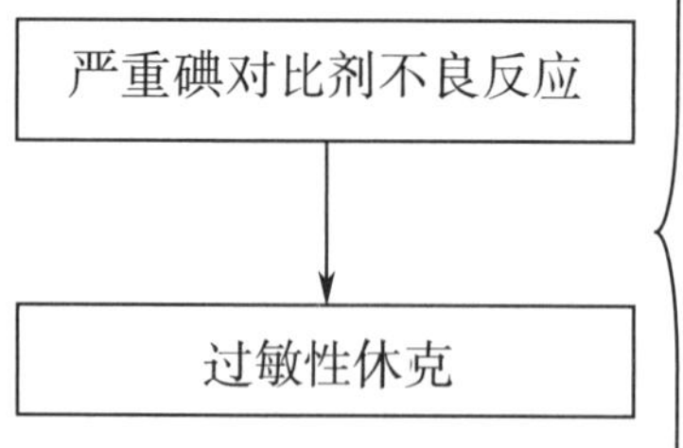

（1）护理目标：护士在碘对比剂发生不良反应时能早期发现并配合医生对症处理。

（2）护理措施：

- 密切监测患者血压、心率/律的变化，配合医生建立深静脉通路，遵医嘱扩容治疗，维持患者生命体征。同时根据CVP、尿量、血压、胸片结果及肺部啰音的变化调整补液速度，入量与出量平衡即可，保证患者循环得到改善的同时预防心力衰竭的发生。
- 应用抗过敏药物（甲泼尼龙、地塞米松等），并注意观察用药效果。
- 有创动脉导管以连续监测动脉血流动力学的变化。
- 监测血常规、血气、电解质的变化，根据结果进行相应处理。
- 观察患者神志、末梢循环、尿量等变化。评估患者意识，倾听患者主诉，及早识别休克症状。
- 备好抢救物品及药品，配合医生抢救。

腹痛，血红蛋白下降，腹部CT显示血肿形成可能性大

↓

组织灌注量不足

（1）护理目标：配合医生维持患者生命体征平稳。
（2）护理措施：
- 认真听取患者主诉，评估腹部疼痛情况，观察患者有无出汗、皮肤湿冷等情况，及时告知医生。
- 监测患者的生命体征，注意观察穿刺部位有无出血及血肿，因患者使用口服及皮下抗凝药物，还应注意身体各个部位有无出血倾向，如牙龈出血、鼻出血、大小便潜血等现象，患者有腹膜后血肿应遵医嘱停用低分子肝素。
- 遵医嘱复查血常规、便常规、凝血功能等各项指标，注意结果回报。
- 患者腹痛持续性加重，行腹部CT平扫，因患者碘对比剂过敏，严禁做增强CT，与CT工作人员严格交接班。
- 遵医嘱监测血小板ADP抑制率及AA抑制率结果，根据结果暂停替格瑞洛及阿司匹林的应用，改用氯吡格雷150mg口服。
- 遵医嘱予静脉输注红细胞及血浆，严格查对，记护理记录并注意观察患者输血后反应。
- 根据患者尿比重、BNP、出入量、CVP等情况遵医嘱予补液扩容治疗。

心功能不全，白细胞、降钙素原持续性增高，继发感染

↓

潜在并发症：急性心力衰竭

（1）护理目标：配合医生通过控制感染，防止发生急性心力衰竭。
（2）护理措施：
- 去除诱发因素，控制感染，按照正确时间使用抗生素、监测血常规及降钙素原的变化，观察药物疗效。
- 监测BNP、胸片、超声、SpO_2、CVP，观察心功能的情况。
- 严格执行无菌操作。
- 量入为出，避免因为心脏负荷过重诱发急性心力衰竭。
- 限制探视人数及时间，防止交叉感染。
- 注意应用利尿剂后电解质的变化。

（三）出院时的健康宣教

1. 诊疗情况　术后第六天患者腹痛症状缓解，无头晕、胸闷等不适；查体：BP 100/70mmHg，双肺呼吸音清，未闻及干湿啰音，腹软，无压痛，双下肢不肿。WBC 7.9×10^9/L，Hb 111.0g/L，BNP 838.0pg/ml，超声心动图 LVEF 38%，LVED 54mm，病情好转。术后第八天患者生命体征平稳，诊断明确，治疗有效，于当日出院，出院前向患者交代注意事项【6】。

思维提示：

【6】患者前降支病变已干预成功，心功能恢复到入院水平，出院后仍需坚持服药。护士应做好出院宣教，强调服药的重要性，告知患者碘对比剂过敏的种类，为患者制定合理的康复计划。

2. 护理评估　患者陈旧心肌梗死，心功能减低，此次行介入治疗开通前降支血管，出院后仍需服用氯吡格雷抗血小板治疗至少 12 个月，日常生活中要注意控制危险因素，避免加重心脏负担，以期心功能有所改善。患者对两种碘对比剂均有过敏反应，叮嘱患者谨慎接受 CT 及冠状动脉造影。

3. 护理思维与实践方案

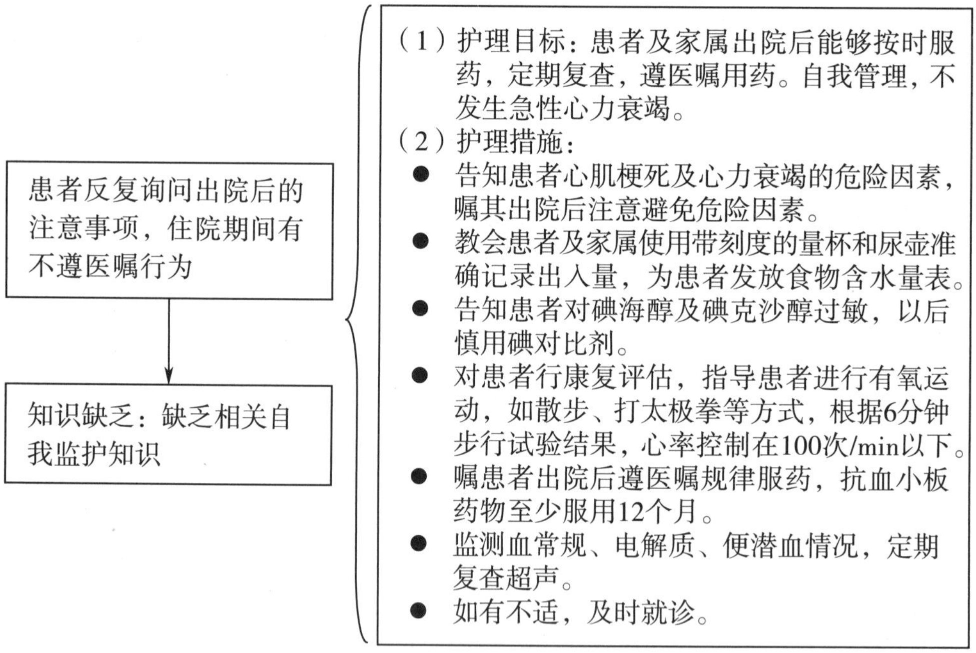

患者反复询问出院后的注意事项，住院期间有不遵医嘱行为

↓

知识缺乏：缺乏相关自我监护知识

（1）护理目标：患者及家属出院后能够按时服药，定期复查，遵医嘱用药。自我管理，不发生急性心力衰竭。

（2）护理措施：

- 告知患者心肌梗死及心力衰竭的危险因素，嘱其出院后注意避免危险因素。
- 教会患者及家属使用带刻度的量杯和尿壶准确记录出入量，为患者发放食物含水量表。
- 告知患者对碘海醇及碘克沙醇过敏，以后慎用碘对比剂。
- 对患者行康复评估，指导患者进行有氧运动，如散步、打太极拳等方式，根据6分钟步行试验结果，心率控制在100次/min以下。
- 嘱患者出院后遵医嘱规律服药，抗血小板药物至少服用12个月。
- 监测血常规、电解质、便潜血情况，定期复查超声。
- 如有不适，及时就诊。

二、护理评价

2017 年 7 月，美国放射学院对比剂使用指南进行了更新，其中对比剂的选择准备中提到：要权衡不良反应的可能性与检查的获益，该患者有碘对比剂过敏史，但因冠状动脉病变严重，接受介入治疗是一项重要的选择。对有过敏史的患者应高度重视，尽可能早地发现病情变化，配合医生及早作出判断，及时抢救。介入术中行股动脉穿刺，腹膜后血肿因其发生

部位隐蔽，不易察觉。当患者存在过敏性休克及腹膜后出血的部分早期症状，如血压下降等时，需要尽早进行甄别，及时采取正确及有效的措施。这就要求护理人员掌握腹膜后血肿的诱因、临床表现及急救措施。还应与过敏性休克相鉴别。同时心功能不全的患者在治疗休克的同时要积极监测血流动力学避免诱发急性心力衰竭。

三、安全提示

1. 碘对比剂不良反应通常不可预测且进展迅速，因此在为患者注射碘对比剂前，必须做好充分的评估、应急预案与抢救准备工作。对既往有过敏史的患者，护士应密切关注其应用碘对比剂后是否出现过敏的症状。对既往无对比剂过敏史的患者如出现皮疹、红斑、瘙痒、麻木、恶心、呕吐、气短、球结膜水肿、血压迅速下降等严重反应时应立即通知医生，第一时间对症处理与规范抢救，有效保证患者安全。

2. 股动脉穿刺主要并发症包括穿刺点及腹膜后血肿、假性动脉瘤、动静脉瘘、动脉夹层及闭塞。由于腹膜后血肿缺乏特征性临床表现，且随出血程度、血肿范围有较大差异，病死率较高。腹痛为最常见的症状，当患者出现腹痛、腹胀和腰背痛、心率加快时，应积极与卧床所致的腰背痛进行鉴别。首先排除是否出现了腹膜后出血，积极进行鉴别。护士应仔细观察穿刺部位的情况，耐心倾听患者主诉，注意血常规结果回报，发现异常情况及时通知医生，同时辅以各种检查作出诊断，采取相应的处理方法，避免严重后果的发生。

3. 心肌梗死后心力衰竭。心肌梗死会导致缺血性心肌损害，是引起心力衰竭的主要原因。实施了血运重建，心功能也不能立即恢复，患者在日常生活中需要避免诱发因素，控制危险因素，以预防急性心力衰竭的发生。

四、经验分享

1. 如何早期发现腹膜后血肿？

对经股动脉穿刺行冠脉介入治疗的患者，术后要警惕腹膜后出血的发生。老年、女性、术中穿刺时间过长、肝素用量多、股动脉封堵术等患者更容易出现腹膜后血肿。术后护士应密切观察穿刺部位情况，严密监测生命体征变化，同时应重视患者主诉，尤其是腹痛、腹胀、腰背痛等，不能单纯认为是长时间平卧所致，应考虑腹膜后血肿的可能性。如有异常情况立即通知医生，并遵医嘱抽取血常规标本，关注血红蛋白结果。如果高度怀疑发生腹膜后血肿，行腹部增强 CT 检查明确出血部位及出血量。

2. 如何早期发现及处理过敏性休克？

碘对比剂过敏反应首发以皮疹、红斑、瘙痒、麻木、恶心、呕吐、气短、球结膜水肿等表现多见。而过敏性休克，则以血压迅速下降最为多见，病情来势迅猛，发展迅速，护士要有敏锐的观察力和准确的判断力，一旦发生休克可导致循环衰竭，留给医护人员的抢救时间非常短暂，因此护士及时发现病情变化，及早做出判断，果断正确处理非常重要，为抢救奠定基础。

3. 护士如何明确患者术后低血压的原因？

术后低血压的原因主要有①低血容量：术前入量不足，术中对比剂渗透性利尿和失血的结果；②心排出量下降：与心肌缺血、瓣膜反流、心脏压塞和心律失常有关；③血管过分扩张：见于血管迷走反射或血管扩张剂使用过量；④急性肺栓塞；⑤过敏性休克。对于术后低血压的患者，应遵医嘱予快速补液及应用血管收缩剂对症处理，急查床旁超声明确是否存在心脏压塞，与术者了解术中用药及出血情况，查看手术造影过程，持续心电监护了解心律及血压情况等。对既往存在对比剂过敏的患者要警惕过敏性休克的发生，可考虑早期应用激素冲击治疗。必要时行腹部或肺部 CT 明确是否存在腹膜后出血或者急性肺栓塞。护士最重要的工作是及早甄别低血压的原因，避免因为一种症状掩盖另外一种症状。避免因为一种原因掩盖另外一种原因。

（春语诗）

第二十二节　副神经节瘤患者的护理

患者女性，16 岁，10 余天前开始出现多次排尿时感心悸，恶心、出汗，伴阵发性血压升高【1】。至当地医院就诊并住院治疗，住院期间反复发作头痛、头晕、出汗、心悸、面色苍白等【2】。遂急诊考虑以“副神经节瘤【3】可能性大”收入我院。

思维提示：

【1】患者排尿时出现心悸、恶心、出汗，伴阵发性血压升高：副神经节瘤的主要特点之一，便是在膀胱胀满时出现阵发性血压升高、心率增快，同时还会出现面色苍白、头痛及出汗。这是因为膀胱充盈时刺激瘤体，而在膀胱的压力逐渐减轻时，瘤体因压力的改变而分泌过多的儿茶酚胺，致使患者出现血压的改变。部分患者在排尿前或排尿过程中因症状严重还可发生晕厥，在排尿后症状会逐渐缓解。

【2】患者出现“4P”的典型症状（心悸、头痛、多汗、面色苍白）：副神经节瘤所分泌的去甲肾上腺素和肾上腺素（阵发性和持续性）致使大脑皮质兴奋与抑制过程失去平衡，引起全身小动脉收缩，外周血管阻力增加，血压升高，对血管壁压力增加，而感到头痛、心悸、出汗的症状。护理上应指导患者卧床休息，控制血压心率，避免诱因。

【3】副神经节瘤（paraganglioma，PGL）和嗜铬细胞瘤（pheochromocytoma，PCC）是分别起源于肾上腺外交感神经链或肾上腺髓质的肿瘤，主要合成和分泌大量儿茶酚胺（catecholamine，CA），包括去甲肾上腺素、肾上腺素及多巴胺，引起患者血压升高等一系列临床症候群，并造成心、脑、肾等严重并发症。瘤体位于肾上腺称为 PCC，位于肾上腺外则称为 PGL。PGL 可起源于胸、腹部和盆腔的脊椎旁交感神经链，也可来源于沿颈部和颅底分布的舌咽、迷走神经的副交感神经节，后者常不产生 CA。PCC 占 80%~85%，PGL 占 15%~20%，两种情况合称为 PPGL。

一、诊疗过程中的临床护理

（一）入院时

1. 诊疗情况

入院后查体：患者 T 36.5℃、HR 109 次 /min、BP 105/62mmHg、R 18 次 /min。患者高枕卧位，意识清楚，口唇无发绀，双肺听诊呼吸音清晰，两肺未闻及干湿啰音。

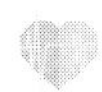

实验室检查【4】: K^+ 4.53mmol/L, Scr 59.19μmol/L, ALT 67IU/L, AST 43IU/L, LDH 274IU/L。血儿茶酚胺【5】: 去甲肾上腺素 2.129ng/ml, 肾上腺素<0.005ng/ml, 多巴胺 2.590ng/ml; 尿儿茶酚胺: 尿苄去甲肾上腺素 1 878.00μg/24h, 尿苄肾上腺素 6.00μg/24h。

肾及肾上腺 CT 提示: 膀胱内或膀胱壁关系密切占位性病变, 血运丰富, 考虑为异位嗜铬细胞瘤可能; 双侧肾动脉未见狭窄性改变; 左肾下极小结石; 双侧肾上腺形态及结构未见异常。^{123}I-MIBG(间碘苄胍)显像【6】结果示: 膀胱前壁 MIBG 摄取增高灶, 副神经节瘤可能性大, 余全身未见明显异常。

考虑患者诊断基本明确, 加用盐酸特拉唑嗪片和美托洛尔药物治疗, 择期行外科治疗。

思维提示:

【4】患者代谢紊乱, 肝功能异常的症状: 患者肝功能损害, 与瘤体释放大量儿茶酚胺、胆囊收缩力减弱、胆道括约肌张力增加、胆汁淤积有关, 致使机体代谢紊乱。应联合应用保肝药物, 使转氨酶下降。

【5】患者血儿茶酚胺, 24 小时尿儿茶酚胺异常: 儿茶酚胺包括肾上腺素, 去甲肾上腺素和多巴胺。由于嗜铬细胞瘤分泌大量的 CA 及其代谢产物, 因而其生化诊断主要依赖 CA 及其代谢产物的测定。目前相关激素测定包括去甲肾上腺素、肾上腺素、多巴胺、香草扁桃酸(VMA)、间羟肾上腺素和去甲间羟肾上腺素。

【6】影像学检查: CT、MRI 皆可用于副神经节瘤的定位诊断, 奥曲肽和 ^{123}I-MIBG 放射性核素显像是更为特异、敏感的定位诊断方法。但奥曲肽需提前进行甲状腺封闭, 核素标记的生长抑素类似物治疗因不良反应和经验较少应用不多, 本院采用 ^{123}I-MIBG 作为副神经节瘤的定位诊断检查。

2. 护理评估　由于患者影像学结果显示膀胱前壁 MIBG 摄取增高灶, 则考虑瘤体位置在盆腔内, 患者排尿时膀胱收缩, 刺激瘤体分泌大量的肾上腺素和去甲肾上腺素, 产生头痛、头晕、血压升高。应对患者进行健康教育, 禁止憋尿, 预防便秘, 能够有效预防高血压危象的发生, 排尿排便时有人陪护, 能够及时发现高血压危象的发生。

3. 护理思维与实践方案

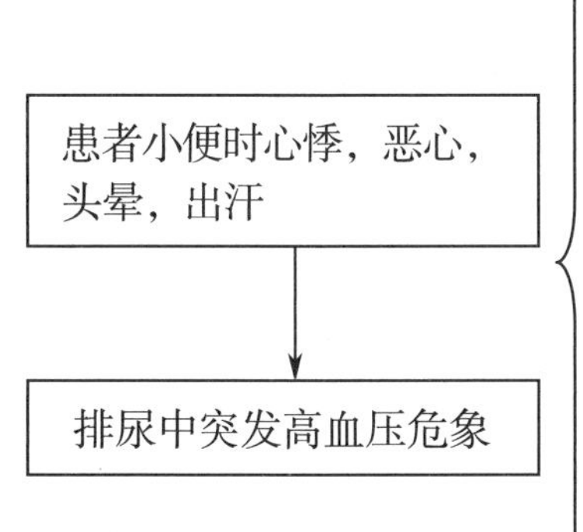

（1）护理目标：住院期间患者排尿、排便时不发生高血压危象。

（2）护理措施：

- 应对患者做好健康宣教，避免用力咳嗽、大量喝水，禁止憋尿，以防膀胱受压，刺激瘤体分泌大量儿茶酚胺。
- 保持大便通畅，便秘者及时应用通便药物，防止腹压增高对瘤体产生压力。
- 排尿时最好有护士或亲属陪同，必要时给予保留尿管。排尿过程中持续监测患者血压。

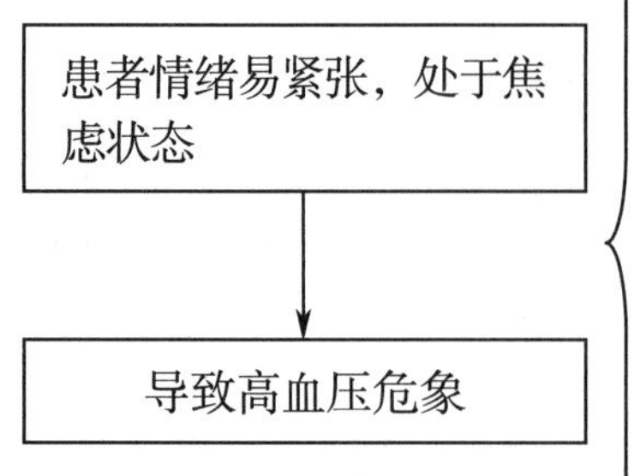

（1）护理目标：住院期间患者情绪稳定，并积极配合治疗。

（2）护理措施：

- 与患者排尿过程中血压阵发性升高有关，且患者年龄尚小，易产生紧张恐惧的心理，应建议家属陪住，播放舒缓音乐等转移患者注意力，缓解患者紧张情绪。
- 护士应做到主动用通俗易懂的语言讲解疾病的相关知识，增加患者对疾病的了解，打消患者的顾虑，稳定情绪。
- 保持病房安静、整洁，为患者创造一个舒适的周围环境，禁止患者看各种带刺激性的书刊。
- 适当给予镇静治疗，睡前口服地西泮片5mg。

（二）心肌损害

1. 诊疗情况　患者突感左侧胸痛，伴心悸、大汗、面色发白、四肢湿冷、发麻【7】，心电图示：Ⅰ、aVL 导联 ST 段抬高，V_4~V_6 导联 ST 段抬高；生化检查【8】：肌钙蛋白 I7.360μg/L，Mb 46.900ng/ml，CK-MB 41.000ng/ml。氨基酸末端脑钠素前体【9】：4 599.50pg/ml。超声心动图【10】示：左房前后径 34mm，LVED 50mm，LVEF 39%，左室壁运动异常，左室轻大，左室收缩功能减低。主要治疗：控制血压，给予吸氧，应用营养心肌药物；对症治疗：控制心率，减少心肌耗氧。

思维提示：

【7】患者出现心悸，胸痛的症状：主要是大量 CA 释放对心脏毒性的表现，轻者多表现为各种心律失常，发生率依次为窦性心动过速、窦性心动过缓、室上性心动过速、心室颤动等。长期高浓度的 CA 可增加心肌耗氧，引发冠状动脉痉挛，致使心肌严重缺血、缺氧，临床出现心悸、胸闷、胸痛等冠脉综合征表现，甚至有心肌梗死样心电图异常，但冠状动脉造影往往正常。如未及时解除病因，长期高 CA 血症直接损害心肌细胞，发生 CA 性心肌病，继而发生多器官衰竭，甚至心源性猝死。护士应密切监测患者的生命体征，观察血压、心率、心律，严格监测出入量，进行抗心律失常、改善心功能治疗。

【8】Ⅰ、aVL 导联 ST 段抬高，V_4~V_6 导联 ST 段抬高合并心肌酶、肌钙蛋白升高：提示心肌受损，护理上要注意监测患者心律，发现心律失常时应及时与医师联系，尽早处理。

【9】测量血清脑钠素水平是评估心功能敏感性和特异性的指标，升高提示存在心衰。

【10】患者出现左心功能受损的表现：高儿茶酚胺血症引起的心脏损害称为CA心脏病，其病理改变除了因长期高血压造成的心室肥厚外，还可导致心肌受损、心肌纤维化、心肌缺血和心律失常等。高血压长期控制不佳可引起心脏结构和功能的改变，包括早期左室舒张功能减退、心室肥厚，逐渐发展出现心肌收缩功能减退最终发生心力衰竭。

2. 护理评估　瘤体分泌大量的CA使外周血管收缩，血压升高，长期持续性高血压将并发急性左心衰竭。患者心电图存在持续性动态演变，BNP升高及LVEF下降，提示存在大范围心肌损伤、坏死，病情进展迅速，应迅速控制血压，减轻心脏后负荷。血管扩张药酚妥拉明、哌唑嗪是α受体拮抗剂，能拮抗儿茶酚胺效应，降低外周血管阻力，使心脏后负荷降低，左心室舒张末压和肺动脉压下降，心搏出量增加，从而预防心力衰竭急性发作。必要时予以强心、利尿、扩张血管治疗，嘱患者卧床休息、限制活动，保持负平衡，需要护士的专业指导和生活护理。

3. 护理思维与实践方案

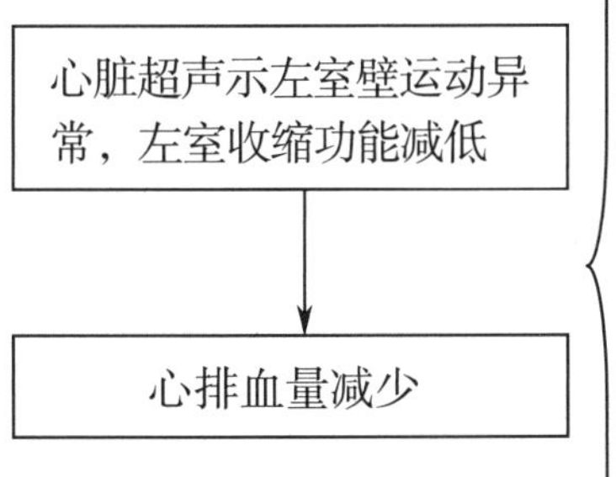

（1）护理目标：住院期间患者心功能得以改善。

（2）护理措施：

- 减少或排除增加心脏负荷的原因及诱发因素。协助患者取舒适体位，减少活动，发生急性左心衰竭时取半坐卧位，两腿下垂，减少静脉回心血流。避免用力咳嗽、排便，大量喝水，快速补液等。
- 准确记录出入量，控制入量，根据出入量指导液体入量和速度。肺淤血、体循环淤血及水肿明显者应严格限制饮水量和静脉输液速度，对无明显低血容量因素者的每天摄入液体量一般宜在1 500ml以内，不要超过2 000ml，保持每天水出入量负平衡约500ml,如淤血、水肿明显消退，应减少水负平衡，逐渐过渡到出入量平衡。注意观察患者使用利尿剂后的尿量，及时向医生报告利尿效果，并注意观察，避免因补钾不足引起低血钾等。
- 指端血血氧分压低于90%者，持续低流量吸氧。
- 按医嘱使用血管扩张药物，以减轻心脏后负荷。注意观察药物疗效和副作用。

（三）出院时的健康宣教

1. 诊疗情况　患者住院 30 天后，未诉胸闷、胸痛、气短等不适，可平卧休息，大小便正常。双肺呼吸音清，腹软，双下肢不肿。TnI 0.012μg/L，CK-MB 3.06μg/L，Mb 23.14μg/L。查体 BP 123/73mmHg，HR 77 次 /min，心律齐【11】。嘱患者遵医嘱继续应用盐酸特拉唑嗪片和美托洛尔药物治疗。血压稳定后尽早于泌尿外科进行手术治疗，并予健康宣教后出院。

思维提示：

【11】患者自主体位，无胸痛不适，血压稳定，心肌酶、肌钙蛋白下降：由于 α 受体拮抗剂阻断了儿茶酚胺外周血管的收缩效应，降低血压，使微循环血管床突然扩张，血容量减少的病理变化得到缓解。

2. 护理评估　副神经节瘤患者极易突发高血压，若不及时处理则会发生高血压危象，危及患者生命，护士应向患者及家属讲解疾病相关知识。病情好转出院时嘱患者按医嘱服药，不可随意停服或漏服；劳逸结合，消除精神负担，避免情绪激动，3 个月内避免剧烈活动，避免参加重体力劳动是有效控制血压、减少血压突然升高的重要方法。建议每年至少复查 1 次，监测血压，以极少出现血压波动为宜；监测血、尿儿茶酚胺，CT 来判断治疗的效果，加强随访。

3. 护理思维与实践方案

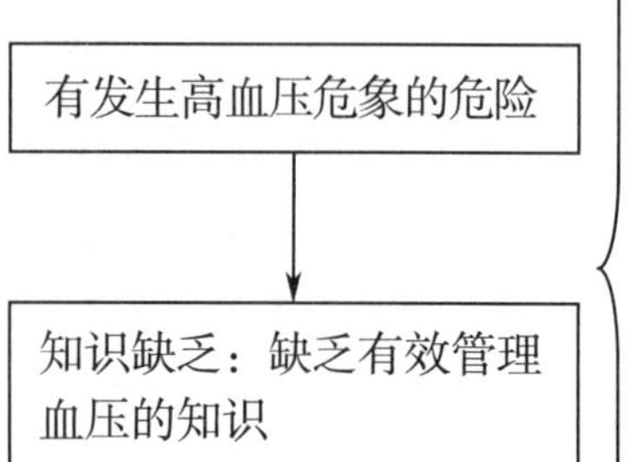

（1）护理目标：①患者血压得到有效控制。②患者及家属能熟练掌握高血压危象的预防知识，不发生高血压危象，或在发生早期及时被发现并迅速得到有效救治。

（2）护理措施：

- 教会患者测量血压的方法，可每日清晨睡醒即测血压，做好记录。
- 使患者明确高血压的危害，遵医嘱定时、定量服用降压药物。
- 使患者了解药物的作用及不良反应。
- 普及高血压院外急救知识。
- 避免不良刺激。预防腹压增高，保持大便通畅，避免憋尿。
- 嘱患者保持积极乐观的心情，戒烟酒，清淡饮食，避免过度劳累。

二、护理评价

副神经节瘤患者易发生高血压危象，并发左心衰竭、肺水肿、脑血管破裂以及伴有呼吸衰竭的惊厥和高血压后的严重休克。应用 α 受体拮抗剂如哌唑嗪,可使血压得到控制,维持正常的血容量储备,适用于副神经节瘤所致的血压升高,血管痉挛性疾病,但对合并有冠心病、胃炎、溃疡病者以及肾功能不全者禁用。口服哌唑嗪时有首剂效应,即第一次用药和加大剂量时的 30~90 分钟内相继眩晕、心悸、出汗、虚弱、倦怠、恶心、视力模糊、体位性低血压,严重者意识丧失、心动过缓、心力衰竭,甚至休克、死亡。因此,应从小剂量(0.5mg)开始,按疗效逐渐加量,如果因故中断用药,再次恢复用药时,仍需从最小剂量开始,并应采用临睡前给药,告知患者在第一次用药和加大剂量用药后 90 分钟内卧床休息,不可单独外出,起床、站立等发生体位变化时,动作应缓慢不要过猛,尤其夜间起床时、下蹲时,防止因体位突然变化出现体位性低血压而发生晕厥造成意外;一旦发生首剂效应,应立即让使患者平卧休息,轻、中度反应无需特殊治疗,常可在一定的休息、静养、护理后逐渐自愈;严重首剂效应要立即通知医生,根据病情和反应程度采取相应的救治措施。服药期间还应注意避免不良刺激,如情绪激动、过饱过饥、劳累、用力排便等,预防腹压增高,保持大便通畅,避免憋尿等,并预防坠床跌伤。住院期间为患者创造一个舒适的住院环境,保持愉悦的心情。患者发生情绪波动,不可控制时适当给予镇静治疗,减轻或消除患者的紧张、恐惧心理,避免血压过度增高,降低高血压危象的发生率。出院时对患者做好健康教育,嘱患者按医嘱服用降压药,切不可擅自停药或间断服药。

三、安全提示

1. 患者血压升高,考虑与瘤体反复释放 CA、收缩全身血管相关;而全身血管收缩的同时,瘤体细胞血供减少发生缺血性坏死,CA 会进一步释放,导致血压进一步升高形成恶性循环。患者会出现血容量不足的情况,早期应用 α 受体拮抗剂,积极扩容,预防低血压,保证器官灌注。

2. 因瘤体分泌大量的儿茶酚胺类物质,导致患者易产生情绪低落、烦躁甚至恐惧心理。医护人员要安慰、体贴、关心,使其建立战胜疾病的信心。患者情绪管理非常重要,紧张、激动时易引起血压波动导致高血压危象应做好患者的心理护理,保证安全。

3. 早期发现并发症:密切监测患者的生命体征,患者出现心悸、头痛、多汗、面色苍白等症状时,应及时监测血压,如出现血压突然升高时,需及时处理,避免高血压危象。

四、经验分享

1. 副神经节瘤有哪些特异性?

(1)瘤体长在不同位置其临床表现也不同,本例为长在膀胱上的副神经节瘤。膀胱胀满时出现阵发性高血压、心率增快、面色苍白、头痛、出汗等症状,是膀胱副神经节瘤的特点,排尿过程中,症状达到高峰可发生晕厥;排尿后,症状逐渐缓解。

(2)CT、MRI、^{123}I-MIBG 作定位诊断,血、尿儿茶酚胺作定性诊断。

(3)手术切除是首选治疗方法,患者一旦确诊,对无禁忌症的患者,应建议及时进行外科手术切除瘤体,术后应密切随访。

2. 外科手术前为何需要服用 α 受体拮抗剂?

由于瘤体分泌大量的儿茶酚胺类物质,使患者外周循环血管长期处于收缩状态,血容量减少,引起血压升高,而手术切除瘤体后,血中儿茶酚胺类物质剧减,微循环血管突然扩张,极易发生低血压及休克死亡,因此外科手术前常采用 α 受体拮抗剂,阻断儿茶酚胺的外周血管收缩效应，使微循环血管床突然扩张、血容量减少的病理生理变化得到缓解，保证在肿瘤切除后血压平稳，避免难治性低血压休克的发生。

3. 患者服用α受体拮抗剂有哪些注意事项？

(1) 用药过程中，重点观察血压是否稳定在120/80mmHg左右及有无阵发性血压升高、心悸、多汗等现象。

(2) 酚妥拉明有增快心率的作用，要严密观察心电监护，以免心率加快引起心肌耗氧量增加，加重心肌缺血，同时给予β受体拮抗剂小剂量口服以控制心率。

(3) α受体拮抗剂有首剂效应，出现头晕、低血压、甚至晕厥，因此，首次应从小剂量(0.5mg)开始，按疗效逐渐加量，如果因故中断用药，再次恢复用药时，仍需从最小剂量开始，并应采用临睡前给药，告知患者在第一次用药和加大剂量用药后90分钟内，卧床休息，不可单独外出，起床、站立等发生体位变化时，动作应缓慢不要过猛尤其在夜间起床时、下蹲时，防止突然体位变化出现体位性低血压而发生晕厥造成意外。

(4) 患者经降压治疗后，血压可维持在120/80mmHg左右，以后逐渐减少α受体拮抗剂的用量，直至患者康复。

4. 患者出现高血压危象时应如何处理？

(1) 发生高血压危象，嘱患者取半卧位，立即建立静脉通道，遵医嘱静脉注射酚妥拉明，可先注入2.5mg，若血压仍控制不住，可再给5mg；血压大于等于180/120mmHg时可静脉加用硝普钠。

(2) 注意患者的血压波动，以防血压突然降低发生意外。

(3) 患者情绪极为紧张，易焦虑和恐惧，此时，护士给予安慰疏导，给予肢体语言与患者沟通，稳定其情绪、减少心理压力，鼓励患者树立战胜疾病的信心。

5. 患者接受手术前，如何进行药物管理？

(1) 药物应用方法第一阶段，术前10~14天，初始剂量服用酚苄明(10mg，2次/d)。第二阶段，必须是在第一阶段的基础上加用硝苯地平(30mg/d)或氨氯地平(5mg/d)。该药可使该类患者的周围血管扩张、血压下降、血容量增加，术前可把血压控制在正常或接近正常水平，以避免在麻醉或手术切除瘤体后引发急性发作而导致血压大幅度波动，口服α受体拮抗剂，维持时间长，无明显副作用。第三阶段是服用α受体拮抗剂至少3~4天后方可加用β受体拮抗剂，可防止术中出现心动过速和心律失常。

(2) 药物准备注意事项：①药物准备及避免各种诱发高血压发作的因素，一般准备3~4周，待血压控制、高代谢及心脏损害改善后行瘤体切除术，因90%为良性肿瘤，故切除肿瘤后病情可得到治愈。②药物准备需先服用α受体拮抗剂，而不能在应用α受体拮抗剂前先单独使用β受体拮抗剂。③有心脏损害者如心绞痛时可使用硝酸酯类药物或钙通道阻滞剂；心力衰竭时可根据病情使用血管紧张素抑制剂及小剂量的β受体拮抗剂，但必须在使用α受体拮抗剂的前提下应用。有心肌病并发症时除常规治疗嗜铬细胞瘤，减少或阻断儿茶酚胺的作用外，可选择有较少心肌负性肌力作用的钙通道阻滞剂加用以控制临床症状。

(3) 术前药物准备充分的标准：①患者血压控制正常或基本正常，无明显体位性低血压；②血容量恢复：HCT降低，体重增加，肢端皮肤温，微循环改善；③高代谢症群及糖代谢异常得到改善；④术前药物准备时间存在个体差异，一般至少为2~4周。对较难控制的高血压并伴有严重并发症的患者，应根据患者病情相应延长术前准备时间。

6. 术后有哪些注意事项?

(1)术后应注意双侧肾上腺部分切除或孤立性肾上腺行单侧肾上腺部分切除患者可能存在继发性肾上腺皮质功能减退的风险。

(2)术后 2~4 周应复查血 / 尿儿茶酚胺水平以明确是否成功切除肿瘤。

(3)需对术后患者进行终生随访,建议每年至少复查 1 次以评估肿瘤有无复发或转移;而对有基因突变的患者应每 3~6 个月随访 1 次。随访观察内容包括症状、体征、血 / 尿儿茶酚胺,必要时进行影像学检查。

(卞 瑾)

第二十三节 非瓣膜性房颤患者使用新型口服抗凝药的护理观察

患者女性,68 岁,间断心悸 1 年,自觉心跳加快,节律不齐,无头晕黑矇,曾于当地医院就诊,心电图示:心房颤动【1】,静脉应用胺碘酮转复为窦性心律,后未接受系统治疗。1 周前患者出现活动后气短,为进一步诊治,急诊以"阵发性房颤、高血压"收入我院。

思维提示:

【1】心房颤动(AF),简称房颤:是一种常见的心律失常,是指规则有序的心房电活动丧失,代之以快速无序的颤动波,是严重的心房电活动紊乱,心电图的诊断特征是:窦性 p 波消失,代之以 f 波,心室律绝对不规整;非瓣膜性房颤是指无风湿性二尖瓣狭窄、机械 / 生物瓣膜或二尖瓣修复状态下出现的心房颤动,该患者无以上所述相关疾病及治疗,故其属于非瓣膜性房颤。

一、诊疗过程中的临床护理

(一)入院时

1. 诊疗情况

入院后查体:T 36.5 ℃、HR 60 次 /min、BP 140/60mmHg、R 15 次 /min;患者神志清楚,自主体位,甲状腺无肿大【2】,双肺呼吸音清晰,两肺啰音未闻及,心尖搏动位于左侧第 5 肋间锁骨中线内 0.5cm,震颤未触及,左右侧心脏杂音未闻及,下肢无水肿,心律绝对不齐。

心电图检查:房颤;下肢超声提示肌间静脉血栓【3】;肺动脉 CT:双肺分支远端多发肺栓塞【4】。

实验室检查:D- 二聚体 1.2mg/L【5】;INR 1.06【6】;甲状腺功能正常;血气分析:pH 7.45、PCO_2 29.8mmHg、PO_2 82mmHg、SO_2 96%。

患者临床 CHA2DS2-VASC 评分为 5 分【7】,主要治疗:华法林钠片【8】3mg,1 次 /d;盐酸普罗帕酮片 150mg,3 次 /d;氯沙坦钾片 50mg,1 次 /d。

思维提示:

【2】房颤与甲状腺功能:房颤患者首诊时需要进行甲状腺功能检测,若由甲亢引起的房颤,则需以治疗原发病为基础,配以抗心律失常的药物;同时由于房颤治疗多数情况下会应用胺碘酮药物(其可出现甲状腺功能异常的副作用),故首诊检测甲状腺功能也可为后续的鉴别诊断提供依据。

【3】肌间静脉血栓:为下肢肌间静脉丛形成的血栓,因其管径细,分支呈网状,静脉瓣膜较少,交织成静脉网,血量缓慢,故易形成血栓。

【4】肺栓塞:血栓栓塞是肺栓塞最为常见的病因。患者患肌间静脉血栓,故在行走时由于肌肉的收缩挤压,血栓脱落形成栓子导致肺栓塞的发生;同时,患者伴有阵发性房颤,房颤患者发生血栓栓塞的风险较高,是非房颤患者的 5~7 倍,由其并发的全身栓塞中 75% 为脑动脉栓塞,故其是脑卒中的独立危险因素;房颤患者左右心房均可形成血栓,左心房血栓脱落可导致体循环栓塞,右心房血栓脱落可导致肺动脉栓塞,故对于房颤患者积极规范的抗凝治疗是首要选择,可有效减少栓塞事件的发生,护士需密切关注患者的临床症状以及时发现是否存在再发栓塞的隐患及临床表现。

【5】D- 二聚体:是急性血栓形成的敏感标志物,但不具有特异性,需结合临床综合判断,正常值小于 0.5mg/L。该患者 D- 二聚体升高,结合临床心脏彩色超声检查提示肺动脉血栓为新鲜栓子。护理上要限制患者的活动,以床上活动为主,当 D- 二聚体 ≤ 1mg/L 时患者可以下床活动。

【6】INR:国际标准化比值,是从凝血酶原时间(PT)和测定试剂的国际敏感指数(ISI)计算而来;INR 可有效监测使用抗凝血药的效果:如华法林。服用华法林期间的 INR 值应维持在 2~3 之间,若 INR ≤ 2,预防血栓作用减弱,INR ≥ 4,出血并发症显著增多,因此护理人员需密切关注其数值,同时做好病情观察,包括有无栓塞症状,如脑栓塞、肺栓塞的临床表现,以及有无出血的临床表现,如牙龈出血、便血等。

【7】CHA2DS2-VASC 评分:是欧洲心脏病协会(ESC)心房颤动处理指南(2010 年版)提出的评分系统,是作为非瓣膜性房颤患者发生卒中风险的评估方法,可确定危险因素,指导抗凝治疗。评分 ≥ 2 分(高危)的患者:需要抗凝治疗;评分 1 分(中危):建议抗凝治疗;0 分(低危):不需抗凝治疗。

CHA2DS2-VASC 评分系统

危险因素	评分
慢性心力衰竭 / 左心室收缩功能障碍(congestive)	1
高血压(hypertension)	1
年龄 ≥ 75 岁(age)	2
糖尿病(diabetes)	1

续表

危险因素	评分
脑卒中 / 短暂性脑缺血发作 / 血栓栓塞史（stroke）	2
血管疾病（vascular disease）	1
年龄 65~74 岁（age）	1
女性（sc）	1
最高累计分	9

【8】华法林钠片：为维生素 K 拮抗剂（vitamin K antagonist，VKA），是第一代口服抗凝药。通过抑制维生素 K 在肝脏细胞内合成凝血因子Ⅱ、Ⅶ、Ⅸ、Ⅹ，从而发挥抗凝作用，服药后 12~18 小时起效，36~48 小时达抗凝高峰，作用持续 3~5 日。华法林的明显不足是治疗窗窄，患者服药依从性差，代谢过程易受食物和其他药物的影响，故护理上要做好药物的指导与宣教工作。

2. 护理评估　患者发作性阵发性房颤一年，未住院系统治疗，一周前出现活动后气短，肺 CT 结果提示肺栓塞；下肢超声提示：肌间静脉血栓；实验室检查：D- 二聚体 1.2mg/L；患者临床 CHA2DS2-VASC 评分 5 分，故再发栓塞风险高危，护士需密切观察患者的血氧饱和度、血气以及胸闷气短是否改善，同时继续评估患者是否存在导致再发栓塞的危险因素，根据医嘱定期监测 INR、D- 二聚体以及食管超声检查，给予患者专业指导和生活护理。

3. 护理思维与实践方案

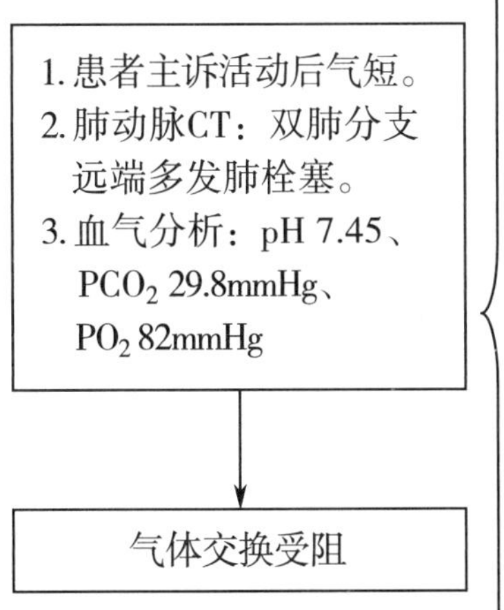

（1）护理目标：住院期间患者的缺氧症状改善。

（2）护理措施：

- 监测患者心率/律及血压的变化。
- 评估患者有无胸闷气短及呼吸困难。
- 予持续面罩吸氧，5L/min，监测指氧，吸氧状态下手指血氧饱和度维持在95%以上。
- 遵医嘱复查血气，监测各项呼吸指标。
- 护士每班对患者情况进行交接，加强巡视。
- 佩戴指尖血氧监测设备时避免戴在有NBP袖带的上肢指端及涂有指甲油或有老茧的指端，同时注意传感器位置是否正确，从而排除影响血氧饱和度的因素，使之监测数值更加准确。

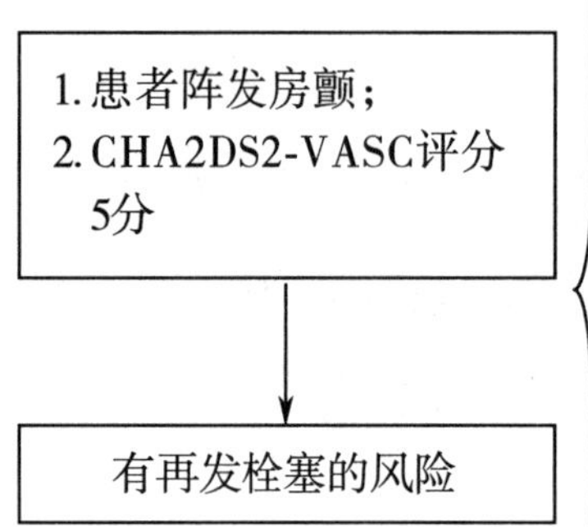

（1）护理目标：住院期间患者的肺栓塞好转，同时未发生新的栓塞。

（2）护理措施：

- 监测患者心率/律、血压、活动及神志的变化。
- 评估患者的血氧饱和度、血气、胸闷气短程度、以及可能再发栓塞的隐患因素及相应临床表现。
- 密切观察患者胸闷气短的症状有无改善，以及是否存在再发栓塞的征象，同时做好服用华法林期间的饮食指导及副作用观察，如牙龈出血、皮肤瘀斑等，做到能及时发现，及时通知医生及时处理。
- 遵医嘱完善左房CT检查，以及时发现左房有无血栓，以警惕是否存在脑栓塞的危险因素。
- 需密切监测INR，INR未达标到2~3，D-二聚体≥1mg/L期间， 建议患者床上活动，可如厕，护士需加强巡视同时给与生活上的照顾。
- 指导患者避免做屏气等增加腹压的动作，同时避免下肢的揉捏动作，以防止小栓子脱落再次引发栓塞。
- 做好患者的各项安全防护，预防跌倒。

（二）抗凝期间的护理观察

1. 诊疗情况　患者阵发房颤病史一年，临床 CHA2DS2-VASC 评分 5 分，肺动脉 CT：双肺分支远端多发肺栓塞；实验室检查：D- 二聚体 1.2mg/L，INR1.06，故予抗凝治疗：华法林 3mg，1 次 /d。口服三日后患者出现牙龈出血、皮肤瘀斑，患者不能接受华法林上述不良反应，医生建议其转换新型口服抗凝药（new oral anticoagulation，NOAC）【9】：达比加群酯【10】110mg，2 次 /d，口服，继续抗凝治疗；在两种抗凝药的转换【11】过程中护士需密切观察患者有无出血征象，同时向患者宣教服用新型口服抗凝药的注意事项。

思维提示：

【9】又称新型口服抗凝药主要代表药如达比加群酯、阿哌沙班、利伐沙班、依度沙班，目前我国市场上可用的 NOAC 有达比加群酯（直接抗凝血因子Ⅱa 抑制剂）、利伐沙班（直接抗凝血因子Ⅹa 抑制剂）及艾多沙班。

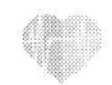

【10】达比加群酯：是一种非肽类、高选择性的直接凝血酶抑制剂，主要以原型经肾脏清除，因此食物及其他药物对其影响较小，对预防卒中及血栓栓塞的发生率优于华法林，重要出血事件较华法林明显减少（RE-LY 研究）。2020 ESC 最新房颤指南指出，“对于 INR 治疗范围内时间较短[如 TTR<7%（TTR：INR 治疗目标范围内的时间）]的 VKAs 患者，建议改用 NOAC，确保良好依从性和持续性”；2011 年美国心脏病学学会基金会（ACCF）/AHA 的房颤指南中建议：具有卒中或系统性栓塞危险的房颤患者，且未植入人工瓣膜或无影响血流动力学的瓣膜病，无严重肝脏疾病和严重肾功能不全（肌酐清除率<15ml/min），达比加群酯可作为华法林的替代治疗。该患者服用华法林不耐受，且肝功能、肾功能正常，故可改用达比加群酯继续抗凝治疗。

【11】转换：指由 VKAs 转换到 NOAC（药物相互转换要在保持抗凝作用的同时最大限度减少出血的风险），需根据 INR 值进行转换：INR ≤ 2.0，立即起始 NOAC；2.0<INR<2.5，立即起始 NOAC（最好第二天起始）；INR ≥ 2.5，预估 INR<2.5 所需时间，监测 INR 值。

2. 护理评估　患者使用华法林抗凝期间二天内出现牙龈出血、皮肤瘀斑，不能接受上述不良反应，遵医嘱改用 NOAC，转换过程中由于华法林服用药效持续存在，故出血隐患增加，故此阶段需密切观察 INR 及患者的症状与体征，护士遵医嘱予 NOAC 口服，做好用药观察的同时还要做好药物的服用指导工作。

3. 护理思维与实践方案

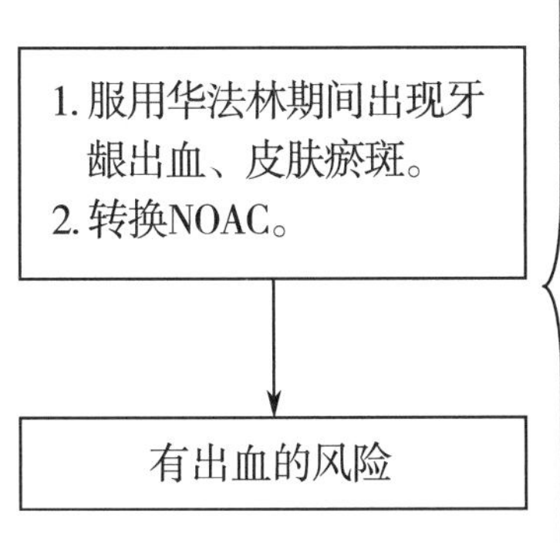

（1）护理目标：患者住院期间不发生出血事件或护士能够及时发现出血事件，并能及时通知医生给予对症处理。

（2）护理措施：

- 密切观察有无出血征象，如牙龈或鼻腔渗血、穿刺处瘀斑扩大以及尿便潜血是否阳性等，患者出现神志变化应警惕颅内出血。
- 随时听取患者的主诉，做到每日评估患者的皮肤状况及有无其他出血征兆。
- 告知患者出血时可能会出现的症状，医护配合及时发现出血征兆。
- 严格遵医嘱按时服用药物。
- 药物转换过程中监测INR，同时注意观察血、尿便常规。
- 指导患者避免可能导致出血的因素，如牙龈出血建议其更换软毛刷，动作要轻柔，必要时改用淡盐水漱口。

患者首次服用NOAC，缺乏对该药物的药理作用及服药注意事项的了解

↓

用药知识缺乏

（1）护理目标：患者住院期间了解NOAC（达比加群酯）的相关知识及服用注意事项。

（2）护理措施：

- 向患者及家属讲解NOAC的药理作用及特点。
- 向患者及家属讲解服用NOAC时的注意事项：达比加群酯胃肠耐受性较差，可引起消化不良（发生率为5%～10%），故建议饭后服用，并同时口服质子泵抑制剂（PPI，可有效预防和治疗消化性溃疡）以预防消化道不适症状的发生；利伐沙班与餐同服，可促进药物的吸收，吸收率可增加达39%。
- 新型口服抗凝药与药物及食物之间的相互作用很少，抗凝作用明显优于华法林，故患者可减轻顾虑，放心使用。
- 指导患者自我监测出血倾向。
- 当服用新型口服抗凝药期间出现轻微出血（如咯血丝）、胃肠道不适时不得自行减药或停药，需在医生指导下进行。
- 患者能够在出院前反馈新型口服抗凝药服用期间的注意事项。

（三）出院时的健康宣教

1. 诊疗情况　服用 NOAC 十天后，患者各项生命体征平稳，无不适主诉，无再发栓塞及出血症状，D- 二聚体 0.6mg/L，INR 值为 2，建议其出院。基于患者 CHA2DS2-VASC 评分 5 分，仍为栓塞高危，故出院后需要长期服用 NOAC，三个月后复查肺 CT、凝血四项、D- 二聚体、肝肾功能。

2. 护理评估　患者房颤病史 1 年，根据其抗凝评分，需要长期口服抗凝药，这就需要具备良好的依从性才能确保疗效，从而有效预防栓塞，故患者的依从性十分重要，护士需强调其重要性，确保用药安全。

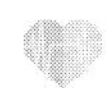

3. 护理思维与实践方案

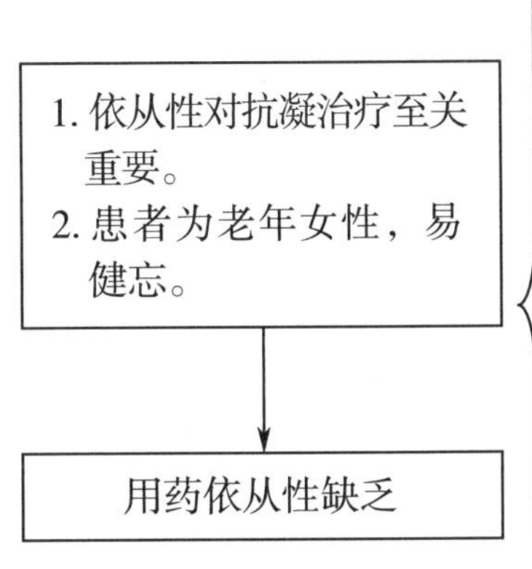

（1）护理目标：患者出院后能遵医嘱按时服用新型口服抗凝药。

（2）护理措施：

- NOAC在用药12～24小时后抗凝作用将大大减低，因此患者的服药依从性对抗凝治疗至关重要。
- 对患者及家属进行健康宣教，使之提高重视。
- 采用手机提醒的方式可有效提醒患者按时服药。
- 定期随访可提高患者的依从性。
- 患者年龄大、易健忘，故建议其家人在身边陪伴以提醒其用药。

二、护理评价

房颤是临床常见且严重的心律失常，其患病率及发病率均随年龄增长逐步增加，在20岁以上的人群中，发生率大约为3%。血栓栓塞并发症是房颤致死、致残的主要原因，脑卒中是最为常见的表现类型；非瓣膜性房颤患者中，缺血性脑卒中年发生率约为5%，是无房颤患者的2~7倍，因此抗凝治疗是房颤治疗的核心策略之一，NOAC在保证抗凝疗效的同时显著降低出血风险，口服起效快，相对于华法林半衰期较短，具有稳定的剂量相关性抗凝作用，受食物和其他药物的影响小，应用过程中无需常规监测凝血功能，故便于患者长期治疗，因此NOAC的应用和加强房颤患者抗凝管理对改善抗凝治疗有着重要意义，可以显著改善患者预后。由于房颤的抗凝治疗需要长期、安全、有效，故护理上要做好房颤患者的管理工作，才能有效预防血栓并发症的发生。

三、安全提示

1. 剂量错误在日常实践中很常见，一旦出现剂量错误应按照如下建议处理：

剂量错误	处理措施	
漏服	一日一次	漏服≤12h，补服 漏服>12h，直接跳过本次剂量，按照医嘱照常一日一次服用
	一日两次	漏服≤6h，补服 漏服>6h，直接跳过本次剂量，按照医嘱照常一日两次服用
双倍剂量	一日一次	次日正常服用
	一日两次	停用当日剂量，次日按原计划服用

续表

剂量错误	处理措施	
忘了是否吃过	一日一次	如果血栓风险高（CHA2DS2-VASc ≥ 3），可考虑服用一片，然后按计划的剂量方案进行服用 如果血栓风险低（CHA2DS2-VASc ≤ 2），建议等到下一次服药的时间
	一日两次	不补当次剂量，下一次按原计划服用（如间隔 12h）

2. NOAC 影响比较大的因素是肝肾功能，中度以上肝功能受损不应使用，肾功能不全（肌酐清除率<30ml/min）原则上不使用。

四、经验分享

1. 新型口服抗凝药的作用时间短、起效快、失效也快，故需严格按医嘱按时服药，否则将影响抗凝效果，建议采取辅助措施，如短信提醒等。

2. 给药间隔的频率已被证明会影响用药依从性，而这又将会影响患者病情，故 NOAC 选择每日给药 1 次比每日 2 次的依从性更好。

3. 对于接受华法林治疗的血栓高危房颤患者，由于华法林起效和失效均慢，以往推荐采用低分子肝素或普通肝素进行桥接【12】治疗，但近年来多项研究显示桥接治疗与不中断华法林治疗相比，在预防血栓栓塞事件上并无优势，反而增加大出血事件的发生率；NOAC 起效快，半衰期短，故不需要桥接治疗。

4. 因 NOAC 经肾脏代谢，故应定期检查肝肾功能，至少一年一次，以及时发现有无肾功能受损的现象。

5. NOAC 在非瓣膜性房颤卒中预防及静脉血栓栓塞防治中具有安全性与有效性，但对于机械瓣膜置换、重度肾功能不全及经济负担重的患者，华法林则是更好的选择。

思维提示：

【12】桥接：指正在接受抗栓治疗的房颤患者如果发生出血，或拟行外科手术或介入操作前后，可能需要暂时中断抗栓治疗，停用口服抗凝药，代之以皮下或静脉抗凝血药的治疗方法。

（张淑艳）

第二篇　外科病例

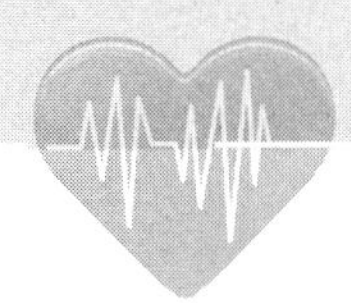

第一章　儿科先天性心脏病

第一节　室间隔缺损术后合并房室传导阻滞的护理

患儿女性，4 个月。出生后体检时发现心脏杂音，行超声心动图提示：先天性心脏病、室间隔缺损。曾因“肺炎”在当地医院以抗生素治疗。为行手术治疗收入院。

一、诊疗过程中的临床护理

（一）入院时

1. 诊疗情况

入院查体：T 36.8℃、P 145 次 /min、BP 98/77mmHg、R 35 次 /min。WBC 9.19×10^9/L，Hb 93g/L；体重 5kg；生长发育略差【1】。患儿平时多汗，曾反复呼吸道感染；双肺听诊啰音。心前区听诊：胸骨左缘 3~4 肋间收缩期Ⅳ级吹风样杂音。

胸部 X 线检查示：肺血多、右肺片状阴影、右心室增大【2】。超声心动图示：膜周部室间隔缺损 1.5cm × 1.5cm；室水平左向右分流【2】；肺动脉高压【3】。基本确定诊断：先天性心脏病、室间隔缺损（膜周部）。

控制感染，择期手术。

思维提示：

【1】体重 5kg、血红蛋白 93g/L；生长发育差，营养不良。指导家属合理添加辅食、注重营养支持和内环境的调整。

【2】入院前曾反复呼吸道感染。目前，双肺听诊啰音；胸部 X 线检查示：肺血多、右肺片状阴影；超声心动图提示：室水平左向右分流。患儿以上表现符合室间隔缺损左向右分流型先心病临床特点。心内血液异常分流，使肺血增加，导致患儿反复出现呼吸道感染。护理上应调整好患儿的生活起居，尽量避免感冒；发生感染后积极控制，避免病情加重。

【3】超声心动图提示肺动脉高压。长期左向右分流导致肺小动脉内膜增厚，肺血管阻力增高出现肺动脉高压，严重肺动脉高压可导致右心衰竭及肺动脉高压危象。护理上应给予强心、利尿、间断吸氧、降肺动脉高压药物等方法预防。

2. 护理评估　患儿低体重、低月龄、生长发育差，血红蛋白含量低、患有肺动脉高压，潜在呼吸道感染、心衰，可增加手术及术后护理的风险。护士应指导家属加强喂养，预防呼吸道感染，遵医嘱给予降肺动脉高压治疗。

3. 护理思维与实践方案

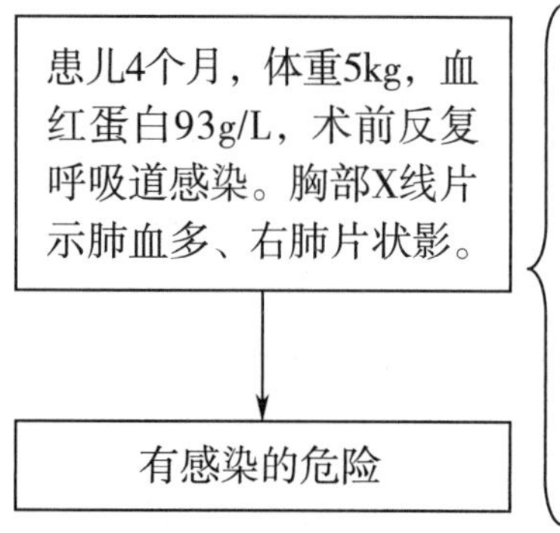

（1）护理目标：术前避免患儿发生呼吸道感染。

（2）护理措施：

- 每日上、下午定时开窗通风。
- 根据天气变化及时增减衣物。
- 营养均衡、合理添加辅食。
- 注意个人卫生，避免交叉感染。
- 出现呼吸道感染及早抗感染治疗。

目前双肺听诊啰音；胸部X线片示：肺血多、右肺片状阴影；超声心动图提示：室水平左向右分流，肺动脉高压。

↓

有右心衰及肺动脉高压危象的危险

（1）护理目标：①能识别并预防右心衰及肺动脉高压危象的危险因素；②及时发现并有效处理右心衰及肺动脉高压危象。

（2）护理措施：

- 识别患儿有无右心衰及肺动脉高压危象的表现。
- 避免呼吸道感染的发生。
- 出现呼吸道感染应及早彻底抗感染治疗。
- 给予强心、利尿治疗减轻心脏负荷。
- 保证患儿休息，避免喂养费力、排便费力及对患儿的刺激。
- 给予间断吸氧、遵医嘱应用降肺动脉高压药物（如口服西地那非、波生坦、间断吸入NO、雾化吸入伊洛前列素溶液）等方法降低肺动脉压力。
- 如发生肺动脉高压危象，及时给予镇静、吸氧等急救治疗。

（二）术后护理配合

1. 诊疗情况　术前诊断明确、无手术禁忌证。择期在全麻低温体位循环下行室间隔缺损修补术，术后呼吸机辅助呼吸。窦性心律，心率 140 次 /min。血压 90/60mmHg，右房压 8mmHg，经皮 SO_2 98%。术后复查血红蛋白 90g/L，手术室带回机器血每小时 10ml 静脉泵入。术后应用抗生素预防感染、血管活性药物（多巴胺、多巴酚丁胺、米力农）维持循环，激素消除心肌水肿。术后 7 小时顺利脱离呼吸机。脱机后病情平稳。术后 16 小时患儿突然出现面色发绀、经皮 SO_2 80%，心率 61 次 /min，心电监测显示心律不齐，床旁心电图提示：三

度房室传导阻滞，血压 55/33mmHg【4】。紧急行心肺复苏：遵医嘱静脉注射肾上腺素 1mg、山莨菪碱 5mg。BP 173/95mmHg，HR 146 次 /min。术后 21 小时患儿再次出现面色发绀，SO_2 75%，心律不齐，呈三度房室传导阻滞，HR 71 次 /min，BP 44/34mmHg，紧急行心肺复苏，遵医嘱静脉注射肾上腺素 1mg。立即急诊入手术室安装心室临时起搏导线，后连接临时起搏器。返室后起搏心率 150 次 /min、血压 85/50mmHg【5】。遵医嘱静脉泵入血管活性药(多巴胺、多巴酚丁胺、米力农、异丙肾上腺素)维持循环。丙种球蛋白增加患儿抵抗力、白蛋白补充胶体渗透压。复查白细胞总数 13.46×10^9/L，中性粒细胞百分率 76.1%，最高 T 38.8℃。根据痰、血培养结果更改抗生素继续抗感染治疗。听诊呼吸音痰多，加强呼吸道护理，按需吸痰【6】。术后第七天转为窦性心律，临时起搏器关闭、床旁保驾，心率 135 次 /min、血压 95/54mmHg，自主呼吸有力 32 次 /min，循环指标满意，血气指标在正常范围内，胸片大致正常，再次脱离呼吸机，面罩吸氧【7】。加强呼吸道护理，有效清理呼吸道分泌物。加强营养，鼓励母乳喂养。术后 12 天转回病区，14 天拔除起搏导线后出院。

思维提示：

【4】患儿面色发绀，心率、血压下降、心电图提示三度房室传导阻滞：室间隔缺损(膜周部)在解剖位置上紧邻传导系统；术中心肌保护不佳，术后心肌水肿(术后 48 小时是心肌水肿高峰期)，都可能会导致术后房室传导阻滞。护理上应严密监测生命体征的变化，遵医嘱给予异丙肾上腺素、激素、极化液等心肌营养药物。

【5】安置临时起搏器后，护理上应按常规进行监护。

【6】呼吸道分泌物多：术前反复肺部感染，体外循环转机对肺部的影响，术后呼吸机辅助时间长都易出现呼吸道感染、痰多。护理上应加强消毒隔离，注意无菌操作；并根据痰、血培养结果更改抗生素继续抗感染治疗；应用呼吸道五步法，加强呼吸道护理。

【7】持续镇静、术后 6 天撤离呼吸机：因消瘦、持续镇静、呼吸机辅助时间长、限制性体位等因素护理不当容易出现压疮。护理上应适当使用胃肠内外营养相结合以加强营养；并定时翻身、肢体按摩、使用护理器具预防压疮。

2. 护理评估　患儿术后心律不齐，心率、血压、血氧饱和度降低、心电图显示三度房室传导阻滞，提示房室传导阻滞可严重影响循环的稳定。安置临时起搏器后，应按常规进行监护，保持循环稳定及水电解质平衡。术后患儿痰多、白细胞计数高，痰、血培养阳性，提示存在感染。术后持续镇静时间较长提示患儿皮肤可能出现压疮。

3. 护理思维与实践方案

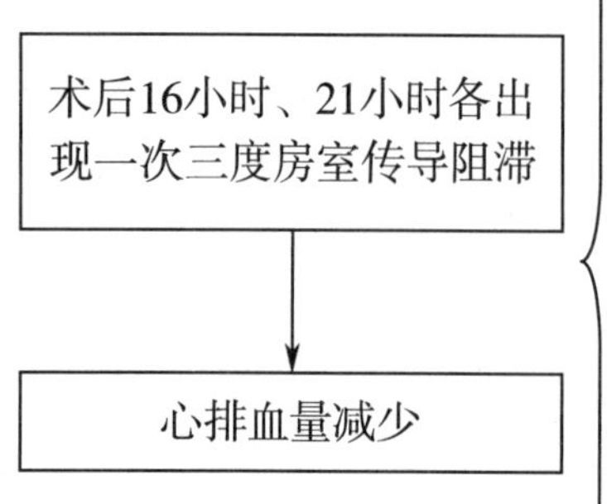

（1）护理目标：患儿术后心率维持在135次/min以上、血压80/45mmHg左右。

（2）护理措施：

- 密切监测患儿血压、心率/律、呼吸、血氧饱和度的变化。
- 遵医嘱输入异丙肾上腺素。
- 遵医嘱术后给予营养心肌的药物（注射用磷酸肌酸钠、果糖二磷酸钠口服溶液、极化液等）。
- 遵医嘱给予激素治疗，消除心肌水肿。
- 安装临时起搏导线，并使用临时起搏器。
- 密切观察起搏器的工作状态，如出现异常及时调整。
- 维持内环境稳定、电解质正常，避免因电解质紊乱造成的心律失常。

白细胞总数13.46 × 10^9/L，中性粒细胞百分率76.1%，最高体温38.8℃、痰多、胸片双肺片状影、痰血培养结果阳性。

↓

有感染的危险

（1）护理目标：避免出现严重呼吸道感染。

（2）护理措施：

- 遵医嘱给予抗感染治疗，根据血常规结果调整抗生素。
- 任何侵入性操作（如静脉注射、静脉输液、经深静脉或动脉置管采血、经口或气管吸痰等）严格无菌，操作前后严格洗手。
- 遵医嘱给予人免疫球蛋白静脉输注1次/d，提高患儿抵抗力。
- 按照呼吸道五步法，加强呼吸道护理。
- 每4小时查血气，了解氧合状况。
- 及时有效地进行体温管理。

生长发育差、术后持续镇静、持续呼吸机辅助呼吸、限制性体位

↓

皮肤完整性受损的危险

（1）护理目标：维持患儿皮肤完整性，不出现压疮。

（2）护理措施：

- 床上放置防压疮垫。
- 保持床单位清洁干燥无皱褶、硬物。
- 易受压部位放置自制水囊枕。
- 生命体征平稳后，每2小时间断变换体位，按摩骨突部位皮肤。
- 加强营养支持，适当使用胃肠内外营养相结合以加强营养。

（三）出院时的健康宣教

1. 诊疗情况　患儿各项生命体征平稳，窦性心律、心率 130 次 /min、血压 94/52mmHg，住院 14 天出院。出院后继续服用强心、利尿药治疗 2 个月。出院 3 个月、1 年定时到医院复查【8】。

思维提示：

【8】为维护心功能稳定，出院后遵医嘱继续服用强心、利尿药物治疗。指导家属协助患儿正确服用，出现异常情况及时就诊。

2. 护理评估　患儿年龄小，出院后须在家属看护下遵医嘱服用强心、利尿药物。医护人员要给予家属详细的出院健康指导。

3. 护理思维与实践方案

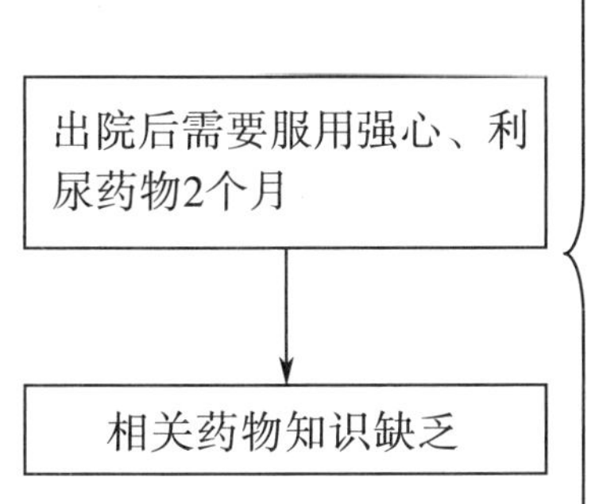

（1）护理目标：家属能够正确协助患儿服用药物，避免或减少药物的副作用。

（2）护理措施：

- 地高辛：患儿在安静清醒状态下，脉搏低于110次/min应停服。不能与钙剂同服。
- 利尿药：不能突然停服，避免出现心功能不全。住院补钾药与利尿药应同时服用，避免出现由于电解质紊乱所导致的心律失常。
- 出院3个月、1年定时到医院复查电解质、超声心电图、胸片等项目。

二、护理评价

房室传导阻滞是室间隔缺损术后严重的并发症之一。恶性心律失常的心电图表现及其对循环的影响是术后护理观察的重点；掌握其处理方法及预防相关并发症是术后护理的关键。出院时的健康宣教要详细具体。

三、安全提示

1. 为术后顺利脱离呼吸机，首先应控制感染预防心衰。护士要指导家属根据气温及时为患儿增减衣物，按时开窗通风，勤洗手，避免交叉感染。

2. 术后严密观察生命体征的变化，及时发现房室传导阻滞的出现。

3. 最好在心脏手术结束后关胸前安装临时起搏导线备用。发生房室传导阻滞后，连接临时起搏器；遵医嘱输入异丙肾上腺素、山莨菪碱、营养心肌药物、激素等药物治疗；必要时行心肺复苏；维持内环境稳定、电解质平衡，避免因电解质紊乱造成的心律失常。

四、经验分享

1. 室间隔缺损术后出现房室传导阻滞最易发生的时段？

室间隔缺损术后48小时内,心肌水肿高峰期是房室传导阻滞易出现的高危时段。

2. 如何及时发现突发心律失常(房室传导阻滞)?

房室传导阻滞是恶性心律失常,严重者可导致心搏骤停。遵医嘱术后给予营养心肌的药物(磷酸肌酸、果糖二磷酸钠)、激素治疗(地塞米松),消除心肌水肿。在护理上要严密监测生命体征的变化,维持内环境稳定、电解质正常,避免因电解质紊乱造成的心律失常。患儿返回重症监护室后确认有无安装临时起搏导线,如安装,需提前备好临时起搏器,必要时连接。

3. 应用临时起搏器的护理要点是什么?

应用临时起搏器后,密切监测患儿血压、心率/律、呼吸、血氧饱和度的变化。密切观察起搏器的工作状态,如出现异常及时调整。每天按常规消毒起搏导线与皮肤连接处,并观察有无异常出血与分泌物。拔除起搏导线后要常规进行心电监测30分钟,观察有无脉压差减小、血压降低、心律以及心率异常等现象发生。使用临时起搏器期间,床旁放备用电池。

(许 宏)

第二节 法洛四联症术后合并低心排血量综合征的护理

患儿女性,6个月,7.8kg。两月前因口唇发绀在当地医院就诊时发现心脏杂音,行超声心动图提示:先天性心脏病、法洛四联症。随即来我院就诊,门诊以先天性心脏病、法洛四联症收入院。

一、诊疗过程中的临床护理

(一)入院时

1. 诊疗情况

入院查体:T 37.2℃、P 134次/min、BP 94/60mmHg、静息状态下经皮SO_2 75%。患儿哭闹活动后口唇发绀明显。胸骨左缘第3、4肋间可闻喷射性收缩期杂音伴P_2减弱。双肺呼吸音清晰,两肺未闻及啰音。哭闹后发绀加重,伴阵发性呼吸困难【1】。

实验室检查:Hb 94g/L、WBC 8.49×10^9/L、Plt 35.9×10^9/L。

超声心动图示:先天性心脏病,法洛四联症,心功能Ⅱ级,右房右室扩大,左室内径偏小,主肺动脉及左右肺动脉发育欠佳,室水平双向分流。胸部X线检查:左右肺血少【2】。

主要治疗:根据所有检查结果择期手术。

思维提示:

【1】由于肺动脉狭窄造成肺循环阻力增高,右心室压力增高。未经氧合的静脉血由右心室直接流入主动脉,心室水平出现右向左分流。因此患儿哭闹时血氧饱和度下降,引起发绀,严重的会导致急性缺氧发作。护理上应尽量保持患儿安静。适当镇静,

 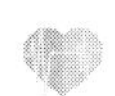

及时纠正酸中毒。

【2】患儿左心室发育不良，右心室负荷重，已出现早期右心衰表现，血红蛋白低，可加重缺氧并导致严重的右心衰竭。护理上应注意出入量和低盐饮食，及时纠正贫血。

2. 护理评估　患儿哭闹后口唇发绀。超声心动图示左心内径偏小，肺动脉及左右肺动脉发育欠佳，出现缺氧的表现。遵医嘱吸氧，每日 2 次，每次 30 分钟。卧床休息，避免情绪波动。

3. 护理思维与实践方案

超声心动图示：先天性心脏病、法洛四联症，心功能Ⅱ级，右房右室扩大，左心内径偏小，肺动脉及左右肺动脉发育欠佳，室水平双向分流

↓

有右心衰竭的危险

（1）护理目标：患儿手术前尽量避免发生右心衰竭，若发生晕厥，及早发现并且迅速得到有效救治。

（2）护理措施：

- 监测体液平衡、记录生命体征和出入量。
- 安排好患儿的作息时间，减少心脏负担，保证睡眠、休息。根据病情安排适当活动。避免情绪激动和哭闹。严重者应卧床休息。
- 指导家属观察患儿口唇变化，如有异常及时告知医护人员。
- 监测血红蛋白，查血常规。
- 及时纠正饮食，补充含铁丰富的食物。

患儿静息状态下经皮血氧饱和度75%，哭闹活动后口唇发绀明显加重，伴阵发性呼吸困难

↓

有缺氧发作的危险

（1）护理目标：①患儿手术前尽量避免发生缺氧发作；②如发生缺氧发作，护士能做到及时发现、及时抢救。

（2）护理措施：

- 遵医嘱适当补充晶体液体（5%的葡萄糖注射液、林格液），积极防治脱水，避免因脱水引起缺氧发作。
- 每日吸氧时护士在床旁监测吸氧效果。
- 适当限制患儿的活动，尽量保持患儿安静。
- 缺氧发作时，将患儿保持胸膝屈曲位，给予吸氧，遵医嘱给予镇静，积极纠正酸中毒，遵医嘱给予碳酸氢钠。严重呼吸困难者要紧急建立人工通气。
- 难以控制的缺氧发作应行急诊手术治疗。

（二）法洛四联症根治术合并侧支封堵术后的护理

1. 诊疗情况　入院 14 天后行法洛四联症根治术合并体肺侧支弹簧栓封堵术。术中见左锁骨下动脉有两粗大侧支，予以弹簧栓栓堵成功后在全麻低温体外循环下行根治术。术中食管超声示：未见残余分流，流出道疏通良好。顺利停体外循环，返回小儿

监护室。患儿术后返室:BP 70~85/45~50mmHg,HR 160~185 次 /min。血气分析 pH 7.45,PCO_2 35~40mmHg,PO_2 80~100mmHg,SO_2 100%,Lac 2.2mmol/L。四肢潮凉,肛温 38℃,CVP 10~14mmHg,LAP 9~11mmHg。使用呼吸机辅助呼吸,呼吸机条件:呼吸频率 40 次 /min,PIP 19cmH_2O,PEEP 4cmH_2O,FiO_2 65%。遵医嘱静脉持续泵入血管活性药物(多巴胺、多巴酚丁胺、肾上腺素、米力农)维护心功能及循环稳定,使用芬太尼与咪达唑仑持续镇静镇痛【3】。患儿在增加利尿药剂量后尿量仍偏少(±10ml/h)、持续 6h,安放腹膜透析管行腹膜透析治疗。为保证出入负平衡,腹膜透析循环时间遵医嘱设定为 1h/ 次【4】。术后 10 天拔除气管插管。患儿使用呼吸机时间长,术后早期循环不稳定,遵医嘱制动,禁止翻身【5】。

思维提示:

【3】心率 160~185 次 /min,血压在 70~85/45~50mmHg,CVP 10~14mmHg,LAP 9~11mmHg,尿量偏少(±10ml/h)、持续 6h,中心温度 38℃,Lac 2.2mmol/L:患儿出现低心排血量症状,护理上遵医嘱使用正性肌力药物增强心肌收缩力,控制入量,适当补充血容量及使用扩血管药物以降低右心前、后负荷。控制体温低水平,增加外周血管阻力以增加回心血量。

【4】腹膜透析治疗:患儿术后尿量少,使用利尿药效果差。为保证术后早期出入负平衡,减轻心脏术后水负荷过重,应用腹膜透析治疗。护理上应注意观察有无并发症的发生,例如:电解质紊乱、透析液外漏、腹膜炎等。严格无菌操作,准确记录透出量。

【5】患儿使用呼吸机时间长、制动,禁止翻身,易发生压疮。护理上应注意预防压疮的发生。

2. 护理评估　患儿病情重,血流动力学不稳定,易发生低心排血量综合征、渗漏综合征等并发症。使用腹膜透析治疗时间长易发生腹腔感染。长期卧床、循环不稳定,制动、不能按时翻身,易出现压疮。

3. 护理思维与实践方案

患儿心率160~185次/min,血压70~85/45~50mmHg,CVP 10~14mmHg,尿量偏少(±10ml/h)、持续6h,四肢潮凉,中心温度高,为38℃,Lac大于2mmol/L

↓

心排血量减少——低心排血量综合征

(1)护理目标:患儿在监护室期间血压维持在80~90/50~60mmHg之间,CVP维持在6~10mmHg,四肢温暖,Lac小于2mmol/L。

(2)护理措施:

- 密切观察患儿的生命体征变化并且准确记录。
- 遵医嘱使用正性肌力药和扩血管药,注意药物的副作用。
- 术后早期每日监测胶体渗透压,及时补充血浆及人血白蛋白。
- 遵医嘱给予持续镇静、镇痛,避免患儿躁动对循环的影响。
- 控制体温,使用冰袋、冰毯机物理降温,增加外周血管阻力,减少组织氧耗。

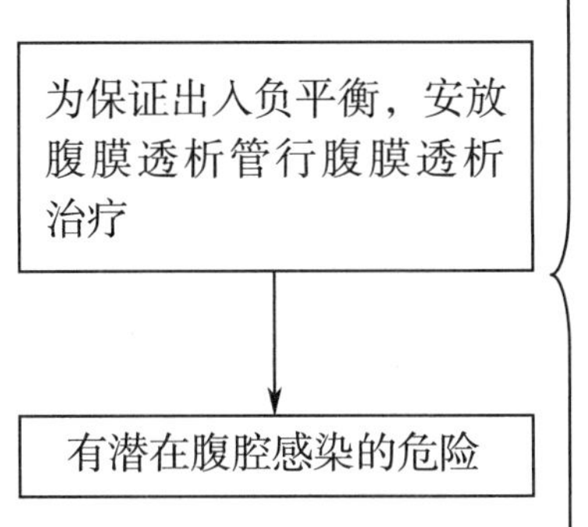

（1）护理目标：患儿在应用腹膜透析治疗期间不发生腹腔感染。

（2）护理措施：

- 外科医生床旁放置腹膜透析管，操作期间严格无菌。
- 腹膜透析管处每日1次换药，观察伤口有无红肿、渗液。
- 如患儿有腹痛、发热、透析液颜色变混浊的症状，要及时上报医生。
- 遵医嘱行透析液细菌培养。
- 如遇腹膜透析管引流不畅或透析液渗漏时，及时上报外科医生。应在无菌操作下进行腹膜透析管位置的调整。

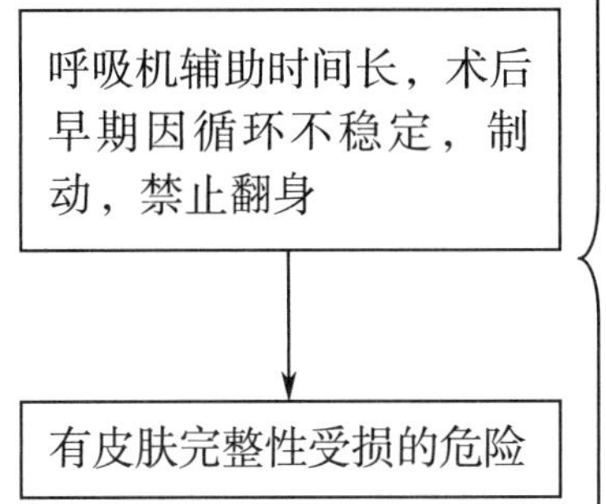

（1）护理目标：患儿在PICU期间不发生压疮。

（2）护理措施：

- 床上放置压疮垫。
- 保持床单位清洁干燥、无硬物、无皱褶。
- 易受压部位贴压疮贴。
- 气管插管应用防过敏胶布粘贴，胶布有潮湿、翘起及时更换。定期更换插管固定位置，防止口角长期受压、破溃。
- 加强营养支持，静脉泵入高营养。

（三）出院时健康宣教

1. 诊疗情况　入院 43 天后患儿生命体征平稳，HR 116 次 /min，BP 92/55mmHg，各项实验室检查指标均在正常范围，康复出院。出院带药继续强心、利尿、药物治疗 6 个月【6】。注意活动量及饮食，注意保暖，防止感冒【7】。按时复查。

思维提示：

【6】患儿生命体征平稳，康复出院。出院带药继续遵医嘱强心、利尿药物治疗 6 个月：指导家属给患儿准确服药，如有不适症状立即就诊。

【7】护士应指导家属给患儿合理补充营养。术后 6 个月勿进行剧烈活动，饮食注意少食多餐，注意合理增减衣服，防止感冒。

2. 护理评估　患者年龄小，家属缺乏先天性心脏病（简称先心病）方面的相关知识。出院后遵医嘱服用强心、利尿药物，应该给予家属详细的健康指导。指导家属准确喂药、补充营养、少食多餐。

3. 护理思维与实践

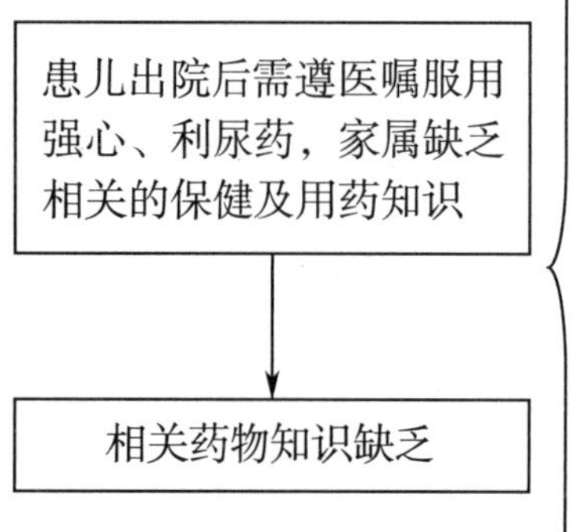

（1）护理目标：①家属能够正确协助患儿服用药物，避免或减少药物的副作用；②患儿出院后能够按时到医院复查。

（2）护理措施：

- 向家属宣教，介绍各种药物的使用方法、注意事项及副作用。
- 地高辛：患儿在安静清醒状态下脉搏低于120次/min应停服一次，不可与钙剂同服。
- 利尿药：不可突然停服，以免出现心功能不全。注意补钾药与利尿药应同时服用，避免出现由于电解质紊乱所导致的心律失常。
- 为患儿家属制定复查计划，复杂先心病患儿应于术后1个月、3个月、半年、一年定时复查。复查项目：电解质、超声心动图、胸片等。
- 指导家属观察患儿有无突发口唇发绀、呼吸困难等症状，及时到医院就诊。

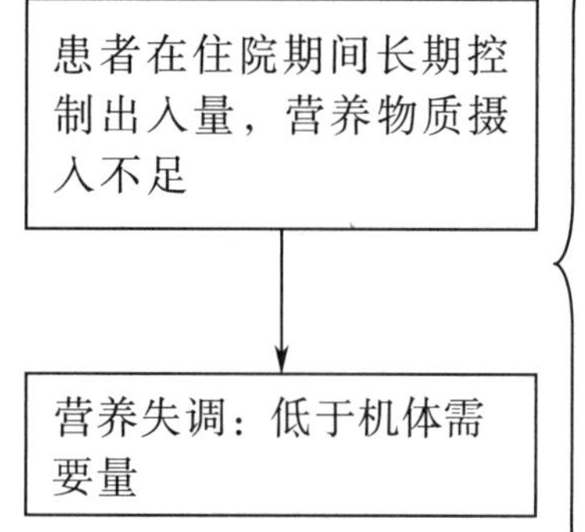

（1）护理目标：出院后能及时补充营养物质。

（2）护理措施：

- 注意补充营养，食用高蛋白、易消化的食品，如瘦肉、鱼、鸡蛋、水果和蔬菜泥等。
- 心功能不全时有水钠潴留，应根据病情，采用无盐饮食或低盐饮食。
- 少食多餐，一次进食量不可过饱，更不能暴食，以免加重心脏负担。
- 注意营养搭配，供给充足的能量、蛋白质和维生素，保证营养需要，增强体质。
- 喂养时避免呛咳导致误吸。

二、护理评价

法洛四联症是一种较常见的发绀型先天性心脏病，是由四种不同病变组成：包括肺动脉狭窄、室间隔缺损、主动脉骑跨、右心室肥厚。患儿术前都有不同程度的发绀，发绀的程度和出现早晚与肺动脉的狭窄程度有关。在护理中应经常给患儿饮水，及时补充液体，防止脱水的发生。婴幼儿则需要特别注意阵发性缺氧发作。缺氧发作时应立即使其膝胸屈曲位，吸氧，适当镇静，及时纠正酸中毒。氧疗可以缓解缺氧，增加患儿氧储备。在根治术后诊疗护理过程中，患儿的血压、血氧、呼吸、血红蛋白是观察的重点。室上性心动过速者，应首先去除诱因，如补充血容量、降低体温、纠正电解质紊乱，诱因解除后室上性心动过速仍未解除可遵医嘱应用胺碘酮控制心率。出院时要在强心利尿药物使用和营养方面对家属进行具体详细的指导。

三、安全提示

1. 患儿年龄小，术后气管插管，应使用约束带，或者适当镇静，防止坠床的发生。如使用约束带应加强巡视。

2. 防止患儿因哭闹、进食、活动、排便等引起缺氧发作。一旦发生应立即膝胸屈曲位，吸氧，适当镇静，有酸中毒者应遵医嘱用碳酸氢钠纠酸。平时应去除引起缺氧发作的诱因，尽量保持患儿安静。

3. 发绀患儿由于血液黏稠度高，发热、多汗、呕吐可（体液量减少）加重血液的浓缩，易形成血栓，有造成重要器官栓塞的危险，因此要给患儿多饮水，必要时经静脉补液。

四、经验分享

出现低心排血量综合征时应注意观察什么？治疗要点？

1. 观察要点　精神方面会出现反应差、躁动不安；循环方面出现心动过速、低血压、脉压差缩小。尿量小于 1ml/（kg·h），血乳酸升高，出现代谢性酸中毒、高血钾、肌酐或尿素氮升高。同时伴中心性高热而四肢潮凉。

2. 治疗要点　使用正性肌力药增强心肌收缩力，控制入量，适当应用扩血管药降低心脏前后负荷，尽量避免诱因。

（张彦莉）

第三节　肺动脉闭锁合并肺内侧支渗出患者的护理

患儿女性，2 岁，于 2 年前发现心脏杂音伴口唇发绀，行超声心动图示：先天性心脏病、肺动脉闭锁合并室间隔缺损、动脉导管未闭，为进一步治疗收治我院。择期手术。

一、诊疗过程中的临床护理

（一）入院时

1. 诊疗情况

入院查体：T 36.9 ℃、P 150 次 /min、BP 86/65mmHg、R 40 次 /min。自主体位，意识清楚，口唇发绀，杵状指，喜蹲踞，易感冒，哭闹、活动后口唇发绀加重【1】。身高 75cm，体重 9.8kg，生长发育滞后，智力发育与同龄儿童无明显差异，有晕厥、休克史。无颈静脉怒张，双肺听诊呼吸音清，未闻及啰音。左侧心脏杂音：第 3、4 肋间收缩期Ⅱ级杂音。

动脉血气分析：pH 7.30，$PaCO_2$ 42.6mmHg，PaO_2 69.6mmHg，SaO_2 85.9% 低于正常参考值范围【1】。四肢血氧饱和度 76%~82%。

超声心动示：右心扩大，右室壁增厚【2】。室间隔漏斗部回声脱失约 12mm。主动脉增宽，骑跨室间隔之上，骑跨率约 70%，大部分发自右心室。肺动脉瓣闭锁。主肺动脉及左右肺动脉发育欠佳，余瓣膜形态、启闭未见明显异常。降主动脉与主动脉间探及直径约 2mm 的小动脉导管。X 线检查：两肺血少，主动脉偏宽，肺动脉短凹，右室增大，心胸比 0.6。心导管造影提示：先天性心脏病，肺动脉闭锁合并室间隔缺损，动脉导管未闭，右肺体肺侧支形成。

主要治疗：遵医嘱卧床休息，按需吸氧，强心利尿剂口服。保持双侧腹股沟皮肤完整性，避免穿刺，防止皮肤破损，为造影做准备。

思维提示：

【1】患儿口唇发绀，杵状指，喜蹲踞，易感冒，哭闹、活动后口唇发绀加重。动脉血气分析：pH 7.30，$PaCO_2$ 42.6mmHg，PaO_2 69.6mmHg，SaO_2 85.9%低于正常参考值范围：患儿心内结构异常，肺血流量减少，进入肺进行气体交换的血流减少。护理上应注意观察患儿的呼吸状况，口唇颜色，患儿哭闹时应立即给予安抚，适当镇静，避免刺激患儿，导致缺氧发作。

【2】超声心动示：右心扩大，右室壁增厚。提示患儿右心负荷过重，易导致右心衰竭。护理上注意卧床休息。遵医嘱给予强心利尿药物治疗。

2. 护理评估　患儿年龄小，生长发育差，有心率快、发绀、气促、活动后加重等临床表现，术前应给予间断吸氧，改善缺氧情况。针对患儿病情，实施个体化护理方案，提高患儿手术耐受力。

3. 护理思维与实践方案

患儿口唇发绀，杵状指，喜蹲踞，易感冒，哭闹，活动后口唇发绀加重；血气分析：pH 7.30，PO_2 69.6mmHg，SO_2 85.9%

↓

有缺氧发作的危险

（1）护理目标：①尽量避免患儿术前出现缺氧发作的现象；②出现缺氧发作后护士能够及时发现、及时救治。

（2）护理措施：

- 让患儿卧床休息，适当限制活动。尽量保持患儿安静，避免哭闹引起缺氧晕厥。
- 遵医嘱强心、利尿、扩血管药物治疗。间断给予吸氧，每日吸氧时护士在床旁监测吸氧的效果。
- 遵医嘱适当补充晶体液体（5%的葡萄糖注射液、林格液），积极防治脱水，避免脱水引起缺氧发作。
- 缺氧发作时，将患儿保持胸膝屈曲位，给予吸氧，遵医嘱给予镇静，积极纠正酸中毒，遵医嘱给予碳酸氢钠。严重呼吸困难者要紧急建立人工通气。
- 难以控制的缺氧发作应行急诊手术治疗。

（二）术后的护理配合

1. 诊疗情况　患儿术前诊断明确，手术指征明显，在全麻低温体外循环下行肺动脉闭锁根治术合并室间隔缺损修补术与动脉导管未闭缝扎术。术中过程顺利，体外转机159分钟，主动脉阻断95分钟，术毕安全返回监护室。动脉血压70~60/50~40mmHg，心率160次/min，CVP 14mmHg，肛温38.5℃，SO_2 96%。多功能心电监护，呼吸机辅助呼吸，SIMV模式（R 25次/min、PIP 19cmH$_2$O、FiO$_2$ 60%、PEEP 4cmH$_2$O）。遵医嘱应用抗生素预防感染，血管

活性药物(肾上腺素、多巴胺、多巴酚丁胺、米力农)维持循环【3】,芬太尼、咪达唑仑持续镇静、镇痛,应用激素消除心肌水肿。术后6小时气管内吸痰,为粉稀痰。动脉血气分析:pH 7.31,$PaCO_2$ 42.6mmHg,PaO_2 68.2mmHg。胸部X线检查显示右肺渗出,遵医嘱将PEEP增加至6cmH_2O。加强利尿,补充血浆及人血白蛋白【4】。48小时后试脱呼吸机失败。后行超声心动图和胸部X线检查:示右肺渗出,紧急行心导管介入侧支封堵术(经左侧股动脉行右肺侧支封堵)【5】。封堵术后,痰色转为白痰,量少,血流动力学稳定,动脉血气正常,胸片正常,酌情减呼吸机条件,术后第6天拔除气管插管。

思维提示:

【3】低心排综合征:患儿术中体外循环转机时间长,心肌保护欠佳,右心功能不全等原因会导致低心排的发生。术后应严密监测患儿的血压、心率/律、尿量及血氧饱和度的变化,应用血管活性药物增加心肌收缩力和心输出量,维护心功能。

【4】肺部渗出:患儿术前肺动脉发育较差,体肺侧支未封堵,术后肺血增加,肺的灌注血流增多出现渗出性改变。加大正压通气及PEEP,提高胶体渗透压,减少血管壁通透性,加强利尿。

【5】行侧支封堵术,减少局部肺血流,改善渗出。术后警惕出血。

2. 护理评估　患儿术后出现心率快、血压低、CVP增高、中心温度高的低心排血量表现,应密切监测血流动力学变化。由于病理基础导致体肺侧支形成,出现痰液粉稀或血水痰、氧饱和度和动脉氧分压降低、胸部X线检查提示肺内渗出时,应增加PEEP,加强利尿,补充胶体提高胶体渗透压,密切观察痰液的颜色、性质、量,及时复查胸部X线检查观察肺内渗出是否改善。

3. 护理思维与实践方案。

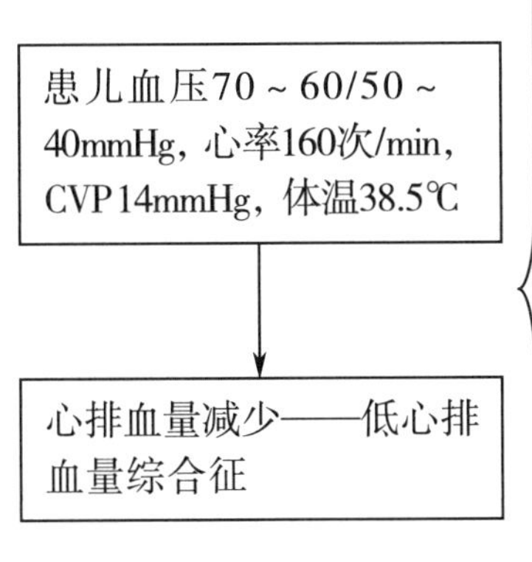

(1)护理目标:患儿在PICU期间心排血量满足基本灌注需求,血压维持在85/55mmHg,心率140次/min左右。

(2)护理措施:

- 遵医嘱给予应用正性肌力药物和扩血管药物,观察药物的作用效果。
- 严密监测患儿的血压、心率/律、尿量及血氧饱和度的变化,准确记录,发现异常及时报告医生。
- 维护右心功能:监测CVP,减少右心负荷,在应用血管活性药物的同时补充血容量,但避免过快过多的补液。
- 遵医嘱给予持续镇静、镇痛,避免患儿躁动对循环的影响。
- 术后早期每日监测胶体渗透压,及时补充血浆及人血白蛋白。及时有效的控制体温,增加外周血管阻力,减少组织氧耗。

痰液为粉稀痰，血气分析PaO_2 68.2mmHg，胸部X线检查显示右肺渗出

↓

肺内渗出合并低氧血症

（1）护理目标：患儿在PICU期间肺渗出和缺氧状况改善，PaO_2达90mmHg。

（2）护理措施：

- 遵医嘱增加呼吸机条件：PIP 20cmH_2O、R 30次/min、PEEP 6cmH_2O、FiO_2 80%。
- 严格控制入量，加强利尿，提高胶体渗透压，保持出入负平衡。
- 延长机械通气时间，按需吸痰，较少刺激。观察痰液的性质、颜色、量，吸痰后适当增加呼吸机辅助条件。
- 两肺渗出不对称时，在病情稳定后（术后36~48h）间断向肺血流少的一侧翻身，利用重力作用促进肺血流量均匀分布。
- 如超声心动图、胸部X线检查提示肺内存在大侧支时，进行心导管介入侧支封堵术，以减少局部肺血流，改善渗出。

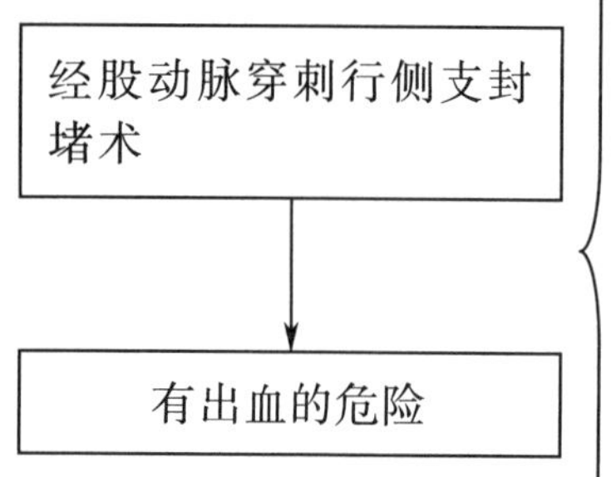

（1）护理目标：患儿介入术后24小时内，股动脉穿刺肢体血液循环良好，无渗血、渗液、皮下血肿。

（2）护理措施：

- 评估患儿左下肢血液循环程度。
- 观察患儿末梢皮肤温度、甲床颜色；加压包扎后，血运是否良好；足背动脉搏动是否左右对称。
- 检查患儿左腹股沟穿刺处有无渗血、渗液、皮下血肿，并保持其干燥。每日更换穿刺处敷料，严格无菌操作。
- 患儿左下肢沙袋压迫6小时、绷带加压包扎24小时，应标注时间，做好交接班。
- 用软枕抬高患肢，并制动。
- 避免患儿躁动，造成腹腔压力增高。
- 预防血管损伤及动静脉瘘形成。

（三）出院时的健康宣教

1. 诊疗情况 患儿住院20天后，生命体征平稳，各项指标均正常，住院25天出院【6】。出院继续遵医嘱服用强心利尿药，按时来医院复诊。

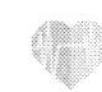

思维提示：

【6】出院继续遵医嘱服用强心利尿药，护士应指导家属正确用药如有不适症状立即就诊。

2. 护理评估　患儿出院后须遵医嘱坚持长期口服强心利尿药，患儿父母相关疾病及用药知识缺乏，应给予患儿家属详细的健康指导。

3. 护理思维与实践方案

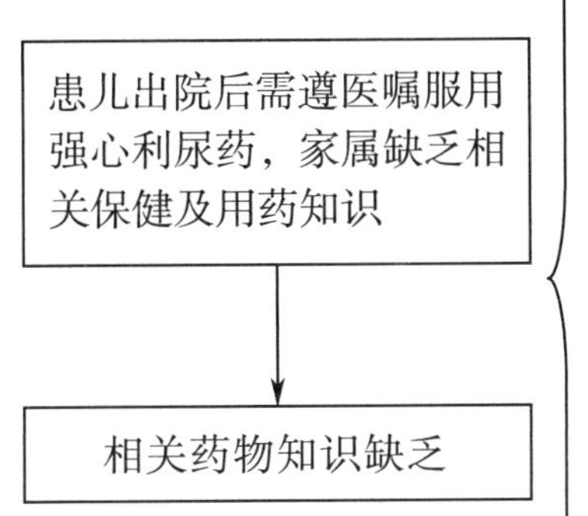

（1）护理目标：①家属能够正确协助患儿服用药物，避免或减少药物副作用；②患儿出院后能够按时到医院复查。

（2）护理措施：

- 向家属宣教，介绍各种药物的使用方法、注意事项、副作用。
- 地高辛：患儿在安静清醒状态下脉搏低于120次/min应停服一次。不可与钙剂同服。
- 利尿药：不能突然停服，以免出现心功能不全。
- 注意补钾药与利尿药应同时服用，避免出现由于电解质紊乱所导致的心律失常。
- 为患儿家属制定复查计划，复杂先心病患儿应于术后1个月、3个月、6个月，1年定时复查。复查项目：电解质、超声心动图、胸片等。
- 指导家属观察患儿有无突发口唇发绀、呼吸困难等症状，及时到医院就诊。

二、护理评价

肺动脉闭锁合并室间隔缺损是复杂先天性心脏病，患儿术前由于缺氧引起晕厥、蹲踞、杵状指、发育落后等临床表现。长期低氧血症使机体代偿性产生体肺动脉侧支循环，以补充肺血流，提高血氧饱和度。在根治术后诊疗护理过程中，应注意右心功能的维护、体肺侧支导致的肺渗出，术后容易发生渗漏综合征和低心排血量综合征。所以要监测中心静脉压，应用正性肌力药物和扩血管药物，以增加心肌收缩力，降低后负荷；控制入量，补充血容量，强心利尿以降低前负荷。延长机械通气时间，增加呼吸机条件，改善通气 / 血流比。针对明确的粗大侧支进行介入封堵，以减少局部肺血流，改善渗出。

三、安全提示

肺动脉闭锁术后并发症：气道内出血。肺动脉闭锁患儿，由于肺血流减少，血管网丰富且压力相对较高，在肺部出现炎症或吸痰刺激时容易出血。护士要严密观察患儿面色、通气量、潮气量、氧饱和度的变化，及早发现问题，及时报告医生。护理时加强气道温、湿化，吸痰时动作轻柔，合理体疗，及时清理气道内血凝块。吸痰后加强呼吸机辅助条件，并应用止血药物。

四、经验分享

肺内侧支血管出血和气道出血的鉴别？

1. 肺内侧支血管出血：为鲜血痰，伴血凝块，出血量大，影响循环。纤维支气管镜检查示气道壁光滑无破损，血从肺内涌出。

2. 气道黏膜破损（气道出血）：色鲜红，出血量小，不影响循环，有血痂形成，纤维支气管镜可定位出血位置。

（陈晓雯）

第四节 主动脉弓中断合并肺动脉高压的护理

患儿男性，10 个月，因“感冒”体检发现心脏杂音 5 个月，无口唇发绀、无蹲踞现象，无昏厥、抽搐及呼吸困难。在当地医院未行特殊处理，为进一步诊治，收入本院。患儿平素体健，偶有感冒。

一、诊疗过程中的临床护理

（一）入院时

1. 诊疗情况

入院查体：T 36℃、P 110 次 /min、R 28 次 /min、身高 66cm、体重 7.5kg、Hb 108g/L【1】；血压：左上肢 95/60mmHg、右上肢 80/45mmHg、左下肢 85/40mmHg、右下肢未测到，静息状态四肢血氧饱和度：左上肢 95%、左下肢 85%、右上肢 97%、右下肢 0【2】。心脏听诊：左侧 2~3 肋骨间收缩Ⅱ级杂音，P_2 亢进【3】。

超声心动图显示：主动脉弓部发育不良，自左锁骨下动脉远端与降主动脉连续性中断，降主动脉通过一粗大的动脉导管供应，室水平探及左向右分流，动脉水平右向左为主、双向分流【4】。肺动脉平均压大于 38mmHg。

实验室检查：WBC 10.26×10^9/L；中性粒细胞百分比 24.4%【5】。

医嘱：预防、控制感染，加强营养，择期手术。

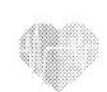

思维提示：

【1】患儿月龄小，体重低，生长发育差，血红蛋白低，营养不良。术前应指导家属加强喂养，合理添加辅食。

【2】患儿四肢血压及血氧饱和度不等，右下肢血压及血氧饱和度均未测到，脉搏不易触及。下肢灌注差，应注意下肢的保暖。

【3】听诊 P_2 亢进，心脏超声提示肺动脉平均压>38mmHg，已属于中度肺动脉高压，术前应减少对患儿的刺激，防止肺动脉高压危象的发生。

【4】超声提示降主动脉通过一粗大的动脉导管供血，动脉水平探及右向左分流，室水平探及左向右分流。如导管关闭，患儿会在数小时之内出现严重的左心衰竭和酸中毒。应遵医嘱泵入前列腺素 E_1 5~10ng/(kg·min)以保持动脉导管持续开放，维持主动脉弓中断远端下半身的供血。

【5】白细胞 10.26×10^9/L，中性粒细胞百分比 24.4%，入院前有呼吸道感染。目前患儿白细胞高，已有感染征兆，并且抵抗力低下，术前应指导患儿家属开窗通风时注意保暖，防止感冒的发生。

2. 护理评估　患者年龄小、体重低、病情重，术前白细胞高及血红蛋白低，已有潜在呼吸道感染，肺血多增加感染概率，增加手术的风险和术后护理的风险。术前已出现肺动脉高压，可导致右心衰竭，护士应指导患者家属遵医嘱按时服用强心、利尿、抗感染的药物，防止心力衰竭，并对患儿加强营养，增强抵抗力。

3. 护理思维与实践方案

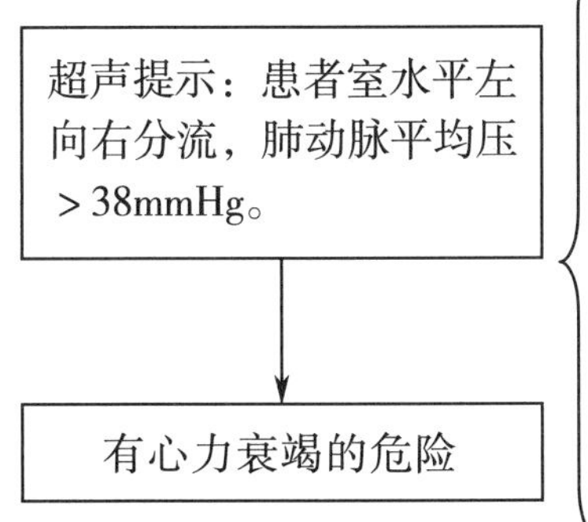

（1）护理目标：患者术前不发生右心衰竭。
（2）护理措施：
- 入院后立即建立静脉通道。
- 遵医嘱给予强心、利尿、抗感染的药物。
- 避免患儿哭闹，增强右心负荷和肺动脉压力。
- 记录24小时出入量，保持出入平衡。
- 保持大便通畅。
- 吸氧。

患者术前WBC 10.26×10^9/L；中性粒细胞百分比24.4%细胞；Hb 108g/L

↓

潜在并发症：感染的危险

（1）护理目标：术前避免患者发生呼吸道感染。
（2）护理措施：
- 遵医嘱服用抗感染、平喘的药物。
- 每日定时开窗通风，加强空气对流。
- 随季节和气温的变化增减衣服。
- 减少人员探视，避免交叉感染。
- 加强喂养，增加营养，增强抵抗力。
- 注意个人卫生。

（二）术后护理配合

1. 术后情况　在全麻低温体外循环下行主动脉弓成形术，室间隔缺损修补术及PDA 结扎术，术后呼吸机辅助呼吸，窦性心律，心率 140~150 次 /min，上肢血压 130~140/80~90mmHg，下肢血压 120~130/75~85mmHg，患儿血压偏高，遵医嘱使用扩血管药物硝酸甘油后上肢血压降至 80~90/55~60mmHg，下肢血压降至 75~80/50~55mmHg【6】，右房压6~8mmHg，引流液不多【7】，四肢经皮 SO_2 100%，足背动脉搏动好【8】，术后复查血红蛋白96g/L，手术室带回转机血 20ml/h 静脉泵入，术后遵医嘱应用抗生素预防感染治疗，血管活性药（多巴胺、多巴酚丁胺、米力农及钙剂）维持循环，芬太尼及咪达唑仑镇静剂镇静。患者术后 12h 出现心率偏慢，100 次 /min，遵医嘱加用异丙肾上腺素提升心率至 140 次 /min，并给予激素消除心肌水肿，改善传导【9】。遵医嘱经鼻饲注入枸橼酸西地那非降低肺动脉压力。患儿腹部略胀，遵医嘱给予胃肠减压后患儿腹胀逐渐缓解。于术后 2 日停镇静剂后顺利脱离呼吸机，脱机后病情平稳【10】，血气指标正常，胸片正常，面罩吸氧，加强呼吸道护理及分泌物引流。术后 5 日转回病房，术后 14 天痊愈出院。

思维提示：

【6】同时监测上、下肢血压，若上肢血压高易造成颅内出血，吻合口出血；若下肢血压过低，造成肾脏等腹腔脏器供血不足；若上、下肢压差过大提示主动脉弓中断处处理不满意。

【7】因术后血压高，吻合口张力较大，应警惕吻合口出血。

【8】观察足背动脉和下肢活动情况，警惕因术中主动脉阻断时间过长导致脊髓缺血而出现的截瘫。观察尿量，保证肾脏的灌注。

【9】患儿心率减慢与心脏手术创伤致心脏收缩力下降、术后心肌水肿有关，遵医嘱应用营养心肌及激素类药物，维护内环境的稳定，防止出现恶性心律失常。

【10】病情稳定，呼吸条件不高者，先停用镇静剂，如肺动脉高压反应不重，清醒后无明显心率增快（大于 180 次 /min）、静脉压升高（CVP>14mmHg）、P_2 亢进者，可考虑拔除气管插管。

2. 护理评估　吻合口梗阻和吻合口出血是主动脉弓中断矫治术后的严重并发症。因此应严格控制上、下肢血压及监测上、下肢血压之间的压差。主动脉弓中断患者多合并室间隔缺损，术中修补室间隔缺损时易损伤传导束，加之术中心肌保护程度、术后心肌水肿等因素，易导致出现传导阻滞。术后要严密观察心率 / 律的变化，维持在一个稳定的状态。观察肺动脉高压的反应也是术后的一个护理关键。

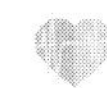

3. 护理思维与实践

患者上肢血压130~140/80~90mmHg，下肢血压120~130/75~85mmHg

↓

潜在的并发症——高血压

（1）护理目标：患者术后血压上肢维持在100/60mmHg以内，下肢维持在80~90/56~60mmHg。

（2）护理措施：

- 密切监测患者血压的变化，并注意观察上、下肢血压的压差。
- 遵医嘱正确使用扩血管降压药，并观察用药后的反应，防止出现低血压。
- 严密观察患儿清醒后有无血压高、心率快及血氧饱和度低等肺动脉高压反应。
- 观察患儿清醒后呼吸机条件的变化。
- 遵医嘱服用降肺动脉压的药物（如西地那非）。
- 遵医嘱给予镇静剂，以减少心脏负荷及耗氧。
- 减少对患儿的刺激。
- 准确记录24小时出入量，根据出入量指导液体输入量和速度。
- 遵医嘱给予利尿治疗，并观察尿量。

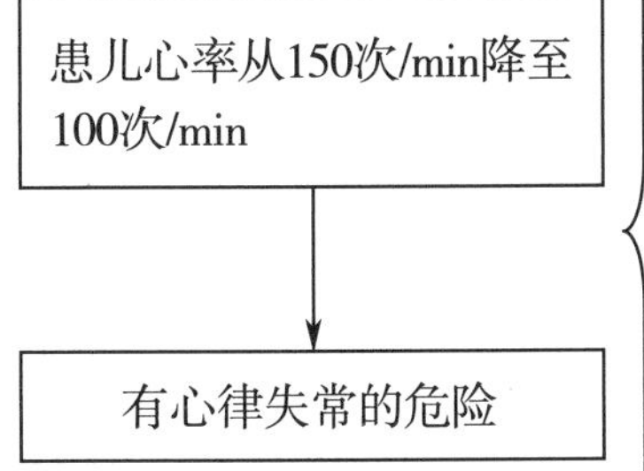

（1）护理目标：患儿住院期间心率维持在140次/min以上。

（2）护理措施：

- 严密观察患儿心率/律的变化。
- 遵医嘱使用提升心率的药物。
- 遵医嘱给予营养心肌的药物（注射用磷酸肌酸钠、果糖二磷酸钠口服溶液）。
- 遵医嘱给予激素治疗消除心肌水肿。
- 术中安装临时起搏导线。
- 维护内环境稳定，补充电解质，防止电解质紊乱引起心律失常。

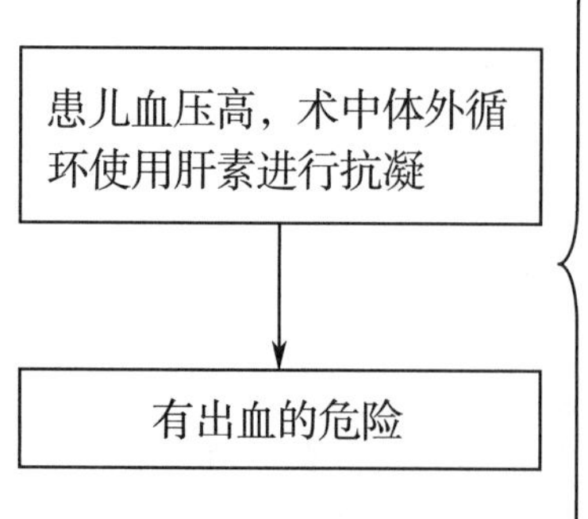

（1）护理目标：患儿在住院期间无大出血，或有出血征兆时能够及时发现。

（2）护理措施：

- 严密观察患儿每小时引流液的量及性质，有异常及时通知医生。
- 严格控制血压。
- 患儿保持安静，防止躁动及哭闹使血压升高引起吻合口出血。
- 观察有无咖啡色胃液及黑便，可遵医嘱预防性使用药物（如奥美拉唑）。

（三）出院时的健康宣教

1. 诊疗情况　患者各项生命体征平稳，窦性心律，心率 135 次 /min。血压 95/55mmHg，各项指标均在正常范围，超声示心包腔未见积液，主动脉弓部连续通畅，未见狭窄。住院 14 天后痊愈出院。出院继续服用强心利尿药治疗 2 个月【11】。注意保暖，防止感冒，定期复查。

思维提示：

【11】出院继续服用强心利尿药治疗：为维护心功能稳定，遵医嘱常规服用强心利尿药物。指导家属协助患儿正确服用，出现异常情况及时就诊。

2. 护理评估　患者年龄小，出院后须在家属帮助下服用强心利尿药物，应给予家属详细的健康指导。

3. 护理思维与实践

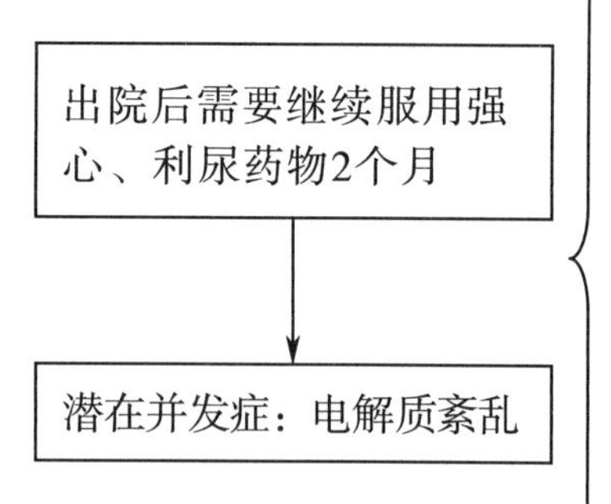

（1）护理目标：家属能够正确协助患儿服用药物，定期到医院复查。

（2）护理措施：

- 地高辛：孩子在安静清醒状态下脉搏低于110次/min应停服。不可与钙剂同服。
- 利尿药：不能突然停服避免出现心功能不全。服药时注意补钾，避免出现低钾性心律失常。
- 出院1个月、3个月、半年定期到医院复查。

二、护理评价

吻合口狭窄和吻合口出血是主动脉弓中断矫治术后的严重并发症。肺动脉高压反应也

是观察的重点。心率、心律、血压、血氧饱和度、电解质的监测是术后护理观察的重点。通过右房压间接评价术后心功能的状况。维持电解质在正常范围可避免出现因电解质紊乱造成的心律失常。出院时要详细具体地制定健康宣教内容。

三、安全提示

1. 术前出现肺部感染的患儿应首先控制感染预防心衰，为术后顺利脱离呼吸机打好基础。

2. 密切观察胸腔引流液情况，因吻合口张力较大，警惕吻合口出血的可能。

3. 术后严密观察生命体征，有无心率快、血压高、中心静脉压升高等肺动脉高压反应，及时发现问题对症处理。

四、经验分享

1. 护士要正确指导患者家属根据气温及时为患儿增减衣物，开窗通风时注意保暖，注意个人卫生避免交叉感染，按时服药。

2. 吻合口出血和梗阻是术后的并发症，一旦发现搏动性鲜红色引流液，符合开胸指征应积极开胸止血。控制血压并保证灌注是观察的重点，患儿每小时的尿量是观察灌注的重要指标之一。

3. 控制血压，防止肺动脉高压。患儿一旦发生肺动脉高压危象，将很难复苏。术后应严格无菌操作，防止感染。患儿术后应根据肺动脉高压情况遵医嘱进行分段镇静：首先可加用肌松药的三联（芬太尼、咪达唑仑、哌库溴铵）持续泵入。按肺动脉高压原则调节呼吸机，同时可吸入一氧化氮（NO）。静脉可遵医嘱使用扩张血管的药物并可口服枸橼酸西地那非降低肺动脉压力。观察患儿清醒后心率、血压有无升高，呼吸机潮气量及血氧饱和度有无下降等变化。减少对患儿的刺激，每 6 小时吸痰一次即可。吸痰前应做好呼吸道湿化并适当镇静和充分供氧，吸痰后应加大潮气量和吸入氧浓度。如肺动脉高压反应不重可遵医嘱换用二联镇静（芬太尼、咪达唑仑）。过渡两日后停用镇静剂，为拔管做准备。脱离呼吸机后也应尽量保持患儿安静，减少刺激，必要时可以给予不影响呼吸的镇静催眠类药物。

（马宝英）

第五节　心内膜垫缺损术后合并二尖瓣反流患者的护理

患儿男性，5 个月。于入院前 1 个月查体发现“心脏杂音”，听诊胸骨左缘第 3、4 肋间可闻及收缩期吹风样杂音。超声心动图提示：完全性心内膜垫缺损、房室瓣中少量反流。根据病史、体检及辅助检查，诊断为“先天性心脏病，完全性心内膜垫缺损”，收入院治疗。

一、诊疗过程中的临床护理

（一）入院时

1. 诊疗情况

入院查体：T 36.5 ℃、P 130 次 /min、R 30 次 /min、BP 95/50mmHg；WBC 9.95 × 10^9/L、

Hb 109g/L、体重 4.7kg，营养发育差，喂养困难【1】。患儿曾有反复呼吸道感染。胸部听诊：心尖区收缩期Ⅱ级吹风样杂音，右侧心脏杂音未闻及。

心电图、心率正常，电轴不偏。胸部 X 线检查诊断肺血增多、双心室增大。超声心动图：全心扩大，以右心房室为主，房室瓣中少量反流，左向右分流，肺动脉高压【2】。

主要治疗：诊断明确，存在手术指征，检查全身状况及重要脏器未发现明显手术禁忌证，完善术前检查，控制感染，择期手术。

思维提示：

【1】患儿 5 个月，体重 4.7kg，Hb 109g/L，患儿体重小，生长发育差，营养不良，喂养困难，护理上应指导家属合理添加辅食，注重营养支持。

【2】患儿反复呼吸道感染。胸片诊断：肺血增多，双心室增大。超声心动图：全心扩大，以右心房室为主，房室瓣中少量反流，左向右分流，肺动脉高压。患儿以上表现符合心内膜垫缺损心内左向右分流以及房室瓣反流的临床特点。心内血液异常分流，使肺血增加，导致患儿反复出现呼吸道感染。肺血增多使肺小动脉内膜增厚，肺血管阻力增高出现肺动脉高压。右心室搏出量增加，致使通过房室瓣裂缺的反流量增加，甚至可直接反流到右心房，出现明显的进行性心脏增大和充血性心衰。护理上应调整好患儿生活起居，尽量避免感冒；发生呼吸道感染后积极控制，避免病情加重。并且应预防右心衰竭及肺动脉高压危象的发生。

2. 护理评估 患儿体重小，生长发育差，营养不良，肺动脉高压，反复呼吸道感染，增加了手术风险及术后护理的难度。护理上应指导家属术前加强营养，预防呼吸道感染。遵医嘱给予强心、利尿、血管扩张药物，如前列腺素 E_1、硝酸甘油；控制出入量；间断吸氧和一氧化氮（NO）；减少刺激；适当镇静，以改善心功能和降低肺阻力。

3. 护理思维与实践方案

患儿体重小、营养差、生长发育落后、术前反复呼吸道感染，胸片诊断：肺血增多

↓

潜在并发症：有呼吸道感染的危险

（1）护理目标：患儿在手术前尽量避免呼吸道感染的发生。

（2）护理措施：

- 病室定时开窗通风2次/d（10：00、16：00）。
- 指导家属根据环境温度给患儿增减衣物，防止感冒。
- 指导家属注意个人卫生，预防交叉感染。
- 给患儿加强营养，指导家属合理添加辅食。
- 如发生呼吸道感染，遵医嘱积极抗感染治疗：合理、正确、及时应用抗生素。

胸片诊断：肺血增多，双心室增大。超声心动图：全心扩大，以右心房室为主，房室瓣中少量反流，左向右分流，肺动脉高压。

↓

潜在并发症：有发生心力衰竭及肺动脉高压危象的危险

（1）护理目标：①患儿术前不发生心力衰竭和肺动脉高压危象；②护士能及早识别患儿的危险因素，预防心力衰竭及肺动脉高压危象的发生；③若发生，及早发现并迅速得到有效救治。

（2）护理措施：

- 密切观察患儿的生命体征变化。
- 护士能够迅速识别心力衰竭及肺动脉高压危象症状（呼吸困难、心率快、血压低、血氧饱和度下降等）并及时救治。
- 遵医嘱给予强心、利尿治疗，控制出入量，减轻心脏负荷。
- 保证患儿休息，减少刺激，适当镇静，避免患儿哭闹造成肺阻力增高。术前重度肺动脉高压者，给予间断吸氧、吸入NO；遵医嘱应用血管扩张药（前列腺素E_1、硝酸甘油等）降低肺阻力。
- 出现呼吸道感染者，遵医嘱及早使用抗生素抗感染治疗。

（二）心内膜垫缺损矫治术术后的护理配合

1. 术后情况　患儿在全麻低温体外循环下行心内膜垫缺损修补术，手术顺利返回PICU。呼吸机辅助呼吸：SIMV模式、PIP 16cmH_2O、PEEP 4cmH_2O、R 35次/min、FiO_2 50%。持续心电监测：HR 185次/min、BP 105/56mmHg、LAP 5mmHg、CVP 7mmHg、SaO_2 100%。遵医嘱给予静脉输入注射用头孢曲松钠预防感染；"多巴胺、多巴酚丁胺、肾上腺素、米力农"正性肌力药物维持循环稳定。应用扩血管药(硝酸甘油、硝普钠等)控制血压，减轻心室后负荷，同时降低肺动脉压力。控制液体入量，加强利尿，防止心脏容量负荷过重【3】。遵医嘱给予小剂量芬太尼和咪达唑仑静脉持续泵入镇静，以减少心脏负荷及氧耗【4】。监测血气，维持水、电解质平衡。遵医嘱应用磷酸肌酸、果糖二磷酸钠口服溶液营养心肌。患儿于术后第1日病情平稳拔除气管插管。3小时后，心电监测：HR 205次/min，BP 113/72mmHg，LAP 11mmHg，CVP 15mmHg，SaO_2 90%。患儿呼吸增快至68次/min，血气分析：pH 6.95，PCO_2 65mmHg，PO_2 60mmHg，SO_2 93%，BE −5.3，紧急行二次气管插管术。术后第8日，病情平稳，再次拔除气管插管。第9日晨，患儿出现烦躁，呼吸急促，听诊双肺湿啰音，心率减慢至102次/min，BP 76/48mmHg，SaO_2 88%，行简易呼吸器面罩加压给氧。给予气管内吸痰，痰液为血性稀痰。患儿经吸痰处理后未见明显好转，使用CPAP正压通气辅助呼吸，效果差，听诊双肺湿啰音无明显改善，气道阻力大。心电监测：HR 109次/min，BP 77/46mmHg，R 74次/min，SaO_2 92%，LAP 12mmHg，CVP 15mmHg。心脏听诊闻及收缩期杂音；X线胸片提示：双肺渗出性改变；超声心动提示：二尖瓣大量反流，肺动脉压力增高【5】。紧急行再次气管插管术。血气分析：pH 7.50，PCO_2 32.8mmHg，PO_2 90mmHg，SO_2 97%，BE −2.1，Lac 18.5mmol/L，遵医嘱给予碳酸氢钠纠正酸中毒。血常规：Hb 89g/L，WBC 15.21×10^9/L、中性粒细胞百分比

82.5%。气管内吸痰为血性、大量稀痰，遵医嘱给予止血药及输注悬浮红细胞 1U 治疗。1 小时后，心电监测：心率 88 次 /min、血压 62/38mmHg。紧急床旁心肺复苏，并转入手术室行急诊开胸探查术。术中见二尖瓣瓣环缝合处撕裂，立即行二尖瓣成形术。术后遵医嘱给予血管活性药（多巴胺、多巴酚丁胺、肾上腺素、米力农、硝酸甘油）维持循环；根据血常规及痰、血细菌培养结果应用抗生素，预防感染；遵医嘱静脉泵入丙种球蛋白增加机体抵抗力；给予激素消除心肌水肿。呼吸机辅助呼吸，保持呼吸道通畅，按需吸痰，减少刺激【6】。二次手术后第 5 天，生命体征平稳，血气、尿量、胸片正常，再次拔除气管插管，面罩吸氧。拔管后加强呼吸道护理，间断体疗，协助患儿排痰。心内膜垫缺损术后第 18 天返回病房，25 天后康复出院。

思维提示：

【3】术后早期维护左心功能，监测 LAP<10mmHg，控制收缩压<90mmHg，维持心率>120 次 /min，遵医嘱应用正性肌力药物及血管扩张药物增加心排血量的同时减轻心脏后负荷，降低肺动脉压力。严格控制液体入量，加强利尿，避免液体入量过多或快速扩容：以避免瓣叶张力过大或房室瓣环扩大，继而出现房室瓣反流。

【4】术后给予患儿持续镇静：术后早期患儿需保持安静状态，减少如疼痛、内环境改变等刺激，避免诱发肺动脉高压危象。

【5】患儿出现烦躁，呼吸急促，听诊双肺湿啰音，心率减慢，血压、血氧饱和度下降，行简易呼吸器面罩加压给氧。给予气管内吸痰，痰液为血性稀痰。心脏听诊闻及收缩期杂音；X 线胸片提示：双肺渗出性改变；超声心动提示：二尖瓣大量反流，肺动脉压力增高：提示患儿出现左心衰竭，护理上应减轻心脏负荷，给予适当镇静，严格控制入量，遵医嘱进行强心、利尿治疗。

【6】患儿术后共进行气管插管 3 次：长时间的呼吸机辅助，反复呼吸道刺激等因素易发生呼吸机相关性肺炎。护理上应根据血常规及细菌培养结果指导应用抗生素，静脉泵入丙种球蛋白增加机体抵抗力。

2. 护理评估　心内膜垫术后由于瓣环缝合处撕脱，或瓣环较大，成形不满意等原因均易造成二尖瓣反流，出现低心排血量综合征、肺动脉压力增高等表现，反流量大者可出现急性心衰甚至心搏骤停等致命性打击。及时行 X 线、超声心动图等检查，可发现瓣膜反流对血流动力学的影响并及时手术。

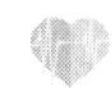

3. 护理思维与实践方案

患儿心率185次/min，血压105/56mmHg

↓

潜在并发症：二尖瓣撕裂

（1）护理目标：维持患儿心率>120次/min，血压在正常范围的低限，收缩压<90mmHg，防止二尖瓣撕裂。

（2）护理措施：

- 持续心电监测：维持心率>120次/min，控制收缩压<90mmHg，维持LAP<10mmHg。术后早期遵医嘱给予镇静剂持续镇静。
- 遵医嘱给予降低左心后负荷的扩血管药（硝酸甘油、硝普钠等）。
- 执行各项护理操作时，动作轻巧，减少对患儿的刺激。

患儿烦躁，呼吸急促，双肺闻及湿啰音，行简易呼吸器面罩加压给氧，气道阻力大，伴血稀痰，胸部X线检查提示：双肺渗出性改变；超声提示：二尖瓣大量反流，肺动脉压力增高

↓

有左心衰竭及肺动脉高压危象发生的危险

（1）护理目标：护士能准确判断和预防左心衰竭及肺动脉高压危象的危险因素。

（2）护理措施：

- 识别患儿左心衰竭的表现。
- 遵医嘱给予强心、利尿治疗，减轻心脏负荷。
- 严格控制液体入量过多及快速扩容。
- 遵医嘱适当延长机械通气辅助呼吸，根据术中肺动脉压力下降情况选择镇静剂。
- 按肺动脉高压原则调节呼吸机参数。
- 尽量减少对患儿的刺激，按需吸痰，吸痰后增加呼吸机条件：PIP、FiO_2。密切观察吸痰后反应：通气量/潮气量的变化、SO_2的变化。必要时给予肌松剂镇静。
- 遵医嘱应用扩血管药物：硝酸甘油、米力农、酚妥拉明等，降低肺血管阻力。
- 及时复查胸片、超声心动图检查。
- 根据病情进展选择二次开胸探查并处理，以解除病因。

患儿术后共进行3次气管插管，长时间呼吸机辅助呼吸，白细胞15.21×10^9/L、中性粒细胞百分比82.5%。

↓

有发生呼吸机相关肺炎（VAP）的危险

（1）护理目标：患儿在PICU期间不发生呼吸机相关肺炎。

（2）护理措施：

- 遵医嘱根据血常规和细菌培养结果指导应用抗生素。
- 吸痰操作前后严格洗手，保证无菌原则。
- 紫外线每日消毒床单位，每6小时一次。
- 执行VAP预防集束策略。
- 抬高床头30°~45°，以利于通气，避免误吸。
- 定时口腔护理，每6小时一次。
- 定期更换呼吸机管道，7天更换一次（如被污染，及时更换）。
- 保证呼吸机雾化罐加温加湿：37℃、100%。
- 呼吸机气路管道的冷凝水及时倾倒。
- 应用带气囊的气管插管时，保持气囊压力20~30cmH_2O。
- 定时翻身、体疗，按需、有效地吸痰。
- 加强肠内营养支持，经胃管鼻饲配方奶，观察消化吸收情况，避免残留内容物造成呕吐及误吸。

（三）出院时的健康宣教

1. 诊疗情况　患儿生命体征平稳，BP 90/56mmHg、HR 130 次 /min。胸部 X 线检查正常；超声心动提示二尖瓣无反流。血常规等各项指标在正常范围，于术后 25 天康复出院。出院后遵医嘱继续服用强心、利尿药，注意保暖，防止感冒，定期复查【7】。

思维提示：

【7】出院后应遵医嘱继续服用强心、利尿药：给予强心、利尿药是为了继续巩固与维护心脏功能，护士应指导家属给患儿准确服药，如有不适立即就诊。

2. 护理评估　患儿体重小，出院后需由家属协助服用强心、利尿药、控制患儿的日常饮食及入量、预防患儿感冒等，故应详尽细致地做好出院健康宣教工作。

3. 护理思维与实践方案

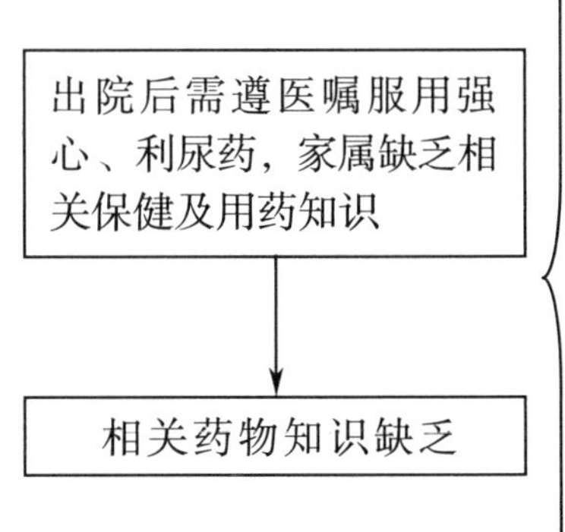

（1）护理目标：①家属能够正确协助患儿服用药物，避免或减少药物的副作用；②患儿出院后能够按时到医院复查。

（2）护理措施：

- 向家属宣教，介绍各种药物的使用方法、注意事项及副作用。
- 地高辛：患儿在安静清醒状态下脉搏低于120次/min应停服一次。不可与钙剂同服。
- 利尿药：不可突然停服，以免出现心功能不全。注意补钾药与利尿药应同时服用，避免出现由于电解质紊乱所导致的心律失常。
- 定时开窗通风，注意保暖，防止感冒的发生。
- 为患儿家属制定复查计划，复杂先心病应于术后1个月、3个月、6个月、一年定时复查。复查项目：电解质、超声心动图、胸片等。

二、护理评价

二尖瓣反流是心内膜垫缺损术后严重的并发症之一。术前以预防肺部感染、心力衰竭、肺动脉高压危象为主。术后维护左心功能：控制血压；监测 LAP；遵医嘱应用正性肌力药维持心排血量、扩血管药降低心室后负荷，降低肺动脉压力；严格控制液体入量，避免快速扩容；合理、适当镇静，按需吸痰，尽量减少刺激。严格无菌操作，密切观察体温变化，根据血常规及痰、血培养结果指导应用抗生素。加强呼吸道护理，定时翻身、体疗、温湿化、协助排痰。加强营养支持，预防感染。出院时对家属进行具体详细的指导，制订宣教内容。

三、安全提示

1. 心内膜垫缺损术后应关注患儿是否出现持续的低心排血量症状。正性肌力药物用量大且血压难以维持、LAP 持续增高、面色灰暗、Lac 升高等，复查 X 线胸片提示肺血流量多则要及时复查超声心动图，以测定左室射血分数、左心室流出道速度和压差，来判定是否存在房室瓣反流和房室间隔残余分流。如有上述情况并对血流动力学造成影响，应及早外科干预再次手术修补。

2. 心内膜垫缺损术后会存在不同程度的肺动脉高压，临床应注意观察患儿是否出现心率快；血压先增高后急剧降低；LAP、CVP 增高；SO_2 降低；清醒、吸痰后潮气量、通气量下降等肺动脉高压危象症状。及时发现及时上报医生，给予紧急处理。

四、经验分享

心内膜垫缺损术后,如何预防二尖瓣反流的发生?

为预防房室瓣膜撕脱、二尖瓣反流的发生,术后应严密监测心率、血压、LAP,维持心率>120次/min,控制血压在正常范围的低限,一般收缩压<90mmHg,LAP维持在10mmHg以下。早期持续镇静,减少对患儿的刺激,遵医嘱给予降低左心室后负荷的扩血管药物,严格控制液体入量过多及快速扩充血容量。

(范 娜)

第六节 室间隔完整型完全型大动脉转位合并左室退化患者的护理

患儿男性,2个月,4.5kg。出生后10天发现口唇发绀,当地医院行超声提示:先天性心脏病完全型大动脉转位合并室间隔完整(transposition of great arteries/intact ventricular septum,TGA/IVS),房间隔缺损(atrial septal defect,ASD)。为行手术治疗收入院。

一、诊疗过程中的临床护理

(一)入院时

1. 诊疗情况

入院查体:T 36.8℃、P 124次/min、BP 96/52mmHg、R 28次/min。经皮SO_2 79%。患儿活动量差,哭闹后口唇发绀【1】,生长发育及智力水平比同月龄患儿差。双肺听诊啰音;心前区听诊:胸骨左缘2、3肋间收缩期Ⅱ级吹风样杂音。

胸片示:心胸比例0.62,双侧肺血多,右心房室明显增大。心电图示:心电右偏,右室肥厚【2】。心脏超声示:完全型大动脉转位合并室间隔完整,房间隔缺损,肺动脉狭窄(轻度),心功能Ⅱ~Ⅲ级(NYHA分级)【3】。

主要治疗:诊断明确,存在手术指征,检查全身状况及重要脏器未发现明显手术禁忌证,完善术前检查,控制感染,尽早手术。

思维提示:

【1】患儿哭闹后口唇发绀,经皮SO_2 79%:提示患儿体、肺循环间混合血量不足,出现低氧症状,有代谢性酸中毒的可能,随时有可能出现呼吸暂停。护理上应严密观察患儿的呼吸状态,发绀是否加重。

【2】胸片示:心胸比例0.62,双侧肺血多,右心房室明显增大。心电图示心电右偏,右室肥厚:提示右心室负荷增加而扩大肥厚。

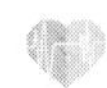

> 【3】心功能Ⅱ～Ⅲ级(NYHA分级):提示患儿心功能不全。护理上应保证患儿充分休息,防止心力衰竭诱因。

2. 护理评估　患儿低体重、低月龄、生长发育差,血氧饱和度低。TGA/IVS,年龄超过3周,左室发育退化,右心负荷重,心功能Ⅱ～Ⅲ级,随时有缺氧发作、代谢性酸中毒及心衰的危险。应由护理人员进行专业化生活护理。

3. 护理思维与实践方案

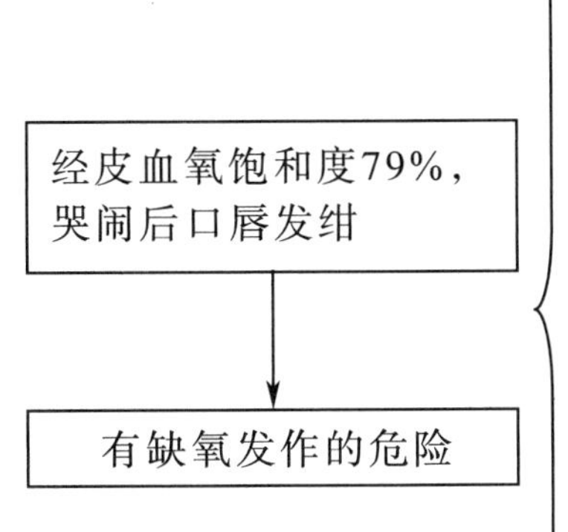

(1) 护理目标:术前避免患者出现缺氧发作及代谢性酸中毒。

(2) 护理措施:

- 遵医嘱低流量吸氧。
- 护士加强巡视观察患儿面色、唇色、呼吸状态,尤其是进食后有无发绀加重。
- 安抚患儿,减少哭闹,避免诱发严重的缺氧。
- 行静脉穿刺、抽血标本及特殊治疗时应在具备抢救设备的房间内进行。
- 遵医嘱静脉输注前列腺素E_1,扩张肺小动脉和动脉导管,以增加左房回心血量。
- 如患儿缺氧状况严重或发生缺氧发作,应及时上报医生给予机械通气改善缺氧,降低氧耗,并遵医嘱应用正性肌力药物提高心排血量,增加氧运送。

(二)术后护理配合

1. 术后情况　择期行大动脉调转术(Switch手术)合并ASD修补与左室流出道疏通术,术后呼吸机辅助呼吸,监测血气分析数值基本满意。持续心电监测:窦性心律,心率206次/min,血压64/43mmHg,尿量偏少5ml/h左右【4】。中心静脉压6mmHg,左房压8mmHg,经皮SO_2 100%,肛温38℃。酌情补充血容量;遵医嘱应用抗生素术后预防感染;血管活性药物(多巴胺、多巴酚丁胺、肾上腺素、米力农)维持循环稳定,激素消除心肌水肿,改善传导;鱼精蛋白中和肝素止血;镇静药(芬太尼和咪达唑仑)持续镇静,减少心脏负荷及氧耗。尿量少,安置腹膜透析以排出代谢废物及多余水分,维护心肺功能。术后5小时患儿突然出现左房压升高至30mmHg,心率减慢至122次/min,血压下降至41/26mmHg【5】,紧急行床旁心肺复苏。遵医嘱静脉推注肾上腺素、5%碳酸氢钠,仍不能维持循环,考虑急性左心衰竭。紧急床旁开胸,建立体外循环辅助后转ECMO同时加装左心引流,减轻左心负荷。术毕观察双侧瞳孔等大等圆。ECMO早期:起搏心律180次/min、血压43/40mmHg,呼吸机辅助呼吸:应用PEEP 10cmH_2O,控制肺内渗出。ECMO全流量辅助,减少心肺负担、遵医嘱静脉输注血浆补充凝血因子，白蛋白提高胶体渗透压。肝素持续泵入抗凝，控制 ACT 在 180s【6】。常规每日留取痰培养，根据回报阳性结果及时调整抗生素用药，控制感染。术后 15 天，患儿自主心率 170 次 /min，血压 61/27mmHg，中心静脉压 8mmHg，左房压 10mmHg，尿量较少，腹膜透析效果佳，维持体液负平衡满意。超声显示：心室运动可，主动脉瓣少量反流，顺利撤除 ECMO 辅助【7】。术后 28 天，患儿自主心率 156 次 /min，血压 93/44mmHg，自主呼吸有力，35 次 /min，血气指标正常范围内，痰培养结果转阴，胸片大致正常，拔除气管插管【8】，面罩吸氧。加强呼吸道管理，及时引流呼吸道分泌物。鼓励母乳喂养加强营养支持。术后 30 天转回病房。

思维提示：

【4】患儿心率 206 次 /min，血压 64/43mmHg，少尿：提示由于患儿手术时年龄为 2 个月，已错过 Switch 手术的最佳时机。发育不成熟的左心室转为对体循环做功，为了适应后负荷的突然增加，机体最大限度地发挥交感刺激作用，出现心率适应性增快；血压低水平，尿量减少，也提示存在组织灌注不足可能，护理上应在维持左房压 5~8mmHg 的前提下，酌情补充血容量。

【5】患儿突然出现左房压升高至 30mmHg，心率减慢，血压下降，提示由于患儿左室不能适应后负荷突然增加，出现左心衰竭。护士应积极配合抢救，做好床旁开胸行 ECMO 辅助的准备。

【6】肝素持续泵入抗凝，控制 ACT 在 180s：对于 ECMO 辅助的患儿，持续泵入肝素，可以避免血栓形成，但加大了出血的危险，护理上应做好评估和预防工作。

【7】持续镇静，ECMO 辅助时间，限制性体位：护士应加强基础护理，避免压疮发生。

【8】呼吸机辅助时间长，痰培养阳性，提示出现呼吸机相关肺炎：护理上应严格无菌操作，床旁隔离，定时留取痰培养，动态记录培养结果指导抗生素使用。

2. 护理评估　患儿为 TGA/IVS，错过出生后 3 周内行 Switch 手术的最佳时机。行根治手术后，左心室突然承担体循环血流，容易导致急性左心衰竭。月龄小，体重低，手术时间长，病情危重，血流动力学不稳定，导致呼吸机辅助的时间延长。ECMO 辅助减轻心肺负荷的同时增大了出血和感染的风险。

3. 护理思维与实践方案

患儿突然出现左房压升高至30mmHg，心率减慢至122次/min，血压下降至41/26mmHg

↓

心排血量减少、急性左心衰竭

（1）护理目标：患儿在PICU期间维持循环稳定。

（2）护理措施：

- 持续心电监测：心率/律、血压、左房压的变化，出现异常及时上报医生。
- 维持LAP 5～8mmHg，MAP 40～50mmHg为宜，早期还容量不要过快，避免左心室前负荷过重。
- 维护左心功能，遵医嘱给予强心、利尿治疗，减轻心脏负荷。严格控制出入量，避免单位时间输液过多，早期负平衡。
- 维持心率＞150次/min，必要时安装使用临时起搏器调控。
- 出现突发心率减慢、血压下降时，积极行心肺复苏。心外按压保证平均压大于40mmHg，以保证足够的组织灌注及全身氧供。
- 遵医嘱给予抢救药（盐酸肾上腺素，碳酸氢钠），及时补充血容量。
- 遵医嘱应用正性肌力药物，维持血流动力学稳定。
- 严重左心功能不全，药物治疗无效时应考虑ECMO辅助。

ECMO辅助，肝素持续泵入，维持ACT在180s

↓

潜在并发症：出血

（1）护理目标：①患儿ECMO辅助期间不发生出血；②或在出现出血时护士能够及时发现和处理。

（2）护理措施：

- 密切监测并记录患儿胸腔引流液的性质及量，出现异常及时上报医生。
- 随时观察伤口渗血情况。
- 密切观察有无出血征象：如胃液、后鼻道分泌物、痰液、大便的颜色。
- 使用微量泵输注肝素，保证剂量准确，严格交接班。
- 遵医嘱定时监测ACT结果。
- 遵医嘱每日查化验：血常规及凝血功能指标。
- 进行侵入性操作时，如静脉穿刺后，延长穿刺部位的按压时间。
- 患儿持续镇静，保证ECMO管路安全，避免脱出造成大出血。

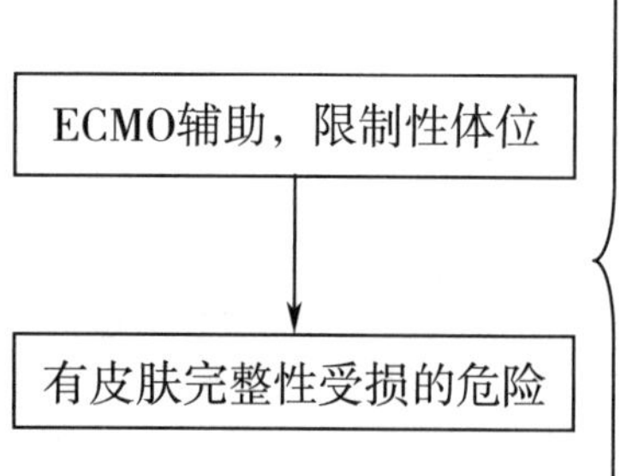

（1）护理目标：维持患儿皮肤完整性，不出现压疮。

（2）护理措施：
- 床上放置防压疮垫。
- 保持床单位清洁干燥无皱褶、硬物。
- 易受压部位放置自制水囊枕。
- 定时为患儿进行肢体按摩，每6小时一次。
- 加强营养支持，应用鼻饲喂养配方奶粉，静脉泵入高营养液。
- 气管插管应用防过敏胶布粘贴，胶布有潮湿、翘起及时更换。定期更换口插管固定侧位置，防止口角长期受压、破溃。

（三）出院时的健康宣教

1. 诊疗情况　患儿各项生命体征平稳，各项指标均在正常范围。于住院 43 天后出院，出院后继续遵医嘱服用强心利尿药治疗 2 个月【9】。

思维提示：

【9】出院后继续遵医嘱服用强心利尿药治疗：为维护心功能稳定常规服用强心利尿药物。指导家属协助患儿正确服用，出现异常情况及时就诊。

2. 护理评估　患儿年龄小，出院后须在家属帮助下服用强心利尿药物，应给予详细的健康指导。

3. 护理思维与实践方案

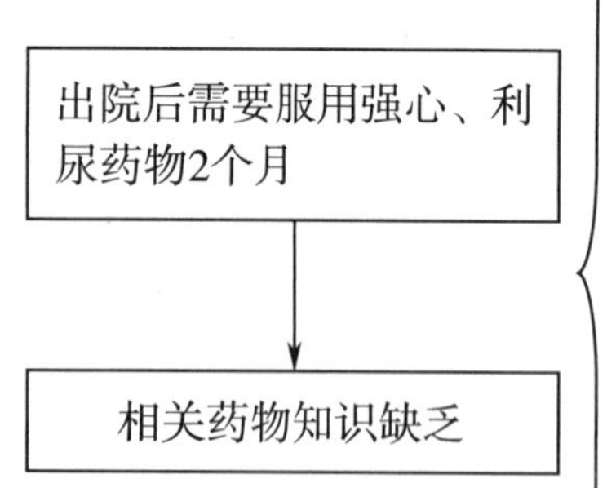

（1）护理目标：①家属能够正确协助患儿服用药物，避免或减少药物的副作用；②患儿出院后能够按时到医院复查。

（2）护理措施：
- 向家属宣教，介绍各种药物的服用剂量、使用方法和不良反应。
- 地高辛：患儿在安静清醒状态下脉搏低于120次/min应停服一次。不可与钙剂同服。
- 利尿药：不可突然停服，以免出现心功能不全。注意补钾药与利尿药应同时服用，避免出现由于电解质紊乱所导致的心律失常。
- 为患儿家属制定复查计划，复杂先心病应于术后1个月、3个月、6个月、1年定时复查。复查项目：电解质、超声心动图、胸片等。
- 指导家属观察患儿有无突发口唇发绀、呼吸困难等症状，及时到医院就诊。

二、护理评价

室间隔完整型大动脉转位的体、肺循环为两个独立的循环体系，此类患儿存活必须依赖未闭合的动脉导管（patent ductus arteriosus，PDA）和房间隔缺损，随着PDA的闭合、心房水平分流不能保证左、右心血液充分混合，导致患儿发绀缺氧严重。所以手术前延长PDA闭合时间、增加心房水平血液分流、改善组织的供氧、预防感染、避免严重代谢性酸中毒的出现、随时做好急诊手术准备是保证患儿生存的重点。同时此类患儿由于两大动脉与心室连接异常，导致右心室负荷增加而扩张，出生1个月后随正常的肺血管阻力下降，左心室压力降低，功能明显退化。行Switch手术的最佳时机应为出生后3周内。如患儿就诊时年龄超过1个月，开胸后测左、右心室收缩压力比值大于0.6，表示仍可实施Switch手术，护理上术后早期严格控制出入量，维护左心功能是重点，如出现严重左心功能不全，药物治疗无效时，ECMO辅助是最根本的解决方法。患儿年龄小，无法沟通，出院时健康宣教应针对家属进行，保证家属详细了解药物的服用剂量、使用方法及不良反应。

三、安全提示

1. 缺氧和严重的代谢性酸中毒是患儿术前的主要致死原因，所以护士在护理过程中应严密观察患儿的血氧饱和度变化，注意预防感冒，及时排查患儿哭闹烦躁的原因并给予安抚，避免所有可能诱发缺氧的因素。

2. Switch手术后功能退化的左心室转为体循环做功，突然增加的后负荷容易导致术后早期发生急性左心功能衰竭，所以严格控制出入量及血质，加强左心功能维护，帮助左心室逐渐适应这一变化是术后早期的护理重点。

3. 出血是ECMO治疗的主要并发症，在护理过程中，护士应密切观察有无出血征象，严格执行医嘱监测ACT结果，减少创伤性操作，做好各类管道的管理，防止脱出，造成出血。

四、经验分享

1. 为什么室间隔完整型大动脉转位应低流量吸氧或不吸氧？

因为此类患儿的体循环与肺循环是两个独立的体系，主要依靠未闭合的PDA和房间隔缺损完成体、肺循环间血流的有效交换，以保障体循环的氧供。而高流量吸氧可以促使PDA闭合，从而导致患儿低氧和低灌注的加重。

2. 术后患儿出现哪些临床表现提示发生左心功能衰竭？

心率增快，血压下降，面色苍白灰暗，末梢潮凉，LAP升高>12mmHg，体温中心周围温差大，尿少甚至无尿（<5ml/h），血氧饱和度下降，出现泡沫痰，血乳酸持续升高等。

3. 术后早期如何防止发生左心功能衰竭？

（1）安置左房测压管，监测左房压动态变化，维持在5~8mmHg为宜。

（2）严格控制入量，不得单位时间内大量输注液体。

（3）术后早期心率大于150次/min，必要时通过起搏器调节。

（4）保证肾灌注的前提下，维持平均压40~50mmHg，必要时遵医嘱应用血管扩张剂。

（5）中剂量使用正性肌力药物，维护心功能。

(6)控制体温为35℃,降低氧耗,减轻心脏负荷。

(7)少尿或无尿时,积极行腹膜透析术,维持负平衡。

4. 为什么ECMO辅助期间应控制患儿肛温在35~36℃之间?

因为体温过高使机体氧耗增加;体温过低易发生凝血机制和血流动力学紊乱。

(阎　曚)

第七节　Fontan术后合并乳糜胸患者的护理

患儿男性,4.5岁,体重15kg。2年前体检发现心脏杂音。行超声心动图提示:先天性心脏病、单心室、三尖瓣闭锁。半年前在我院行双向格林术与肺门近段肺动脉中心分支重建术(成形),为进一步诊治收住入院,拟行手术治疗。

一、诊疗过程中的临床护理

(一)入院时

1. 诊疗情况

入院查体:T 36.8℃,P 109次/min,BP 110/68mmHg,R 25次/min,经皮SO_2 94%。

实验室检查:WBC 8.47×10^9/L,Hb 160g/L,肝肾功能正常,INR 1.24,凝血酶原时间15.1s【1】。

超声心动图示:单心室、三尖瓣闭锁、上腔静脉与右肺动脉连接处通畅。

主要治疗:根据病史及辅助检查,基本确定诊断,控制感染,择期手术。

思维提示:

【1】患儿血红蛋白高,为160g/L,INR、凝血酶原时间高于正常值11~14s,患儿患有发绀型先心病,血红蛋白代偿性增长,血液浓缩。

2. 护理评估　患儿血红蛋白高,血液黏稠,易形成血栓,从而增加手术风险。护士应该指导家属合理饮水,适当运动。

3. 护理思维与实践方案

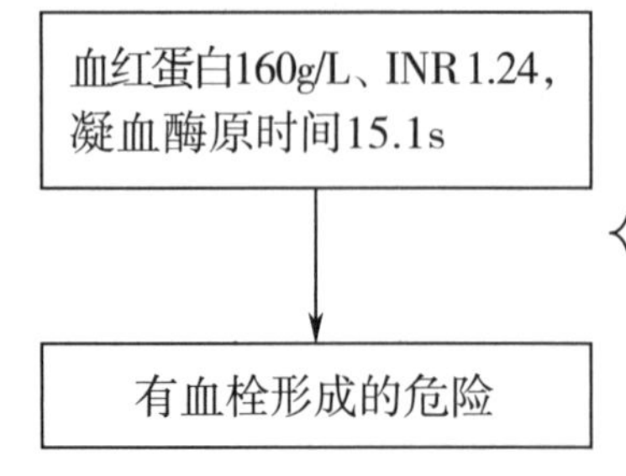

(1)护理目标:患儿术前无血栓形成。

(2)护理措施:

- 鼓励患儿每日多次饮水。
- 间断吸氧。
- 适当休息,避免剧烈活动。

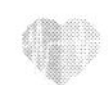

（二）术后护理配合

1. 术后情况　患儿入院后第 6 日在全麻低温体外循环下行完全性腔静脉肺动脉吻合术，体外循环转机时间为 103 分钟。手术顺利返回 PICU。术后呼吸机辅助呼吸，HR 150 次 /min，BP 83/56mmHg，T 37.5℃，上腔静脉压 5~11mmHg，下腔静脉压 7~13mmHg，四肢末梢潮凉。遵医嘱静脉持续泵入血管活性药物（多巴胺、多巴酚丁胺、米力农）维持心功能和循环稳定。静脉输入血浆 200ml、红细胞 1U、白蛋白 10g 补充胶体溶液【2】。呼吸机辅助呼吸：PIP 16cmH_2O，PEEP 0cmH_2O，R 20 次 /min，FiO_2 0.5%，经皮 SO_2 100%；动脉血气分析：pH 7.48，PCO_2 34.6mmHg，PO_2 131.4mmHg，Lac 2.1mmol/L，BE 3.3，术后 6 小时拔除气管插管，改用口罩雾化吸氧。术后 5 小时遵医嘱静脉持续泵入肝素 4U/(kg·h)，于术后第 2 日停用肝素，术后第 1 日同时口服肠溶阿司匹林片 45mg，1 次 /d，查活化部分凝血酶原活动时间 64s。返 PICU 后前 3 小时胸腔引流液 15~20ml/h，未应用抗凝血药，后逐渐减少至 5ml/h，颜色由深红色渐变为淡红色【3】；术后第 1 日上午胸腔引流液逐渐增多至 37ml/h，颜色由淡红色转变为乳黄色，查胸腔引流液乳糜试验为阳性【4】。血常规结果：血红蛋白 115g/L，白细胞 12.9×10^9/L，中性粒细胞百分比 83.1%，抗感染治疗。术后第 2 日转回病房，第 7 日痊愈出院。

思维提示：

【2】心率快、血压低、CVP 偏低：提示有效血容量不足，术后需补充大量血液制品以维持较高 CVP，以保证肺循环供血。

【3】胸腔引流液的变化：颜色变淡，液量减少后使用抗凝治疗，预防吻合口梗阻，保证血流通畅；但存在出血的风险，护理上应做好预防和评估工作。

【4】胸腔引流液颜色由淡红色转变为乳黄色，量逐渐增多，查胸腔引流液乳糜试验为阳性：提示出现乳糜胸，护理上应按乳糜胸护理常规。

2. 护理评估　患儿术后心率快、血压低、CVP 偏低，使用抗凝药预防吻合口梗阻，应警惕出血。胸腔引流液乳黄色，提示出现乳糜胸。

3. 护理思维与实践方案

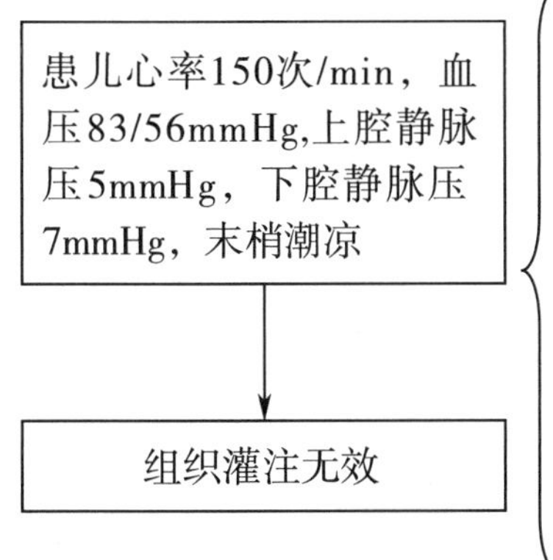

（1）护理目标：患儿在PICU期间心率维持在120次/min，上腔静脉压15mmHg，下腔静脉压12mmHg。

（2）护理措施：

- 严密监测血压、心率及上下腔静脉压的变化。
- 遵医嘱输注胶体液体。
- 遵医嘱使用血管活性药物。
- 维持内环境稳定，电解质正常。
- 控制体温，四肢末梢保暖。

术后1~3小时胸腔引流液15~20ml/h,未应用抗凝药物，后逐渐减少至5ml/h，颜色由深红色渐变为淡红色

↓

有吻合口梗阻的危险

（1）护理目标：患儿在PICU期间未发生吻合口梗阻。

（2）护理措施：

- 采取上半身45°、下半身30° 的“V”形体位。
- 每小时准确记录引流液的液量。
- 严密观察引流液量的同时注意色、质的变化。

持续静脉泵入肝素4U/（kg·h），24h后同时口服肠溶阿司匹林片45mg，APTT维持在60s左右

↓

有出血的危险

（1）护理目标：避免出血，如存在出血倾向能立即处理。

（2）护理措施：

- 每日查凝血功能，根据结果遵医嘱调整肝素用量及阿司匹林用量。
- 观察有无出血倾向，胃液、痰液的颜色有无异常及伤口、皮肤有无出血点。
- 进行有创操作时动作轻柔。
- 应用阿司匹林片时，定时定量给药。

胸腔引流液量逐渐增多至37ml/h，颜色由淡红色转变为乳黄色，胸腔引流液乳糜试验为阳性

↓

有发生低蛋白血症的危险

（1）护理目标：在PICU期间保证营养物质的供给，不发生低蛋白血症。

（2）护理措施：

- 给予无脂或低脂饮食，如冬瓜汤、米汤、藕粉等。进食后观察胸腔引流液的性质及量，发现异常及时汇报。
- 遵医嘱给予肠外营养支持，注意电解质平衡和氨基酸、维生素、微量元素的补充，遵医嘱定期、定时监测血生化检查、血气分析。
- 及时补充胶体液体，维持正常的胶体渗透压。

（三）出院时的健康宣教

1. 诊疗情况　术后 5 日胸腔引流液量减少至 20ml/24h,乳糜试验阴性。遵医嘱拔除胸腔引流管,并改为普食。生命体征平稳,普通饮食,术后 7 日拆线后出院,出院后遵医嘱继续服

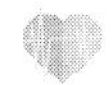

用肠溶阿司匹林片【5】,强心利尿。定时来医院复诊,监测凝血酶原活动时间。

思维提示:

【5】出院后继续服用肠溶阿司匹林片:为防止吻合口梗阻,指导家属协助患儿正确用药,出现异常情况及时就诊,定时复查。

2. 护理评估 患儿术后家属缺乏相关知识,出院时应做好健康指导。

3. 护理思维与实践方案

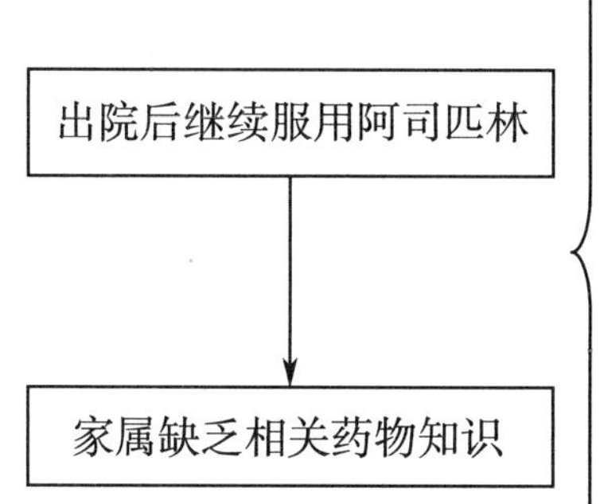

(1)护理目标:家属能够正确协助患儿服药,学会观察避免严重出血的发生。

(2)护理措施:

- 向家属宣教药物的服用剂量、服药方法及副作用。阿司匹林片需餐后服用,服用后注意有无出血,如有异常及时到医院检查。
- 按时服药,不要擅自停药。
- 定期复查凝血时间,防止出血。
- 出院3个月、1年定期到医院复诊。

二、护理评价

Fontan手术的目的是增加肺血流量,提高动脉血氧含量,改善缺氧症状,改善生活质量。乳糜胸是Fontan术后严重的并发症之一,其带来的危害很多:胸腔乳糜液积聚影响呼吸循环;长期卧床不利于机体恢复;大量营养丢失易造成营养不良、免疫力低下;住院时间长,增加治疗费用。预防此并发症除了合理选择术前适应证外,还应降低肺阻力,预防呼吸系统感染。护理人员应具备敏锐的观察力和判断力,及时发现问题、及时上报医生、及时对症处理。确诊乳糜胸后配合医生做好护理工作,出院时健康宣教要详细具体内容,做好指导。

三、安全提示

1. 为保证Fontan术后的肺循环供血,需维持较高的CVP水平,因此需要补充大量胶体液。为防止心脏负担过重,可使用少量血管活性药物。应用此类药物时要注意其不良反应及配伍禁忌。

2. 胸腔引流液监测是Fontan术后护理观察的重点。术后并发乳糜胸的原因多为体静脉压升高导致毛细血管内液体和胸腔内淋巴液的渗出增多。护理上应保证引流充分,同时观察引流液的量、颜色和性质,及时留取胸腔引流液查乳糜试验。

3. 及时发现并发症：出血。Fontan 术后为预防血管吻合口梗阻需给予抗凝治疗，护理上应注意观察有无出血征象并每日检查凝血功能。出院后做好家属的指导工作，发现异常及时复查。

四、经验分享

1. 一旦发生乳糜胸多采取保守治疗，以饮食治疗为主，护理上应注意哪些呢？

低脂高蛋白饮食，如：冬瓜汤、米汤、藕粉、脱脂牛奶等，同时限制晶体的摄入量，遵医嘱使用利尿剂，保证体液平衡。进食后注意观察引流液的性质及量。加强肠外高营养支持，及时补充胶体溶液。

2. Fontan 术后有哪些特殊的呼吸系统护理措施？

为了避免加大肺血流阻力，呼吸机设置呼气末正压（PEEP）为零；血气分析 PCO_2 保持在 30~35mmHg；经皮血氧饱和度应保持在 90% 以上，不限制吸氧；鼓励患儿自主呼吸，尽早拔除气管插管。

（王 娜）

第八节 B-T 分流术后心搏骤停患儿的护理

患儿女性，1 岁，体重 7.5kg，平时易感冒，喜蹲踞【1】，杵状指【2】，哭闹、活动后口唇发绀明显。7 个月时体检发现心脏杂音，到当地医院就诊。超声诊断示：先天性心脏病，法洛四联症【3】。为进一步治疗来我院就诊。门诊以“先天性心脏病，法洛四联症”收入院。择期手术。

思维提示：

【1】患儿喜蹲踞：由于蹲踞时下肢屈曲，可增加体循环血管阻力，减少心隔缺损产生的右向左分流，从而改善肺血流，同时也使下腔静脉回心血量明显减少，降低右心负荷，从而缺氧症状暂时得以缓解。

【2】患儿杵状指：由于长期缺氧引起指、趾毛细血管扩张增生，局部软组织、骨组织增生肥大，从而导致指、趾膨大。

【3】法洛四联症包括四种畸形：室间隔缺损、肺动脉狭窄、右心室肥厚、主动脉骑跨。

一、手术前的临床护理

（一）入院时

1. 诊疗情况

入院查体：T 36.5℃、HR 120 次 /min、BP 90/55mmHg、R 30 次 /min、SO_2 65%。意识清晰、口唇发绀，左侧心脏杂音：第 3~4 肋间收缩期喷射样杂音。

胸部 X 线检查示：肺血少，心脏外形呈“靴形”【4】。超声心动图示：右心房室增大，右

室壁增厚，主动脉内径增宽，骑跨于室间隔上，骑跨率40%。右室流出道肌性肥厚狭窄，肺动脉瓣增厚粘连，左右肺动脉发育差【5】。心电图示：窦性心律，电轴右偏，右心室高电压【6】。

血常规检查：Hb 150g/L【7】，Plt 180×10^9/L，WBC 4.98×10^9/L。

思维提示：

【4】心脏外形呈"靴形"：由于肺动脉段凹陷，肺血管影减少，肺动脉段发育不良使心脏外形呈"靴形"。

【5】超声提示患儿右心房室增大，右室壁增厚：由于右室流出道狭窄，肺动脉瓣增厚粘连，左右肺动脉发育差，导致右室压力负荷增高，从而使右心室肥厚，心房室腔增大。

【6】电轴右偏，右心室高电压：右心室肥厚所致。

【7】患儿血红蛋白150g/L：由于动脉血氧分压降低，氧合血红蛋白减少，还原血红蛋白增加，使血液黏滞度增加，易形成血栓，脱落后可致栓塞。

2. 护理评估

(1)营养评估：患儿年龄小，体重低，应进行营养评估，必要时给予营养支持。

(2)体格检查：从头到脚的身体评估，重点关注呼吸系统、循环系统、神经系统检查，关注血压、血氧饱和度、毛细血管充盈时间等指标。

(3)家属的评估宣教：做好家属宣教，指导家属识别缺氧发作的症状、体征及简单处理措施，保证患儿术前安全。

3. 护理思维与实践方案

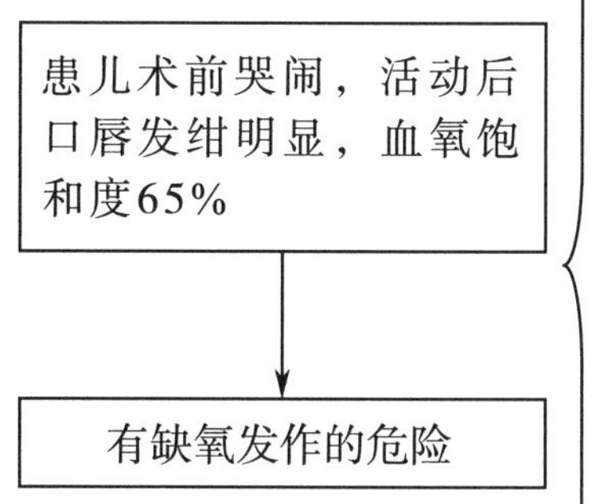

（1）护理目标：①术前防止患儿缺氧发作的发生；②如发生缺氧发作要做到及时发现、及时抢救。

（2）护理措施：

- 遵医嘱适当补充晶体液体，积极防止脱水，避免脱水引起缺氧发作。
- 发绀严重患儿抽血时，安排在重症监护房间，备好氧气及心电监护。
- 适当限制患儿的活动，尽量保持患儿安静。
- 缺氧发作时，将患儿保持胸膝屈曲位，给予吸氧，适当镇静，遵医嘱给予碳酸氢钠，积极纠正酸中毒。严重缺氧无法改善者需紧急建立人工通气。
- 难以控制的缺氧发作应行急诊手术治疗。
- 对家属进行相关疾病知识及注意事项的宣教，教会家属缺氧发作的简单识别及应急处理方法。

超声心动图示：右心房室增大，右室壁增厚。主动脉内径增宽，骑跨于室间隔上，骑跨率40%。右室流出道肌性肥厚狭窄，肺动脉瓣增厚粘连，左右肺动脉发育差

↓

潜在并发症：心力衰竭

（1）护理目标：患儿手术前尽量避免发生右心衰竭，若发生晕厥，及早发现并且迅速得到有效救治。

（2）护理措施：

- 监测体液平衡、记录生命体征和出入量。
- 安排好患儿的作息时间，减少心脏负担，保证睡眠、休息。根据病情安排适当活动。避免情绪激动和哭闹。严重者应卧床休息。
- 观察患儿体征：唇色，手足，末梢循环情况，若发绀加重，手足潮凉及时通知医生。
- 指导家属观察患儿口唇变化，如有异常及时告知医护人员。

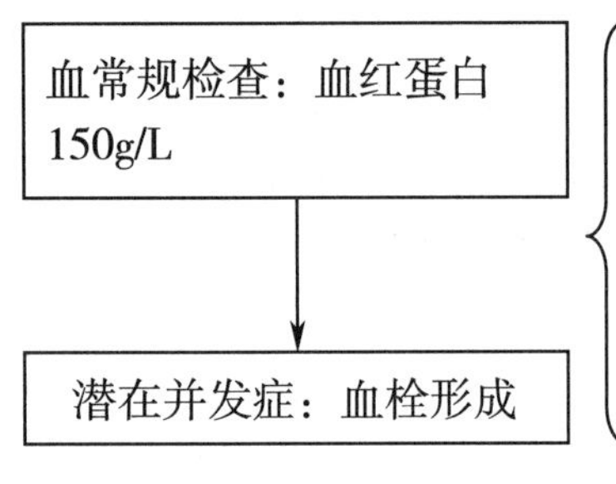

（1）护理目标：患儿手术前不发生血栓栓塞。

（2）护理措施：

- 合理喂养，保证液体摄入。
- 密切观察患儿神志、肢体活动度等变化，如有异常及时通知医生给予相应的检查及处理。

（二）术后并发心搏骤停的护理配合

1. 手术情况　患儿由于肺动脉发育差，无法行根治手术，选择姑息手术：使用3.5mm Gore-Tex人工血管将右侧锁骨下动脉与右肺动脉端侧吻合【8】，术中顺利，术后安返PICU。

2. 术后情况　患儿返室后呼吸机辅助呼吸，呼吸频率30次/min，吸气压力16cmH_2O，呼气末正压2cmH_2O，吸入氧浓度40%。血气分析结果正常。遵医嘱芬太尼与咪达唑仑持续镇静。HR 140次/min，BP 90/55mmHg，经皮SO_2 83%。术后6小时，胸腔引流液量平均<1ml/（kg·h），遵医嘱静脉泵入肝素8U/（kg·ml）持续抗凝，根据APTT值调整肝素用量，每日上午查凝血酶原时间及活动度与活化部分凝血活酶时间【9】。术后18小时，患儿HR 138次/min，BP 88/46mmHg，遵医嘱停镇静剂。患儿清醒后躁动，口唇发绀【10】。血压突然下降至39/19mmHg，心率减慢至52次/min，SO_2下降至32%，立即遵医嘱静脉推注肾上腺素0.05mg，行心外按压，皮球加压给氧【11】。血气分析结果示：pH 7.31，$PaCO_2$ 95mmHg，PaO_2 28mmHg。遵医嘱静脉推注5%碳酸氢钠1g，输入血浆200ml，补充血容量。6分钟后患儿HR 150次/min，SO_2 82%，BP 100/60mmHg，继续呼吸机辅助呼吸。

思维提示：

【8】改良B-T术：使用Gore-Tex人工血管将锁骨下动脉与肺动脉吻合，使肺部血流增加，改善发绀等症状，促进肺血管发育，以利于二期根治手术。

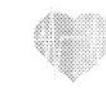

【9】防止人工血管梗阻：静脉泵入肝素。抗凝治疗存在出血风险，护理应做好评估及预防，每日定时检查凝血相关指标。

【10】清醒后躁动，口唇发绀：由于清醒后肺阻力升高，分流血管血流量减少，导致缺氧。

【11】心搏骤停：肺血流量减少，缺氧导致心率慢、血压低，若不及时救治，造成呼吸心跳突然停止，有效心排血量突然减少，引起全身严重缺氧，是临床最危急的致死急症。

3. 护理评估

(1)外管道通畅的评估：患儿年龄小，病情重，属于复杂先心病。术后早期精准判断体肺分流大小是否适宜，直接关系到患儿的生命；遵医嘱静脉泵入肝素抗凝，维持外管道通畅，警惕出血的风险。

(2)意外拔管风险评估：更换患儿体位，避免外管道打折受压，避免各种管路的脱出。

(3)疼痛评估：患儿术后切口疼痛、置管疼痛、操作疼痛等，增加患儿病情变化的风险，影响患儿预后。遵医嘱给予患儿疼痛管理。

(4)跌倒坠床风险评估：做好约束及相应的约束风险评估。

(5)压疮风险评估：定时翻身，防止压疮发生。

(6)意识评估：进行镇静评分，结合评分给予患儿有效的镇静，保证患儿安全。

4. 护理思维与实践方案

患儿血压突然下降至39/19mmHg，心率减慢到52次/min，口唇发绀

↓

有肺阻力增高的危险

（1）护理目标：尽快提高患儿血压，收缩压维持在85mmHg，心率130次/min，SpO_2 80%~85%。

（2）护理措施：

- 明确肺阻力升高的高危时段，如患儿清醒后、吸痰过程中及吸痰后、拍床旁胸片导致心脏受压后、躁动、更换体位后或给予强烈刺激后，应密切观察生命体征、呼吸机参数的变化。
- 出现突发心率减慢、血压下降时，立即静脉推注肾上腺素，积极行心肺复苏，充分镇静，以降低肺阻力及心肌耗氧，保证足够的组织灌注及全身氧供。
- 遵医嘱给予抢救药物（盐酸肾上腺素，碳酸氢钠，10%的葡萄糖酸钙），及时输注胶体，补充血容量。
- 遵医嘱应用正性肌力药物，维持血流动力学稳定。
- 观察复苏效果：血压、心率、血氧饱和度及瞳孔变化。
- 准确记录出入量，维持中心静脉压7~10mmHg，保证有效循环血量。

静脉泵入肝素持续抗凝，保证外管道通畅

↓

有出血及血栓的危险

（1）护理目标：在保证外管道通畅的前提下，避免出血及血栓形成。

（2）护理措施：

- 积极抗凝：返室后4小时且胸腔引流液量小于1ml/(kg·h)，遵医嘱静脉持续泵入肝素，配制方法：体重(kg)×200U+25ml 0.9% NaCl，8U/（kg·ml）开始持续泵入。
- 首次泵入肝素后，密切观察胸腔引流液量及颜色的变化，1~2h后查APTT，维持APTT在40~60s，根据测得数值调节肝素用量。
- 每日超声评估人工血管是否通畅，观察有无静脉压升高、血压低、血氧饱和度低及全身发绀等症状，警惕人工血管阻塞，如发生阻塞，立即静脉推注肝素，联系外科医生行二次手术。
- 观察全身有无出血倾向，及时告知医生。

使用3.5mm Gore-Tex人工血管行右侧锁骨下动脉与肺动脉端侧吻合

↓

管路机械梗阻，有心搏骤停的危险

（1）护理目标：确保管路通畅，保证体肺血流平衡。

（2）护理措施：

- 密切观察生命体征，定时按需做超声检查，泵入肝素。
- 维持血压收缩压80~90mmHg，舒张压平均压45~55mmHg，保证冠状动脉有效灌注。
- 吸痰操作时，避免用力拍打患儿。
- 更换患儿体位时，尽量平托，避免过仰过伸导致人工血管牵拉。

呼吸机辅助呼吸时间延长

↓

有发生呼吸机相关肺炎的危险

（1）护理目标：患儿在PICU期间不发生呼吸机相关肺炎。

（2）护理措施：

- 遵医嘱根据体温、血常规和细菌培养结果指导应用抗生素。
- 操作前后严格洗手，保证无菌原则。
- 执行VAP预防集束策略。
  - 抬高床头30°～45°，以利于通气，避免误吸。
  - 定时口腔护理，每6小时一次。
  - 定期更换呼吸机管道，7天更换一次（如被污染，及时更换）。
  - 保证呼吸机雾化罐加温加湿：维持呼吸机温度为37℃、湿度保持为100%。
  - 及时倾倒呼吸机管道内的冷凝水。
  - 定时翻身、体疗，按需、有效地吸痰。
- 加强肠内营养支持，经胃管鼻饲配方奶，观察消化吸收情况，避免残留内容物造成呕吐及误吸。

（三）出院时的健康宣教

1. 诊疗情况　患儿各项生命体征正常，心肺复苏后，观察患儿意识清晰，瞳孔等大等圆，对光反射存在，肾功能正常。术后 6 天拔除气管插管，拔管后生命体征基本平稳，各项检查正常，于术后 14 天出院。护士指导家属帮助患儿长期遵医嘱服用抗凝药阿司匹林【12】，并强心、利尿治疗 6 个月，定期复查行根治手术【13】。

思维提示：

【12】遵医嘱服用抗凝药：防止人工血管梗阻，护士应该向家属做好服药指导，出现异常情况及时就诊。

【13】改良 B-T 分流术是姑息手术的一种，目的改善缺氧症状，促进肺血管发育，为根治手术创造条件。

2. 护理评估　患儿年龄小，病情重，心功能在出院后还有一个逐渐恢复的过程，出院后需长期服用抗凝药、强心利尿药。护士应对家属做好详细的出院健康指导。教会家属如何正确服用药物，如何识别严重病情变化的症状体征，如何复查就医等。

3. 护理思维与实践方案

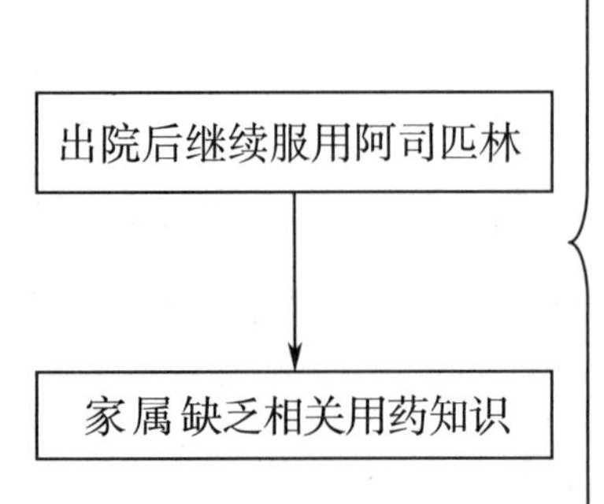

（1）护理目标：家属能够正确协助患儿服药，服药期间不出现严重出血。

（2）护理措施：

- 按时服药，不可擅自停药。
- 向家属宣教药物的服用剂量，服药方法及副作用。阿司匹林片需餐后服用，服用后注意有无出血现象，如有异常及时到医院检查。
- 定期复查凝血时间，防止出血。
- 出院3个月、1年定期到医院复诊。

二、护理评价

改良 B-T 分流术主要适用于肺血流量少、肺血管发育不良等复杂先心病患者，分流量大小的控制直接危及患儿的生命。分流过大、肺血流过多，易出现肺渗出的表现。分流过小、肺血流量过少，缺氧无明显改善，易造成肺阻力升高，严重者会出现心搏骤停，无法复苏。术后维持管路通畅并保持合适的分流量是手术成功的关键。心搏骤停是 B-T 术后严重的并发症之一，所以对于生命体征的观察尤其重要（心率、血压、血氧饱和度、血气分析）。还应在患儿从镇静状态逐步转为清醒时，观察各方面的反应，如通气的变化、血氧饱和度、心率、血压的变化。及早发现问题、及时处理，避免发生不可逆的脏器损害。

三、安全提示

（一）分流量的控制

管理重点在于体肺血流的平衡。避免分流量过大造成充血性心力衰竭，也要避免分流量过小导致肺阻力升高或管路阻塞。

（二）心功能的维护

使用正性肌力药物加强对心功能的支持，降低心脏前、后负荷。

（三）保证人工血管管路通畅

术后 4 小时胸腔引流液量 < 1ml/(kg·h)，静脉泵入肝素抗凝。拔除气管插管后改为口服阿司匹林，防止血管阻塞、血栓形成。用药期间观察伤口有无渗血、血痰、胸腔引流液量增多的表现，遵医嘱及时调整用量，定时检测凝血功能。

（四）及时识别心搏骤停的发生

要求护士能够迅速识别心搏骤停的发生，对诱因做出准确判断，及早发现，及时处理，以获得最好的心肺复苏效果。

（五）复苏后观察

护士对于复苏后的观察十分重要。复苏后由于短暂缺氧对机体重要器官的损害，可能会出现脑水肿、脑缺氧、肾功能不全、继发感染等。应积极配合医生治疗，及时发现问题对症处理。

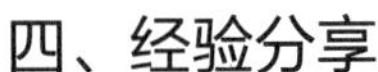

四、经验分享

(一) 如何判断分流量的大小，分流过多表现如何、分流过小表现如何？

1. 正常分流的表现：动脉血氧分压 40~50mmHg，SO_2 80%~85%。

2. 分流过多的表现：心率快、压差大、SO_2 >90%、代谢性酸中毒、少尿、泡沫痰或血痰。处理：控制血压，降低 FiO_2，降低呼吸机条件，提高 $PaCO_2$，增加肺阻力促进肺血管收缩。

3. 分流过小的表现：发绀，SO_2 <70%。处理：提高血压，补充血容量，使用升压药，增加呼吸机条件，增加 FiO_2，降低 $PaCO_2$，降低肺阻力，促进肺血管扩张。超声提示分流血管阻塞，还可以外科行二次手术，解除血管梗阻。

(二) 肺阻力增高的表现？会造成怎样的严重后果？

患儿表现为呼吸机对抗，潮气量、通气量下降、血氧饱和度下降，若不及时处理会使心率减慢、血压降低，造成心搏骤停。应遵医嘱给予患儿适当镇静，减少刺激，充分供氧。

(三) 造成本例患儿心搏骤停的原因？

1. 患儿清醒后肺阻力升高，肺血管痉挛。

2. 分流量过小，严重缺氧。

(赵　艳)

第九节　先天性心脏病术后合并膈肌麻痹患者的护理

患儿男性，6 个月，身高 58cm，体重 5.6kg。出生后 3 个月因“感冒”就诊发现心脏杂音。超声心动提示：先天性心脏病、室间隔缺损、主动脉缩窄。为进一步诊治收住入院，拟行手术治疗。

一、诊疗过程中的临床表现

(一) 入院时

1. 诊疗情况　患儿年龄 6 个月，体重 5.6kg，生长发育差【1】，平素常有感冒，反复呼吸道感染【2】。

入院查体：T 36.8 ℃、P 131 次 /min、BP 86/42mmHg、R 36 次 /min。WBC 8.37×10^9/L，Hb 95g/L。心前区听诊：左侧心脏杂音，左侧第 2 肋间收缩期Ⅱ级喷射样杂音，3~4 肋间收缩期Ⅱ级吹风样杂音；右侧心脏杂音未闻及。左上肢血压 86/42mmHg，左下肢血压 58/36mmHg。

超声心动图提示：室间隔缺损（膜周型）、室水平左向右分流、主动脉缩窄、中度肺动脉高压【3】。

主要治疗：根据病史及辅助检查，基本确定诊断：先天性心脏病、室间隔缺损、主动脉缩窄。择期手术。

思维提示：

【1】患儿年龄6个月，体重5.6kg，血红蛋白95/L。患儿营养不良，生长发育较同龄儿差。护理上应指导家属加强患儿营养，合理添加辅食。

【2】由于室间隔缺损产生左向右分流，使肺血增多，导致出现反复呼吸道感染。护理上应指导家属平时注意增减患儿衣物，注意保暖，适当开窗通风，避免感冒。

【3】由于室间隔缺损、主动脉缩窄，心内左向右分流使肺循环血流增加，肺动脉压力逐渐增高，目前患儿已出现中度肺动脉高压。护理上应安抚患儿，尽量减少侵入性操作，指导家属避免患儿哭闹，躁动。

2. 护理评估　患儿低体重、低月龄，血红蛋白较低，生长发育差。易患感冒，反复呼吸道感染，增加手术风险。同时出现中度肺动脉高压，有早期心力衰竭的表现。

3. 护理思维与实践方案

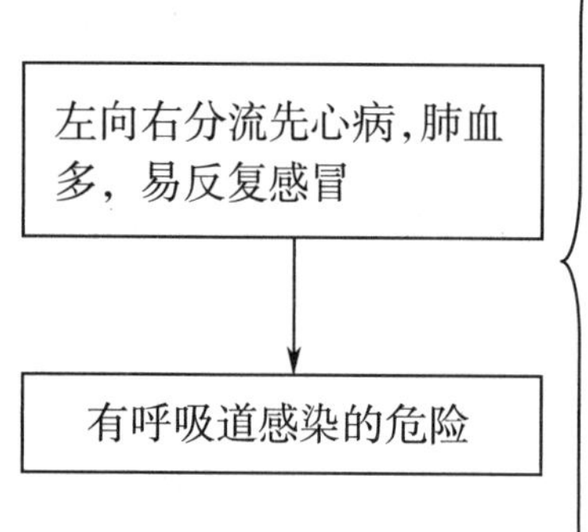

（1）护理目标：术前避免患儿发生呼吸道感染。

（2）护理措施：

- 每日病房定时开窗通风，加强空气对流。
- 注意保暖，及时增减患儿衣物。
- 定时评估患儿的呼吸音，加强体疗，促进有效排痰。
- 加强喂养，增强抵抗力。
- 护士在接触患儿及做各项操作前后注意洗手，严格执行无菌操作。

（二）术后护理

1. 患儿在全麻低温体外循环下行主动脉缩窄矫治与室间隔缺损修补术，手术顺利，术后返回PICU。呼吸机辅助呼吸：PIP 17cmH_2O，PEEP 4cmH_2O，R 35次/min，FiO_2 50%。HR 145次/min，血压（上肢）98/56mmHg、（下肢）81/52mmHg【4】，SO_2 99%。足背动脉搏动好【5】。动脉血气分析：pH 7.45，$PaCO_2$ 34.8mmHg，PaO_2 137mmHg。遵医嘱应用血管活性药物（多巴胺、多巴酚丁胺、米力农、硝普钠）维持循环稳定；并给予地塞米松、呋塞米、氨溴索静脉推入，头孢呋辛钠静脉泵入预防感染。术后第1日生命体征平稳，拔除气管插管。拔除气管插管6小时后患儿自主呼吸费力，R 46次/min，三凹征明显，烦躁，异常深大腹式呼吸。HR 185次/min，血压（上肢）113/78mmHg、（下肢）93/61mmHg，SO_2 下降至92%。动脉血气分析：pH 7.34，$PaCO_2$ 75.4mmHg，PaO_2 73mmHg。立即行气管内吸痰，为大量白色黏痰。吸痰后遵医嘱给予鼻塞NCPAP辅助呼吸。4小时后呼吸症状未能缓解，动脉血气分析：pH 7.27mmHg，$PaCO_2$ 102.8mmHg，PaO_2 62mmHg【6】。紧急行二次气管插管。插管后动脉血气分析：pH

7.44mmHg，$PaCO_2$ 48.6mmHg，PaO_2 107.2mmHg。呼吸困难症状缓解。术后第3日血常规检查：WBC 10.21×10^9/L，中性粒细胞百分比83.3%，遵医嘱更换抗生素注射用美罗培南抗感染治疗。遵医嘱静脉泵入人免疫球蛋白增加抵抗力，人血白蛋白补充血容量，提高胶体渗透压。肺部听诊痰鸣音，加强呼吸道护理，保持呼吸道通畅【7】。二次气管插管后第5日尝试脱离呼吸机，行自主呼吸训练，患儿再次出现自主呼吸深大、费力，三凹征明显。床旁胸部X线检查提示：左侧膈肌略抬高，左侧肋膈角模糊，左肺不张。超声心动提示：自主呼吸条件下，右侧膈肌运动好，左侧膈肌矛盾运动【8】。第6日行左侧膈肌折叠术。膈肌折叠术后第3日再次尝试脱离呼吸机训练8小时。HR 128次/min，血压（上肢）98/56mmHg、（下肢）83/47mmHg，自主呼吸有力38次/min。动脉血气分析：pH 7.45，$PaCO_2$ 40.3mmHg，PaO_2 126mmHg。胸部X线检查提示大致正常，超声心动提示左侧膈肌位置下降，再次拔除气管插管。拔管后加强呼吸道护理，抗感染治疗，营养支持。膈肌折叠术后5天转回病区，9天后痊愈出院。

思维提示：

【4】同时监测患儿的上、下肢血压，若上肢血压过高易造成颅内出血，吻合口出血；下肢血压过低，易造成肾脏等腹腔脏器供血不足；上、下肢压差过大提示主动脉缩窄处理不佳。护理上应严密监测血压的变化，遵医嘱使用扩血管药。

【5】警惕因术中主动脉阻断时间过长导致脊髓缺血而出现的截瘫，护理上应注意观察足背动脉搏动和下肢活动情况。观察尿量的变化，保证肾脏的灌注。

【6】患儿出现自主呼吸困难的症状，动脉血气分析提示：呼吸性酸中毒、低氧血症，个体处于氧气和二氧化碳交换失衡的状态。

【7】患儿出现白细胞及中性粒细胞百分比增高，呼吸道分泌物增多：术前反复感染，体外循环转机对肺部的影响，术后呼吸机辅助时间长易出现呼吸机相关性肺炎。

【8】复杂先天性心脏病手术中牵拉或电灼、术中游离较多、手术时间长均可导致膈神经损伤，造成膈肌麻痹从而影响自主呼吸，导致呼吸机依赖。拔除气管插管后出现自主呼吸深大、呼吸困难、腹式呼吸等症状，胸部X线检查提示膈肌抬高，超声心动图提示自主呼吸时膈肌矛盾运动。

2. 护理评估 患儿行主动脉缩窄矫治与室间隔缺损修补术，手术操作复杂，损伤膈神经造成左侧膈肌麻痹，从而导致呼吸机依赖，脱机后出现严重呼吸困难。

3. 护理思维与实践方案

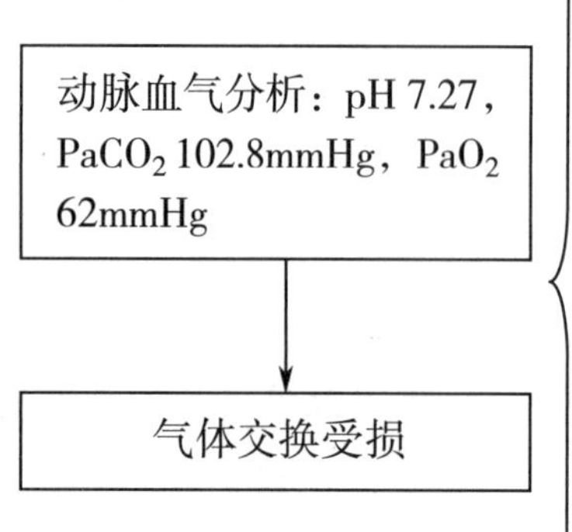

（1）护理目标：改善患儿的呼吸状态，及时纠正呼吸性酸中毒、低氧血症，维持正常的动脉血气分析结果。

（2）护理措施：

- 密切观察患儿呼吸情况，发现异常及时报告医生。
- 行呼吸机辅助呼吸期间合理调节呼吸机参数，监测患儿动脉血气分析的变化，如有异常及时报告医生。
- 加强呼吸道护理：定期评估呼吸音，加强气道温湿化和体疗，定时变换体位，按需吸痰。

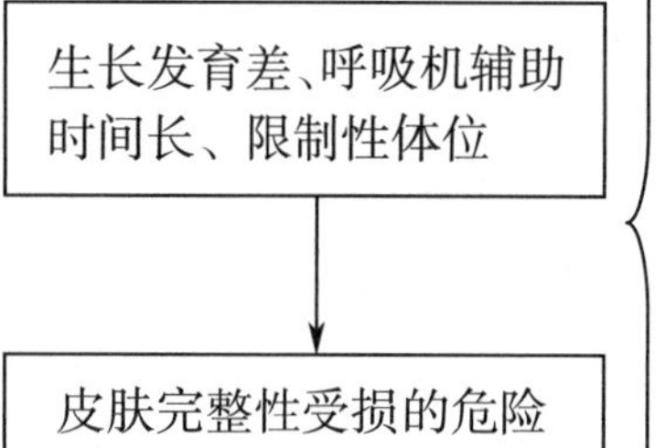

（1）护理目标：患儿在PICU期间维持皮肤完整，不出现压疮。

（2）护理措施：

- 床上放置褥疮垫。
- 保持床单位清洁干燥、无皱褶、硬物。
- 给予易受压部位贴溃疡贴。
- 易受压部位放置自制水囊枕。
- 定时为患儿进行肢体按摩，每6小时一次。
- 生命体征平稳后更换体位，每2小时一次。
- 加强营养支持，应用呼吸机期间鼻饲喂养配方奶粉，静脉泵入营养液。
- 气管插管应用防过敏胶布粘贴，胶布有潮湿、翘起及时更换。定期更换气管插管固定侧位置，防止口角长期受压、破溃。

自主呼吸训练时患儿出现呼吸深大、费力、三凹征明显等症状

↓

呼吸困难

（1）护理目标：改善患儿呼吸困难的症状，提高呼吸肌做功效应，顺利拔除气管插管。

（2）护理措施：

- 监测患儿的呼吸状况，识别是否存在膈肌麻痹导致的呼吸困难。
- 行膈肌折叠术后，加强肺部物理治疗，有效清除呼吸道分泌物。
- 床头抬高45°，患儿取半卧位或坐位。
- 消除腹胀，留置胃肠减压，给予开塞露或肛管排气。
- 根据腹胀情况，恢复进食，逐步进行呼吸机脱机训练。

护理问题	护理目标及措施
身高58cm，体重5.6kg，生长发育差，异常呼吸导致机体热量损耗 ↓ 营养失调：低于机体需要量	（1）护理目标：加强营养支持，满足患儿的机体营养需要。 （2）护理措施： ● 患儿咳痰无力，喂养前清理口鼻咽腔分泌物。 ● 患儿呼吸状态差，经口进食易疲劳，会加重呼吸困难，应使用胃管进行鼻饲喂养。营养支持方案：鼻饲配方奶粉及静脉输注营养液。总入量80~100ml/（kg·d），减去各项药物的液体量、鼻饲量以外，剩余液体量配制静脉营养液。保证足够的热量和蛋白质，热量计算保证在420kJ/kg。 ● 鼻饲喂养时床头抬高45°，防止误吸及肺部感染。 ● 喂养后观察有无恶心、呕吐、腹胀、腹泻、严重胃潴留等胃肠并发症。

（三）出院时的健康宣教

1. 诊疗情况　患儿各项生命体征平稳，窦性心律，心率126次/min，血压98/56mmHg，各项实验室检查指标均在正常范围，住院13天后出院。遵医嘱继续强心、利尿、扩血管药物治疗6个月【9】。膈肌折叠手术后应注意体位变化，尽量采取半卧位或坐位，以增强呼吸功能。注意避免患儿感冒、发热、呼吸道感染【10】。注意活动量及饮食【11】。按时复查【12】。

思维提示：

【9】出院后继续遵医嘱服用强心、利尿、扩血管药物治疗：为维护心功能稳定，常规服用地高辛、氢氯噻嗪、螺内酯、卡托普利治疗6个月。指导家属协助患儿正确服用，出现异常情况及时就诊。

【10】注意增减患儿衣物，避免感冒、发热、呼吸道感染。婴幼儿因支气管内径小，气管阻力高极易被支气管分泌物阻塞，故呼吸储备较成人少。针对患儿储备低、耐受性差的特点，必须加强对分泌物的引流。由于痰液黏稠、咳痰无力，当痰液淤积在咽喉时，极易发生呕吐、窒息。

【11】术后6个月不进行剧烈活动。饮食注意少食多餐，并保证大便通畅。

【12】出院后1个月外科门诊复查。3个月、6个月各复查一次。随术后恢复，延长复查时间。

2. 护理评估　患儿年龄小，出院后须在家属帮助下服用强心、利尿、扩血管药物，护士应给予详细的健康指导。

3. 护理思维与实践方案

患儿出院后需服用强心、利尿、扩血管药物

↓

家属缺乏相关的保健及用药知识

（1）护理目标：①家属能够协助患儿正确服用药物，避免出现药物副作用；②患儿出院后能够按时到医院复查。

（2）护理措施：

- 向家属宣教，介绍各种药物的使用方法、注意事项、副作用。
- 地高辛：患儿在安静清醒状态下脉搏低于120次/min应停服一次。不可与钙剂同服。
- 利尿药：不可突然停服，以免出现心功能不全。注意补钾药与利尿药应同时服用，避免出现由于电解质紊乱所导致的心律失常。
- 扩血管药：防止出现低血压。
- 为患儿家属制定复查计划，复杂先心病应于术后1个月、3个月、6个月、1年定期复查。复查项目：电解质、超声心动图、胸片等。

婴幼儿支气管内径小，气管阻力高极易被支气管分泌物阻塞

↓

潜在并发症：清理呼吸道无效

（1）护理目标：家属能够正确协助患儿咳嗽、咳痰，避免支气管分泌物的堵塞。

（2）护理措施：

- 定时开窗通风，注意保暖，及时增减患儿的衣物，避免感冒、发热、呼吸道感染。
- 指导患儿家属进行肺部物理治疗，协助其咳嗽、咳痰。
- 膈肌折叠术后体位的变换：尽量使胸廓抬高使膈肌位置下降。多采用半坐卧位，使其处于张力曲线的有利位置，增加膈肌作为压力泵的能力，增强呼吸功能。
- 可服用止咳化痰、祛痰药。
- 加强营养，少食多餐，逐渐增加辅食，保证机体需要。避免患儿营养不良造成咳痰无力，痰液淤积在咽喉，发生呕吐、窒息。

二、护理评价

先天性心脏病复杂畸形手术是合并膈肌麻痹的高危因素。先天性心脏病术中膈神经损伤导致膈肌麻痹是造成术后脱离呼吸机困难的常见原因之一，其发生与手术损伤或低温刺

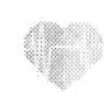

激有关。婴幼儿因存在肋间肌发育不全，更依赖于膈肌的功能保证通气。在心肺功能稳定的基础上仍出现反复的脱机困难，应高度怀疑膈肌麻痹的可能。在诊疗过程中，通过胸部X线检查、超声心动诊断早期识别膈肌麻痹是监护的首要任务，膈肌折叠手术是彻底治疗的关键。在各项综合性治疗和监护措施中，护士应监测患儿的呼吸状况，识别是否存在膈肌麻痹导致的呼吸困难。在行膈肌折叠术后，加强肺部物理治疗，有效清除呼吸道分泌物。抬高床头45°，使胸廓抬高，膈肌位置下降，增强呼吸功能。遵医嘱给予营养支持。出院时的健康宣教要详细具体。

三、安全提示

1. 术前出现肺部感染的患儿首先应控制感染，预防心衰。为术后顺利脱离呼吸机打好基础。护士要正确指导患儿家属根据气温及时增减衣物，开窗通风时注意保暖，注意个人卫生，避免交叉感染，按时服药。

2. 术后出现进行性加重的呼吸困难、深大的腹式呼吸、三凹征、烦躁、心率快、二氧化碳分压逐步上升、呼吸机依赖等症状，应早期识别是否存在膈肌麻痹，及时发现问题对症处理。

3. 行膈肌折叠术后，正确使用机械通气缓解呼吸困难，减轻心脏负荷。在营养支持的保障下，加强肺部物理治疗，有效清除呼吸道分泌物，预防呼吸机相关性肺炎。

四、经验分享

1. 如何早期识别患儿是否存在膈肌麻痹？

患儿在拔除气管插管后，表现为进行性加重的呼吸困难，深大的腹式呼吸、三凹征、烦躁、心率快、二氧化碳分压逐步上升。胸部X线检查提示膈肌抬高，超声心动图提示自主呼吸时膈肌矛盾运动。

2. 膈肌折叠术后诊疗、监护过程中应注意什么？

在行膈肌折叠术后，患儿床头抬高45°，取半卧位或坐位。加强肺部体疗、有效清除呼吸道分泌物。遵医嘱鼻饲配方奶粉、泵入静脉营养液，保障热量的摄入。消除腹胀，留置胃管减压，积极给予开塞露或肛管排气。在营养支持的前提下，逐步进行脱机训练。

（安珊珊）

第十节　肺动脉吊带合并气管狭窄患儿的术后护理

患儿女性，4个月。发现心脏杂音1个月，超声心动图提示先天性心脏病、肺动脉吊带(pulmonary artery sling，PAS)、房间隔缺损(Ⅱ孔中央型)、室间隔缺损(膜周型)。曾在外院因咳嗽被诊断为“支气管炎”【1】，查体时发现心脏杂音，为行手术治疗收入院。

一、诊疗过程中的临床护理

（一）入院时

1. 诊疗情况

入院查体：患儿体重 6kg，生长发育略差，平时易发热、感冒，哭闹时口唇发紫。T 36.5℃、P 137 次 /min、BP 98/77mmHg、R 30 次 /min【2】。心前区听诊：左侧 3~4 肋间收缩期Ⅰ级吹风样，右侧心脏杂音未闻及。

胸部 X 线检查示：两肺肺血多、右肺为著、肺动脉段凸出；心室增大。超声心动图示：膜周部室间隔缺损 4mm；房间隔缺损 5mm；右肺动脉起始端 5mm 之上发出左肺动脉（肺动脉吊带）；房、室水平均左向右分流；中度肺动脉高压。CT：先天性心脏病：左肺动脉吊带，左肺动脉起自右肺动脉，绕行于主支气管下段分支部后方出左肺门，主支气管下段分支部后方受左肺门吊带影响，轻度狭窄【3】。

实验室检查结果：WBC 9.19×10^9/L；Hb 110g/L。

基本确定诊断：先天性心脏病，房间隔缺损（Ⅱ孔中央型），室间隔缺损（膜周型），左肺动脉起源于右肺动脉（肺动脉吊带）。择期手术。

思维提示：

【1】肺动脉吊带易与“支气管炎”相混淆：肺动脉吊带指左肺动脉从右肺动脉起始部的后方起源绕过右主支气管，向左穿行于食管前和气管后到达左肺门，常造成气管外压迫性狭窄。此病初期临床表现主要为呼吸道感染后出现的咳喘、气促及呼吸困难，由于症状持续无缓解，易误诊为其他呼吸道感染或喘息性疾病。护理上对反复出现呼吸困难等气道梗阻的婴幼儿，应高度警惕肺动脉吊带的可能。

【2】患儿低龄，平时易发热、感冒，哭闹时口唇发紫：患儿合并房、室间隔缺损，超声提示房、室水平均左向右分流；中度肺动脉高压。由于心内左向右分流导致肺部血量增多，出现肺充血，肺间质经常处于充血水肿状态，肺泡膜的屏障功能就会破坏，对空气中病毒的抵抗力就会降低，自然会容易患感冒，而且容易发展成肺炎。加上肺动脉吊带合并气道狭窄，感冒时气道分泌物滞留不能有效排出及哭闹时诱发气道痉挛，会加重气道梗阻，继而出现口唇发紫。护士应预防呼吸道感染及减少刺激。

【3】超声、CT 作为早期的确诊手段：心脏超声无创、安全，能清晰显示心脏及血管结构。CT 作为最佳的确诊手段提示异常肺动脉的走行、管腔大小、气管受压程度及狭窄范围，用时短，能够给出量化数据，安全性较高。临床上根据超声和 CT 评估合并气道狭窄的严重程度来选择手术的方式及手术时机。

2. 护理评估　患儿体重低、月龄小、肺动脉吊带、气道狭窄，存在潜在呼吸道感染的可能、可增加手术及术后护理的风险。护士应指导家属预防呼吸道感染及加强喂养。

3. 护理思维与实践方案

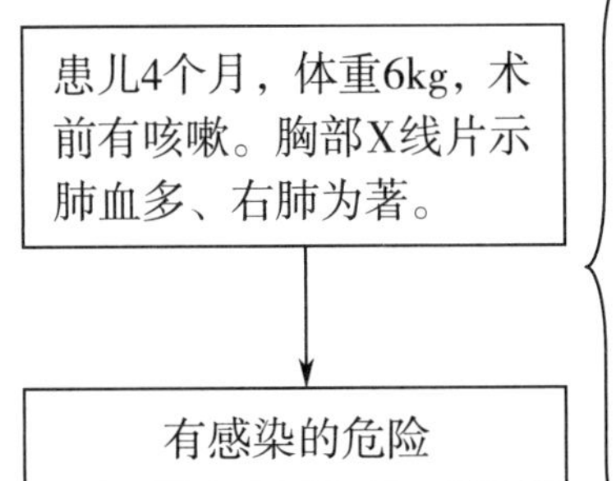

患儿4个月，体重6kg，术前有咳嗽。胸部X线片示肺血多、右肺为著。

↓

有感染的危险

（1）护理目标：术前避免患儿发生呼吸道感染。
（2）护理措施：
- 每日上、下午定时开窗通风。
- 根据天气变化及时增减衣物。
- 营养均衡、合理添加辅食。
- 注意个人卫生，防止交叉感染。
- 监测体温变化。
- 出现呼吸道感染及早抗感染治疗。

患儿4个月，体重6kg，胸片示：肺血多；CT：左肺动脉吊带，左肺动脉起自右肺动脉，绕行于主支气管下段分支部后方出左肺门，主支气管下段分支部后方受左肺门吊带影响，轻度狭窄。

↓

低效型呼吸形态

（1）护理目标：保持患儿的呼吸道通畅，防止发生呼吸困难。
（2）护理措施：
- 密切观察患儿的呼吸状态及生命体征。
- 减少刺激，必要时吸氧，防止患儿缺氧。
- 及时观察患儿的面色、口唇，发现问题及时处理，做好肺部护理。
- 做好家属的宣教工作，在怀抱或睡觉时要保持患儿的呼吸通畅。
- 安全喂养，少量多餐、防止因喂养不当造成误吸及肺部感染。

（二）术后护理配合

1. 诊疗情况　择期在全麻低温体位循环下行肺动脉吊带矫治术、房间隔缺损修补术及室间隔缺损修补术，窦性心律，心率 187 次 /min。血压 68/41mmHg，右房压 4mmHg，经皮血氧饱和度 100%。遵医嘱抗生素术后预防治疗、血管活性药物（多巴胺、多巴酚、米力农）维持循环，给予激素消除心肌水肿。术后给予呼吸机辅助呼吸，SIMV+PS 呼吸条件［PiP：(22+4) cmH_2O、PEEP：4cmH_2O、呼吸次数：40 次 /min、氧浓度：40%］；遵医嘱持续镇静芬太尼 100μg 与咪达唑仑 1mg 静脉泵入；患儿醒后及吸痰后均表现为血压高、右房压高、潮气量低、饱和度低；痰液为白痰，量中【4】；实验室检查结果：白细胞 8.12×10^9/L，中性粒细胞百分比 62.7%，PCO_2 30mmHg，PO_2 100mmHg；胸部 X 线检查双肺斑片影。术后第 3~5 天持续呼吸机辅助呼吸，SIMV+PS 呼吸条件（PiP：18cmH_2O、PEEP：4cmH_2O、呼吸次数 40 次 /min、氧浓度 40%）；遵医嘱持续镇静芬太尼 200μg 与咪达唑仑 2mg 静脉泵入；患儿醒后及吸痰后均表现为血压高、右房压高、潮气量低、饱和度低；痰液为白痰量多；化验值：白细胞 25.6×10^9/L、中性粒细胞百分比 77%、PCO_2 32mmHg，PO_2 110mmHg；胸部 X 线检查双肺斑片影；术后第 3 天更换美罗培南，术后第 4 天痰培养大肠埃希菌；术后第 5 天行纤维支气管镜检查及灌洗，纤维支气管镜检查结果：桥支气管、气道狭窄、气道软化、肺炎【5】。术后第 6 天呼吸机辅助呼吸，SIMV+PS 呼吸条件［PiP：(16+4) cmH_2O、PEEP：4cmH_2O、呼吸次数：25 次 /min、氧浓度:40%];遵医嘱更换镇静剂为右美托咪定 10μg/ml 持续泵入;血常规:白细胞 7.6×10^9/L、中性粒细胞百分比 60.8%、胸部 X 线检查大致正常。拔除气管插管 20min 后患儿出现呼吸困难、鼻煽,给予无创呼吸机持续气道正压通气(NCPAP)辅助呼吸,呼吸条件 PEEP 4cmH_2O、流量 10L/min、氧浓度 50%【6】。术后第 7 天停呼吸机辅助呼吸改面罩氧气湿化吸入,定时变换体位,保证患儿有效通气【7】,术后第 9 天病情平稳转回病房,1 周后平安出院。

思维提示:

【4】急性气道梗阻:PAS 术后解除了气道压迫,但气道本身的狭窄还需要时间恢复,加上体外循环术后及吸痰刺激,气道黏膜会出现不同程度的水肿及痉挛。术后需要镇静、减少刺激。

【5】纤维支气管镜对评估气道的重要性:PAS 术前存在气道狭窄易导致气道分泌物滞留,气道狭窄的严重程度和分泌物不能有效排除,会加重病情,影响呼吸机脱机。纤维支气管镜是评估气管及支气管病变的“金标准”,尤其对感染严重、分泌物黏稠的患儿可做反复灌洗,可达到清除脓性分泌物的目的,使患儿顺利脱机。它作为一种有创检查,具有一定的风险性。护理上应做好检查前的准备及整个操作过程中生命体征及血氧的观察,如发生病情变化,立即停止操作,积极做好抢救工作。

【6】NCPAP 的辅助意义:因 PAS 所致的气道狭窄,气管支气管软化,患儿拔管后出现了呼吸困难、鼻煽,给予 NCPAP 辅助呼吸,正压通气可作为一种气体支架,缓解拔管后憋闷、呼吸费力的症状。同时经过无创 NCPAP 过渡,缩短了患儿的呼吸机使用时间,提高了拔管的成功率。护理上要求患儿躁动时做好镇静和安抚,因为鼻塞紧密才能达到良好的通气效果,是实现呼吸道内 CPAP/PEEP 的关键。

【7】鼓励自主排痰,慎重吸痰减少气道刺激:因 PAS 合并不同程度的气道狭窄和软化,患儿哭闹或吸痰会加重通气受阻,使呼吸费力,氧合下降,严重者加重心肌缺氧导致心率、血压下降。护理上要做好患儿镇静和安抚,做好气道温湿化及体位引流管理,保证患儿的呼吸通畅。

2. 护理评估　患儿术后早期心率快、血压偏低、右房压偏低,使用呼吸机时间长,痰多、血常规高,X 胸片示双肺斑片影,痰培养阳性,纤维支气管镜灌洗,气道畸形。

3. 护理思维与实践方案

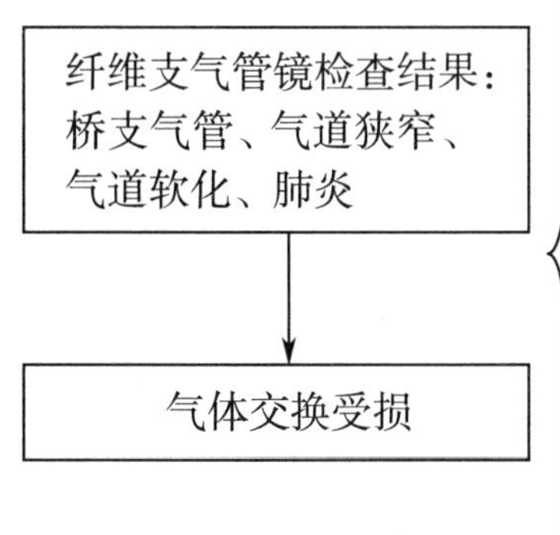

纤维支气管镜检查结果：桥支气管、气道狭窄、气道软化、肺炎

↓

气体交换受损

（1）护理目标：改善患儿的呼吸状态，尽早拔管，恢复正常的呼吸状态。

（2）护理措施：

- 密切观察患儿的呼吸、氧合情况，发现异常及时报告医生。
- 行有创呼吸机辅助呼吸期间，评估听诊呼吸音，辨别潮气量、血氧饱和度变化的原因。
- 按需吸痰，缩短刺激时间并观察生命体征及痰液性质。
- 拔管后运用无创呼吸机过渡：颜面部贴保护性敷料保护皮肤，选择适合的鼻塞或鼻罩、帽子，镇静及保持管路的紧密性来实现呼吸道CPAP/PEEP，达到较好的通气效果。
- 遵医嘱雾化吸入及抗感染治疗：选用支气管扩张剂、减轻水肿、稀释痰液的药物，如布地奈德、异丙托溴铵、半胱氨酸。
- 定时评估呼吸音，加强气道温湿化，定时翻身、叩背体疗。慎吸痰。
- 定时变换体位，必要时协助患儿俯卧位通气，保持头颈过伸位，保持呼吸通畅，促进痰液排出。
- 保持患儿安静，严重哭闹的患儿给予适当镇静。
- 观察消化吸收情况，如有腹胀及时处理。

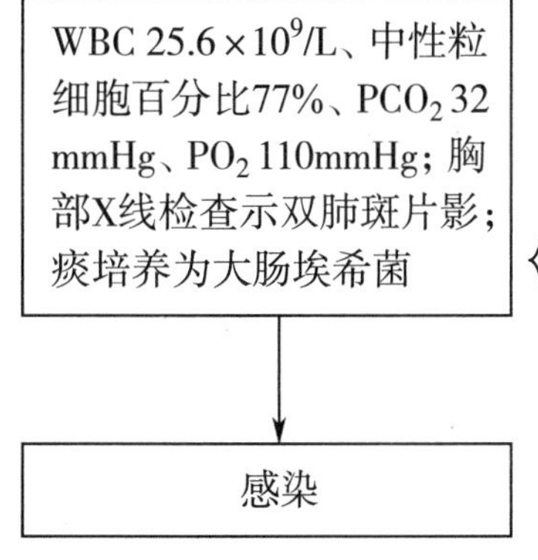

WBC 25.6×10^9/L、中性粒细胞百分比77%、PCO_2 32 mmHg、PO_2 110mmHg；胸部X线检查示双肺斑片影；痰培养为大肠埃希菌

↓

感染

（1）护理目标：控制感染，避免感染加重。

（2）护理措施：

- 严格无菌操作，操作前后严格洗手。
- 及时清理呼吸道分泌物。
- 按VAP的护理要求，床头抬高35°~45°、做好呼吸机内冷凝水的倾倒和处理，做好气道温湿化、定时翻身、及时清理口、鼻、咽腔的分泌物，做好口腔护理。
- 观察每日血常规及时留取痰、血培养，根据结果遵医嘱调整抗生素。
- 监测体温，及时有效地进行体温管理。
- 每4小时查血气，了解氧合状况。

（三）出院时的健康宣教

1. 诊疗情况　患儿生命体征平稳，窦性心律，心率 138 次 /min，血压 87/44mmHg，双肺呼吸音粗，未闻及心脏杂音，各项化验指标均在正常范围，10 天后出院。出院后继续使用利尿剂、心肌营养药。出院后避免患儿呼吸道感染，适当活动及饮食，如出现水肿、呼吸急促及时复诊【8】。

思维提示:

【8】出院后患者出现呼吸急促及时复诊:术后患儿的气道狭窄和软化需要一个恢复生长期。国外有研究显示:1岁前气管狭窄患儿的气管直径与正常发育水平相比相差很大,而且发育迟缓,但过了1岁以后,这些孩子的气管发育呈现"超速增长"现象,9岁时的气管直径达到正常水平。护理上要做好宣教,告知家属呼吸道感染的严重性,出现症状及时复诊。

2. 护理评估 患儿年龄小,出院后须在家属的帮助下遵医嘱服用利尿剂、心肌营养药物治疗,护士应给予详细的健康指导。

3. 护理思维与实践方案

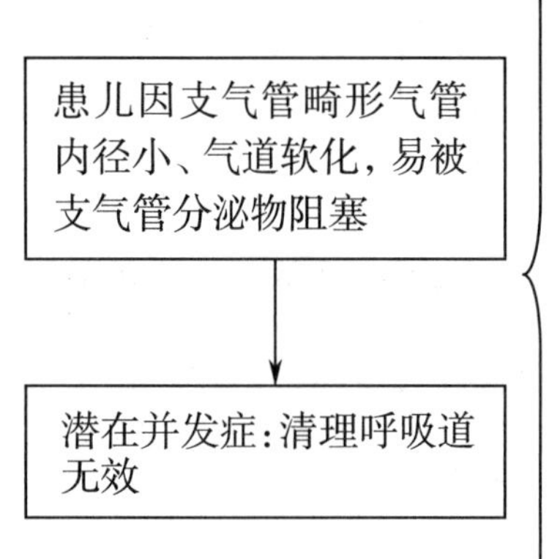

(1)护理目标:家属能够正确协助患儿咳嗽、咳痰,避免支气管分泌物的堵塞。

(2)护理措施:

- 每天开窗通风,注意增减患儿衣物。预防感冒。
- 指导患儿家属进行肺部物理治疗,协助其拍背、咳痰。
- 加强营养,少食多餐,逐渐增加辅食,保证机体需要。观察腹胀情况,禁止一次过多喂养,导致呕吐、误吸。
- 为患儿家属制定复查计划,术后1个月、3个月、6个月、1年定期复查,如出现呼吸急促及时复诊。

二、护理评价

肺动脉吊带是一种罕见的先天性血管畸形,常合并呼吸道狭窄及其他心脏畸形。术前主要以CT明确诊断,预防肺部感染为主。术后给予呼吸机辅助呼吸,镇静;观察及记录患儿的心率、血压、呼吸、经皮血氧饱和度,观察患儿的口唇颜色及呼吸状况,准确判断患儿醒后血氧饱和度下降的原因,在呼吸机脱机困难时,借助纤维支气管镜检查了解气道的狭窄情况,并做了深部灌洗,控制感染,顺利拔管,拔管后短期使用了NCPAP过渡,以缓解其喘憋、呼吸费力的症状,拔管后加强呼吸道护理,重视体位引流,定时翻身,拍背体疗及雾化吸入,气道温、湿化,加强胃肠道管理,做到有效喂养,避免因喂养不力出现的并发症。顺利出院。出院时对家属进行具体详细的指导,做好宣教。

三、安全提示

1. 术前要积极预防和控制感染,为术后顺利脱离呼吸机打好基础。

2. 术后患者出现血氧饱和度低、潮气量下降，应听诊准确判断是否因气道水肿、痉挛还是分泌物过多引起，再积极对症处理。如处理不当则易导致急性气道梗阻。

3. 术后做好患儿镇静，减少刺激。因患儿烦躁、哭闹时会加重气道梗阻，使呼吸费力，氧合下降，严重者加重心肌缺氧导致心率、血压下降。吸痰刺激加重气道水肿及痉挛，诱发气道梗阻。

4. 纤维支气管镜作为一种有创检查，具有一定的风险性。配合医生做好准备工作，观察病情，发生变化立即停止操作，积极做好抢救工作。

四、经验分享

（一）肺动脉吊带临床症状的初期识别

由于肺动脉吊带临床以呼吸道症状表现为主，无特异性，在治疗过程中如临床症状无缓解者，应高度警惕肺动脉吊带的可能，需要到有经验的三甲医院进行检查确诊。

（二）术后早期气道的分层管理：气道的分层管理与气道的狭窄程度密切相关

1. 轻型（偶有或无症状）：尽早拔管，避免长时间待机加重气道梗阻。

2. 中型（持续呼吸道症状、但无呼吸窘迫）：呼吸机辅助时间延长，持续镇静，要做到观察和评估患者的 3 个时刻：初醒、躁动、吸痰前后的潮气量及血氧饱和度的变化，以避免诱发急性气道梗阻。遵医嘱运用激素减轻气道水肿，预防 VAP，控制感染。

3. 重型（严重呼吸道症状，呼吸窘迫）：做了以上工作仍不能缓解气道梗阻，呼吸条件较高，血气结果内环境差，借助纤维支气管镜检查了解气道的狭窄程度，行二次手术做气管成形。

（三）脱机策略

对于气道狭窄严重、待机时间长的患儿，必要时借助纤维支气管镜做气道的深部灌洗，逐渐降低呼吸条件，血气值正常、感染控制可脱机。在撤机后立即给予患儿 NCPAP 过渡，行序贯通气疗法，保证通气效果，以缓解其喘憋、呼吸费力的症状。

（四）慎吸痰

正确判断患儿是否需要吸痰，尽量减少吸痰次数及时间。以避免吸痰加重气道水肿及痉挛，使病情恶化，因此护理的重点有：评估和观察呼吸状态和氧合；做好雾化吸入，减轻气道水肿及解痉；体位引流，间断俯卧位通气，促进痰液的排出。整个过程应保持患儿安静，适当给予镇静，避免哭闹加重气道梗阻。

（何红霞）

第十一节　完全型肺静脉异位引流合并肺静脉梗阻患儿的术后护理

患儿男性，3 个月，4kg。半个月前体检时发现心脏杂音，到当地医院就诊，诊断为“完全型肺静脉异位引流（total anomalous pulmonary venous connection，TAPVC）、卵圆孔未闭、肺动脉高压”。来我院门诊就诊，超声心动图提示：完全型肺静脉异位引流、房间隔缺损、右房扩大、右室扩大、肺动脉高压、三尖瓣中度关闭不全，为行手术治疗收入院。

一、诊疗过程中的临床表现

（一）入院时

1. 诊疗情况

入院查体：T 36.5℃、P 135 次 /min、BP 95/57mmHg、R 30 次 /min；WBC 8.31×10^9/L，Hb 126g/L；喂养困难，饮食量少【1】；患儿平素易感冒、发热、咳嗽，心前区听诊：胸骨左缘 2、3 肋间可闻及 2/6 级收缩期吹风样杂音。

胸部 X 线检查示心影增大，两肺肺血多【2】。超声心动图诊断为：混合型完全型肺静脉异位引流，房间隔缺损(6mm)，三尖瓣中量反流，肺动脉高压。LVED 14mm，LVEF 60%，垂直静脉狭窄，内径为 3~4mm；右侧肺静脉狭窄，内径为 3mm【3】。

思维提示：

【1】患儿 3 个月，4kg，喂养困难，饮食量少，提示患儿生长发育差，营养不良。由于术前肺静脉氧合血全部回流到右心房，故血流动力学表现为左向右分流，左心室射入主动脉的血量减少，致体循环供血不足，左心发育不良，使患儿的生长发育落后。术前护士应指导家属对患儿加强喂养，合理添加辅食。

【2】术前易感冒、发热、咳嗽，提示患儿易发生肺部感染，术后易合并呼吸机相关性肺炎(VAP)。由于患儿两肺肺血多，肺间质经常处于充血水肿状态，肺泡膜的屏障功能就会破坏，抵抗力降低，容易患感冒，而且容易发展成肺炎。护士应指导家属照顾好患儿起居，尽量避免感冒。

【3】患儿垂直静脉和右侧肺静脉狭窄，肺静脉流速快，右心系统明显扩张，左心缩小。提示存在肺静脉回流受阻，易导致肺动脉高压。由于垂直静脉和右侧肺静脉狭窄导致肺静脉回流受阻，使血液滞留在肺静脉系统内，导致肺淤血，肺静脉压力进一步升高，最终会导致肺动脉高压的发生。该患儿病情危重，应尽快手术。术前护士应安抚患儿，尽量集中操作，减少侵入性的操作刺激，指导家属细心观察患儿，防止出现血压高、心率快、血氧饱和度下降等肺动脉高压危象的发生。

2. 护理评估　合并肺静脉梗阻的完全型肺静脉异位引流，病情常常十分危重，随时有心力衰竭甚至猝死的风险。护士遵医嘱密切观察病情变化，并给予患儿家属专业化的护理指导，提高对患儿的临床状态评估，尤其是突发情况发生的风险意识，使患儿得到更安全的生活护理保障。

3. 护理思维与实践方案

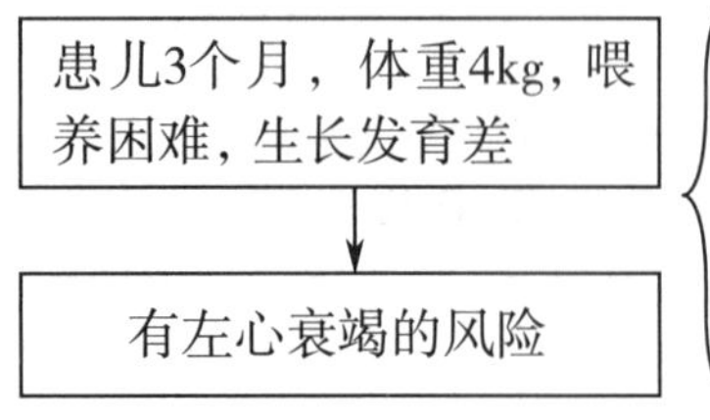

（1）护理目标：减轻左心负担，预防左心衰竭。
（2）护理措施：
- 给予低流量氧气吸入。
- 减少刺激。
- 少量多餐，限制单位时间内的入量。
- 遵医嘱使用强心利尿药。

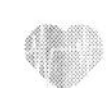

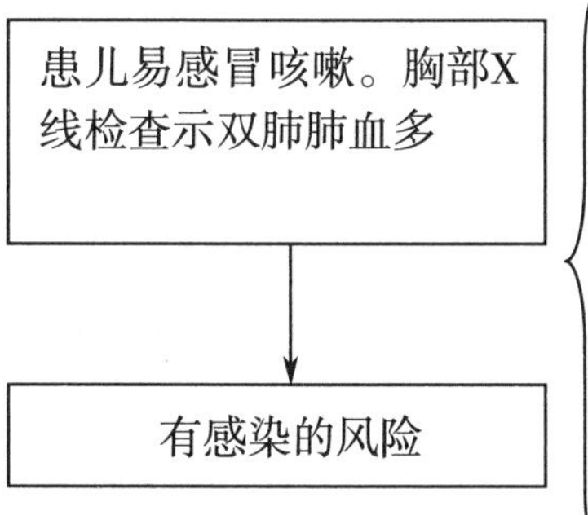

（1）护理目标：预防术前呼吸道感染。

（2）护理措施：

- 每日上、下午定时开窗通风。
- 根据天气变化及时增减衣物。
- 营养均衡、合理添加辅食。
- 注意个人卫生，避免交叉感染。
- 监测体温变化。
- 出现呼吸道感染及早抗感染治疗。

垂直静脉和右侧肺静脉狭窄，肺静脉流速快，右心系统明显扩张，左心缩小

↓

有肺动脉高压发生的风险

（1）护理目标：①患儿术前不发生肺动脉高压；②护士能够及早识别患儿的危险因素，预防肺动脉高压的发生；③若发生，及早发现并迅速得到有效救治。

（2）护理措施：

- 密切观察患儿的生命体征变化。
- 护士能够迅速识别肺动脉高压危象的症状（呼吸困难、心率快、血压低、血氧饱和度下降等）并及时救治。
- 遵医嘱给予强心、利尿、抗感染的药物。
- 安抚患儿，避免患儿哭闹造成右心负荷增加和肺阻力增高。
- 保持大便通畅。
- 遵医嘱间断吸氧。

LVED14mm，左心发育差

↓

左心功能不全的风险

（1）护理目标：维护好左心功能。

（2）护理措施：

- 维持较高心率（必要时遵医嘱泵入异丙肾上腺素或使用起搏器）。
- 监测左房压。
- 严格限制入量，维持负平衡，避免单位时间内液体进入过多，对循环和内环境造成影响。
- 在维持有效循环的前提下，血压维持在低限。
- 适当使用正性肌力药物，提高左心室的收缩能力，严格掌握好更换血管活性药物的方法，避免心率、血压大范围波动。

（二）术后护理配合

1. 诊疗情况 患儿在全麻低温体外循环下行完全型肺静脉异位引流矫治术与肺静脉成形术、三尖瓣成形术及房间隔缺损修补术，术后肺动脉压力下降满意，右心较术前减小，LVED 16mm，LVEF 62%，吻合口流速 1.6m/s，左侧肺静脉流速 1.3m/s，右侧肺静脉流速正常范围，三尖瓣少量反流。手术当天起搏心率 173 次 /min，律齐。血压 70/41mmHg，中心静脉压 5mmHg，左房压 7mmHg，经皮 SO_2 100%。遵医嘱抗生素术后预防治疗；血管活性药物（多巴胺、多巴酚丁胺、肾上腺素、米力农）维持循环；给予激素消除心肌水肿；泵入肝素，防止静脉吻合口血栓形成。术后当天给予呼吸机辅助呼吸，SIMV+PS 呼吸条件（PiP 15cmH_2O、PEEP 4cmH_2O、呼吸次数 35 次 /min、氧浓度 50%）；持续镇静瑞芬太尼 200μg 与咪达唑仑 1mg 静脉泵入；患儿痰液为白痰量多；实验室检查：WBC 7.24 × 10^9/L、中性粒细胞百分比 68.7%；胸部 X 线检查双肺斑片影；当日出入量负 290ml【4】。术后第 1 天拔除气管插管，白细胞 12.4 × 10^9/L、中性粒细胞百分比 81.3%；胸部 X 线检查双肺斑片影；遵医嘱更换抗生素，注射用头孢哌酮钠舒巴坦钠。术后第 2 天因呼吸困难、粉痰，给予 CPAP 辅助；术后第 2~8 天超声示肺静脉流速逐渐增快 1.4~2.2m/s。术后第 9 天病情加重，心率 180/min，血压 46/24mmHg，动脉血气 PaO_2 39.9mmHg，静脉压 21mmHg，给予二次插管，吸痰为血水痰、呼吸机辅助呼吸，SIMV+PS 呼吸条件（PiP 21cmH_2O、PEEP 6cmH_2O、呼吸频率 40 次 /min、氧浓度 100%）。床旁胸片示双肺渗出；超声示左侧肺静脉回流到左房，连接左心耳处血流加速，约 1.7m/s，最窄处内径 2.5mm；右侧肺静脉通过原上腔静脉下段回流到左房，血流速度增快，峰值流速约 2m/s，最窄处血流束宽约 2.4mm，三尖瓣中量反流，估测肺动脉收缩压约 64mmHg。术后第 10~18 天，持续呼吸机辅助，PEEP 正压通气，SIMV+PS 呼吸条件（PiP 20+5cmH_2O、PEEP 5cmH_2O、呼吸次数 40 次 /min、氧浓度 60%）。给予强心利尿，持续负平衡。超声评估示：左侧肺静脉流速 2.0m/s，右侧肺静脉流速 2.5m/s。CT 检查：左侧肺静脉与左心耳处吻合口规则，连接通畅；右侧肺静脉汇入左心房入口处迂曲，管腔重度狭窄；双肺炎性改变。肺静脉狭窄逐渐加重，于术后第 19 天再次行肺静脉成形术。术后左侧肺静脉流速 0.5m/s，右侧肺静脉流速 0.9m/s【5】。

思维提示：

【4】患儿术前左心发育小，容积小。术后肺静脉回流至左心，左心血流量明显增加，易发生肺淤血，应加强左心功能的维护，减少循环血量，增加心排出量，遵医嘱给予二联持续镇静，以减少心脏负荷及氧耗。

【5】患儿术后第 1 天拔除气管插管，失去正压通气，术后第 2 天开始出现粉痰，肺静脉流速逐渐增快 1.4 ~2.2m/s，提示肺静脉回流梗阻；术后第 9 天出现呼吸困难，心率快，血压低，静脉压高提示发生肺动脉高压反应。由于术后可在肺静脉与左心房吻合口处出现内膜增生、管壁纤维化，或在远离吻合口的肺静脉出现节段性或弥漫性内膜过度增生、中层增厚，从而造成肺静脉血流受阻、肺淤血，继发肺动脉高压。此时应积极二次插管，在强心利尿的同时给予波生坦、西地那非降压治疗；严格控制入量，维持适当心率；持续镇静、减少刺激。超声评估肺静脉回流梗阻的情况。肺静脉狭窄逐渐加重，肺静脉回流受阻严重，病情发展迅速，只有手术才能解除梗阻，缓解病情。

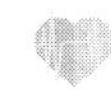

2. 护理评估　患儿月龄小、体重低、病情危重，术后又出现严重并发症——肺静脉狭窄，导致肺淤血和肺动脉高压，病程长，呼吸机辅助时间长，增加了感染的风险。

3. 护理思维与实践方案

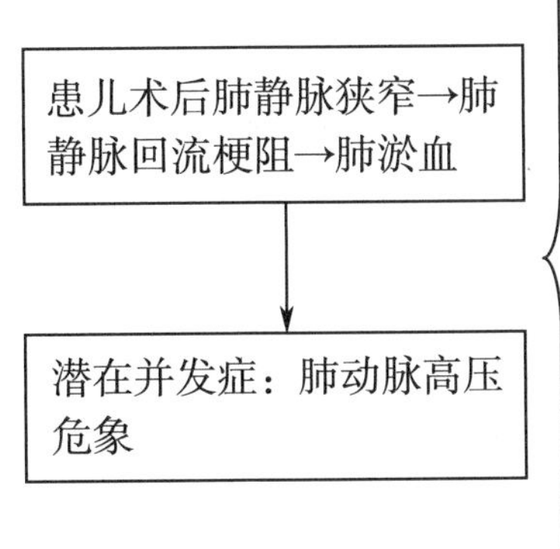

（1）护理目标：避免出现肺动脉高压危象。

（2）护理措施：

- 了解肺静脉回流梗阻情况（超声评估）
  ①拔管前：加强利尿，保持负平衡。注意肺动脉高压表现（心率快、血压低、CVP高等）。②拔管后观察有无肺淤血的表现：胸部X线检查，低氧，尿少，血痰，呼吸状态的改变。
- 预防肺动脉高压危象
  ①充分镇静。②应用米力农、西地那非、波生坦等降肺动脉压力的药物。③适当延长呼吸机的辅助时间。维持过度通气状态，以降低肺血管的阻力。④注意观察应激刺激下肺动脉高压的表现。

患儿经历二次插管、二次手术，呼吸机辅助时间长；WBC 12.4 × 10^9/L、中性粒细胞百分比81.3%

↓

有感染的风险

（1）护理目标：避免出现严重的呼吸道感染。

（2）护理措施：

- 严格无菌操作，操作前后严格洗手。
- 定期更换呼吸机管道。
- 按VAP的护理要求，床头抬高35°~45°、做好呼吸机内冷凝水的倾倒和处理，做好气道温湿化、定时翻身、及时清理口鼻咽腔的分泌物，按需、有效地进行气管内吸痰，做好口腔护理。
- 观察每日血常规，及时留取痰、血培养，根据结果遵医嘱调整抗生素。
- 监测体温，及时有效地进行体温管理（使用变温毯及暖风机）。

（三）出院时的健康宣教

1. 诊疗情况　患儿各项生命体征平稳，窦性心律 150 次 /min、律齐，血压 75/40mmHg，双肺呼吸音粗，各项化验指标均在正常范围，住院 56 天后痊愈出院。遵医嘱，继续使用利尿、心肌营养物治疗。按时服用药物，出现不适及时复诊【6】。注意避免患儿感冒、发热、呼吸道感染，注意活动量及饮食【7】。

思维提示：

【6】出院后继续服用阿司匹林，防止静脉吻合口血栓形成；服用利尿、心肌营养药物，预防左心功能不全。指导家属协助患儿正确服用，出院1个月、3个月、半年定期到医院复查，出现异常情况及时就诊。

【7】心功能改善后，加强喂养，增加患儿抵抗力，改善营养不良。

2. 护理评估　患儿年龄小，出院后须在家属的帮助下遵医嘱服用抗凝、利尿、心肌营养物治疗，护士应给予详细的健康指导。

3. 护理思维与实践方案

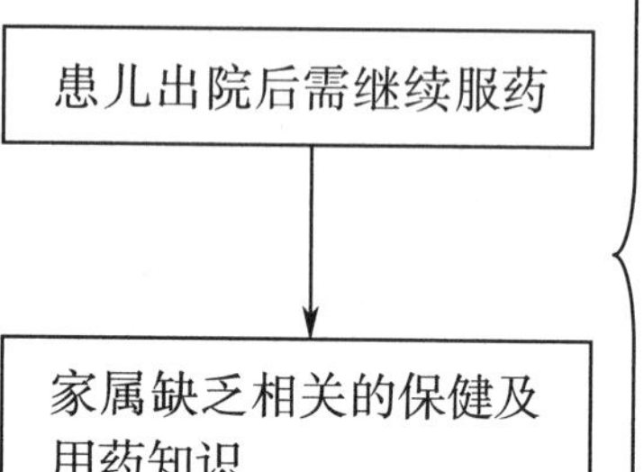

（1）护理目标：①家属能够正确协助患儿服用药物，避免或减少药物的副作用；②患儿出院后能够按时到医院复查。

（2）护理措施：

- 向家属宣教，介绍各种药物的使用方法，注意事项及副作用。
- 阿司匹林：需餐后服用，服用后注意有无出血，如有异常请及时到医院检查。
- 按时服药，不可擅自停药。
- 定期复查凝血时间，防止出血。
- 利尿药：不可突然停服，以免出现心功能不全。注意补钾药与利尿药应同时服用，避免出现由于电解质紊乱所导致的心律失常。
- 定时开窗通风，注意保暖，防止感冒的发生。
- 为患儿家属制定复查计划，先心病应于术后1个月、3个月、6个月、1年定期复查。复查项目：心电图、电解质、超声心动图、胸片等。按时复诊，及早发现心律失常和手术后肺静脉再梗阻。

二、护理评价

完全型肺静脉异位引流是一种严重并复杂的先天性心脏病，有无肺静脉回流梗阻以及心房内分流量的大小是决定症状、病程缓急和预后的重要影响因素。存在肺静脉梗阻的患儿术前机体营养差，合并中重度肺动脉高压，增加了手术的复杂程度。原则是早期诊断，尽早手术。术前必须应用强心利尿药和血管扩张药，防止慢性心功能不全的急性发作。术后的关键是预防吻合口梗阻，预防肺动脉高压和维护左心功能。出院时对家属进行具体详细的指导，做好宣教。

三、安全提示

1. 伴有梗阻的 TAPVC 患儿，病情危重，术后早期深度镇静、减少刺激，避免诱发左心功能不全，注意评估左右房压的差值，观察患儿面色。

2. 避免诱发肺动脉高压危象。重视肺动脉高压危象发生的高危时段：术后初醒躁动时、吸痰时、吸痰后。

四、经验分享

（一）肺动脉高压的临床表现有哪些？

1. 心率先快后慢（200 次 /min → 90 次 /min）
2. 血压先高后低（收缩压 150mmHg → 50mmHg）
3. 右房压持续高
4. 潮气量↓通气量↓血氧饱和度急剧↓→心搏骤停（难以复苏）

（二）混合型 TAPVC 的特点？

混合型 TAPVC 是最少见的类型，国内报道占所有 TAPVC 的 2%~5%，以心上型合并心内型最常见。其肺静脉解剖更为复杂，术前更易合并肺静脉梗阻，导致肺的继发性改变，肺淤血。术中体外循环、主动脉阻断和术后通气时间明显多于其他类型的 TAPVC。术前左心发育不良、术中心肌保护不当、术后吻合口狭窄、残余肺静脉梗阻等都可导致心功能不全，这一系列的原因决定了混合型 TAPVC 患儿术后病程长，恢复慢。

（范中静）

第十二节　左冠状动脉起源于肺动脉患儿的护理

患儿男性，3 个月，5.3kg，因“气促，喂养困难 2 个月”于当地医院就诊，胸部 X 线片示：左肺受压，心影显著增大；心脏超声示：左心功能减低，LVEF 36%，二尖瓣少量反流，心包积液（少量），2 个月前因上呼吸道感染行抗生素治疗，根据病史、体检、辅助检查，诊断为先天性心脏病，左冠状动脉起源于肺动脉，为进一步明确诊断行手术收住院。

一、诊疗过程中的临床护理

（一）入院时

1. 诊疗情况

入院查体：T 36.5 ℃，P 160 次 /min，R 40 次 /min，BP 85/40mmHg，Hb 93g/L，营养状况差，喂养困难【1】，口唇无发绀，双肺呼吸音粗。

胸部X线检查示：心胸比例0.65，肺血增多，心影显著增大，ECG示窦性心律，正常心电图。PET/CT提示心肌活力受损，心肌血流灌注受损面积占左室55%，左心室心尖段部分存活心肌，左室收缩功能减低，超声示：LVEF 17%，LVED 41mm，二尖瓣反流少量，冠状动脉-肺动脉水平左向右分流，左冠状动脉起源于肺动脉（ALCAPA）【2】。

主要治疗：诊断明确，存在手术指征，检查全身状况及重要脏器未发现明显手术禁忌证，完善术前检查，择期尽快手术【3】。

思维提示：

【1】患儿男性，3个月，5.3kg，喂养困难，入院前因上呼吸道感染行抗生素治疗，提示患儿营养状况差，心内血流异常分流使肺血增多，极易出现反复肺部感染，护士应指导患儿家属照顾好患儿起居，避免感冒，合理喂养，注重营养支持，防止呛咳误吸。

【2】PET/CT提示心肌活力受损，超声示左室收缩功能极差，LVEF 17%，急剧下降(36%→17%)，LVED：41mm，二尖瓣少量反流，冠状动脉-肺动脉水平左向右分流，表明患儿随着肺阻力的下降，冠状动脉供血严重不足，而相应的侧支循环并未建立完善。因为此类患儿的存活情况与侧支循环的早期建立及稳定性有密切关系，侧支循环丰富的患儿，一般年龄较大，术前EF接近正常，术前需关注心功能的动态变化，并及早手术。而侧支循环少的患儿，相对年龄都较小，如果侧支血管少，多数在1岁内就会死亡。因此年龄越小的患儿，侧支循环建立少的情况下，LVEF急剧下降，可造成不可逆的心肌缺血及心功能不全，护理上应保持患儿镇静，遵医嘱持续吸氧，心电监测，以避免发生左心衰竭及突发的恶性心律失常，护士应知晓，对于术前LVEF低于40%的患儿，应行PET/CT了解心肌存活情况。

【3】外科手术是本病唯一有效的治疗方法，婴幼儿一旦出现症状，其自然预后极差，可能猝死，心力衰竭，因此要早诊断，且一经确诊需尽快手术。

2. 护理评估　患儿年龄小、体重低、喂养困难、心功能差，随时有心绞痛和心力衰竭甚至猝死的风险。护士遵医嘱密切观察病情变化，给予患儿家属进行专业化的护理指导，并提高对患儿的临床状态评估，尤其是提高突发情况发生的风险意识，使患儿得到更安全的生活护理保障。

3. 护理思维与实践方案

患儿气促，喂养困难，左室收缩功能减低，LVEF 17%，LVED 41mm

↓

心排血量减少，有发生心绞痛及心衰甚至猝死的危险

（1）护理目标：
- 明确对此类疾病出现突发事件的风险意识。
- 明确对心功能极差患儿临床状态的评估和早期识别，并及时处理。
- 避免临床突发恶性事件的出现。

（2）护理措施
- 监测患儿心率/律、血压、脉搏、呼吸，观察神志改变，发现异常及时报告医生并积极配合处理。
- 护士加强巡视，观察患儿面色、唇色及呼吸状态，尤其是进食哭闹后有无口唇发绀。
- 保持病房安静舒适，限制探视，避免外界刺激。
- 指导家属安全喂养，营养均衡，保证营养供给，避免因喂养不当造成呛咳及误吸。
- 安抚患儿，减少哭闹，避免诱发严重的缺氧。对于严重心功能不全的患儿，注意适度镇静。
- 行静脉穿刺、抽血标本及特殊治疗时应在具备抢救设备的房间内进行。
- 每日开窗通风，做好保护性隔离，预防感冒，出现呼吸道感染者，遵医嘱及早使用抗生素抗感染治疗。

（二）术后护理配合

1. 术后情况　患儿在全麻低温体外循环心内直视下行左冠状动脉异常起源于肺动脉矫治术，转机时间 176min，阻断 81min，考虑心脏大、病情重，常规关胸影响循环稳定及不利于紧急处理，遂术中延迟关胸【4】，安返 PICU，呼吸机辅助呼吸，常规遵医嘱给予注射用头孢呋辛钠 135mg，3 次 /d，预防感染。监测血气数值基本满意，持续心电监测，起搏心率 160 次 /min，起搏参数设置如下：①起搏频率 160 次 /min；②输出电流 5mA；③感知电压 2mV，血压 64/43mmHg，中心静脉压 4mmHg，左房压 9mmHg，经皮 SO_2 100%。遵医嘱泵入血管活性药物（多巴胺、多巴酚丁胺、肾上腺素、硝酸甘油）维持循环平稳，补充容量（白蛋白 3g），三联镇静（芬太尼 + 咪达唑仑 + 哌库溴铵 1.5ml/h），减少心脏负荷和耗氧。患儿月龄小，体重低，术中超声 EF 18%，LVED 41mm，手术操作复杂，转机时间长，延迟关胸，早期以维持循环稳定为治疗护理重点，保证循环稳定的基础上加强利尿，托拉塞米注射液 4mg/h 持续泵入，尿量少，安装腹膜透析管，排出代谢废物和水分，出入量负平衡，维护心肺功能【5】。

术后第 5 日，超声 LVEF 19%，LVED 40mm，循环稳定，起搏心率 165 次 /min，血压 70/43mmHg，尿量满意，累计负平衡 800ml，中心静脉压 4mmHg，左房压 6mmHg，顺利关胸。

术后第 33 日，超声 LVEF 36%，LVED 32mm，拔除气管插管，拔管后患儿早期呼吸状态尚可，逐渐呼吸浅快费力，鼻煽，胸片提示左肺不张，血气：PCO_2 65mmHg，中心静脉压11mmHg，行二次插管。常规每日留取痰培养，且痰培养结果革兰氏阳性葡萄球菌，监测血常规、CRP、PCT、G试验的数值，调整抗生素用药，控制感染【6】。术后第42日，超声LVEF 48%，LVED 31mm，自主心率120次/min，血压85/53mmHg，自主呼吸均匀有力，血气指标满意，痰血培养结果阴性，顺利脱机，面罩吸氧，及时引流呼吸道分泌物，鼓励母乳喂养加强营养支持。术后第62日，超声LVEF 50%，LVED 26mm转回病房，术后第88日超声LVEF 58%，LVED 24mm出院。

思维提示：

【4】患儿术中转机时间176min，阻断81min，提示手术复杂难度大，转机时间长，心脏大，延迟关胸，心脏功能差，术后心肌水肿，可能突发心搏骤停，护士应备好各种抢救药品及物品，监测左房压和中心静脉压，并监测血气指标，以循环稳定和维护心功能为主，如有左房压持续增高或者左房压与右房压的差>4mmHg，心率增快，血乳酸增高，应及早告知医生。

【5】行冠状动脉手术的患者需要维持相对较高的灌注压，以维持冠状动脉血供，但先天性冠状动脉起源异常的患儿，过高的血压，会给予左心室较大的后负荷，因而不利于心功能的恢复，反而存在进一步受损，甚至左心胀停的可能性。因此对于这类患儿的心功能维护，需要做到：强化镇静，减少刺激，减少心肌耗氧；监测房压变化，避免快速补液；维持相对低的血压，避免过高的后负荷；循环稳定的基础上加强利尿，维持负平衡，降低心脏负担。此外，此类患儿术后早期心脏应激性高，冠状动脉畸形矫治手术复杂，易发生恶性心律失常，需要及早识别。术后常规遵医嘱给予硝酸甘油持续泵入，维持冠状动脉血供。对于成年冠心病患者，术后需要控制心率，减少心脏做功，但先心病患儿早期易出现低心排，需要维持较快心率以保证心脏排血，因此维持本患儿160次/min的起搏心率，但如果患儿返室后持续心率快，且血压不好维持，需要考虑是否有发热、容量不足等问题，需要动态关注患儿的房压、乳酸、尿量等情况。

【6】患儿心功能差，LVEF值低，延迟关胸，病程长，呼吸机辅助时间长，拔管后呼吸费力，提示我们对于心功能不全长期依赖呼吸机的患儿，除了需要评估患儿心功能的恢复情况外，还要综合考虑患儿的肺部条件、感染因素、营养状态以及对呼吸机的依赖情况。痰培养阳性提示出现呼吸机相关性肺炎，动态监测各项感染指标上报医生指导抗生素的使用。患儿治疗的推进是依据心指数的评估而推进，护理措施也应以此为准绳。

2. 护理评估　患儿月龄低、体重低、LVEF低，左心大，术中转机及阻断时间长，延迟关胸，术后容易发生心搏骤停及左心衰竭，病程长，呼吸机辅助时间延长，增加了感染的风险。

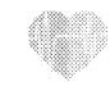

3. 护理思维与实践方案

在全麻心内直视下行左冠状动脉异常起源于肺动脉矫治术，心肌水肿，延迟关胸，术后起搏心率160次/min，起搏参数设置：起搏频率160次/min，输出电流5mA，感知电压2mV

↓

有发生恶性心律失常风险

（1）患儿在PICU期间循环平稳，护士能够识别各种心律失常，在发生早期及时被发现并迅速得到有效救治。

（2）护理措施：

- 备好抢救药品及物品。
- 遵医嘱给予深度镇静，制动体位，减少刺激。
- 监测心律及心率，密切观察心电图是否有ST段改变。
- 静脉给予改善心肌代谢的药物(左西孟旦，磷酸肌酸钠)：增加心肌收缩力，促进心功能的恢复。
- 维持电解质平衡，降低发生心律失常的概率。
- 起搏器的应用（安装心房或房室顺序起搏导线），根据年龄和心功能情况设置起搏器的参数目的是保证心排血量，当自主心率恢复后改为按需起搏。备好备用电池。

转机时间176min，阻断81min，心脏大，延迟关胸，超声LVEF18%，LVED 41mm，起搏心率160次/min

↓

心排血量减少，有发生心源性休克的风险

（1）护理目标：患儿在PICU期间不发生心源性休克，或在发生早期及时被发现并迅速得到有效救治。

（2）护理措施：维护心功能（左心功能为主）。

- 应用血管活性药物：强心（多巴胺、多巴酚丁胺，肾上腺素）；增强心肌收缩力，增加心脏排血量，保证供血；扩血管（硝酸甘油，硝普钠）：扩张冠状动脉、降低周围血管及肺血管阻力。
- 动态监测左房压：术后LAP维持在5~10mmHg。
- 左房测压管的护理：严禁左房测压管给药，避免液体或气体进入引起栓塞，术后当日左房测压管持续以含0.02ng/ml的肝素盐水0.5ml/h泵入管道，预防血栓阻塞，左房管阻塞时不可冲洗，要及时拔除，拔出后充分按压穿刺点15~30min，避免内出血造成心脏压塞。
- 严格控制出入量，增加容量不宜过快，保持一定的负平衡状态。
- 充分镇静（芬太尼+咪达唑仑+哌库溴铵）。
- 温度的调控：术后肛温36~36.5℃；密切观察末梢循环情况，注意保暖。
- 每日床旁超声对心功能进行评估。

术后第33日拔管，LVEF：36%，LVED：32mm，呼吸浅快费力，鼻煽，胸片提示左肺不张，痰培养阳性，血气PCO_2 75mmHg，中心静脉压11mmHg

↓

呼吸机依赖

（1）护理目标：改善患儿的通气障碍，尽快顺利撤除呼吸机辅助。

（2）护理措施：

- 开放气道，立即皮球加压给氧，提高血氧饱和度，增加通气、换气。
- 协助医生行气管插管术，密切观察患儿的生命体征及呼吸情况，发现异常及时报告医生。
- 行呼吸机辅助呼吸期间合理调节呼吸机参数，监测患儿动脉血气的变化，如有异常及时告知医生。
- 插管后拍床旁胸片，确定插管位置。
- 加强呼吸道护理：定期评估呼吸音，加强气道温湿化，定时变换体位，体疗，按需吸痰。
- 积极控制感染，依据阳性体征结果，遵医嘱调节抗生素的使用。
- 超声评估EF指数，等待心功能恢复，遵医嘱选择合适的时机、模式进行脱机训练，逐步推进，直至顺利拔管。
- 根据检验结果遵医嘱积极纠正低蛋白血症和贫血。

患儿心功能差，术后延迟关胸，长时间呼吸机辅助呼吸，WBC 15.21×10^9/L、中性粒细胞百分比82.5%

↓

有发生感染性休克的危险

（1）护理目标：患儿在PICU期间避免出现严重的呼吸道感染，不发生感染性休克。

（2）护理措施：

- 遵医嘱根据血常规和细菌培养、PCT、CRP结果应用抗生素。
- 任何侵入性操作（如静脉注射、静脉输液、经深静脉或动脉置管、吸痰等）严格无菌观念，操作前后严格洗手，保证无菌原则。
- 床头挂置隔离衣。
- 执行VAP预防集束策略：
  - ➢ 抬高床头30°~45°，以利于通气，避免误吸；定时口腔护理，每6小时1次。
  - ➢ 定期更换呼吸机管道，7天更换1次（如被污染，及时更换）。
  - ➢ 保证呼吸机雾化罐加温加湿：温度保持在37℃、湿度保持在100%。
  - ➢ 呼吸机气路管道内冷凝水及时倾倒。
  - ➢ 应用带气囊的气管插管时，保持气囊压力25~30cmH_2O。
- 定时翻身、体疗，按需、有效吸痰。
- 加强肠内营养支持，经胃管鼻饲配方奶，观察消化吸收情况，避免残留内容物造成呕吐及误吸。

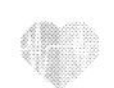

（三）出院时的健康宣教

1. 诊疗情况 患儿入院后完成相关检查，在全麻低温体外循环下行冠状动脉起源异常矫治术，术后患儿心功能差，循环波动，于 PICU 持续监测，心功能逐渐恢复，术后第 88 日超声 LVEF 58%，LVED 24mm，出现肺部感染，给予抗感染、吸痰、平衡水电解质、利尿等治疗，病情逐渐恢复，现恢复较好，给予出院。出院后继续服用强心、利尿、补钾药【7】。出院 1 个月、3 个月、半年定期到医院复查。

思维提示：

【7】出院后应继续服用强心、利尿、补钾药：给予强心、利尿药是为了继续巩固与维护心脏功能，护士应指导家属给患儿准确服药，准时复诊，超声评估心功能的恢复情况，如有不适立即就诊。

2. 护理评估 患儿年龄小，病情重，出院后必须在家属的辅助下服用强心、利尿、补钾药。护士应该做好详细的出院健康指导。

3. 护理思维与实践方案

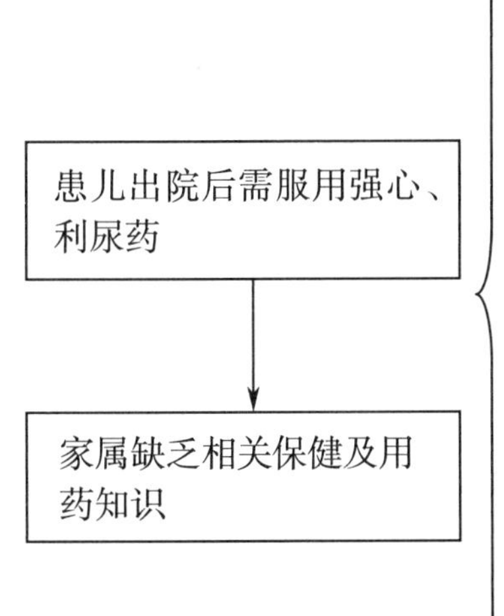

（1）护理目标：
- 家属能够协助患儿正确按剂量服用药物，使患儿得到专业的生活护理。
- 患儿出院后能够按时到医院复查。

（2）护理措施：
- 向家属宣教各种药物的服用方法，注意事项及副作用。
- 补钾要配合利尿剂（同时用，同时停），服药期间如出现恶心呕吐，请及时到医院复查电解质。
- 控制患儿出入量，少食多餐喂养，如出现尿少、面部水肿等异常情况，及时到医院检查。
- 术后6个月严格控制患儿的活动量，多卧床休息。患儿应于1个月、3个月、半年复查，告知家属挂号方式及医生出诊时间。
- 手术后3～6个月可进行免疫接种。

二、护理评价

左冠状动脉起源于肺动脉，其最基本的病理生理是冠状动脉水平窃血，在胎儿和新生儿时期，肺动脉压力相当于体循环压力，尽管肺动脉血氧含量低于体循环，由于心肌的摄氧特点，左室心肌不会发生缺血缺氧，新生儿时期以后，随着肺动脉压力下降，左室心肌供血减少，导致心肌收缩功能减退，如侧支血管形成适当，患儿有可能存活较久，如果侧支血管形成较差，患儿多因左室心肌缺血或梗死而死亡，所以不做任何治疗的患儿绝大多数在 1 岁内死亡，因此，该类患者一旦确诊应立即手术，任何药物保守治疗都会恶化患儿的心脏功能。本病例患儿左室收缩功能减低，LVEF 17%，外科手术是其唯一有效的治疗方法，在术后护理上，应该密切监测生命体征、预防心律失常、维护心功能，尤其是左心功能，术后如出现循环波动，药物不能维持甚至左房压升高，应积极床旁开胸，甚至 ECMO 辅助，为心肺功能的恢复提供时间。患儿年龄小、病情重，出院时健康宣教护士应给予专业性的指导，保证家属正确、详细掌握出院后用药、出入量控制、活动量、复诊及预防接种等知识。

三、安全提示

1. 患儿出生后 1~2 个月内出现心衰症状，诊治不及时，会因心肌缺血、心力衰竭死亡，手术是其唯一有效的治疗手段。所以护士在术前护理过程中应严密监测生命体征，合理喂养，预防感冒，避免诱发心肌缺血及心力衰竭。

2. 术后维护心功能是监护工作的核心，对于 LVEF<30% 的患儿应当延长呼吸机的辅助时间，减轻心脏前后负荷，必要时可延迟关胸或者安装 ECMO，为心肺功能的恢复提供时间且每日超声评估心指数，来进一步指导治疗护理方针。

3. 出血和感染是延迟关胸的主要并发症，在护理过程中应做好评估和预防工作，预防心脏压塞等并发症，严格无菌操作，延迟关胸时应以无菌治疗巾覆盖伤口，遵医嘱合理按时应用抗生素，每天查血常规，定期留取痰、血标本进行培养，定期更换管路。

四、经验分享

1. 本病在婴儿期临床表现的识别有哪些？

面色苍白、易激惹、喂养困难、体重不增，胸片提示心影大，心脏彩超提示左心增大、LVEF 值下降需高度怀疑此病，需在有经验的心脏专科医院快速筛查确诊，一经确诊，应及早手术。术前完善的分级评估和治疗计划（包括拟定是否积极延迟关胸及机械辅助）是手术成功和恢复顺利的重要因素。

2. 术后早期如何维护左心功能？

对于术前 LVEF 低于 40% 的患儿，容量可控范围较小，需要严密监测左房压，在左房压的监测下补充血容量，严禁快速补液。严格控制出入量。床旁超声评估左室大小、LVEF 情况及二尖瓣反流，从而评估患儿心功能的改善情况，制定下一步治疗及护理计划。早期尽量在尿量满意情况下维持较低的血压，减轻心脏后负荷，促进心功能的恢复。

3. 左房压升高的高危时段是什么？

左房压升高的高危时段：初醒，吸痰，搬动患者，快速输注液体时。

4. 术后的拔管时机该怎么选择？

根据术前不同状态（左室射血分数、左室大小和二尖瓣反流）以及术中、手术完成时的状态（左室大小和二尖瓣反流有无改善）来进行分层评估心功能和制定术后恢复策略，对于术前 LVEF<40% 的患儿，需要给予镇静，适当延长待机时间，术前 LVEF<30% 的患儿，尤其是术前心功能急剧下降的患儿，需要绝对镇静，根据左室及 EF 的恢复情况来选择拔管时机，并加

强营养，减少并发症的发生。如果患儿待机时间较长，需要在撤离呼吸机时考虑使用无创通气辅助过渡。

（万蔚蔚）

第十三节　右室-肺动脉外管道再次置换术后合并左心衰竭患者的护理

患儿女性，5岁，体重18kg。出生后2个月，曾在我院行B-T分流术，10个月时行Rastelli手术+PDA切断缝合术+ASD修补术+肺动脉成形术，1岁半时行肺动脉球囊扩张成形术。术后4年间断水肿，伴呕吐加重半年，超声心动图提示：先天性心脏病、右室双出口矫治术后、室水平分流消失、左室流出道通畅、肺动脉球囊扩张术后、肺动脉狭窄、三尖瓣大量反流、右心功能减低。拟行再次手术治疗，收住入院【1】。

一、诊疗过程中的临床护理

（一）入院时

1. 诊疗情况

入院查体：T 36.5℃、P 110次/min、BP 93/57mmHg、R 26次/min。体征：心前区听诊：胸骨左缘第2肋间左侧收缩期Ⅲ级吹风样杂音，胸骨右缘未闻及心脏杂音。

胸部X线检查：两肺纹理偏少，未见实变；心影高度增大，心胸比0.82。超声心动图示：右房、右室明显扩大，左心室受压、内径小，右室壁运动幅度减低，LVEF 67%，肺动脉外管道通畅，峰值压差36mmHg，肺动脉瓣少中量反流，三尖瓣大量反流，估测右室收缩压约91mmHg，左下肺静脉狭窄内径3~4mm，下腔静脉及肝静脉扩张。CT：右房大小78mm×75mm，右心室横径55mm。左心内径小。房、室间隔连续性完整。右心室-主肺动脉外管道可见多发钙化，并见附壁充盈缺损，最窄处约7mm，右肺动脉近段内径9.6mm，左肺动脉近段内径10.8mm，左下肺静脉狭窄【2】。

实验室检查结果：WBC 7.76×10^9/L，Hb 140g/L，ALB 19.5g/L，TP 39.9g/L【3】。

基本确定诊断：先天性心脏病、右室双出口矫治术后、肺动脉球囊扩张术后、肺动脉狭窄、三尖瓣关闭不全。择期手术。

思维提示：

【1】出生后10个月行Rastelli手术：Rastelli手术（指先构建心室内隧道连接左室与主动脉，再使用带瓣外管道连接右心室与肺动脉之间）术后10年内常面临外管道衰败的问题，需要再次手术行右室-肺动脉外管道置换。

【2】超声心动图及CT检查右房、右室明显扩大，左心室受压、内径小：外管道狭窄→右室后负荷加重→右心扩大、三尖瓣反流最终导致右心功能障碍，如果不及时治疗，

患者会出现严重的右心衰竭，右室收缩功能下降，前向肺血供减少，长期慢性左心充盈不足，左心偏小，左心功能潜能退化。超声心动图及 CT 检查为评估左、右心室功能，外管道通畅度的主要检查手段。

【3】ALB 19.5g/L，TP 39.9g/L，严重右心衰竭的临床表现为：体循环严重淤血、组织水肿、消化道症状（食欲不振、恶心、呕吐）、肝脾大、肝功能低下时出现凝血异常、心律失常等，严重时并发全心衰竭。患儿术前出现水肿、呕吐，蛋白丢失严重。护士遵医嘱给予强心、利尿剂，控制入量来改善右心功能。及时纠正低蛋白血症。

2. 护理评估　患儿 3 次手术、右心衰竭病程长、营养差、低蛋白，增加了手术及术后护理的风险。护士应指导家属合理限制入量，给予易消化的食物，增强营养提高机体免疫力。

3. 护理思维与实践方案

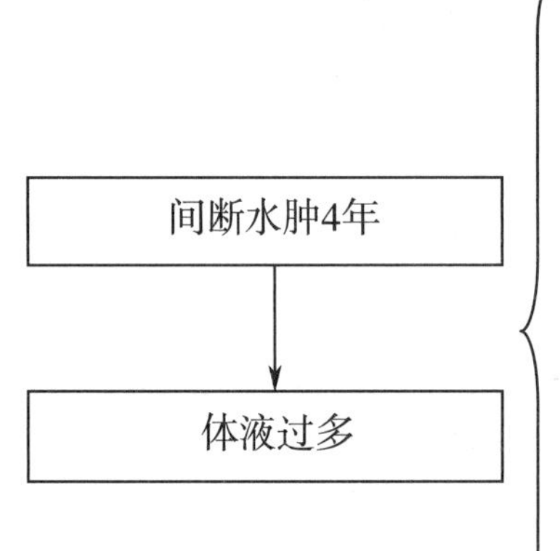

（1）护理目标：患儿术前限制入量，避免液体过多加重右心衰竭。

（2）护理措施：

- 告知家属限制入量的重要性。
- 准确记录24小时出入量。
- 遵医嘱给予强心、利尿剂，并监测血钾值，避免低血钾加重患儿病情。
- 给予低盐、高蛋白饮食。
- 保护水肿的皮肤，避免损伤。
- 充分休息，减少活动，减轻心脏负担。
- 出现呼吸道感染及早抗感染治疗。

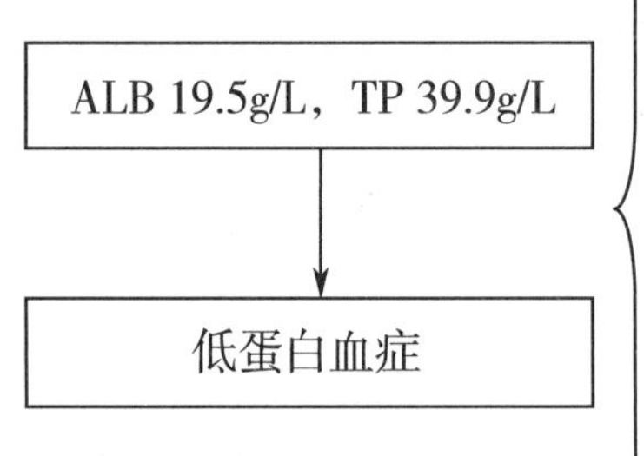

（1）护理目标：纠正低蛋白血症，提高机体免疫力。

（2）护理措施：

- 做好家长的宣教工作，给予低盐、高蛋白、高热量、易消化饮食。
- 遵医嘱静脉补充白蛋白。
- 遵医嘱改善右心功能，促进胃肠功能恢复。
- 定期检查血生化，监测白蛋白值的变化。

（二）术后护理配合

1. 诊疗情况　择期全麻低温体外循环下行取 20 号同种瓣置换原外管道与三尖瓣成形术，体外循环转机时间为 162min，术中保留右室测压管。手术顺利返回 PICU。术后呼吸机辅助呼吸（PiP 13cmH$_2$O，PEEP 4cmH$_2$O，R 25 次 /min，FiO$_2$ 40%）；HR 114 次 /min，BP 80/40mmHg，T 37.5℃。给予降温毯持续降温，CVP 7mmHg，右室压 25~36mmHg，四肢水肿；遵医嘱给予镇静、镇痛（瑞芬太尼与咪达唑仑）；静脉持续泵入血管活性药（肾上腺素、多

巴胺、多巴酚丁胺、垂体后叶素、米力农)维护心功能，稳定循环；静脉输入血浆 100ml、红细胞 2U，白蛋白 10g 补充胶体【4】。持续静脉泵入利尿剂托拉塞米 0.2~1mg/h；术后 12 小时出入量：入量 1 507ml，尿量 1 080ml，胸腔引流液量 262ml【5】。动脉血气分析：pH 7.46，$PaCO_2$ 33mmHg，PaO_2 101.7mmHg，Lac 2.6mmol/L，BE +0.9，Hb 76g/L；胸部 X 线示心影大。术后第 19 小时患者出现烦躁，右室压 43mmHg，BP 82/42mmHg，CVP 6mmHg，遵医嘱给予肌松剂联合芬太尼和咪达唑仑加深镇静效果欠佳，右室压 41mmHg，BP 79/40mmHg，加大缩血管药剂量，补充胶体(白蛋白 10g)，血气分析：pH 7.421，PCO_2 32mmHg，PO_2 102mmHg，Lac 2.7mmol/L，BE 0.1，此时四肢花斑加重，尿少，SO_2 96%，吸痰为血性痰液、量多。肺水肿给予呼吸机 PEEP 加至 6cmH_2O 效果欠佳，SO_2 80%，BP 66/45mmHg，难以纠正的低氧、低血压，给予 ECMO 辅助，尿少给予连续性肾脏替代疗法(continuous renal replacement therapy，CRRT)辅助，顽固性肺水肿呼吸机 PEEP 加至 15cmH_2O 得以控制【6】。术后第 10 天顺利撤除 ECMO 辅助。术后第 16 天顺利撤除 CRRT 辅助，化验结果：WBC 15.4×10^9/L；痰培养结果：凝固酶葡萄球菌，控制感染【7】。术后第 25 天顺利撤除呼吸机【8】，术后第 36 天转回病房，10 天后顺利出院。

思维提示：

【4】静脉持续泵入血管活性药物及胶体液的补充：更换外管道，狭窄解除后，血液大量进入左心；外周血管张力低，静脉血淤在外周，致有效容量相对不足。措施：术后返室适当补液、主要以使用缩血管药物为主，同时加强镇静、控温、维持循环稳定。

【5】胸腔引流液量:262ml。患者经历四次手术，皮肤瘢痕、粘连、右心衰竭致肝功能低下易导致凝血功能下降、手术时间长，因此术后返室即观察胸腔引流液量及性质变化，积极给予止血药、补充凝血因子，了解凝血情况，若出血不能有效控制，积极二次开胸止血。

【6】左心衰竭的预防与处理：因术后血管张力逐渐恢复，外周组织的容量回到血管内及体循环淤血参与有效循环，左心负荷显著增加，引起左心衰竭，呼吸机 PEEP 不足时，肺水肿加重。措施：术后尽早进行容量卸负(积极强化利尿，实现负平衡)。利尿效果差积极给予腹膜透析、CRRT 及 ECMO 辅助。

【7】实验室检查：WBC 15.4×10^9/L；痰培养结果为凝固酶葡萄球菌：患者 ECMO 辅助延迟关胸、呼吸机辅助时间长，痰培养阳性，提示肺部感染。对于危重患者控制感染是促进疾病康复的关键。护士应严格手卫生，做好消毒隔离，杜绝一切感染源，同时动态监测各项感染指标，积极上报，为医生的抗感染治疗提供依据。

【8】术后第 25 天顺利撤除呼吸机。患儿病情危重，病程长，免疫力低下，在联合机械辅助期间采用被动或被迫卧位，自主活动能力差。因此护理人员要重视皮肤的护理和保护，提高机体免疫力，预防皮肤压力性损伤，使患者保持完整的皮肤，阻止病菌侵入，促进患者早日康复。

2. 护理评估　患儿手术时间长、血压低水平、右室压高、左心衰竭、肺水肿、ECMO、CRRT、呼吸机辅助时间长、痰多。X线胸片示心影大，痰培养结果阳性。

3. 护理思维与实践方案

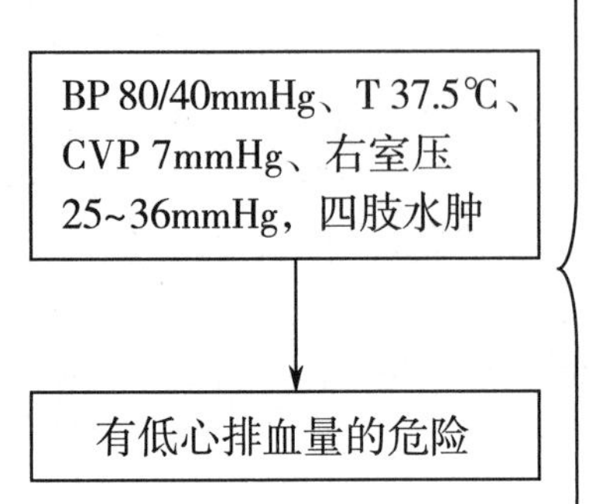

（1）护理目标：患儿在PICU期间维持SBP 85~100mmHg；右室压<30mmHg；CVP<10mmHg。

（2）护理措施：

- 严密监测血压、心率、CVP及右室压的变化。
- 遵医嘱输注胶体补充有效容量，避免短时间快速补液。
- 遵医嘱使用血管活性药。
- 遵医嘱给予镇静、镇痛，评估镇静、镇痛效果。
- 控制体温，及时有效地进行体温管理。
- 监测血气，维持内环境稳定，电解质正常。

体外循环转机时间为162min，Hb 76g/L，胸腔引流液量262ml

↓

有出血的危险

（1）护理目标：严密监测出血倾向，如异常立即上报。

（2）护理措施：

- 严密观察胸腔引流液的颜色、性质及量。
- 根据ACT值，遵医嘱给予鱼精蛋白中和肝素。
- 了解凝血功能情况，遵医嘱积极给予止血药及凝血因子的补充。
- 监测血红蛋白值的变化，遵医嘱输血。
- 观察有无出血倾向，如胃液、痰液的颜色有无异常；伤口、皮肤有无出血点。
- 操作时动作轻柔。
- 如有活动出血，胸腔引流液量≥4ml/(kg·h)，报告外科医生，准备抢救物品，行开胸止血。

吸痰为血性痰液、量多；低血压，ECMO辅助，尿少给予血滤机辅助，顽固性肺水肿呼吸机PEEP加至15cmH_2O得以控制

↓

并发症：急性左心衰竭

（1）护理目标：术后控制急性左心衰竭，不发生心搏骤停。

（2）护理措施：

- 严密观察生命体征、血氧饱和度、潮气量变化。
- 给予患者半卧位。
- 遵医嘱使用强心、利尿剂。
- 严格控制入量，维持出入量负平衡。
- 观察尿量，利尿效果差时及时汇报，积极给予腹膜透析、血液滤过。
- 观察痰液的颜色、性质及量，如痰液稀薄或为粉红色泡沫痰，遵医嘱调整呼吸机给予适当增加PEEP。
- 及时复查超声心动图、胸片了解心肺情况。
- 危重症患者床旁备好抢救车、除颤器、开胸器械、体外循环机等抢救药品及物品。
- 如发生心脏骤停立即行心外按压，室颤时立即床旁电除颤。
- 发生病情恶化，立即联系外科、体外循环、手术室，团队协作，积极行床旁救治，ECMO机械辅助。
- 观察神志，积极给予头部降温，减少脑组织的耗氧量。
- 对于机械辅助的患者，做好管路维护及管理。每3小时1次监测ACT、APTT值，做好肝素抗凝管理，观察有无出血、血栓的发生。
- 每日查血生化，监测肝肾功能。
- 每日查游离血红蛋白、胶体渗透压，观察是否有溶血。

WBC 15.4×10^9/L；痰培养结果：凝固酶葡萄球菌

↓

感染

（1）护理目标：控制感染，避免出现严重呼吸道感染。

（2）护理措施：

- 严格无菌操作，操作前后严格洗手。
- 每日房间紫外线照射30min，床旁消毒擦拭4次/d。
- 及时清理呼吸道分泌物。
- 按VAP的护理要求：床头抬高35°~45°、做好呼吸机冷凝水的倾倒和处理，做好气道温湿化、定时翻身、及时清理口鼻咽腔的分泌物，做好口腔护理。
- 监测每日血常规，及时留取痰、血培养，根据结果遵医嘱调整抗生素。
- 监测体温，及时有效地进行体温管理。
- 每4小时查血气，了解氧合状况。

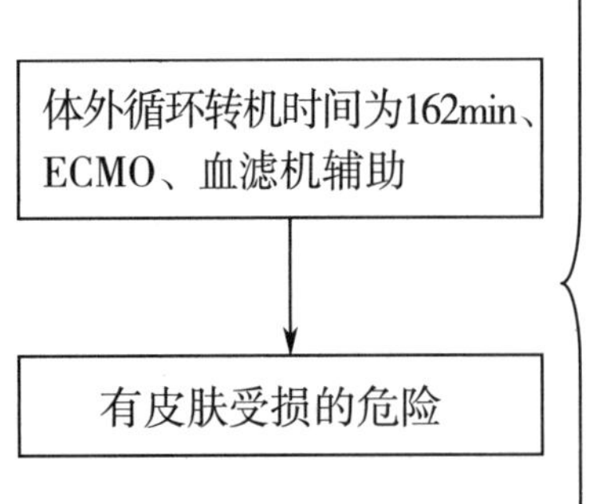

（1）护理目标：保护好皮肤，避免皮肤出现压力性损伤。
（2）护理措施：
- 保持床单位清洁、干燥、平整。
- 使用硅胶垫，使用水囊垫于皮肤易受压处，减轻皮肤压力。
- 定时翻身，每2小时1次，给予四肢按摩促进血液循环。
- 积极给予肠内外营养支持，增强机体抵抗力。

（三）出院时的健康宣教

1. 诊疗情况　患儿生命体征平稳，窦性心律，90 次 /min，血压 100/54mmHg，双肺呼吸音粗，各项化验指标均正常，10 天后出院。出院后继续服用强心、利尿药。定期来医院复诊【9】。

思维提示：

【9】定期来医院复诊：复杂畸形术外管道置换后随着患者的成长，外管道会逐渐出现衰败，面临再次手术。告知家属定期复查的重要性，如出现四肢水肿、食欲不振、恶心、呕吐等症状及时就诊。

2. 护理评估　患儿年龄小，出院后须在家属的帮助下服用强心、利尿药，第 2 次外管道置换，护士应给予家属详细的健康指导。

3. 护理思维与实践方案

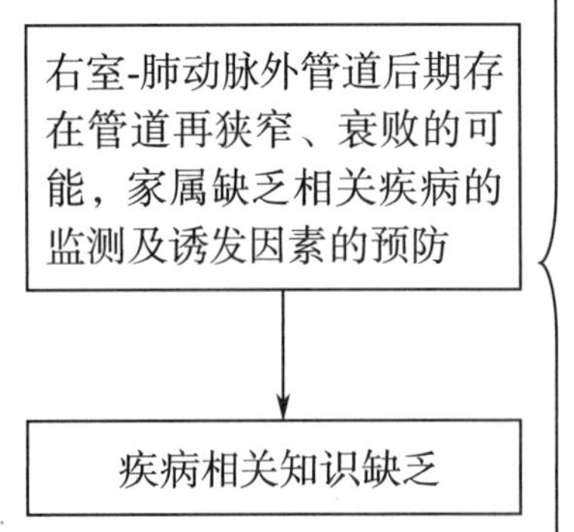

（1）护理目标：家属了解右心衰竭的临床表现及诱发因素。出现右心衰竭时能及时就诊。
（2）护理措施：
- 向家属宣教右心衰竭的临床表现。
- 避免心衰的诱发因素，如：感染、情绪激动、钠盐摄入过多、饱餐及便秘。
- 充分休息，适当运动，减轻心脏负担。
- 加强营养，给予少盐、高蛋白、高热量饮食，少食多餐，根据出院指导要求每日摄入量。
- 为患儿家长制定复查计划，术后1个月、3个月、6个月及1年定期复查，如出现水肿等不适症状及时复诊。

二、护理评价

右室双出口合并右室流出道狭窄致右室排血受阻,肺血流量减少。因此 Rastelli 手术使用带瓣外管连接右心室与肺动脉,增加肺血流量。外管道的材料有同种生物瓣、牛颈静脉带瓣管道、GORE-TEX 自制带瓣管道。无论何种管道的材料都会因狭窄、血栓、钙化等因素引起管道的衰败、退化,导致右室流出道狭窄致右心衰竭,使患者面临再次更换外管道手术的危险。术前主要通过超声心动图、CT 明确诊断,了解外管道的狭窄程度,心脏功能及心脏各腔的大小。积极给予强心、利尿治疗,改善右心功能,争取更为适合的手术时机。术后右心维护是一个长期过程,但对于左心功能潜能退化、左室腔小、收缩功能下降的患者,术后早期预防和识别左心衰竭是防止病情骤变的关键与核心。这类患者左心衰竭起病隐匿、发病急、病情凶险,如果识别不及时会引起心源性休克甚至死亡。因此术后呼吸机应设置一个较高的 PEEP,尽早进行容量卸负,积极强化利尿,实现负平衡。利尿效果差时积极给予腹膜透析、CRRT 及 ECMO 辅助。右室 - 肺动脉外管道后期存在管道再狭窄、衰败现象,出院时要对家属进行具体详细的指导和宣教,了解右心衰竭的临床表现及诱发因素,出现右心衰竭时能及时就诊。

三、安全提示

(一) 再次手术需警惕活动性出血

再次手术的患者手术切口处会出现皮肤瘢痕、粘连。尤其是右心衰竭合并严重肝功能低下的患者凝血功能下降,加上手术时间长,术中或术后切口周围都会出现广泛性渗血。因此术后返室应立即观察胸腔引流液量及性质变化,积极给予止血药、补充凝血因子、了解凝血情况,观察血红蛋白变化,对于有活动性出血者,应积极二次开胸止血。

(二) 尽早识别急性左心衰竭

对于左心功能退化的患者,术后严格控制入量,避免短时间大量液体输入,积极利尿实现液体负平衡,为左心卸负。如果患者出现烦躁、呼吸困难、痰液稀薄、尿少、乳酸高、单纯的右室压高和右房压低等急性左心衰竭的表现,都应引起警惕。如果有左房测压管,可以直接观察左房压变化来对左心进行调节。

四、经验分享

1. 外管道狭窄的患者术前有不同程度的右心衰竭,体循环淤血、肝大、腹水、全身水肿,处于容量超负荷状态。要求术前即需干预治疗(积极给予强心、利尿治疗,改善右心功能),争取更为适合的手术时机。

2. 外管道置换术更换外管道、狭窄解除后大量血液进入左心;外周血管张力低、静脉血淤在外周,致有效容量相对不足。要求返室后慎重补液,主要以使用缩血管药物为主,同时加强镇静、控温、维持循环稳定。

3. 术后血管张力逐渐恢复,外周组织的容量回到血管内及体循环淤血参与有效循环,左心负荷显著增加,引起左心衰竭,PEEP 不足时,肺水肿加重。要求术后尽早进行容量卸负(积极强化利尿,实现负平衡)。利尿效果差积极给予腹膜透析、CRRT 及 ECMO 辅助。

(何红霞)

第十四节 室间隔缺损封堵术后并发房室传导阻滞的护理

患儿男性，11 个月，因“先天性心脏病、室间隔缺损”收入院。入院查体：T 36℃、HR 158 次 /min、R 36 次 /min、BP 95/83mmHg；体重 8.3kg；心电图：正常；超声心动图：室间隔缺损（膜周部）。

一、诊疗过程中的临床护理

（一）术后常规护理

1. 诊疗情况 患儿于 2013 年 12 月 2 日在全麻下行室间隔缺损经胸封堵术【1】。术后 1 日由恢复室返回病房。患者清醒，末梢温，T 36.3℃，HR 120 次 /min，窦性心律，BP 97/46mmHg，SO_2 98%。患者术后穿刺处予弹力绷带加压包扎、沙袋压迫止血【2】。穿刺处干燥无渗血，双侧足背搏动良好。患者口腔、牙龈无出血。主要治疗：予以依诺肝素钠、阿司匹林肠溶片抗凝治疗【3】。注射用头孢呋辛钠静脉滴注，预防感染。术后及时复查超声心动图、心电图。关注患者尿液颜色、血红蛋白指标变化，如有异常，及时通知医生【4】。

思维提示：

【1】室间隔缺损封堵术后应积极预防封堵器移位、脱落或栓塞。封堵器移位及脱落多发生在术中或术后 72 小时内，超过 1 周者少见。术后患者出现心悸、胸闷或房性期前收缩、室性期前收缩明显增多等表现时，应警惕封堵器脱落。为预防封堵器脱落，术后早期应卧床，避免咳嗽、严禁拍背等剧烈活动，对哭闹的小儿患者遵医嘱予以小剂量镇静剂。

【2】行股动脉穿刺者需注意观察穿刺部位有无出血、渗血及血肿。室间隔缺损封堵术因术中需要使用肝素，拔管后没有形成有效压迫，压迫时间不够或下肢活动较多易引起局部出血、血肿。穿刺处予弹力绷带加压包扎，弹力绷带上注明手术结束时间。

【3】室间隔缺损封堵伞封闭后，血小板容易在封堵伞处凝聚，易形成血栓。同时需高度警惕患者是否出现全身血栓栓塞症状，如外周动脉栓塞。术后早期增加抗凝，预防血栓及栓塞。配合医生加强超声随访，有血栓脱落危险者，做好外科治疗准备。

【4】溶血是置入大型封堵器术后，因封堵器型号选择或放置位置不当，释放后仍有残余分流致血细胞受到破坏引起的一种罕见并发症。若患者出现酱油色尿或者肉眼血尿，或贫血貌、血红蛋白降低等，提示发生溶血，应立即报告医生，遵医嘱停用阿司匹林等抗血小板药物，配合医生进行碱化尿液、补液及激素控制等处理。护士要做好健康宣教，请患者或患儿家属协助观察尿液颜色。

2. 护理评估

(1)有封堵器脱落的风险：与封堵器型号、封堵器位置、术后剧烈运动有关。

(2)术后伤口有出血的风险：与术中使用肝素钠注射液、拔除鞘管后压迫时间不够或肢体早期活动有关。

(3)有血栓栓塞风险：与封堵伞容易引起血小板聚集、沙袋压迫止血有关。

(4)有溶血的风险：与封堵器型号、大小、封堵伞的位置有关。

3. 护理思维与实践方案

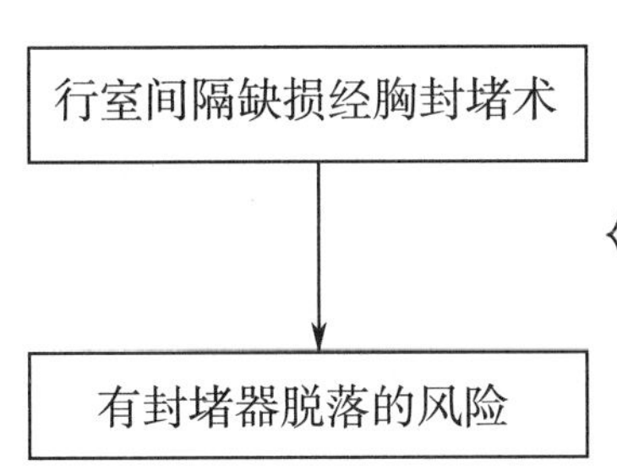

（1）护理目标：预防封堵器脱落。

（2）护理措施：

- 术后患者需平卧12h，避免咳嗽，严禁拍背。
- 评估可导致封堵器移位的因素。
- 持续心电监测，观察患者的心电图，倾听患者主诉，测量患者的生命体征。
- 术后早期嘱患者安静休息，保持病室安静、减少刺激、减少家属探视，对全麻术后的躁动患儿可遵医嘱予以镇静处理。

术后穿刺处予弹力绷带加压包扎、沙袋压迫止血；予以依诺肝素钠、阿司匹林肠溶片抗凝治疗

↓

有术后出血的风险

（1）护理目标：预防术后出血。

（2）护理措施：

- 术后伤口加压包扎，定时查看伤口、观察伤口有无出血。
- 凝血功能检查。
- 术后应积极观察患者的口腔黏膜、尿、鼻腔、大便有无出血，遵医嘱留取化验。
- 出血为抗凝相关并发症，主要出血部位为胃肠道及颅内出血。胃肠道出血时，患者常有恶心、胃肠道不适等症状。患者出现神志、意识障碍，应警惕颅内出血。一旦发生上述症状，及时报告医生，遵医嘱停用抗凝药物并进行对症处理。

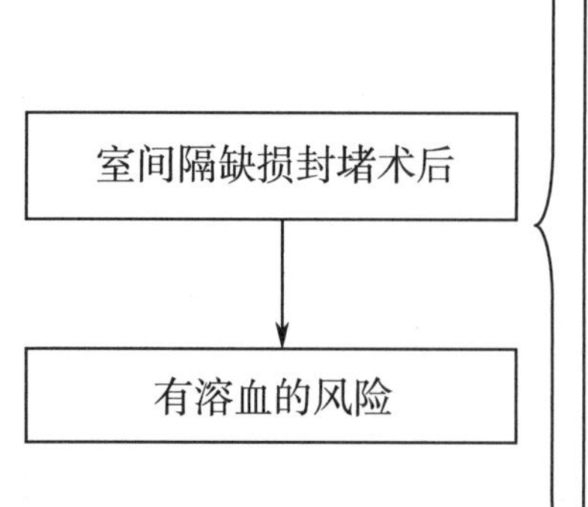

（1）护理目标：预防溶血。

（2）护理措施：

- 严密观察病情变化，对有残余分流的患者，更应该注意监测生命体征。
- 宣教到位：教会患者或患儿家属观察尿色。
- 观察患者有无血尿、贫血貌。复查尿常规、血红蛋白，记录血尿的颜色变化。
- 一旦发生，立即报告医生，停用阿司匹林等抗血小板药物，配合医生进行碱化尿液、补液治疗，激素控制等处理。

（二）并发症的护理——房室传导阻滞

1. 诊疗情况　室间隔缺损封堵术后2年，在半年内患儿出现抽搐发作6次，表现为双眼发直、双手紧握，多于哭闹后或者排尿时出现，发作后如常，当地医院检查考虑心源性晕厥。患者复查时心率50次/min左右，心电图提示Ⅲ度房室传导阻滞【5】。T 36℃，HR 47次/min左右，血压116/52mmHg，SO_2 100%。主要治疗：封堵器取出术，室间隔缺损修补术，永久起搏器植入术。

思维提示：

【5】心律失常是室间隔缺损封堵术常见并发症之一，以传导阻滞多见。现有的文献研究有以下几个原因：①对比剂的直接刺激；②操纵导管刺激心脏房、室内膜引起的心律失常；③放置封堵器时，轨道导丝拉扯室间隔缺损的边缘或导管损伤心内膜，影响传导系统；④封堵器放置后挤压周围组织引起水肿，造成传导阻滞。

2. 护理评估　患儿传导阻滞时，应首先判断患儿有无黑矇、胸闷、心悸。复查心电图，应告知医生以便判断是否因传导阻滞问题所致。评估患儿的心律/率、跌倒坠床的风险等级。

3. 护理思维与实践方案

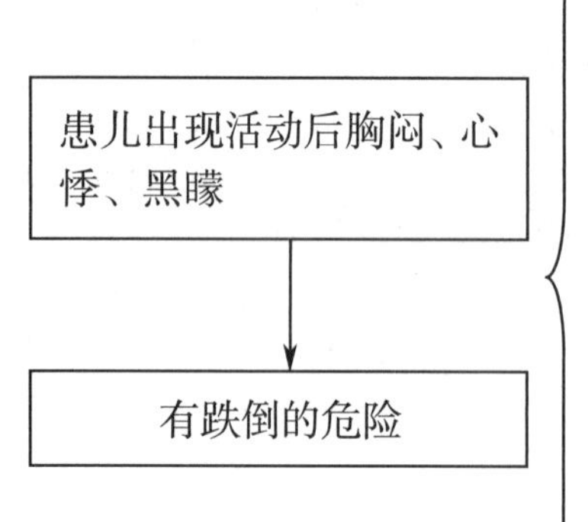

（1）护理目标：预防患儿发生晕厥。

（2）护理措施：

- 评估可导致患儿晕厥的相关因素。
- 悬挂标识，每日评估，重点交接班。
- 注意患儿的日常活动，避免单独外出，发现危险动作应及时阻止。
- 穿合适的衣物鞋子，防止患儿意外摔倒。
- 患儿心悸不适，安抚患儿，减轻其焦躁情绪。
- 健康宣教，取得家属的配合。

（三）出院时的健康宣教

1. 诊疗情况　患者行永久起搏器植入后，程控示起搏器工作良好【6】，胸片导线位置正常。术后家属未诉患儿不适，基本生命体征平稳，遵医嘱出院。

思维提示：

【6】起搏器植入术后应警惕心律失常、感染等并发症。应教会患儿家属自我监护与管理，了解起搏器程控的重要性。起搏器植入术后起搏器工作正常，病情稳定即可出院。出院后半年内每1~3个月来院复查，以了解起搏器的工作状态，如有不适，需立即就诊。

2. 护理评估　评估患儿的生命体征、心电图及患儿的认知水平，强调患者自我监护与管理的重要意义。

3. 护理思维与实践方案

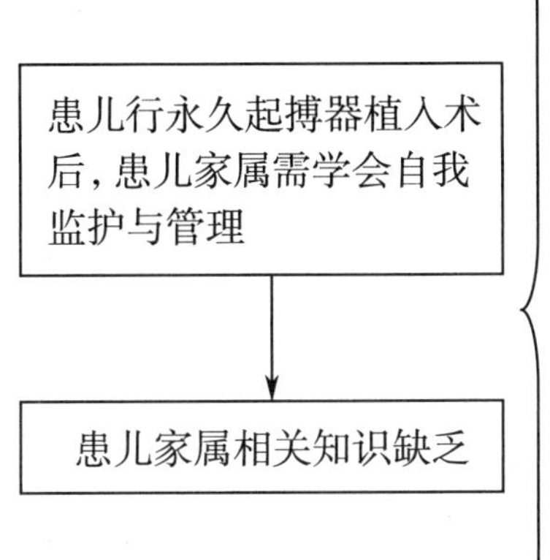

（1）护理目标：掌握起搏器植入术后的自我护理知识。

（2）护理措施：

- 不可拍打背部，避免电极移位。
- 术后3个月内避免起搏器同侧的上肢剧烈活动、高举、外展及提取重物等。
- 避免剧烈震动的活动，如骑马和碰碰车。
- 避开高电压、强磁场：尽量避免近距离接触手机、电磁炉、大型音响。
- 教会患儿家属数脉搏的方法，如有心慌、心悸、头晕、心率低于出院时起搏器设定频率时，应就近就诊。
- 随身携带起搏器植入装置识别卡。
- 术后6个月需复查2次。
- 起搏器电池快要耗竭时加强随访，每月1次。
- 在接受检查和治疗前应告知安有起搏器。

二、护理评价

房室传导阻滞是室间隔缺损封堵术后的严重并发症，可能导致患儿晕厥、心搏骤停，严重者可能引起死亡，预防意外事件是术后护理的关键。护士在加强患儿的生命体征监测及相关内容评估时，也应照顾患儿情绪，给予心理护理。完善出院评估，做好健康宣教，必要时做好随访。

三、安全提示

室间隔缺损封堵术后发生房室传导阻滞的处理原则是在减少患儿的活动量，积极予以激素治疗,改善心肌水肿。每日做床旁心电图。病情观察尤为重要,医务人员和患儿家属都应该严密观察患儿表现,给予安慰。加强监测,测量生命体征,必要时安装心脏起搏器。

四、经验分享

1. 如何预防室间隔缺损封堵术后房室传导阻滞?

具体如下:①入院时进行评估,高危对象如:年龄小、体质弱患者;②加强主管医师、责任护士和患者之间的交流,减轻患儿的焦虑和不安;③尽量缩短动-静脉通路的建立时间;④完善检查,术中通过造影准确判断室间隔缺损的形态、大小,尽可能选择最匹配的封堵器;⑤术后早期遵医嘱合理使用地塞米松等药物,减轻心肌水肿;⑥每日做床旁心电图。

2. 如何护理室间隔缺损封堵术后出现房室传导阻滞的患者?

①配合医生积极运用地塞米松等药物减轻心肌水肿;②持续心电监测,对于高度房室传导阻滞患者重点预防意外事件;③必要时行外科手术取出封堵器;④出现高度房室传导阻滞者,需安装临时起搏器。

(邱建丽)

参考文献

[1] 徐帆, 陈良万, 曹华. 经胸微创室间隔缺损封堵术的并发症及其处理. 中国医药指南, 2017, 15 (34): 72-73.

[2] 邓曼, 蔡本龙, 何冬琴. 经皮导管介入封堵术治疗膜周部室间隔缺损患儿的护理. 医药前沿, 2018, 8 (27): 299-300.

[3] 毕青芹, 肖前华. 永久起搏器植入患者的护理流程和健康教育. 国际心血管病杂志, 2017, A01: 236-237.

[4] 严帆, 易岂建, 计晓娟. 膜周部室间隔缺损经导管介入封堵早期并发症危险因素的分析, 中国循证儿科杂志, 2018, 13 (5): 248-253.

第十五节 心脏移植术后癫痫患者的护理

患者女性,13 岁,主因“先心病,二尖瓣机械瓣置换术后”于 2018 年 7 月 8 日在全低温体外下行心脏移植术。

一、诊疗过程中的临床护理

(一) 癫痫发作时

1. 诊疗情况 2018 年 7 月 17 日凌晨 4:00 患者突发意识丧失,间断四肢抽搐,口角歪斜,牙关紧闭,口吐白沫【1】。HR 129~153 次 /min,心电示波:自主心率、律齐,BP

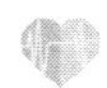

154~163mmHg/79~101mmHg，R 10~40 次 /min，持续鼻导管与面罩吸氧，SO_2 80%~95%。患者双侧瞳孔等大等圆，约 3mm，对光反射存在，持续约 40min 后患者抽搐好转。主要治疗：经口腔放入口咽通气道，连接负压吸引间断经口鼻道吸痰，痰为大量红色血性稀痰【2】。急查血气回报：pH 6.959，PO_2 77.2mmHg，PCO_2 134mmHg，HCO_3^- 18.30mmol/L，BE −7.3mmol/L，Lac 2.5，SO_2 83.9%【3】。持续简易呼吸器加压给氧，遵医嘱地西泮 5mg 静脉注射，碳酸氢钠 2.5g 静脉滴注，请麻醉科大夫行气管插管。为防止意外发生，患者转入外科恢复室行进一步治疗，呼吸机辅助呼吸，持续镇静状态。

思维提示：

【1】患者四肢抽搐、口角歪斜、呼之不应、意识丧失、口吐白沫，双侧瞳孔等大等圆，约 3mm，对光反射存在，考虑患者癫痫发作，遵医嘱静脉注射地西泮注射液，注意保护患者，防止受伤。

【2】患者口吐白沫，为保证患者呼吸道通畅，应将患者头偏向一侧，清除口、鼻腔内分泌物，经口腔放入口咽通气道，连接负压吸引间断经口鼻道吸痰。

【3】患者抽搐时间长，体力和氧气消耗较大。血气 pH 6.959，PCO_2 134mmHg，HCO_3^- 18.30mmol/L，BE −7.3mmol/L 提示患者出现严重酸中毒，应遵医嘱静脉滴入碳酸氢钠注射液改善酸中毒。PO_2 77.2mmHg 低于 80mmHg，提示低氧血症，患者抽搐时间为 40min，要警惕脑部缺氧，应立即使用简易呼吸器加压给氧，请麻醉科医生行气管插管，呼吸机辅助呼吸。

2. 护理评估　患者癫痫发作，四肢抽搐、口角歪斜、呼之不应、意识丧失、口吐白沫，心率增快，血压升高，血氧饱和度持续降低，如抽搐持续发作，脑组织持续缺氧，机体代谢活动剧增，可引起脏器衰竭而造成永久性损害、甚至死亡，故应紧急处理。

3. 护理思维与实践方案

患者癫痫发作时全身抽搐、意识丧失、呕吐物易误吸入气管

↓

潜在并发症：窒息/吸入性肺炎

（1）护理目标：避免患者发生窒息/吸入性肺炎。

（2）护理措施：

- 保持呼吸道通畅，患者平卧位，头偏向一侧，及时清理口腔分泌物。
- 在麻醉师插气管插管前，经口腔放入口咽通气道，及时吸痰。

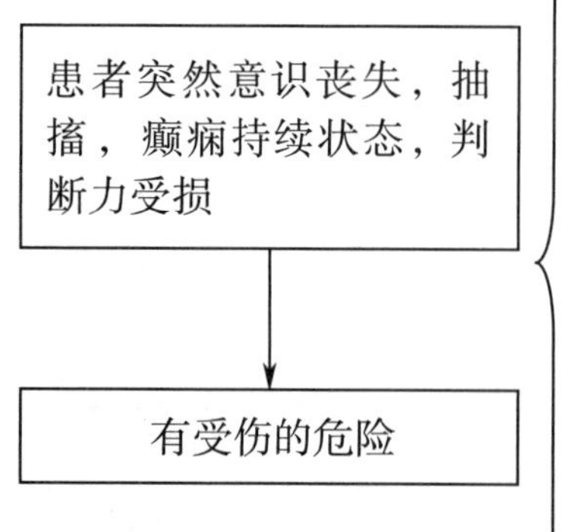

（1）护理目标：患者在院期间不发生意外伤害。

（2）护理措施：

- 拉起床挡，用柔软衣物包裹床挡，加强床旁看护。
- 密切观察抽搐发作情况，必要时使用约束带约束患者。
- 癫痫发作时，给予口咽通气道，防止咬伤口舌。
- 肢体抽搐时，不要用力按压或试图使患者抽搐的肢体恢复平直，以免造成韧带撕裂、关节脱臼、甚至骨折等损伤。
- 及时通知医生予以处理。
- 发作缓解后评估患者全身的皮肤状况。

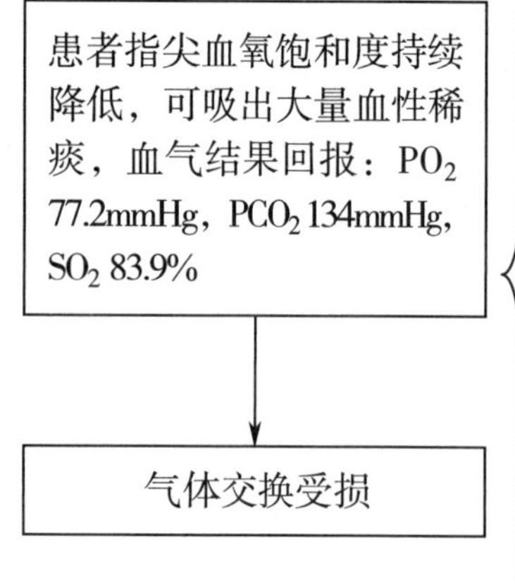

（1）护理目标：提高患者的血氧分压及血氧饱和度，改善缺氧症状。

（2）护理措施：

- 给予持续鼻导管吸氧，如不能改善时加用面罩双吸氧，放入口鼻咽通气道后可简易呼吸器加压给氧，气管插管后呼吸机辅助呼吸以改善缺氧。
- 清理呼吸道，及时吸痰，避免因气道堵塞影响患者呼吸。
- 持续血氧饱和度监测，必要时采集动脉血复查血气分析。

（二）外科恢复室治疗期间

1. 诊疗情况　患者为二次插管，呼吸机辅助呼吸，镇静状态，继续激素及免疫抑制剂治疗【4】。7月17日床旁胸X线片：左下肺膨胀不全，左侧肋膈角模糊。血常规结果：WBC 33.74×10^9/L，中性粒细胞百分比94.1%，中性粒细胞绝对值31.73，注射用哌拉西林钠他唑巴坦钠抗感染治疗。7月18日头颅CT示：两侧大脑结构对称，无受压移位征象；未见脑出血及明确梗死灶；双侧苍白球钙化；脑室结构清晰，未见受压或扩张征象；脑沟、脑回清晰【5】。

思维提示：

【4】二次插管，激素及免疫抑制治疗增加感染的风险，应密切监测患者的血常规指标变化、胸部X线检查结果，如出现肺部感染及时请示医生处理。

【5】头颅CT结果提示患者未出现明显脑损伤。

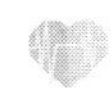

2. 护理评估　患者移植术后因长期服用免疫抑制剂，免疫水平低下，各种外置管路等有创操作会增加患者感染的风险，因此采取相应的措施尤为重要。

3. 护理思维与实践方案

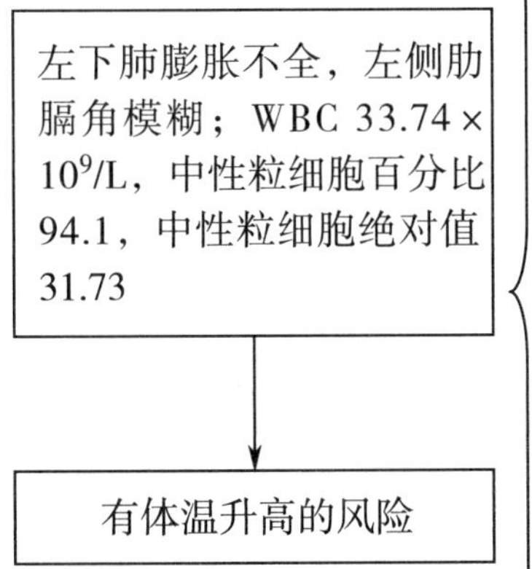

（1）护理目标：①住院期间患者维持体温在正常范围；②及时发现体温升高并采取有效的降温措施。

（2）护理措施：

- 病房环境保持适宜的温度、湿度。
- 密切监测体温变化。
- 密切监测血常规指标变化。
- 提供合适的衣服和盖被。
- 摄入易消化的食物和饮料。
- 体温出现升高时，采用温水擦浴等物理降温。
- 体温超过38.5℃时，遵医嘱给予降温药物。
- 若患者发生寒战时，及时请示医生处理。

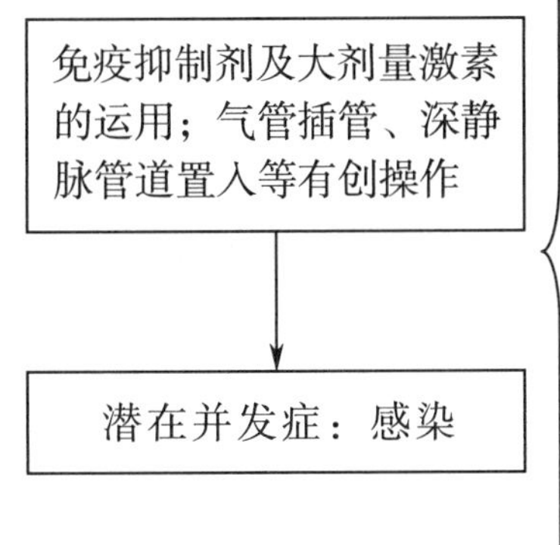

（1）护理目标：①住院期间患者不发生院内感染；②感染早期及时发现，及时治疗。

（2）护理措施：

- 尽量置患者于独立病房，给予严格的保护性隔离，无菌操作，禁止探视，医护人员进入均需换鞋、洗手、戴口罩、帽子。每日用消毒液擦拭地面和物体表面，房间定期进行空气消毒并作空气培养，监测消毒效果。
- 病情允许的情况下，尽早拔除各种介入性插管，并做导管尖端细菌培养。
- 每日定时为患者精确测量体温，监听呼吸音，观察皮肤和口腔黏膜，监测血常规，留取痰标本和中段尿标本进行细菌培养。

（三）出院时健康宣教

1. 诊疗情况　患者生命体征平稳，HR 90 次 /min（窦性心律），BP 110/70mmHg，鼻导管吸氧，SO_2 100%，自主活动良好且继上次癫痫发作后无复发，复查胸片：两肺纹理大致正常、未见实变，各项检查指标在正常范围，医生指示可以出院，出院后继续口服抗癫痫、免疫抑制剂等药物【6】。嘱患者定期复查，合理饮食，按照出院宣教的视频进行自我管理，争取尽快恢复到健康人的生活状态。

思维提示：

【6】出院后继续口服抗癫痫、免疫抑制剂等药物，应对患者和家属做好健康宣教，提高患者服药依从性，如有异常及时复诊。

2. 护理评估　患者出院后需继续口服抗癫痫药物、终生口服免疫抑制剂等药物，存在较大风险。医生应向患者及家属进行详细全面的服药指导及健康指导。

3. 护理思维与实践方案

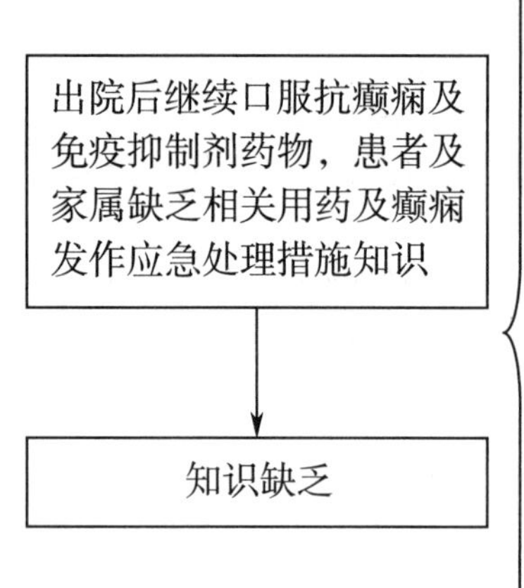

（1）护理目标：①患者能够遵医嘱服药；②患者及家属学会自我管理、按时复查。

（2）护理措施：

- 强调按时、按量服用免疫抑制及抗癫痫药物的重要性，通过宣教让患者掌握漏服药物时的危害及正确补救方法。
- 向患者及家属讲解癫痫发作的急救措施并及时来医院就诊。
- 定期到医院复查超声、胸片、心电图，免疫抑制剂血药浓度、血常规、电解质及肝肾功等相关指标。
- 告知患者严格按照出院宣教的手册及视频进行自我管理，如有不适应及时请示医生或来医院就诊。

二、护理评价

患者行心脏移植术后常有不同程度的精神障碍，其主要机制为术中深低温停循环导致中枢神经受损，术后脑灌注不足及免疫抑制剂的影响，早期预防并给予患者必要的心理支持是平稳渡过移植期的关键。

心脏移植术后癫痫发作的护理要点：

1. 密切观察病情　术前有癫痫、脑部疾病病史的患者，应被列入高危人群。术后要加强对神经系统的观察和检查，及时处理可疑症状。当患者出现眼神异常、呼吸突然改变时，应加强安全防范。

2. 严密监护　给予持续心电、血压监护，记录生命体征、血氧饱和度和意识、瞳孔的变化，观察患者有无发绀及呼吸困难的症状，床旁备好吸痰、吸氧装置、急救药品为抢救赢得时间。

3. 保持呼吸道通畅　癫痫发作时头应偏向一侧，清理呼吸道分泌物，维持有效通气，以避免并及时纠正低氧及高碳酸血症。在口腔内放置口咽通气道，避免舌咬伤，并且可以随时吸痰避免误吸或窒息的发生。

4. 吸氧　癫痫发作时，由于抽搐，体力消耗很大，机体缺氧明显，给予面罩吸氧 4~8L/min，

维持血氧饱和度在 95% 以上。

5. 妥善固定好各种引流管及导管　癫痫发作时，各种管路很容易被患者拽出或脱落，故应予固定四肢、专人看护，谨防管路扭曲、脱落，保持各种引流管的有效引流。肢体抽搐时不可用力强行按压，避免造成骨折或脱臼。

6. 使用镇静剂、抗癫痫药，并观察用药反应和副作用　多数抗癫痫药会干扰细胞色素 P450 系统而影响免疫抑制剂的血药浓度，理论上应增加免疫抑制剂的用量，但考虑到药物的神经毒性，应根据血药浓度调整用量。抗癫痫药物均有抑制呼吸、循环功能的副作用，使用后必须严密观察病情，监测生命体征，警惕呼吸、循环系统的并发症及脑水肿、脑疝的发生。

7. 病室保持安静，光线柔和　避免噪声及强光刺激，一切治疗护理集中进行，尽量减少刺激，专人护理，护士不得离开患者，发现异常情况及时处理。卧床休息，加床挡，谨防跌倒。

三、安全提示

1. 患者如在活动时发生癫痫发作，应将患者就地平放，防止摔伤；摘去眼镜、义齿，移去患者身边的危险物品，防止碰伤；用牙垫或口咽通气道垫在上下臼齿之间，防止咬伤；不可用力按压肢体，以避免造成骨折、肌肉撕裂及关节脱位；躁动的患者，专人护理，放置防护栏，必要时适当约束。

2. 保持呼吸道通畅　患者癫痫发作时全身抽搐、意识丧失、呕吐物易误吸入气管造成窒息，应采取头低脚高位或平卧位头偏向一侧；解开患者的衣扣、裤带，取下活动义齿，防止舌后坠；床旁备负压吸引、口咽通气道等，及时清理口腔分泌物。

3. 病情观察　观察意识状态的改变，判断意识的变化是否与用药有关；呼吸的观察，用药前后密切观察呼吸的频率、深浅，发现呼吸困难加重时采取急救措施，做好急救物品、药品和器械准备。

4. 发作难以控制时，留置胃管排空胃内容物，防止误吸。

四、经验分享

（一）心脏移植术后患者癫痫发作时如何采取急救措施

1. 防止患者摔倒，避免跌倒受伤。迅速将纱布卷成卷垫在患者上下牙齿之间，尽可能使用口咽通气道开放气道。解开患者衣领，松解裤带。

2. 为防止舌后坠堵塞气道而引起窒息，应将患者下颌托起，将患者头偏向一侧，利于痰液流出并防止误吸；及时吸痰，吸氧。癫痫患者常伴有呼吸循环功能异常，止痉剂对呼吸肌的抑制作用随时有呼吸停止的危险，必要时配合医生进行气管插管或气管切开。

3. 迅速建立或利用大静脉输液通路，遵医嘱使用抢救药物。

（二）如何对患者的病情进行快速准确评估

1. 首先观察患者的意识状态、生命体征、头颈四肢的位置、瞳孔大小、眼球偏向、癫痫持续时间。另外患者为心脏移植患者，此时应特别注意观察患者的循环情况，评估循环是否稳定。

2. 评估患者有无癫痫家族史、发病史及脑血管疾病史。

（三）如何预防癫痫再发作

1. 保持病区环境安静、光线适宜，尽可能减少外界刺激。

2. 对于有癫痫发作病史的患者，床旁应常备口咽通气道。

3. 注重患者的心理护理，必要时有针对性地提供心理辅导，尽可能减少其因紧张、焦虑再次诱发癫痫发作。

（代 琦）

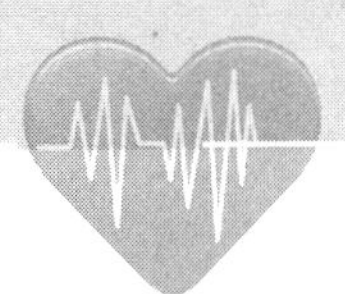

第二章　成人心脏疾病

第一节　冠状动脉搭桥术后发生心肌梗死患者的护理

患者男性，67 岁，9 个月前饮酒后夜间出现咽喉部不适【1】，休息 10min 左右好转，未予重视。此后该症状多次于饮酒后出现，每次发作症状相同。之后该患者于劳累后再次发作咽部不适，症状与之前相同，含服速效救心丸可缓解症状【2】。2011 年 9 月冠脉造影示“右冠状动脉局部管腔狭窄大于 50%，左主干、回旋支起始部见非钙化斑块形成，管腔狭窄程度大于 75%，前降支弥漫管壁增厚，中段狭窄 90%”【3】。心电图示“窦性心律”。动态心电图示“窦性心律，平均心率 73 次 /min，偶发多源性房性期前收缩，偶发多源性室性期前收缩”【4】。为求进一步诊治，门诊以冠心病收入院。

思维提示：

【1】稳定型心绞痛的典型特点为阵发性前胸压榨性疼痛，可放射至左肩、左臂内侧达无名指和小指，或至颈、咽或下颌部。患者出现咽喉部不适症状是由于在冠状动脉狭窄的基础上，心肌负荷增加而引起心肌急剧、暂时地缺血与缺氧。指导患者在发生上述症状时，立即休息，舌下含服硝酸酯类药物，若不缓解，需紧急救治。

【2】心脏负荷突然增加(如劳累、激动、心力衰竭等)，心肌耗氧量增加时，对血液的需求增加，而冠状动脉的供血已不能相应增加，即引起心绞痛。休息后症状可缓解。护理上应指导患者避免劳累、情绪激动、饱餐、寒冷刺激等心绞痛诱因，胸痛发作时应立即停止活动或舌下含服硝酸甘油。

【3】冠状动脉造影具有确诊价值。

【4】约半数患者静息心电图为正常，亦可出现非特异性ST段和T波异常。运动心电图及24小时动态心电图可显著提高缺血性心电图的检出率。诊断困难者，可考虑做冠状动脉造影。对心电图表现不典型、但出现缺血症状的患者，如果表现为左、右束支传导阻滞，心室起搏，高尖T波，前壁导联孤立性的ST段压低或ST段广泛压低伴AVR导联抬高，也应该选择直接PCI策略。

一、诊疗过程中的临床护理

（一）入院时

1. 诊疗情况

入院查体：T 36.5℃、P 70次/min、BP 170/90mmHg、R 20次/min。患者自主体位，意识清楚，口唇无发绀，双肺听诊呼吸音粗。

实验室检查：动脉血气分析pH 7.40、$PaCO_2$ 41.6mmHg、PaO_2 87.70mmHg，二氧化碳总量22.00mmol/L，SaO_2 95.00%。生化ALT 16IU/L，AST 15IU/L，TG 1.04mmol/L，TC 3.56mmol/L，HDL-C 1.64mmol/L，LDL-C 1.96mmol/L，D-二聚体1.39μg/ml。血常规、血沉等指标大致正常。

X线胸片示：双肺纹理重，未见实变；主动脉结偏宽；肺动脉段平直；心脏各房室不大；心胸比0.4。心脏超声示：左房前后径27mm、左心室舒张末径41mm、LVEF 46%，心功能Ⅵ级，静息状态下心内结构及血流未见明显异常。颈动脉超声示：双侧颈动脉多发斑块。冠状动脉造影示：左主干与三支病变。

主要治疗：遵医嘱给予阿司匹林肠溶片100mg，1次/d，口服；硫酸氢氯吡格雷片75mg，1次/d，口服；硝酸异山梨酯片15mg，3次/d，口服；酒石酸美托洛尔片6.25mg，2次/d，口服；阿托伐他汀钙片20mg，每晚1次，口服；依卡倍特钠颗粒1g，2次/d，口服；盐酸雷尼替丁胶囊0.15g，2次/d，口服。

2. 护理评估　患者血压高、冠状动脉钙化、狭窄，有心绞痛的症状，存在发生心肌梗死的危险。急性心肌梗死【5】是最常见的心血管急症，需要护士严密监测，及时发现异常，给予专业指导及心理支持。

思维提示：

【5】急性心肌梗死（AMI）的定义为：有心肌损伤的证据［心肌肌钙蛋白（cTnT或cTnI）水平升高，至少有一个值超过99%参考上限值］，临床症状与心肌缺血性相符。并至少伴有以下1项临床指标：①心肌缺血的症状；②新的缺血性心电图改变；③ECG病理性Q波形成；④影像学证据显示有新的心肌活力丧失或新发的局部室壁运动异常；⑤冠脉造影或尸检证实冠状动脉内有血栓。（《2020年ESC对于表现为　非持续性ST段抬高的急性冠脉综合征患者的管理指南》）

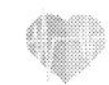

3. 护理思维与实践方案

血压170/90mmHg，患者劳累后咽部不适，含服速效救心丸有效；CT冠状动脉造影：右冠状动脉局部管腔狭窄大于50%，左主干、回旋支起始部见非钙化斑块形成，管腔狭窄程度大于75%，前降支弥漫管壁增厚，中段狭窄90%；颈动脉超声：双侧颈动脉多发斑块；冠状动脉造影：左主干与三支病变。

↓

潜在并发症：心肌梗死

（1）护理目标：患者不发生心绞痛或心肌梗死，在发生心绞痛或心肌梗死早期及时被发现并迅速得到有效救治。

（2）护理措施：

- 给予心电监护，观察患者的血压、心律变化。控制血压在正常范围内。
- 每日监测心电图，观察心电图改变，注意有无心肌缺血。
- 给予吸氧。
- 做好患者的心理护理，安慰患者解除其焦虑、紧张、恐慌、急躁等负面情绪。
- 给予低脂、低胆固醇、高维生素、清淡易消化的半流食；少食多餐，不宜过饱。
- 保持大便通畅，切忌用力排便。
- 遵医嘱服药，注意皮肤黏膜有无出血点、大小便颜色。
- 疼痛护理：如出现心绞痛症状，应立即通知医生，遵医嘱给与吗啡或哌替啶止痛，给予硝酸甘油或硝酸异山梨酯，烦躁不安者可肌注地西泮，并及时询问患者疼痛及伴随症状的变化情况，注意有无呼吸抑制、脉搏加快等不良反应，随时监测血压变化。
- 环境护理：为患者提供整洁、舒适的病房，保持室内的温度和湿度适宜，保持空气流通，避免光线刺激，晚间调节灯光亮度，为患者提供较安静的休息环境。

（二）术后护理配合

1. 诊疗情况　在全麻、低温体外循环下行“冠状动脉旁路移植术”（又称冠状动脉搭桥术）【6】，搭桥左乳内动脉 - 前降支；升主动脉 - 大隐静脉 - 右冠状动脉；升主动脉 - 大隐静脉 - 钝缘支，转机 124min，阻断 80min，除颤复跳。术毕返回 ICU，持续静脉泵入多巴胺 8.0μg/(kg·min)、硝酸异山梨酯注射液 0.4μg/(kg·min)、丙泊酚注射液 10ml/L。HR 96 次 /min，心电图：偶发多源性房性早搏，偶发多源性室性早搏。心脏超声：左房前后径 27mm、左室舒张期末径 41mm、LVEF 46%，心功能Ⅵ级。CI 2.4L/(min·m^2)【7】，BP 73/41mmHg，R 12 次 /min，CVP 8mmHg，T 35.7℃，末梢潮凉。提示：低心排血量综合征【8】。血气分析：pH 7.35、K^+ 3.76mmol/L，Mg^{2+} 0.53mmol/L、PCO_2 38.9mmHg、PO_2 109.4mmHg、SO_2 99.9%、Lac 6.7mmol/L、BE –4.6mmol/L、SvO_2 60%。呼吸机辅助通气治疗，SIMV12+PS6，FiO_2 50%。

思维提示：

【6】冠状动脉旁路移植术为缺血心肌重建血运通道，增加了心肌供血、供氧，改善了心肌功能。但移植血管通畅度低、急性堵塞，吻合口狭窄，冠状动脉痉挛等原因可造成术后再次发生心肌梗死。护理上应密切观察相关症状、体征。

【7】术前心功能Ⅵ级、术前室性早搏、电解质紊乱、低温、使用大量正性肌力药是围手术期心律失常的相关因素。术后护理应密切监测相关指标，预防恶性心律失常的发生。

【8】CI 2.4L/(min·m^2)，周围血管收缩，组织灌注不足，末梢循环不良为低心排血量综合征的表现。体外循环时间长、血压低、容量不足、酸中毒可使心肌缺血缺氧、心肌损伤、收缩无力等，导致低心排血量综合征的发生。护士应结合血流动力学指标综合分析，及早预防低心排血量综合征。

2. 护理评估　患者病情危重、循环不稳定、心排血量低、心律失常，存在再次心肌梗死的危险。术后应早预防、早发现、早处理，减少心肌梗死范围和并发症的发生，降低病死率。

3. 护理思维与实践方案

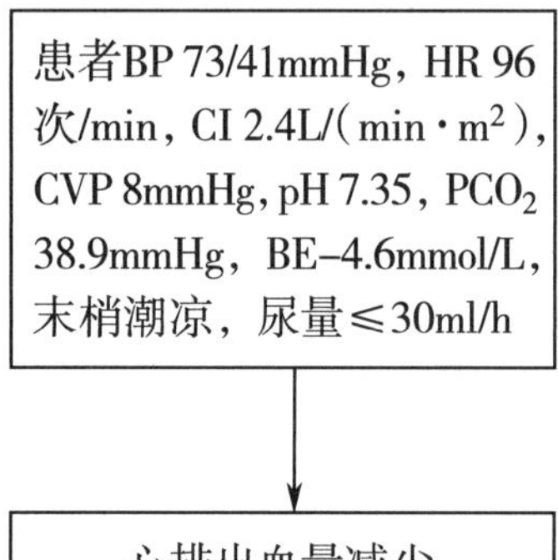

（1）护理目标：患者在ICU住院期间能维持心指数≥3.0L/(min·m^2)。

（2）护理措施：

- 严密监测患者的神志、血压、心率/律、尿量、引流量和末梢循环。
- 补充血容量，一般情况下维持CVP6~12cmH_2O，注意单位时间内的出入量。
- 遵医嘱正确使用血管收缩药，增加心肌收缩力。
- 物理降温（冰块或冰毯），控制体温在36℃，注意观察皮肤色泽和温度，做好四肢保暖。
- 及时纠正酸中毒及电解质紊乱。

术前LVEF 46%，心功能Ⅵ级；术后电解质紊乱：K^+ 3.76 mmol/L，Mg^{2+} 0.53mmol/L；心电图：偶发多源性房性早搏，偶发多源性室性早搏

↓

潜在并发症：恶性心律失常

（1）护理目标：患者在ICU住院期间不发生恶性心律失常。

（2）护理措施：

- 密切监测心电图、血压、电解质、心排血量的变化。
- 维持水、电解质、酸碱平衡，及时纠正酸中毒。除补钾外尤其重视补充镁离子，临床上常维持镁离子浓度在0.8mmol/L左右，钾维持在4.0～4.5mmol/L。
- 药物治疗：出现恶性心律失常时，可应用利多卡因或胺碘酮。对于血压高、心率快的患者，可应用艾司洛尔，缓慢静脉注射，继之以静脉泵入维持。注意监测肝功能指标及心电图QT间期。
- 一旦发现恶性心律失常的征兆，及时备好利多卡因等抢救药，使用一次性除颤电极板，争取抢救时间。如突发室颤，立即给予电复律。

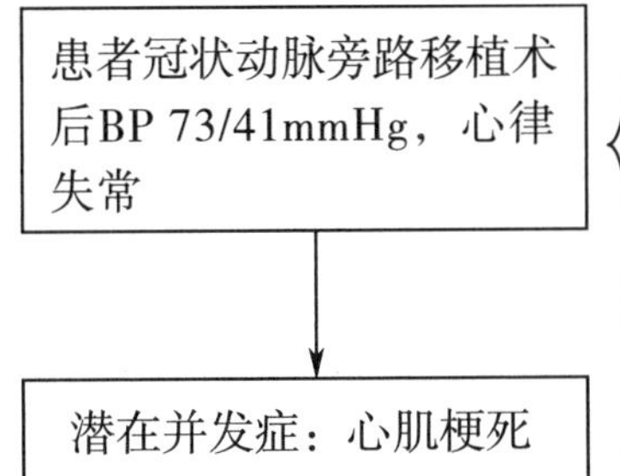

（1）护理目标：患者在ICU住院期间不发生心肌梗死，或及时发现心肌梗死并处理。

（2）护理措施：

- 患者返回ICU后及时监测心电图，与术前心电图做比较，观察心肌缺血的改善情况。
- 每日定时监测心电图，密切观察心电图的变化。
- 维持有效血容量，保证组织灌注。
- 遵医嘱使用扩张冠状动脉的药物。
- 遵医嘱及时应用肝素等抗凝药物。
- 使用呼吸机改善患者的气体交换，避免组织缺氧。

（三）术后心肌梗死的护理

1. 诊疗情况　手术当日夜间，患者出现频发室性期前收缩，循环不稳定。HR 60次/min，窦性心律，BP 80/41mmHg，R 12次/min，CVP 12mmHg，T 37.7℃。血气分析：pH 7.31、PCO_2 39.4mmHg、PO_2 80.5mmHg，SO_2 93.9%，Lac 7.1mmol/L，CI 2.3L/(min·m^2)，BE −6.4mmol/L，SO_2 58%，四肢末梢苍白、发凉。心电图示V_2~V_4导联ST段弓背向上型抬高，宽而深的Q波，T波倒置【9】。床旁心脏超声示：LA前后径27mm、LV舒张末径41mm、LVEF 28%，左室心尖部及下壁心尖段室壁收缩期增厚率减低。cTnI 51μg/L，CK-MB

2 128U/L【10】,予 IABP 辅助循环【11】。呼吸机辅助通气治疗,SIMV12+PS6,FiO_2 60%。医嘱卧床,IABP 穿刺下肢制动。术后第 2 天,患者神志清醒,握手有力,根据血气结果,遵医嘱拔除气管插管,给予面罩吸氧。术后第 3 天循环稳定,停止 IABP 辅助。

思维提示:

【9】世界卫生组织(WHO)规定符合以下标准中的两项即可诊断为心肌梗死:①典型心肌缺血症状;②典型心电图变化(至少两个相邻导联 ST 段抬高考虑诊断 STE);③血清心肌酶升高。患者心电图出现 V_2~V_4 导联 ST 段弓背型抬高,病理性 Q 波,T 波倒置,为典型的心肌梗死时的心电图改变。

【10】cTnI 和 CK-MB 是快速诊断心肌梗死的重要、敏感指标,护士应及时抽取标本,为早期诊断提供依据。

【11】主动脉内球囊反搏(IABP)是辅助左心功能的一种机械装置,能减轻心脏负荷,增加冠脉血流,改善心功能。护士应配合医生把握时机尽早合理使用 IABP,降低围手术期心肌梗死的病死率。

2. 护理评估　患者病情加重,发生围手术期心肌梗死。急性心肌梗死起病急、变化快,常并发心衰、心律失常,是心脏猝死的主要原因。IABP 辅助治疗时,应监测凝血时间,注意观察皮肤情况。

3. 护理思维与实践方案

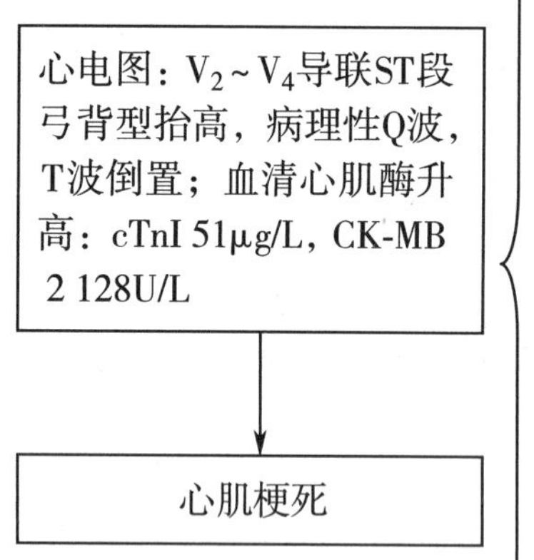

(1) 护理目标：患者病情相对稳定，不发生致命并发症。

(2) 护理措施：

- 严密观察患者心电图、血压、血清心肌酶及尿量变化。
- 遵医嘱充分镇静，吸氧。
- 遵医嘱给予强心、扩血管药物。
- 补充血容量，调节酸碱、电解质平衡。
- 术后第一天查凝血相关指标，监测凝血指标，遵医嘱给予抗凝治疗，密切观察患者有无出血倾向，如牙龈出血、胃出血、鼻黏膜出血，吸痰及留置胃管时动作轻柔，延长压迫时间。
- 观察应用IABP的反搏效果，预防出血、感染等并发症。

患者循环不稳定，IABP辅助，医嘱平卧位

↓

有皮肤完整性受损的危险

（1）护理目标：患者在住院期间皮肤完整。
（2）护理措施：
- 评估患者全身皮肤的完整性，观察有无压红、水肿、破溃等现象。
- 保持床褥清洁、柔软、平整、干燥。
- 使用气垫床。
- 病情允许的情况下，协助或指导患者定时更换体位。受压发红的部位在翻身后1小时仍未消失时，提示局部受损，需增加翻身次数。
- 膝部及踝部等骨隆突处可垫软枕或海绵垫。
- 按摩骶尾部等长期受压部位。

使用呼吸机、IABP，医嘱卧床，下肢制动，活动受限

↓

自理能力缺陷

（1）护理目标：患者卧床期间生活需要得到满足。
（2）护理措施：
- 评估患者的病情及躯体活动能力。
- 帮助患者进行被动肢体活动。
- 卧床期间协助患者的生活护理。
- 鼓励、安慰患者，取得患者合作。
- 定时床上翻身。
- 保持床单位和患者的清洁、舒适。
- 给予必要的营养支持。

使用IABP，医嘱卧床，活动受限

↓

潜在并发症：血栓

（1）护理目标：患者使用IABP期间不发生血栓栓塞。
（2）护理措施：
- 建立“肢体护理评估单”，密切注意双下肢皮肤温度、色泽，观察是否有苍白、水肿、瘀斑等缺血、出血或坏死，定时评估有无足背动脉搏动。每日在同一水平测量记录患者的腿围，同时比较双侧僵硬度和肿胀程度是否一致，两腿腿围相差大于1cm时具有诊断意义。
- 定时测量ACT，维持ACT值为150～180s。
- 监测血小板计数、凝血酶原时间及活动度等。
- 进行有效抗凝。
- 使用下肢体疗仪预防血栓形成。
- 保证球囊在体内的有效搏动。
- 停球囊反搏时间不宜超过30min，及时拔除球囊导管。

（四）出院时的健康宣教

1. 诊疗情况　住院8天后，患者各项生命体征平稳，无不适主诉，医嘱出院，出院后继续服用阿司匹林肠溶片、阿托伐他汀钙片、硝酸甘油等【12】。

思维提示：

【12】为保证移植血管的通畅，患者需要长期服用抗凝血药，并控制血脂在正常范围。他汀类药物急性期强化治疗目的是保护心肌，降低围手术期心肌梗死和主要不良心脏事件的发生率；长期强化治疗目的是降低近远期心血管事件和死亡，最终改善患者的预后。强化剂量的他汀类药物治疗应维持3~6个月，期间复查血脂水平，并可适当调整药物剂量，确保LDL-C水平低于70mg/dl或降幅>50%；长期强化他汀类药物治疗的目标是LDL-C<70mg/dl或降幅>50%。

2017 ESC-STEMI指南建议将依诺肝素抗凝治疗由Ⅱb类推荐提升为Ⅱa类，低分子肝素类药物不能中和，更应密切观察有无出血倾向，所以护士应给患者做好详细的服药指导。

2. 护理评估　术后需长期抗凝治疗，患者缺乏冠心病、心肌梗死的相关知识。

3. 护理思维与实践方案

术后需长期抗凝治疗

↓

患者缺乏冠心病，心肌梗死的相关知识和自我保健知识

（1）护理目标：患者及家属能够复述冠心病和心肌梗死预防保健及用药知识。

（2）护理措施：对患者及家属进行健康宣教，内容包括：

- 密切观察有无胸痛等症状。
- 自我监测血压、心率、血糖情况，定期抽血查血脂、电解质，定期监测肝功能。
- 注意休息，预防感冒。
- 避免过度疲劳或情绪激动，合理饮食，戒烟限酒。
- 冬季出门戴口罩，避免冷空气刺激。
- 遵医嘱按时服药。
- 遵医嘱服用抗凝药物，剂量要准确，勿自行调整用药。注意观察有无出血倾向。有溃疡史的患者应警惕消化道出血。
- 3～6个月复查，门诊随诊，如有不适随时就诊。

二、护理评价

冠状动脉旁路移植术后心肌梗死患者发病急，病情危重，病死率高。在术后护理过程中，患者的血压、心率、心电图是观察的重点。心电图检查是最方便快捷的方法，超声心动图可以反映患者的左室功能。IABP 可以增加冠状动脉供血，改善左室功能。护士应配合医生及时安装，合理使用 IABP。在 IABP 治疗过程中，护士应监测出凝血时间，防止出现出血或下肢血栓等并发症。出院时针对抗凝治疗等用药指导的健康宣教要详细具体，针对个人制定不同的宣教内容。

三、安全提示

（一）IABP 在辅助治疗急性心肌梗死、提高患者治疗成功率及生存率方面有重要作用

护理人员应密切观察病情变化，同时应熟悉掌握 IABP 的临床应用指征。一旦具有 IABP 的指征，应尽早应用。对使用 IABP 的科室，要进行人员培训。培训内容包括：了解机器性能和功能设置情况；各种按键的作用和调控；导管置入方法和操作配合；机器工作时的监测和并发症的防治等。培训的目的是保证使用的安全性，发挥应有的效益以及避免导管的损失和减少不必要的消耗。对使用 IABP 的患者加强基础护理，密切观察病情，预防并发症是极其重要的。

（二）冠状动脉搭桥术后除常规连续心电监测外，术后须每日定时做十二导联心电图

与术前心电图对比，注意观察 Q 波的大小，S-T 段和 T 波的变化，有无新出现的 Q 波。及时发现心肌缺血及各种心律 / 率异常。对疑似急性心肌梗死的患者，要及时做心电图检查，并注意追踪观察和对比。

四、经验分享

（一）冠状动脉搭桥术后如何合理抗凝，保证移植血管通畅？

冠状动脉搭桥术前长期服用的抗凝血药如阿司匹林肠溶片、华法林钠片应在手术前一周停用，必须持续抗凝者（不稳定型心绞痛）可改用低分子肝素，肝素可用鱼精蛋白随时进行拮抗。冠状动脉搭桥术后常规抗凝，术后胸腔引流量少于 1ml/kg 后，可考虑静脉注射肝素，每次 0.4~0.5mg/kg，6 小时 1 次，口服抗凝药起效即可停用。拔除气管插管后，口服阿司匹林类药 0.1mg，1 次 /d。杂交手术患者术后加服硫酸氢氯吡格雷片 75mg，1 次 /d。一般情况下，术后应长期服用抗血小板药物，这类药物通过干扰血小板的功能而对抗血液凝固，预防血管阻塞。如果有严重的胃液反流、胃溃疡或过敏史，应经医生综合评估后制定用药方案。

（二）IABP 患者如何防止血栓形成？

使用 IABP 时，要根据患者的情况，适时开始抗凝。抗凝药首选肝素，首剂：0.5mg/kg 静脉注射。其后，可以用肝素持续静脉输入（约 500U/h），或按首剂量每 6 小时一次，保持 ACT 值为 150~180s。也可在首次肝素后，用低分子肝素 0.4ml，每 12 小时皮下注射 1 次，同时监测 ACT 值。如果出现皮下出血点、瘀斑，需及时调整药物剂量，必要时停药观察。应用 IABP 5~7 天后可能发生血小板减少症，应每日定时检查血小板计数。

（三）分级分区护理在心肌梗死患者护理过程中的应用

责任制、全程优质、分级分区护理模式首先强调正确评估病情的严重程度，心肌梗死可根据发病时间、生命体征变化、心电图动态改变和变化幅度等进行综合评估，往往靶病变在左主干、左前降支、右冠状动脉、多支病变及缺乏侧支循环的患者预后较差，病死率较高。冠脉旁路移植术后早期生命体征的观察尤为重要，需做到早发现、早治疗。恶性心律失常是改善预后的关键因素，采用分级分区护理可根据疾病的严重程度合理配置医疗和护理资源，如病情极为危重的患者，应快速调集心脏专科医师和护理团队，他们对疾病的早期识别和抢救流程更专业，对快速建立抢救通道和预防并发症更准确有效，是抢救成功的重中之重。病情较稳定的患者可由外科高年资医师和主管护师进行管理，充分利用外科病房的医疗资源，病情不稳定的患者则由高年资重症护士监护管理，可减少不必要的医疗资源浪费。病情控制良好的患者，重视疾病的全程把握，强调责任制和全程优质护理，即做到 1 名责任医师和 1 名护士负责 2 例或 3 例患者院前、院中及出院后的全程医疗和护理工作，能做到病情的无缝隙交接，更全面把握患者的病情变化及特殊要求，对提高医护人员的工作质量，提高患者满意度具有重要作用。

（四）舒适护理

1. 心理状态的舒适护理　因心肌梗死致心力衰竭的患者常处于过度紧张和恐惧的心理状态，护理人员应主动与患者交流，建立良好的护患关系，关心、安慰患者，并且面带笑容、态度温和，尽量让患者放松。对过度紧张和烦躁不安者，可根据情况适当给予镇静剂。

2. 环境方面的舒适护理　为患者提供整洁、舒适的病房，保持室内的温度和湿度适宜，保持空气流通，避免光线刺激，晚间调节灯光亮度，为患者提供较好的休息环境。

3. 生理方面的舒适护理　为患者提供干净、柔软的床褥，患者卧床休息时为其调整合理舒服的角度，按时为其翻身，并对四肢、背部、腰部按摩，促进身体的血液循环。

4. 饮食方面的舒适护理　因心肌梗死致心力衰竭患者过度紧张和恐惧，进而造成便秘，遵医嘱使用缓泻药物干预，指导患者进食低盐、低脂、低胆固醇、高纤维的食物，少量多餐，保持大便通畅。

5. 疼痛方面的舒适护理　由心肌梗死致心力衰竭的患者疼痛明显，护理人员应密切关注患者的疼痛情况，根据医嘱给予硝酸异山梨酯或硝酸甘油微量泵注射，可使用吗啡镇痛。

6. 社会方面的舒适护理　与家属及时交流和沟通，做好家属的思想工作，鼓励家属应多关心、多陪伴患者，使患者树立康复的信心。

（董 静）

第二节　冠状动脉搭桥术后抗凝治疗发生消化道出血的护理

患者男性，77 岁，间断胸闷 4 年，加重 4 个月。患者自 4 年前开始间断出现胸闷，位于心前区，范围手掌大小，呈压榨性伴憋气，此后症状反复发作，与活动、情绪激动、饱餐有关，

 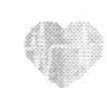

停止活动并休息后持续 5~6 分钟，或含服硝酸异山梨酯后可缓解【1】。近期曾于外院就诊，冠脉造影示：前降支近段严重狭窄病变达 90%，对角支全程弥漫性狭窄病变；回旋支中段见 80% 狭窄病变，第一钝缘支见多处狭窄病变达 80%，第二钝缘支近段见狭窄病变达 80%；右冠开口次全闭塞病变，远段见细小血管影【2】。遂植入两枚支架串联，术后服用阿司匹林肠溶片、硫酸氢氯吡格雷片期间出现便中带血、血便，遂停用阿司匹林肠溶片，继续口服硫酸氢氯吡格雷片、阿托伐他汀钙片、富马酸比索洛尔片、单硝酸异山梨酯缓释片、盐酸地尔硫䓬缓释胶囊等对症治疗，患者自诉胸闷症状好转，数日后加重，程度及性质同前，发作较前频繁，轻微活动即可诱发，含服硝酸异山梨酯后症状持续数分钟可缓解。期间曾有双下肢水肿，夜间不能平卧，外院就诊加用呋塞米片、螺内酯片后症状好转。现为求进一步诊治以“冠状动脉粥样硬化性心脏病”收入病房。

思维提示：

【1】劳力性心绞痛，是由运动或其他增加心肌耗氧量的因素所诱发的短暂性胸痛发作。经休息或舌下含服硝酸甘油后疼痛可迅速消失。它可分为三类：①初发劳力性心绞痛：病程在 1 个月以内；②稳定劳力性心绞痛：病程稳定 1 个月以上；③恶化劳力性心绞痛：同等程度劳力所诱发的胸痛发作次数、程度及持续时间突然加重；劳力性心绞痛多发生于走急路、上楼梯或上坡时，这种疼痛发生于劳力当时而不是劳力之后，并常在停止劳力后很快消失。而情绪激动，如过度兴奋、愤怒或焦虑不安时，伴有交感神经的兴奋，使心率增快、血压升高，心肌耗氧量随之增加从而诱发心绞痛。饱餐使心肌耗氧增加，冠状动脉供血减少，凝血机制加强，从而诱发心绞痛。护理上应指导患者避免劳累、情绪激动、饱餐、寒冷刺激等心绞痛诱因，胸痛发作时立即停止活动、休息，必要时舌下含服硝酸甘油。

【2】冠状动脉造影可为冠心病的诊断提供可靠和准确的资料，较为准确地显示病变的部位和严重程度。

一、诊疗过程中的临床护理

（一）入院时

1. 诊疗情况

入院查体：T 36.5℃，P 55 次 /min，BP 160/64mmHg，R 16 次 /min。患者自主体位，意识清楚，口唇无发绀，双肺听诊呼吸音粗。

动脉血气分析：pH 7.365，$PaCO_2$ 38.5mmHg，PaO_2 79.5mmHg，SaO_2 95%。血常规：WBC 9.00×10^9/L，RBC 3.81×10^{12}/L，Hb 118g/L，HCT 34.4%，Plt 300×10^9/L。PT 11.5s【3】，PTA 133%，INR 0.85，APTT 32.4s。

胸部 X 线检查：两肺纹理大致正常，未见实变；主动脉结不宽，边缘钙化；肺动脉段平直；心脏各房室不大；心胸比 0.47。心脏超声提示：左房前后径 43mm，左心室舒张末径 53mm，LVEF 62%，左房增大，室间隔增厚，升主动脉轻度增宽。颈动脉超声示：双侧颈动脉斑块形成。冠状动脉造影示：左主干＋三支病变（左主干近段 80% 狭窄；LAD 中段 90% 狭窄，远段 90% 狭窄；LCX 近段 90% 狭窄，远段 80% 狭窄；RCA 近段原支架通畅，远段夹层）。外院胶囊胃镜检查示：胃息肉，慢性胃炎，小肠未见明显异常。乙状结肠镜检查示：结肠黑病变。

入院诊断：冠状动脉粥样硬化性心脏病，劳力性心绞痛、冠状动脉支架植入术后；高血压 3 级（极高危）；阵发性房颤；高脂血症；心功能Ⅲ级；消化道出血（已纠正）【4】。

主要治疗：医嘱给予阿司匹林肠溶片 50mg，1 次 /d，口服；硫酸氢氯吡格雷片 75mg，1 次 /d，口服；硝酸异山梨酯片 25mg，每 6 小时 1 次，口服；富马酸比索洛尔片 5mg，1 次 /d，口服；盐酸地尔硫䓬片 15mg，3 次 /d，口服；阿托伐他汀钙片 20mg，每晚 1 次，口服；泮托拉唑肠溶胶囊 40mg，1 次 /d，口服；盐酸胺碘酮片 100mg，1 次 /d，口服；琥珀酸亚铁片 0.1g，3 次 /d，口服；依折麦布片 10mg，1 次 /d，口服。

思维提示：

【3】凝血酶原时间（prothrombin time，PT）测定是检查机体外源性凝血系统功能有无障碍的筛查试验，也是临床抗凝治疗的重要检测指标。对于频繁发作的心绞痛应于术前应用低分子肝素进行抗凝治疗，护理上应注意观察患者皮肤、牙龈、眼底、排便有无出血症状。

【4】消化道出血：是指从食管到肛门之间的消化道发生出血，临床表现为呕血、黑便或血便等，轻者可无任何症状，重者伴有贫血及血容量减少，甚至休克，危及生命。

相关风险因素：

①高血压：是冠心病的主要高危因素。门静脉高压引起的食管胃底静脉曲张破裂是上消化道出血的主要诱因。

②阿司匹林等抗凝血药有促进胃酸分泌增加或导致胃黏膜屏障损害（抑制黏液分泌，加重胃局部痉挛）的作用，长期服用可诱发急性溃疡形成，或使已有的溃疡趋向活动化，导致大出血。

③应激性溃疡或急性糜烂性胃溃疡：多与休克、复合性创伤、严重感染、严重烧伤、严重脑外伤或大手术有关。在这种情况下，交感神经兴奋，肾上腺髓质分泌儿茶酚胺增多，使胃黏膜下血管发生痉挛性收缩，组织灌流量骤减，导致胃黏膜缺血、缺氧，以致发生表浅的（不超过黏膜肌层）、边缘平坦的溃疡或多发的大小不等的糜烂灶。这类溃疡或急性糜烂位于胃部的较多，位于十二指肠的较少，常导致大出血。

2. 护理评估　患者血压高，心绞痛症状发作频繁，胃息肉、慢性胃炎，既往消化道出血病史，服用阿司匹林药物治疗有消化道出血的危险。

3. 护理思维与实践方案

患者如厕后突发胸痛，伴憋气，血压180/90mmHg。冠状动脉造影示：左主干+三支病变。实验室检查：血常规RBC 3.81×10^{12}/L、Hb118g/L、HCT 34.4%。PT 11.5s、PTA 133%、INR 0.85、APTT 32.4s。便常规+隐血：隐血（免疫法）（FOB）：+-。

↓

潜在并发症：心肌梗死、消化道出血

（1）护理目标：术前患者不发生心绞痛或消化道出血，或在发生心绞痛或消化道出血早期及时被发现并迅速得到有效救治。

（2）护理措施：

- 严密监测患者的生命体征、病情变化。
- 每日做心电图，观察心电图改变，有无心肌缺血。给予持续性吸氧。
- 遵医嘱用药：控制血压，预防心绞痛发作，停用阿司匹林肠溶片、硫酸氢氯吡格雷片改用低分子肝素，观察用药后的反应。
- 实验室检查：凝血项目、血常规、便常规、心肌梗死相关检查、心肌酶谱等。
- 指导患者自我监测：观察皮肤、牙龈、眼底、排便有无出血，一旦发生立即通知医生。
- 加强患者的自我管理：避免劳累、注意休息；保持乐观心态、避免焦虑、抑郁等不良情绪；少食多餐、不宜过饱，低盐、低脂、低胆固醇、清淡易消化食物，避免进食坚硬或刺激性食物；戒烟限酒。
- 保持大便通畅，切忌用力排便。
- 行腹部超声检查排除有无肝大。

（二）术后护理配合

1. 诊疗情况　在全麻、低温体外循环下行冠状动脉旁路移植术。手术顺利，置心包、纵隔、左侧胸腔引流管各一根。术毕返回ICU，呼吸机辅助通气治疗，心率90次/min，窦性心律，血压98/45mmHg，CVP 3cmH_2O，胸腔引流液80ml/h。术后应用注射用头孢呋辛钠1.5g静脉滴注抗感染治疗；注射用泮托拉唑钠80mg静脉注射抑制胃酸、预防应激性溃疡及消化道出血；Hb 91.00g/L ↓，Plt 225×10^9/L，监测ACT 168s【5】。留置胃管预防胃胀气及胃潴留，保持胸腔引流管通畅，术后8小时胸腔引流液共280ml，且近3小时≤30ml/h，应用肝素20mg静脉注射抗凝治疗【6】；术后14小时共引流360ml胸腔积液，再次应用肝素20mg静脉注射抗凝治疗。

思维提示：

【5】ACT即激活全血凝固时间，是体外循环手术时监测凝血时间的一种客观、有效的指标。通过ACT值的测定，可以确定在手术、ECMO、血滤、溶栓以及肝素治疗时所需肝素抗凝及鱼精蛋白拮抗的剂量，是确保心脏等手术安全和成功的有效手段之一。

【6】肝素抗凝，同时维持适当高的冠脉灌注压可降低围手术期心肌梗死的发生率。

2. 护理评估　患者术前有消化道出血史，术后常规抗凝治疗，加之手术创伤，有发生应激性溃疡及消化道出血的危险；患者病情危重、循环不稳定，存在再次心肌梗死的危险。

3. 护理思维与实践方案

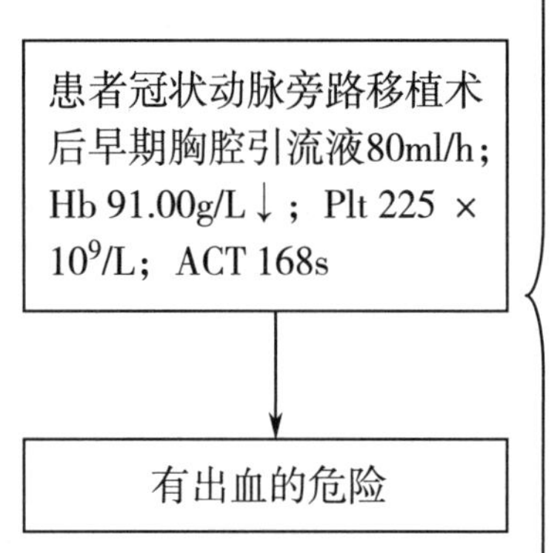

（1）护理目标：患者在ICU住院期间不发生大量出血。

（2）护理措施：

- 每小时观察并记录胸腔引流液量，必要时每15min或30min记录，观察引流液的颜色和速度，保持胸腔引流管通畅。
- 监测血流动力学是否稳定。
- 监测凝血指标：ACT、APTT、血小板计数、血栓弹力图等。
- 加强保暖，避免快速输注冰冷液体，维持正常体温（至少36℃）。
- 补充凝血因子及新鲜冰冻血浆：凝血因子缺乏、不足时应及时补充。

患者冠状动脉旁路移植术后BP 98/45mmHg

↓

潜在并发症：心肌梗死

（1）护理目标：患者在ICU住院期间不发生心肌梗死，或及时发现心肌梗死并处理。

（2）护理措施：

- 患者返回ICU后及时做心电图，与术前心电图做比较，观察心肌缺血的改善情况。每日定时做心电图，密切观察心电图的变化。
- 监测cTnI和CK-MB等实验室检查结果。
- 维持有效血容量，遵医嘱使用血管活性药物，保障组织灌注。
- 遵医嘱使用扩张冠状动脉的药物。
- 遵医嘱及时应用肝素等抗凝药物。
- 使用呼吸机改善患者的气体交换，避免组织缺氧。

（三）术后消化道出血的护理

1. 诊疗情况　术后第 1 天，出现深咖啡色胃液，胃液潜血试验阳性【7】，Hb 83.00g/L ↓，应用注射用艾司奥美拉唑钠静脉泵入抑酸治疗，暂予禁食，予胃肠外营养液营养支持，适当补液扩容，补充电解质，保持内环境稳定；注意观察胃液的颜色、量及血红蛋白浓度的变化。因患者禁食，口服抗凝血药改为低分子肝素钠 0.4ml 皮下注射。术后第 3 天，胃液为黄色，胃液潜血试验阴性，Hb 93.00g/L ↓，Plt 256×10^9/L。可进食少量清流食，停用低分子肝素钠，应用阿司匹林肠溶片 100mg，1 次 /d【8】、硫酸氢氯吡格雷片 75mg，1 次 /d，口服。

思维提示：

【7】胃液是胃内分泌物的总称，包括水、电解质、脂类、蛋白质和多肽激素。正常胃液为纯净、无色透明的酸性液体。在急性胃炎、消化性溃疡、胃癌时，胃内可有不同程度的出血，胃潜血试验为阳性。

【8】冠状动脉搭桥术后应用阿司匹林有良好的抗凝作用，阿司匹林对血小板聚集有抑制作用，可防止血栓形成，临床用于预防一过性脑缺血发作、心肌梗死、心房颤动、人工心脏瓣膜、动静脉瘘或其他手术后的血栓形成。也可用于治疗不稳定型心绞痛。

2. 护理评估　患者胃潜血阳性，禁食、留置胃管、胃肠减压、应关注患者容量，观察胃液的量和性状，监测血红蛋白，警惕消化道出血，同时注意胃管及胃肠减压的护理措施，杜绝护理不良事件。患者清理呼吸道无效，应预防围手术期的肺部并发症。

3. 护理思维与实践方案

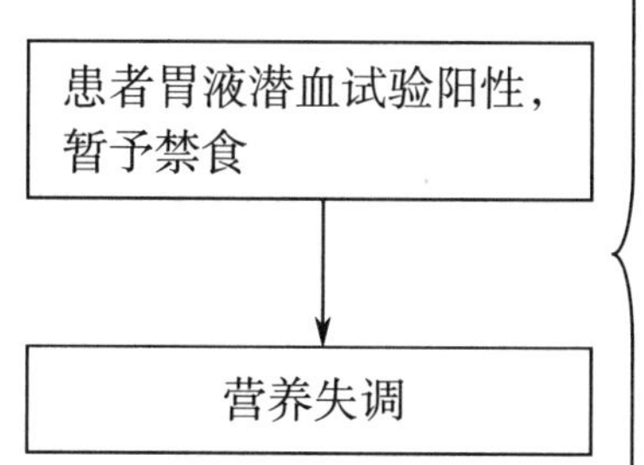

（1）护理目标：患者在住院期间不发生营养失调。

（2）护理措施：

- 监测血压及中心静脉压，记录患者的出入量，维持体液平衡。
- 应用胃肠外营养支持，补充血容量。
- 监测并调节酸碱、电解质平衡。
- 保持床单位清洁、柔软、平整、干燥。评估患者全身皮肤完整性。协助或指导患者定时更换体位。
- 加强口腔护理，保持口腔清洁，预防口腔细菌感染及肺部并发症。注意观察口腔黏膜有无真菌感染。操作动作要轻柔，防止刺激黏膜及牙龈引起出血。

患者术后留置胃管，胃液潜血试验阳性，及时观察胃液的颜色和量，防止胃胀气

↓

有胃管脱出的危险

（1）护理目标：患者在住院期间不发生胃管脱出。

（2）护理措施：

- 妥善固定胃管，粘贴不宜过紧，以防止鼻翼压疮产生，外露15cm处再次固定于脸颊处，防止移位或脱出。
- 加强与患者沟通，加强胃管护理知识的宣教，协助患者活动，以减轻留置胃管带来的不适。
- 躁动患者进行保护性约束，防止自行拔除胃管。
- 保持胃管通畅，定时回抽胃管评估胃液。
- 观察胃液的颜色、性质和量，并记录24小时的胃液总量。若胃液出现颜色或性质变化，应及时通知医生，给予相应处理。
- 监测胃肠功能恢复情况，观察腹壁张力，听肠鸣音等。

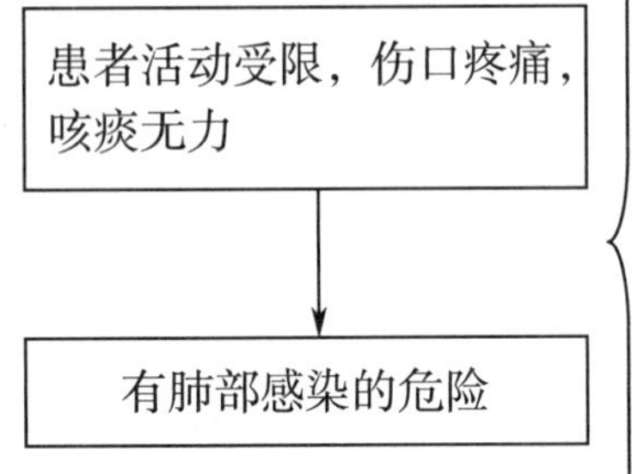

（1）护理目标：患者卧床期间不发生肺部感染。

（2）护理措施：

- 低流量吸氧，监测指氧饱和度，动脉血气。
- 监测患者体温，血常规，PCT等动态变化。
- 鼓励患者腹式呼吸，深呼吸，自主咳嗽。加强相关知识宣教。
- 定时听诊肺部呼吸音。使用肺部体疗，操作过程中密切观察患者生命体征的变化。
- 遵医嘱使用抗生素及雾化药物。
- 加强口腔护理。

（四）出院时的健康宣教

1. 诊疗情况 住院7天后，患者各项生命体征平稳，无不适主诉，血常规、胸片、超声正常，可出院，出院后继续服用阿替洛尔片、阿司匹林肠溶片【9】、琥珀酸亚铁片、阿托伐他汀钙片等药物。

思维提示：

【9】冠状动脉旁路移植术后患者需要长期服用抗凝血药，通过干扰血小板的功能来对抗血液凝固，预防小血管阻塞。常见不良反应有胃肠道反应，包括恶心、呕吐、上腹部不适或疼痛等，发生率为3%~9%，停药后多可消失，长期或大剂量服用可有胃肠道溃疡、出血或穿孔；0.2%的患者可有过敏反应，表现为哮喘、荨麻疹、血管神经性

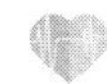

水肿或休克，严重者可致死亡；血药浓度达200~300μg/ml后可出现可逆性耳鸣、听力下降；血药浓度达250μg/ml时易发生肝、肾功能损害，损害多是可逆的，停药后可恢复，但有引起肾乳头坏死的报道。护理上应指导患者了解阿司匹林的不良反应，出院后自我监测，警惕皮肤、黏膜、牙龈出血，消化道不适症状，监测肝肾功及凝血时间。

2. 护理评估　患者缺乏冠心病、心肌梗死及抗凝血药的相关知识。

3. 护理思维与实践方案

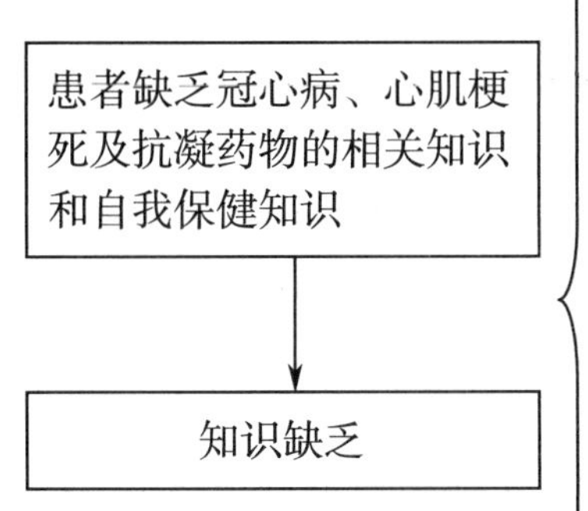

（1）护理目标：患者及家属能够复述有关冠心病和心肌梗死的预防保健及用药知识。

（2）护理措施：对患者及家属进行健康宣教，内容包括：

- 自我监测血压、心率、血糖水平，定期检查血脂、电解质。
- 如有胸闷、胸痛等症状及时就近就医。
- 合理饮食，少食多餐，进食高蛋白、低脂低盐、高纤维素的食物。
- 避免用力排便，情绪激动，劳累等诱因，戒烟限酒。
- 注意保暖，预防感冒。
- 遵医嘱坚持按时服药。
- 遵医嘱服用抗凝药物，剂量要准确，勿自行调整用药。注意观察有无出血倾向。学会自我检查，应警惕消化道出血。
- 3~6个月按时复查。

二、护理评价

患者冠状动脉旁路移植术后应用抗凝治疗，既往有消化道出血史，术后胃潜血阳性。在护理过程中，对血压、容量、内环境平衡及胃液的观察是重点。留置胃管并进行胃肠减压，可以减轻胃肠胀气，同时便于通过胃内容物的判断观察病情变化及协助诊断。同时遵医嘱严格使用抗凝血药及出凝血时间的监测，警惕消化道出血。患者禁食期间应静脉高营养，保障有效血容量及组织灌注。护士应在留置胃管期间注意保护患者皮肤，管路固定，预防压疮、管路脱出等护理不良事件的发生；同时，加强体疗、口腔护理，积极完善相关实验室检查和化验，监测心电图的动态变化，预防术后肺部感染、肺不张、心肌梗死等并发症。出院时针对抗凝血药详细进行用药知识的宣教，针对个人制定不同的宣教内容。

三、安全提示

1. 抗血小板药物可使消化道损伤的危险性增加，导致胃肠溃疡和出血。抗凝血药在使用过程中,治疗窗较窄,且易受食物、药物等因素的影响,服药期间如未严格遵医嘱用药,会直接影响抗凝治疗的效果,增加出血、血栓等并发症的发生。

2. 患者的依从性差,即缺乏药物相关知识、过度担心或不重视药物不良反应、记忆力差等都会影响抗血小板药物治疗从而导致消化道出血。在消化道出血护理常规的基础上,对该类患者增加对药物治疗作用、服药期间出血倾向的观察和预防等相关知识的强化教育,使药物得到安全有效的应用,减少消化道损伤、再出血等严重不良反应的发生,提高患者的满意度。

四、经验分享

1. 冠状动脉搭桥术前长期服用的抗凝血药如阿司匹林肠溶片、华法林钠片应在手术前 1 周停用,必须持续抗凝者(不稳定型心绞痛)可改用肝素,肝素可用鱼精蛋白随时进行拮抗。冠状动脉搭桥术后常规抗凝,术后胸腔引流量少于 1ml/kg 后,可考虑静脉注射肝素,每次 0.4~0.5mg/kg,6 小时 1 次,口服抗凝药起效即可停用。拔除气管插管后,口服阿司匹林 1mg,1 次 /d。杂交手术患者术后加服硫酸氢氯吡格雷片 75mg,1 次 /d。这类药物通过干扰血小板的功能而对抗药物凝固,预防小血管阻塞;如果已经确诊严重的胃液反流、胃溃疡或者过敏史,应征得医生同意后再用;用药时需注意观察穿刺点是否有紫斑、渗血,如果出现皮下出血、瘀斑,要及时调整药物剂量,必要时停药观察;如果出现血小板减少症,应定时检查血小板计数,注意患者有无胸闷胸痛或加重,严密监测心电图变化,发现异常及时报告医生。

2. 注意冠状旁路移植术后早期生命体征,每天定时记录血压和脉搏次数,如果运动时出现胸痛、胸闷气促等症状,应立即停止,如出现脉搏过快、头晕、乏力等症状应立即就医,早发现、早治疗。定期复查,并且提供监测数据,方便医生有针对性地调整药物治疗。

3. 饮食以清淡易消化的食物为主,进食低胆固醇食物,限制含脂肪,特别是限制来自动物性食物的饱和脂肪酸是首要原则,应注意补充充足的蛋白质,含高蛋白又符合低脂肪原则的食物有脱脂奶制品、豆制品,一些飞禽和鱼肉,谷物制成的半流质食物(粥、汤、藕粉等)适合作为能量的主要来源,可预防药物引起的营养缺乏。一些利尿药物对体内的钾、钠、镁、钙等电解质平衡的影响很大,抗过敏药物会引起胃肠道黏膜损伤,使得铁、钙、维生素的吸收减少,流失增加,所以冠状动脉旁路移植术后适当补充维生素 C、维生素 K、维生素 E、叶酸、铁剂是必要的。适当进食水果和蔬菜,术后戒烟、戒酒,保持充足睡眠,适度锻炼,活动量以不感觉劳累为宜。

4. 加强心理护理,因有出血症状的患者常处于过度紧张和恐惧的心理状态,护理人员应主动和患者交流,建立良好的护患关系,关心安慰患者,态度温和,尽量让患者放松;及时与患者家属沟通,做好患者的思想工作,鼓励家属多关心、多陪伴患者;为患者提供整洁舒适的病房,保持室内的温度和湿度适宜,保持空气流通,为患者提供较好的休息环境。

（徐　薇）

第三节　冠状动脉旁路移植同期支架术（冠脉 Hybrid 手术）的术后护理

患者男性，65 岁，两年前活动后出现心前区疼痛，伴有大汗，症状持续约半小时，含服硝酸甘油未见明显好转，就诊于当地医院，诊断为“冠心病，急性心肌梗死”，给予治疗。近两年坚持服药，胸痛症状仍有发作，并有左肩部、背部、左上肢放射痛，伴憋气、大汗。CT 冠状动脉造影示冠状动脉三支病变。

一、诊疗过程中的临床护理

（一）入院时

1. 诊疗情况

入院查体：T 36.5℃、R 18 次 /min、P 75 次 /min、BP 156/90mmHg【1】。患者自主体位，意识清楚，口唇无发绀，无颈静脉怒张，双肺听诊呼吸音粗，未闻及啰音，腹部散在瘀斑。既往病史：高血压、慢性支气管炎，间质性肺疾病。

动脉血气：pH 7.46、$PaCO_2$ 34.6mmHg、PaO_2 69.5mmHg、HCO_3 24.4、SBE 1.0、SaO_2 92%【2】。

超声心动图检查提示：节段性室壁运动异常，左室收缩功能减低，LVEF 45%【3】。CT 冠脉造影示前降支近段 95% 狭窄、回旋支近中段 80% 狭窄。

主要治疗：给予扩张冠状动脉、抗凝治疗，降压治疗，予硝酸异山梨酯片 15mg，3 次 /d，口服；阿司匹林肠溶片 100mg，1 次 /d，口服；硫酸氢氯吡格雷片 75mg，1 次 /d，口服；盐酸地尔硫䓬片 30mg，3 次 /d，口服。

思维提示：

【1】高血压患者常有血管内皮损伤，易引起血栓，可引起急性心肌梗死。血压增高也可引发心绞痛症状，入院后应密切观察血压的变化，评估用药情况，控制血压平稳。

【2】血气分析中可见低氧血症。由于患者长期吸烟、肺功能减退，患有慢性支气管炎以及冠状动脉缺血导致心排血量减少引起全身供氧不足。血气分析可见氧分压 69.5mmHg，低于正常值。护士应向患者讲解吸烟对心、肺功能的危害，劝导患者戒烟，同时指导患者做呼吸功能训练，改善肺功能。

【3】床旁心脏超声可在入院早期进行，可以评价患者的心功能情况，有无节段性室壁运动异常。对于心功能不全的患者，护士应指导患者及家属积极配合术前心功能调整，避免患者剧烈运动及情绪激动，按时服药，增加手术耐受性，为择期手术做准备。

2. 护理评估 患者血压偏高，活动无耐力，活动后出现心绞痛。抗凝治疗存在出血的风险。遵医嘱卧床或限制患者的活动。

3. 护理思维与实践方案

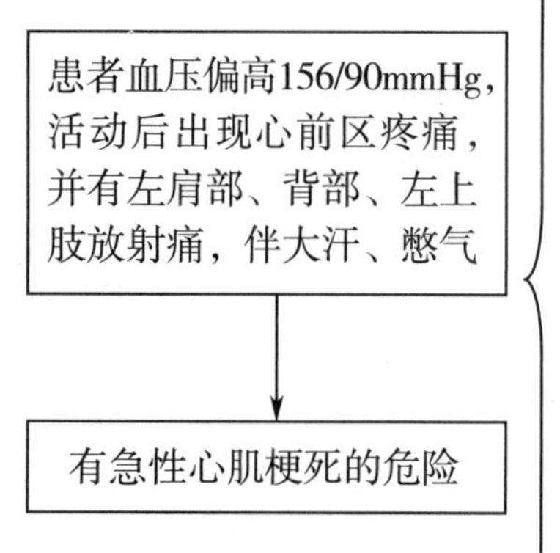

（1）护理目标：住院期间患者不发生心肌梗死，或在发生心肌梗死早期及时被发现并迅速得到有效救治。

（2）护理措施：

- 准确、按时提供药物治疗，观察降压药物效果，每日定时测量血压，动态监测、对比血压数值，出现异常时及时与医生沟通。
- 连续监测生命体征及心电图的变化。
- 绝对卧床休息，减少心肌耗氧量，防止病情加重。
- 适时应用硝酸甘油类药物，观察药物的疗效和副作用。
- 给予持续低流量吸氧。
- 避免用力排便、剧烈咳嗽、抬举重物等。

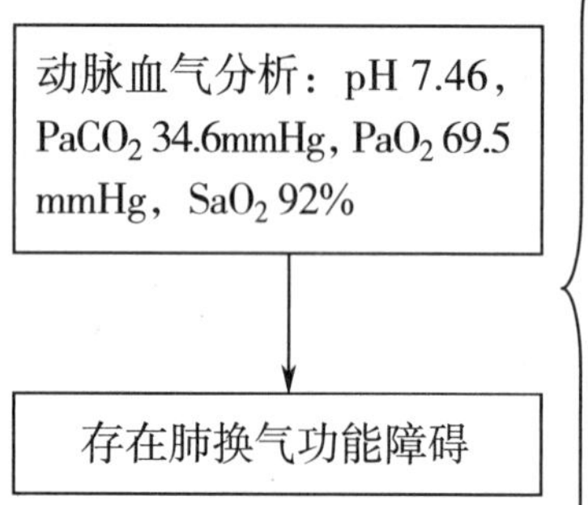

（1）护理目标：患者能够有效呼吸、有效排痰，手术前患者血氧饱和度维持在95%以上。

（2）护理措施：

- 监测患者血氧饱和度的变化，必要时复查动脉血气分析。
- 给予鼻导管吸氧，避免缺氧增加心脏负担。
- 正确指导患者进行呼吸功能锻炼，必要时雾化吸入支气管扩张剂，配合肺功能检查结果做体位引流等肺部理疗，预防术后肺部并发症。

术前应用抗凝药物，阿司匹林肠溶片100mg口服，1次/d，硫酸氢氯吡格雷片75mg口服，1次/d，腹部有散在的瘀斑

↓

有潜在出血的危险

（1）护理目标：患者发生出血现象时能及时发现并有效止血。

（2）护理措施：

- 均衡饮食，避免食物对抗凝效果的影响。
- 标记患者皮肤瘀斑的面积以便于评估。
- 观察患者有无出血现象：如牙龈出血、鼻出血、大小便潜血等。
- 如出现出血情况，及时通知医生，评价危险程度，以判断是否调整抗凝治疗方案。
- 减少有创操作，避免穿刺处出血。
- 为患者准备适时停用抗凝药物，并评估风险。

（二）手术后的护理配合

1. 诊疗情况　患者行冠状动脉旁路移植术 + 介入手术后【4】返回术后监护室，带气管插管，呼吸机辅助通气治疗【5】，通气方式 SIMV+PS，FiO_2 50%，血气基本正常，SO_2 98%，BP 96/52mmHg【6】，HR 82 次 /min，窦性心律，T 35.8℃、末梢凉【7】，两肺呼吸音粗、对称。术后 1 小时胸腔引流液 150ml，ACT 210s，给予鱼精蛋白 30mg 静脉注射，半小时后复查 ACT 149s【8】，多巴胺 3.0μg/（kg·min）、硝酸甘油 0.6μg/（kg·min）静脉持续泵入【9】，给予注射用奥美拉唑 40mg 静脉滴注【10】。术后 2 小时，患者心电监护上出现一过性 S-T 段抬高，血压 85/48mmHg【11】。术后 4 小时，患者心电监护上心率偶发室性期前收缩，电解质化验 K^+ 3.4mmol/L【12】。

思维提示：

【4】患者所行手术为常规的小切口不停跳手术，且术中使用了一定量的对比剂，为保证对比剂能够及时排出，手术当天的液体输入量及排出会相对较多，此时护士应加强电解质及血压、心率的监测，避免电解质紊乱导致的心律失常。

【5】患者行呼吸机辅助呼吸。护士应根据血气分析结果，评估呼吸机的使用效果，适当调整呼吸机参数。必要时给予充分吸痰，防止肺不张及肺部感染。

【6】患者血压 96/52mmHg。由于术前禁食，术中血容量丢失，术中麻醉镇静等因素，导致血压下降；应用硝酸甘油扩张血管亦可使血压下降。护士应严密观察血压变化，及时通报医生进行药物调整，避免因血压过低导致冠状动脉支架、搭桥血管及重要脏器灌注不足。

【7】患者体温低、末梢凉，应及时给予保温，避免体温过低导致的出血及外周阻力增加。

【8】ACT：介入术中肝素化可引起 ACT 偏高，导致出血过多，使用鱼精蛋白中和后应密切监测 ACT 值。

【9】应用多巴胺、硝酸甘油等药物持续静脉泵入，需严密监测血流动力学变化。

【10】术后早期大量抗凝血药的应用易导致消化道出血，因此应遵医嘱及时静脉给予抑酸剂，预防消化道应激性出血。

【11】S-T 段抬高提示有心肌缺血的可能，血压 85/48mmHg 提示有冠脉灌注不足的可能，保证有效循环灌注是保证冠脉供血供氧的基础。

【12】血钾离子正常值为：3.5~5.5mmol/L，其作用为增加神经 - 肌肉的兴奋性；参与维持正常心肌的收缩。当血钾离子浓度过低时心率可出现 T 波低而宽伴有 U 波增大，Q-T 间期延长，T-U 融合。心肌兴奋性、自律性增高，传导性降低。常表现为室性期前收缩、心动过速、传导阻滞等，严重时可出现室颤。

2. 护理评估　患者术后早期呼吸机辅助呼吸，血流动力学不稳定。而且 Hybrid 术后出血和再栓塞风险较大。

3. 护理思维与实践方案

患者窦性心律，HR 82次/min，BP 96/52mmHg，中心静脉压 5mmHg

↓

有血容量不足，循环不稳定的危险

（1）护理目标：患者循环稳定，对比剂安全排出。

（2）护理措施：

- 保持24小时入量大于2 000ml，注意观察尿量，在保证循环稳定的情况下，量出为入。
- 严密监测患者的心率/律、血压（平均动脉压）、中心静脉压、肺动脉压。适当补充胶体，维持渗透压平衡，如果血红蛋白 < 8.0g/L可遵医嘱输注悬浮红细胞。
- 保证肾灌注良好，维持尿量大于1ml/（kg·h）。
- 监测肾功能，观察是否出现肾功能损伤。

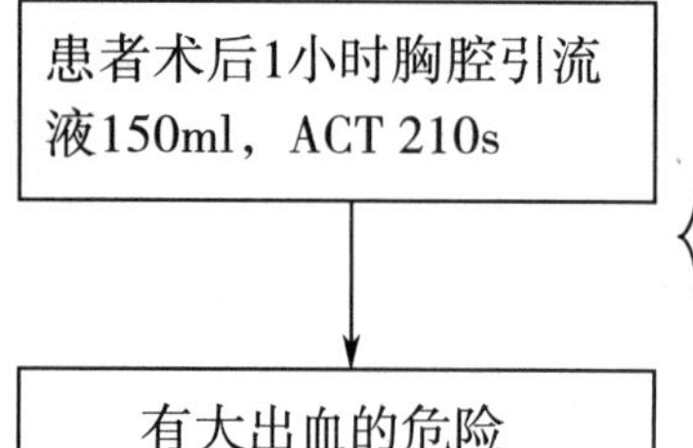

（1）护理目标：术后早期胸腔引流液少于1～2ml/（kg·h），穿刺局部伤口无出血、渗血。护士能及时发现出血并及时处理。

（2）护理措施：

- 术后一小时查ACT，如果ACT>150s，可给予适量鱼精蛋白中和，预防肝素中和不足而引起胸腔引流液过多。
- 保持引流管通畅，定时挤压引流管，记录每小时胸腔引流液量，如引流液突然增多应及时复查ACT，判断是否有活动性出血，并遵医嘱给予止血药物。
- 术后注意保温，患者返回ICU后即盖被保暖，防止体温过低引起凝血功能障碍，导致胸腔引流液过多。
- 2kg沙袋压迫穿刺局部伤口6小时，局部绷带压迫24小时，此期间肢体保持平伸，观察局部有无出血、渗血现象以及术侧肢体的温度和足背动脉搏动情况。
- 由于术后早期即需要抗凝治疗，为保证及时服用抗凝药物及监测消化道有无出血，应留置胃管，并观察胃液性状。
- 观察术后创口有无出血渗血，保持敷料清洁。
- 术后观察患者瞳孔意识情况，警惕颅内出血。

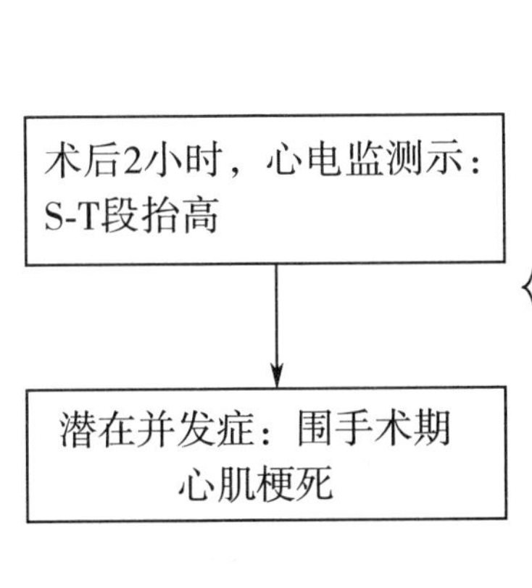

（1）护理目标：术后不发生围手术期心肌梗死，或出现问题时护士能及时发现正确处理。

（2）护理措施：

- 持续心电监测，注意观察心率、ST段变化，及时做心电图，术后胸腔引流液连续3小时小于30ml即可给予肝素抗凝。
- 保证有效灌注，术后早期维持血压110～130mmHg，避免因血压过低影响冠脉灌注。
- 避免钙剂的使用，必要时使用钙通道阻滞剂，避免发生冠脉痉挛。
- 完善相关化验检查，如心肌梗死相关指标、BNP等，必要时可行冠脉造影诊断。
- 术后第一天，给予硫酸氢氯吡格雷片75mg、阿司匹林肠溶片300mg口服，不予低分子肝素抗凝。

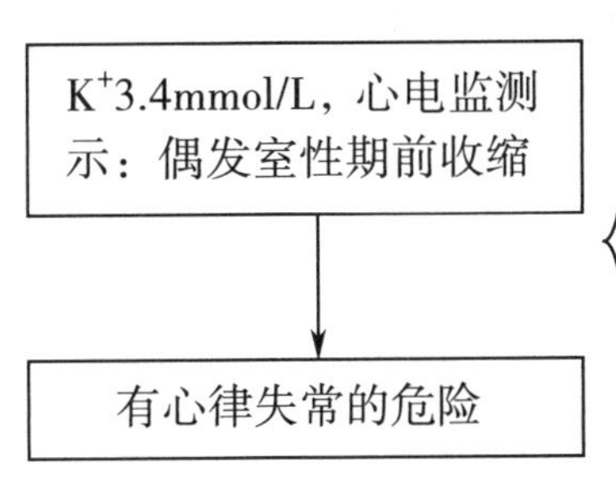

（1）护理目标：维持稳定心率/律，及时发现问题并正确处理。

（2）护理措施：

- 维持水电解质酸碱平衡，根据血气分析结果补充钾和镁离子。维持钾离子浓度在4.0~4.5mmol/L之间。
- 持续心电监测，及时发现室性期前收缩、室性心动过速、心房颤动等心律失常。

（三）出院时的健康宣教

1. 诊疗情况　术后患者一般情况可，无不适主诉。T 36.7℃，HR 75 次 /min，心律齐，BP 110/70mmHg【13】，双肺呼吸音清，未闻及干湿啰音，双下肢无水肿，术区切口无红肿渗出，伤口今日拆线，伤口愈合 I/ 甲。术后复查超声心动图及胸片未见明显异常，LVEF 55%【14】。办理出院，嘱患者按时服药，定期复查。

思维提示：

【13】患者血压正常：患者有高血压症史，虽然在医院期间血压调整到正常水平，仍然存在血压增高的危险因素。护士应向患者强调定期观察血压及正确服药的重要性。

【14】超声心动图及胸片未见异常：提示患者手术后心功能有所改善。

2. 护理评估　冠心病发病为多因素导致。行冠状动脉搭桥术后，若不注意饮食习惯的改变、生活方式的调整以及合理用药，仍将面临再次堵塞的危险。出院后应给予患者详细的健康指导。

3. 护理思维与实践方案

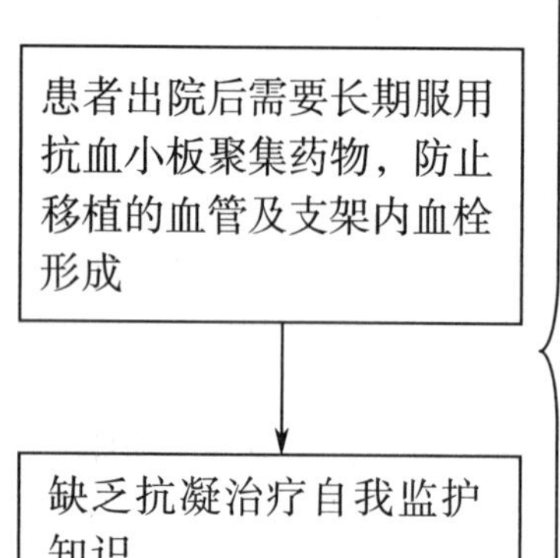

（1）护理目标：患者出院后按时到医院复查，遵医嘱服用抗血小板聚集药物。

（2）护理措施：

- 嘱患者监测血压、心率、血脂变化，并注意有无心绞痛症状，及时就诊。
- 定期复查生化、B型钠尿肽、内皮素。
- 对患者及家属进行健康宣教，内容包括：
  - ➢ 植入支架后，需要服用阿司匹林肠溶片和硫酸氢氯吡格雷片一年，以保证血管的通畅。
  - ➢ 注意休息，适量运动（如散步、做保健操等），生活有规律，不熬夜，保持良好心情。
  - ➢ 合理的饮食，宜清淡，低钠、低脂、低胆固醇，适量摄入蛋白质。
  - ➢ 3个月门诊复查，若有胸闷、胸痛或心电图出现缺血性改变，应做冠状动脉造影检查，及时发现搭桥的血管有无狭窄。

二、护理评价

冠状动脉旁路移植术同期支架手术（Hybrid 手术），结合了内、外科心肌血运重建的优势，不但可以减轻患者的痛苦，而且可为患者提供更好的疗效。

在诊疗护理过程中，心电图检查是最快捷的检查方式，可以提示心肌是否缺血，护士应掌握心电图动态观察比较的方法。患者手术前应用抗凝血药如阿司匹林和硫酸氢氯吡格雷片治疗，避免心肌梗死的发生。在术后护理中，出血是护理观察和预防的重点。ACT 过高及出血过多时应及时处理，保证有效的循环血容量，维持合理的血压，避免血管再狭窄和支

 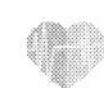

架再栓塞。同时还要维持水电解质酸碱平衡避免心律失常的发生。

三、安全提示

冠状动脉旁路移植同期行支架术的患者，需要服用阿司匹林肠溶片和硫酸氢氯吡格雷片一年，保证血管的通畅。服药期间应观察有无出血，如牙龈出血、鼻出血、大小便潜血等现象，一旦出现出血情况，应及时就医，以判断是否继续抗凝治疗。

四、经验分享

冠状动脉旁路移植术同期支架的患者术中使用一定量的对比剂，对比剂可致肾损害而发生肾衰。慢性肾功能不全、糖尿病、心力衰竭、高血压等患者由于内皮细胞的损伤对对比剂反应更加灵敏，更易造成对比剂肾病。因此，术后保证 24 小时入量大于 2 000ml，补液过程中应注意观察血压、中心静脉压的变化，避免因单位时间内液体入量过多导致心脏前负荷增加，并密切观察尿量、尿色，必要时遵医嘱给予利尿，促进对比剂尽早排出。同时注意电解质的监测及补充，预防低钾血症。术后动态监测肾脏功能，及时发现并处理急性肾损伤。

（郭　平）

第四节　老年冠状动脉粥样硬化性心脏病患者术后并发肺部感染的护理

患者男性，76 岁，高血压病史 15 年，主诉阵发性胸痛半年，近日出现活动耐力下降，伴胸闷、气短、憋气，休息后可缓解。行冠状动脉造影检查显示：前降支、回旋支、右冠状动脉 90% 堵塞【1】。门诊以“冠心病，陈旧性心肌梗死，高血压病 3 级，高脂血症”收入院。完善术前检查后，择日行冠状动脉旁路移植术。

思维提示：

【1】冠状动脉造影显示血管狭窄严重，可因心肌缺血出现心绞痛症状，维持患者氧耗平衡，减少增加心肌耗氧的活动。为患者进行健康宣教，增加依从性，遵医嘱准确给予扩张冠状动脉、抗凝、降脂治疗，降低心肌梗死的风险。

一、诊疗过程中的临床护理

（一）术前

1. 诊疗情况

入院查体：T 36.8℃，HR 90 次 /min，BP 154/70mmHg【2】，R 18 次 /min，其余正常。既往史及家族史：高血压病史 15 年，血压最高可达 180/80mmHg，服用硝苯地平控释片治疗，血压维持在140/75mmHg。吸烟30余年，无饮酒史。

辅助检查：超声心动图示左室射血分数50%，节段性室壁功能异常，其余大致正常【3】。心电图检查示V_1~V_6、Ⅱ、Ⅲ、avF导联ST-T改变。

主要治疗：间断吸氧，卧床休息；给予抗血小板，扩张冠状动脉、降压、降脂等药物治疗，完善实验室及辅助检查【4】。

2. 护理评估　冠状动脉造影结果提示冠脉血管90%阻塞。护士应严密监测患者的生命体征关注不适主诉，给予及时处理。入院时对患者进行ADSL、跌倒/压疮、营养状况、心理、认知水平及呼吸功能指标、活动能力等评估。患者为老年男性，认知水平较低【5】，在健康宣教时出现沟通困难，并在术前心脏康复【6】时学习呼吸锻炼及清理呼吸道的方法上出现困难【7】。

思维提示：

【2】患者入院查体，血压处于高水平，心率快、血压高均为心绞痛的危险因素，遵医嘱予β受体拮抗剂控制心率，硝苯地平控制血压，可长效降压与短效降压联合应用控制血压水平。

【3】超声心动图示室壁运动异常，左室功能下降，关注左室功能下降引起的临床症状，如咳泡沫痰、端坐呼吸等，指导患者日常活动及饮食、观察尿量等注意事项，避免诱发急性左心衰竭。

【4】尽早完善术前化验及检查，评估老年患者其他脏器功能及动、静脉血管情况，及时发现手术风险。

【5】患者年龄高，认知水平较低，学习及领会能力较差。在健康教育中需要采取适当的方法，宜多次、反复进行指导，每次内容不宜过多，并采取口头讲解及示范的方式，可以利用多媒体反复观看。

【6】心脏康复已被证实可增加治疗的有效性，缩短住院时间，减少并发症等。住院期间的心脏康复为Ⅰ期康复，自患者入院即开始实施，术前的心脏康复可称为预康复，可增加患者的整体依从性，也可为术后康复奠定基础。

【7】患者有长期吸烟史，因为年龄大，肺功能减退，术前康复中发现患者不易掌握呼吸锻炼及清理呼吸道的方法，应采取个性化措施对患者进行教育，预防术后肺部感染的发生。

3. 护理思维与实践方案

患者冠状动脉造影检查显示：前降支、回旋支、右冠状动脉90%堵塞；主诉阵发性胸痛半年

↓

心肌缺血或心肌梗死的风险

（1）护理目标：住院期间，降低心肌缺血及心肌梗死的风险。

（2）护理措施：

- 每小时巡视患者，询问患者主诉，及时发现患者不适，给予处理。
- 持续心电监测，每日定时测量并记录血压水平，每日做床旁心电图并动态分析心电图变化，观察有无心肌缺血的表现及其他异常。
- 遵医嘱间断吸氧，3~5ml/min，注意清洁，观察鼻腔有无出血。
- 准确执行药物治疗，控制血压及心率，并注意观察用药后反应。
- 如患者发生心绞痛，嘱患者卧床休息，持续吸氧，给予口服或静脉持续泵入硝酸酯类药物，进行心梗相关指标、心肌酶谱等酶学检查，判断心肌缺血程度。
- 若胸痛症状持续不缓解，应给予高度的警惕，必要时遵医嘱镇痛镇静治疗，并观察用药后的不良反应及效果，老年患者特别注意有无出现呼吸抑制，发现不良反应及时汇报医生进行处理。
- 与营养师沟通，每日摄入定量的纤维素及优质蛋白，保持大便通畅。需要服用通便药物时，嘱患者按时服用。患者排便有困难时，可给予开塞露通便，嘱患者切勿用力排便，预防猝死的发生。
- 保证患者休息，提供安静舒适的环境，对于夜间不能入睡者，遵医嘱给予药物辅助睡眠。
- 嘱患者不要进行淋浴，以免加重缺氧，可进行床上擦浴。
- 针对老年患者的心理及认知特点，进行心理疏导，减少患者焦虑及紧张情绪。

超声心动图示左室射血分数50%，节段性室壁功能异常

↓

有出现左心衰的风险

（1）护理目标：患者术前不出现左心衰的症状。

（2）护理措施：

- 通过心脏超声了解患者的心脏功能。
- 维持心率及血压的平稳，异常时及时处理。
- 持续心电监护，发现有无心律失常，进行对症处理。
- 指导患者准确记录出入量，患者需协助时，护士及时提供帮助。
- 指导患者宜少食多餐，每餐7~8分饱为宜，可增加进餐次数。饮水切勿一次过多，同样采取少量多次的方法。
- 每日测量体重，结合出入量判断患者的液体正负平衡。
- 当患者出现烦躁、末梢湿冷、呼吸急促、憋气、咳白色稀痰、不能平卧时，判断是否出现急性左心衰竭，应及时给予强心、利尿、扩血管等处理。

患者为老年男性，76岁，高血压病史15年，吸烟30余年

↓

术后出现谵妄、脑梗死、肺部并发症的风险增加

（1）护理目标：完善术前检查及化验，及时发现其他器官和血管异常情况。

（2）护理措施：

- 完善实验室检查：除乙肝、丙肝、梅毒、艾滋病、血型等常规手术准备外，还需检查肝、肾功能、凝血指标、酶学指标、红细胞沉降率、C反应蛋白、肿瘤标志物、BNP（脑利钠肽）等。
- 辅助检查包括颈动脉超声、腹部超声、四肢血压监测、肺功能检查、肺部X线片及肺CT。
- 外出检查时，关注患者的生命体征，检查过程中患者出现不适时，可停止检查，给予处理。
- 不宜一次完成多项检查，避免由于劳累诱发心绞痛，可分次完成。
- 进行静脉抽取血标本等有创操作时，指导患者正确配合，并向患者解释抽血的目的，得到患者的理解和配合。
- 关注实验室及辅助检查结果，发现异常及时与医生沟通，采取必要治疗，减少手术并发症，降低手术风险。

患者为老年男性，76岁，吸烟30余年，认知水平低，依从性差

↓

有术后肺部感染的风险

（1）护理目标：患者掌握呼吸锻炼及有效清理呼吸道的方法；术前不发生肺部感染。

（2）护理措施：

- 每日监测四次体温，如有异常及时检查血常规。
- 注意病室温湿度调节，冬季开窗通风时避开患者，夏季避免空调温度过低，防止上呼吸道感染。
- 外出检查时注意环境温度变化，予患者保暖。患者擦浴时，保持室内温度适宜，避免着凉。
- 指导患者做好口腔卫生，每次进餐后，用清水漱口，睡前用漱口液漱口，避免口腔及咽喉部定植菌引起感染。
- 入院开始指导患者学习呼吸锻炼的方法，如缩唇呼吸、腹式呼吸及有效咳痰。因患者高龄且认知水平较低，采取反复多次为患者讲解并示范的方式，并确认患者能够掌握正确的方法。
- 当出现沟通困难或依从性差时，可由不同医护人员或家属反复协助进行沟通，寻求家庭成员的支持可以帮助患者提高依从性。
- 患者病情稳定的情况下，可进行适当活动，在持续心电监测下，可进行床旁站立、踏步、肢体活动或抗阻锻炼。老年患者因肌肉力量及协调性降低，运动时需在医务人员的全程陪同下完成，避免发生不良事件。
- 患者自术前开始学习床上移动及床上排便的方法，为术后早期活动做准备。

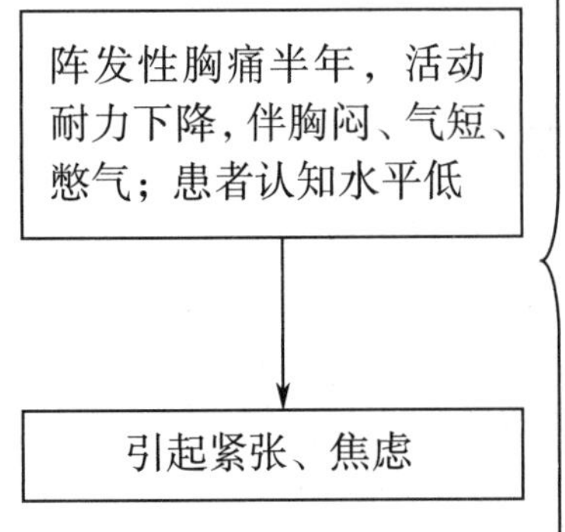

（1）护理目标：帮助患者了解围手术期的相关知识，患者的焦虑情绪得到缓解。

（2）护理措施：

- 入院时，主动向患者介绍病区环境，减少患者对陌生环境的紧张。告知各项规章制度、检查的目的及注意事项，使患者了解手术治疗的相关事项，能够主动配合。
- 评估患者对疾病的认知程度，向患者介绍冠心病的有关知识，使其了解疾病及危险因素，逐渐认识并建立良好生活习惯。观察患者的情绪变化，帮助患者解决问题，得到患者信任。家属可协助医护人员对患者进行安慰。如患者出现严重焦虑、抑郁，可请心理医生予以临床诊断及治疗。

（二）冠状动脉旁路移植术后护理

1. 诊疗情况 患者入院四天后在全麻下行冠状动旁路移植桥术，术后患者清醒及自主呼吸恢复、循环稳定后，于术后第一天 6∶00 拔除气管插管，随即留取气道痰培养及咽喉痰培养。早期持续静脉泵入去甲肾上腺素 8ml/h、多巴胺 6μg/(kg·min)、单硝酸异山梨酯 0.6μg/(kg·min)。维持患者 HR 80 次 /min，BP 140/70mmHg 左右【8】。术后第二天，患者痰液较黏稠，不易咳出，SO_2 94%，中心温度 38℃，WBC 18.605×10^9/L。胸片示：双肺纹理重，左下肺片状影。痰培养结果：中量铜绿假单胞菌【9】。血气：pH 7.38、PO_2 70mmHg、SO_2 94%、PCO_2 50mmHg、BE −4.9、HCO_3^- 21mmol/L、Lac 1.8【10】。给予经鼻腔气管内吸痰，雾化吸入，辅助体疗。应用三代头孢静脉滴注抗感染治疗。术后患者出现胃肠胀气，积极对症治疗后缓解【11】，给予营养支持及心理疏导，加强心肺功能锻炼。

思维提示：

【8】患者有高血压病史，若术后血压严重低于术前血压，不利于重要脏器的灌注。应用去甲肾上腺素，维持收缩压在 140mmHg 左右，保证脑部及肾脏供血。术后早期应用多巴胺、硝酸异山梨酯注射液，维护心功能。

【9】患者术后第二天体温升高，血常规示白细胞升高，左下肺片状影，痰培养示中量绿脓假单胞菌，提示肺部感染，合理应用敏感抗生素，指导患者有效咳痰，必要时予经鼻或口气管内吸痰。

【10】患者动脉血氧分压及血氧饱和度降低，需持续监测氧合指标，出现持续下降或呼吸形态异常时，及时处理，必要时采用无创正压通气改善氧合。

【11】胃肠道是机体的内在屏障，当胃肠功能障碍时，可导致内源性感染。年龄大及感染同时也是影响胃肠功能恢复的因素；严重肠胀气会导致膈肌抬高，压迫肺组织，肺换气功能障碍，加重缺氧症状。

2. 护理评估　患者年龄大，病情危重，合并肺部感染及胃肠胀气，有潜在低氧血症及灌注不足的危险。术后应密切观察生命体征变化，控制肺部感染及胃肠胀气，适当补液，维持合理的血压，预防组织脏器缺血缺氧。

3. 护理思维与实践方案

患者胸部X线检查、血常规、体温以及血气均出现异常，肺部听诊存在明显痰鸣音

↓

肺部感染

（1）护理目标：患者白细胞计数下降，体温下降，有效清理呼吸道。

（2）护理措施：

- 根据痰培养结果，选择药物敏感的抗生素，准确地给予抗感染治疗，注意观察患者输液后的反应。
- 鼓励患者自主咳痰，进行呼吸功能锻炼。当痰液堵塞气道，患者不能自行咳出时，可给予经口-鼻吸痰，清理呼吸道。
- 观察体温的变化，记录外周及中心温度，并对比两者的差值变化。
- 首选物理降温，可采用变温毯、冰袋、温水擦浴等方法。
- 体温过高可能引起心率加快、氧耗增加等伴随症状，不利于术后心脏等各系统功能恢复，体温控制在38℃以下，若物理降温效果不佳，可采用药物降低体温，使用药物降温过程中注意患者因出汗较多而引发的相对容量不足的情况。
- 若患者白细胞及体温持续升高，可考虑给予免疫球蛋白提高抵抗力，并结合降钙素原、红细胞沉降率及C反应蛋白等指标监测感染程度。
- 在胃肠道功能未恢复时，可静脉给予营养支持。

患者痰液不易咳出，X线检查示右下肺片斑片状影，胃肠胀气

↓

清理呼吸道无效，胃肠功能失调

（1）护理目标：患者能够自主有效地清理呼吸道，肺部X线片显示斑片状影好转，胃肠胀气改善。

（2）护理措施：

- 定时为患者进行拍背或使用振动排痰仪进行肺部护理，拍背宜在饭前、加餐前、晨起及睡前进行。
- 拍背或振动排痰仪使用后指导患者做深呼吸锻炼，并有效清理呼吸道。
- 通过雾化吸入和应用稀释痰液的药物，使痰液容易咳出。
- 当患者由于疼痛影响咳痰及呼吸锻炼时可给予止痛药。
- 指导患者白天尽量坐起或直立体位，有助于扩张气道改善通气并更容易清理呼吸道。
- 指导患者调整呼吸形态，以深呼吸代替浅快呼吸，放慢呼吸节奏，降低呼吸肌做功，减少耗氧，指导患者以缩唇缓慢呼气的方式。
- 给予胃肠减压，甘油灌肠促进肠蠕动，严重时可行肛管排气。可应用改善胃肠动力的药物，促进肠蠕动，腹部保暖及按摩也可帮助胃肠功能恢复，必要时也可采用中医疗法，如针灸、敷贴等。

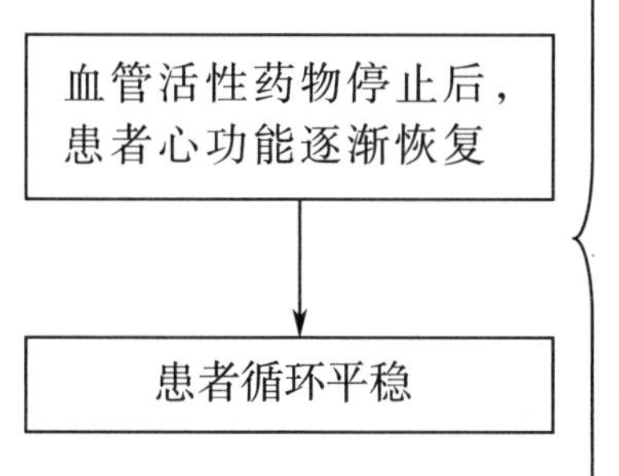

（1）护理目标：逐渐减低血管活性药物剂量，患者循环指标平稳。

（2）护理措施：

- 早期应用血管活性药物，维护心功能，维持血管张力。当感染得到控制、心功能逐渐恢复后，逐一递减血管活性药物的剂量。
- 结合术后心脏超声结果，判断如何减少血管活性药物的剂量。
- 根据静脉压、出入量、白蛋白水平、组织间隙充盈情况选择补充液体的种类及数量，当EF值低于50%时，需匀速补充摄入量，早期需出入量平衡。注意患者汗液、呼吸等隐性失水的补充。
- 当患者感染时，由于血管通透性增加及肺部渗出增多，引起相对血容量不足致血压低水平。可补充胶体提高血浆渗透压，增加有效血容量，维持血压水平。
- 术后各种因素造成血管张力偏低，多见收缩压不高，但舒张压及平均压正常。当患者容量充足，各脏器灌注良好时，可逐渐停用缩血管药物，如去甲肾上腺素或多巴胺。
- 鼓励患者进行适当的肢体活动，抗阻运动或自主运动，医务人员全程监测生命体征，以患者稍感觉疲劳为宜，适当运动可锻炼心肺功能，促进恢复。

（三）出院时的健康宣教

术后第十天，患者各项生命体征平稳，体温、血常规、X线检查、心脏超声、心电图等符合出院标准，伤口无渗血、渗液【12】，计划出院。出院前患者能够由护士协助在病房内行走，能够自主进食、如厕。出院前向患者进行出院指导及健康宣教【13】。

思维提示：

【12】患者出院后观察正中切口及下肢取血管处伤口有无红肿及渗血、渗液，建议佩戴胸带3~6个月，避免胸骨受力。同时每日监测体温，如有异常需复诊。

【13】患者出院后需服用他汀类药物降血脂，告知其定时监测肝功能。服用抗凝血药，观察有无出血症状，服用降心率的药物，应掌握测量心率的方法。告知患者术后药物治疗及健康生活方式的重要性，老年患者出院需得到家庭及社会的支持，可促进术后恢复，提高生活质量。

二、护理评价

肺部感染是冠状动脉旁路移植术后的常见并发症之一。近几年来冠心病患者呈现老龄化的趋势,老龄患者的机体抵抗力较低,肺代偿功能差或者伴心肾功能障碍,且老年患者的认知水平参差不齐,通过有针对性的宣教,手术前后心肺功能锻炼及术后积极给予抗感染治疗,营养支持,调整内环境,增加抵抗力,肺部感染可得到控制。患者心肺功能逐渐恢复,医护与患者能够有效沟通,予出院康复。入院对患者的风险评估及心理、社会评估可以帮助护士制定适合老年患者的护理措施,针对老年人肺功能下降、吸烟史、认知水平等特点,在术前开始心肺功能锻炼,可促进术后恢复。治疗、护理、康复等实施过程中,反复沟通,得到患者的主动配合能够起到良好的效果。

三、安全提示

由于患者年龄大,肌肉力量、协调性下降,术前患者夜间如厕或运动时,注意防止跌倒、坠床等。老年患者术后各器官功能恢复较慢,术后注意吞咽功能是否正常,防止误吸。术后胃肠功能障碍引起肠胀气,肠蠕动减慢、胃肠道菌群失调等可造成患者进食障碍,营养摄入失衡,并且肠胀气可使膈肌抬高,影响呼吸形态。老年患者术后血容量相对不足,可致脑、肾等重要脏器灌注不够,出现体位性低血压,需注意突然变换体位时患者的安全。沟通不畅可造成老年患者过度紧张或焦虑,从而依从性下降,需采用适当的沟通技巧。

四、经验分享

1. 入院即开始的心脏康复,可以帮助患者认识心脏康复的意义、目的。掌握心、肺功能锻炼的方法,为术后的康复奠定基础,在健康教育时,老年患者需根据患者本身的心理,社会特点,采取适宜的沟通方式和方法。

2. 明确肺部感染时,监测体温、血常规、床旁胸片,关注血氧饱和度变化。及时查血气,及早发现缺氧及酸碱失衡的情况。进行痰培养及药敏实验检查,有针对性地应用抗生素;指导患者的呼吸锻炼,有效清除呼吸道分泌物,持续湿化气道;及早发现腹胀给予胃肠减压等措施,提高机体内屏障的作用,鼓励患者早期心肺功能锻炼。

3. 肺部感染时,增加了肺循环阻力,应加强利尿,减轻前负荷;老年合并高血压病史的患者,血压宜维持正常高限水平,避免肾灌注不足,引起少尿,加重心肺负担及肾前性缺血。因此早期及时应用正性肌力药物,待肺部感染改善、循环稳定即可逐渐停止。

（霍春颖）

第五节　瓣膜置换术同期行房颤射频消融术的护理

患者女性,50岁,活动后心慌、气短,劳动后出现呼吸困难症状十余年。两个月前上述症状加重,仅能上二层楼,伴夜间阵发性呼吸困难【1】。外院诊断为二尖瓣狭窄、二尖瓣关闭不全、心房颤动,现入我院进一步治疗。

一、诊疗过程中的临床护理

（一）入院后

1. 诊疗情况

入院查体：T 36.5℃、BP 110/80mmHg、R 24 次 /min。患者意识清楚，无口唇发绀，双肺听诊呼吸音清，两肺未闻及啰音；HR 112 次 /min，绝对不齐；无双下肢肿胀，腹部平坦，肝脏未触及，肝 - 颈静脉回流征阴性；听诊心尖区可闻及舒张期隆隆样杂音。

心电图检查示：房颤心律【2】。超声心动显示：风湿性心脏瓣膜病，二尖瓣中重度狭窄，二尖瓣轻度关闭不全，三尖瓣反流，肺动脉压力中度增高，左房内径 55mm。X 线检查：左房及右室增大。

主要治疗：地高辛片 0.125mg，1 次 /d，口服；氢氯噻嗪片 25mg，1 次 /d，口服；氯化钾缓释片 1g，3 次 /d，口服。

思维提示：

【1】患者出现心慌、气短、夜间阵发性呼吸困难：由于二尖瓣狭窄，引起左心房压力增加，进而导致肺静脉压力增加，肺循环阻力增加，造成呼吸困难。护理上应预防急性左心衰竭的发生，指导患者按时服用强心利尿药。

【2】患者出现房颤心律：由于二尖瓣狭窄引起的左心房压力增高导致的左心房扩大和风湿炎症引起的左房壁纤维化是房颤持续存在的病理基础。护理上应密切监测心律的变化，并防止患者在房颤发作时产生眩晕而跌倒。房颤可导致静脉血流阻滞从而形成左房血栓，左房血栓脱落是造成脑卒中的重要原因，护理上应密切观察患者的神志状态、肢体活动及语言表述情况。

2. 护理评估　患者活动后心慌、气短，因此在治疗及护理上应注意心功能的维护。房颤心律存在脑卒中的风险，护理上应密切观察患者的神志状态、肢体活动及语言表述情况。

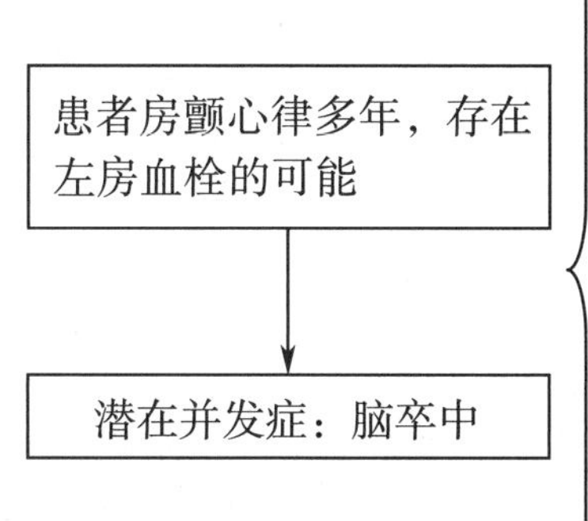

（1）护理目标：住院期间发生脑卒中时能及时发现并迅速得到救治。

（2）护理措施：

- 密切观察患者的神志、肢体活动及语言表述等情况。
- 房颤发作时，应嘱患者减少活动量，避免眩晕而跌倒。
- 避免活动量过大及用力咳嗽、蹲位用力排便、体位突然改变。
- 一旦出现意识障碍、呕吐等症状，立即将头偏向一侧，以免呕吐物误吸入肺，并保持呼吸通畅。

3. 护理思维与实践方案

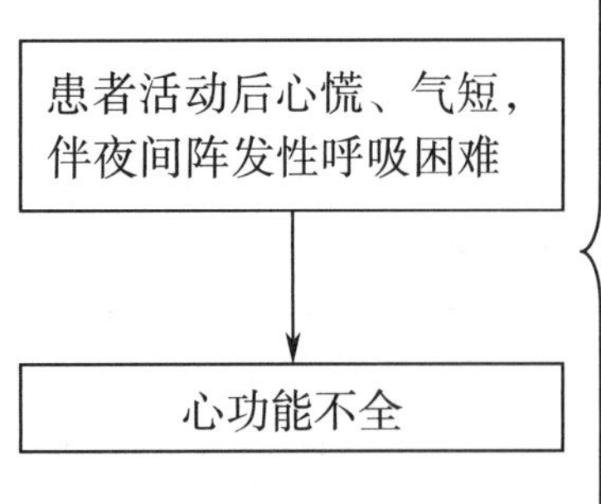

（1）护理目标：术前心功能得到改善。
（2）护理措施：
- 注意生命体征的变化，并及时记录。
- 适当限制入量，保持水电解质平衡。
- 遵医嘱给予强心、利尿及扩血管药物。
- 注意病房通风，保持室内温湿度适宜，避免患者肺部感染。
- 饮食均衡，以食用易消化、富含维生素和纤维素的食物为宜，预防便秘。

（二）瓣膜置换、射频消融术后护理

1. 诊疗情况　患者在全麻低温体外循环下行二尖瓣瓣膜置换术、三尖瓣成形、射频消融术及临时起搏器安装术。于手术当日 16：05 分返回 ICU。术后呼吸机辅助呼吸，吸入氧浓度 50%，SIMV 12 次 /min；血气分析：pH 7.43，PCO_2 38mmHg，PO_2 101mmHg。早期未醒，瞳孔等大等圆，对光反射较弱【3】。血压 90/51mmHg，CVP 4mmHg，术后第 1、2 小时引流液偏多，测 ACT 182s，给予鱼精蛋白 20mg，胸腔引流液量逐渐减少【4】。胸部 X 线检查：双肺纹理重，痰为白色，量偏多【5】。腹平软，尿量满意，心律为起搏与自主交替出现，起搏器调至心率 90 次 /min、输出电流 5mA，灵敏度 1mV，自主心律为房颤心律。主要治疗：静脉泵入盐酸多巴酚丁胺维护心功能、硝普钠降低心脏负荷、丙泊酚注射液早期镇静，应用盐酸胺碘酮注射液静脉泵入【6】。患者于次日 2：30 分清醒，6：00 拔除气管插管，病情平稳，10：05 转出 ICU。

思维提示：

【3】患者为房颤心律，术中有左房血栓脱落的危险，另外，体外循环也有发生脑血管血栓、气栓的可能，因此护理上应密切观察瞳孔及四肢活动情况，尽早发现问题，及时处理。

【4】由于体外循环应用肝素及对凝血因子的破坏，术后出血量往往偏多，护理上应评估引起患者出血的相关因素，并密切观察相关指标，针对病因及时处理。

【5】三尖瓣反流、左房增大、肺动脉压力中度增高，提示肺循环阻力增加，术后 X 线检查：双肺纹理重，痰较多，应加强呼吸道管理，预防肺部并发症。

【6】射频消融术后 24h 内发生房室传导障碍、导致心律 / 率的改变概率加大，使用盐酸胺碘酮可延长心肌细胞的动作电位时程，减慢心房和心室内的传导，有效控制心律失常的发生。胺碘酮的副作用是可导致房室传导阻滞、尖端扭转型室速。因此，泵入盐酸胺碘酮注射液时，应同时应用起搏器，并密切观察 Q-T 间期的变化、严格记录盐酸胺碘酮的 24 小时用量。

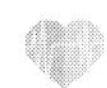

2. 护理评估　心脏瓣膜置换合并射频消融术后可能出现意识障碍、出血、心脏压塞及心律失常等并发症，护理上应密切观察心律的变化，注意对心功能的维护，保证有效循环血量及生命体征的平稳，加强呼吸道护理，预防肺部并发症。

3. 护理思维与实践方案

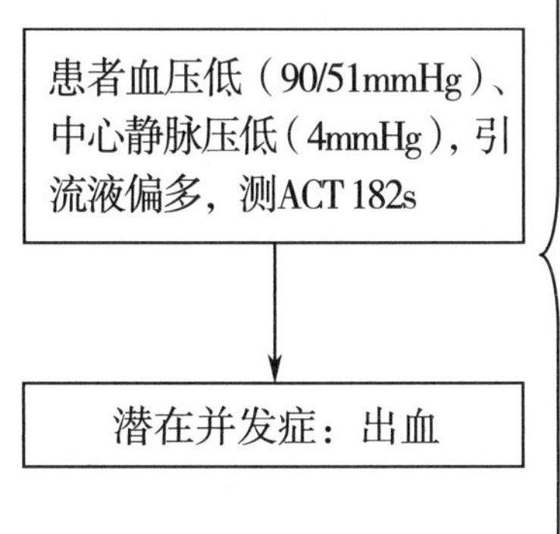

（1）护理目标：保证有效循环血量，生命体征平稳，尿量50ml/h以上。引流液减少，不发生心脏压塞等并发症。

（2）护理措施：

- 密切监测患者血压、心率/律、CVP的变化，评估出血相关因素。
- 遵医嘱静脉给予鱼精蛋白。
- 术后早期在尿量不少的情况下尽量控制血压，避免血压过高引起手术切口出血。
- 保持心包及纵隔引流管通畅，同时观察引流液的量、颜色，尤其要观察有无血凝块、如引流量从多突然转少、血压低、CVP高、四肢肢端凉、应警惕心脏压塞的发生。应立即报告医生，必要时及时开胸止血。

体外循环手术后早期未醒，瞳孔对光反射较弱

→ 有发生脑卒中的危险

（1）护理目标：如有脑卒中的发生，及时发现、及时得到救治。

（2）护理措施：

- 术后早期应密切观察患者瞳孔是否等大等圆，对光反射情况。
- 患者清醒后要注意神志、肢体活动及语言表述是否发生障碍。
- 一旦发现瞳孔异常、意识及肢体活动障碍，应立即给予甘露醇注射液脱水治疗，必要时进行脑CT检查，并请专家会诊。
- 脑卒中发生后应采取鼻饲饮食，尽量抬高床头，以免呕吐物误吸入肺，引起肺部感染。
- 应密切观察皮肤情况，勤翻身、勤擦洗，避免皮肤压疮的发生。

自主心律为房颤，盐酸胺碘酮注射液静脉泵入

↓

有发生心律失常的危险

（1）护理目标：术后避免发生心律失常，或发生心律失常后及时处理。

（2）护理措施：

- 注意观察心率/律变化，发现问题立即做心电图，并配合医生给予相应处理。
- 术后维持电解质及酸碱平衡，K^+维持在4.5～5.0mmol/L，Mg^{2+}维持在0.6~0.8mmol/L，补钾补镁的同时注意对钙的补充。
- 术后24小时内，持续静脉泵入盐酸胺碘酮注射液1 200mg，即50mg/h，如发生心率过慢，可调整起搏器。术后第一天开始口服盐酸胺碘酮片200mg，3次/d。
- 盐酸胺碘酮对冠状动脉及周围血管有明显的扩张作用，因此要密切观测血压。
- 泵入盐酸胺碘酮注射液时应密切观察Q-T间期的变化，避免盐酸胺碘酮致获得性长Q-T间期综合征，引发尖端扭转型室速。同时监测肝功能。
- 应用起搏器时应密切观察心率/律的变化，遵医嘱调整起搏器参数。

胸部X线片显示：患者术后双肺纹理粗，痰液偏多，呼吸机50%氧浓度给予呼吸支持时，PO_2 101mmHg

↓

气体交换受损

（1）护理目标：术后减轻肺阻力，积极预防、处理各种肺部并发症，改善氧合功能。

（2）护理措施：

- 术后早期呼吸机辅助呼吸，根据血气指标及时调节呼吸机参数，维持酸碱平衡。
- 严格无菌操作，带气管插管的患者每班次行口、鼻、咽腔冲洗1次，定时吸痰，观察痰液颜色、量。
- 加强体疗及呼吸道湿化，带气管插管期间定时膨肺吸痰，拔管后鼓励咳痰，给予呼吸功能锻炼，防止肺不张的发生。
- 注意患者的神志及精神状态，预防进食时发生误吸。
- 严密监测中心体温、胸片、血气、痰培养及涂片结果，合理使用抗生素，预防控制肺部感染。
- 遵医嘱加强利尿，防止肺淤血。

（三）出院时的健康宣教

1. 诊疗情况　住院两周后，患者各项生命体征平稳，无不适主诉。INR 2.1【7】，窦性心律，临时起搏器已停，起搏导线拔除，住院15天后出院，患者需要长期口服华法林钠片抗凝治疗，继续服用盐酸胺碘酮片【8】，在进行出院指导时发现，患者及家属对出院后用药相关知识不了解。

思维提示：

【7】凝血指标达标：华法林钠片的用量需要根据INR调节，服用过量会导致出血，服用不足会出现栓塞，所以应做好详细的服药指导。

【8】心律转为窦性心律：消融线的完全愈合需3~6个月，因此当这些消融线完全瘢痕化后，方能形成心房异常电冲动传导的绝对屏障，从而消除房颤。盐酸胺碘酮可延长心肌细胞的不应期，加大了房颤波的波长，使折返在较小面积的心肌内不能形成，有利于窦性心律的维持，因此射频消融手术后患者应遵医嘱口服胺碘酮片，并定期复查。

2. 护理评估　患者对相关疾病知识认知不够。出院后必须坚持长期口服华法林钠片抗凝治疗，护士应给予患者在抗心律失常药物及相关知识方面详细的健康指导。

3. 护理思维与实践方案

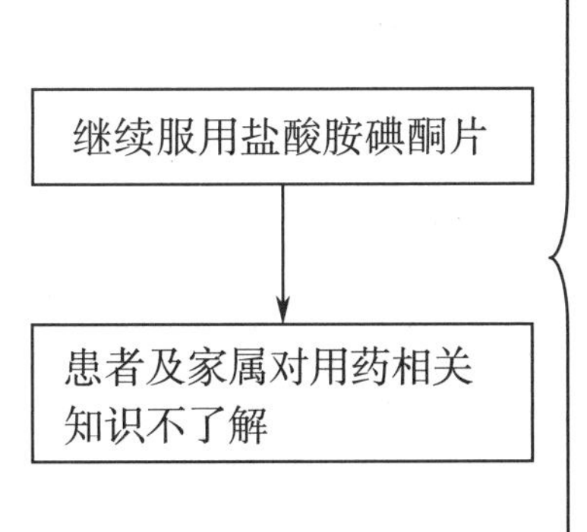

（1）护理目标：使患者及家属了解药物用法及注意事项。
（2）护理措施：对患者及家属进行健康宣教，内容包括：
- 使患者及家属了解盐酸胺碘酮最基本的药理作用及副作用。
- 学会自测心率、脉率及血压，如有不适，及时到医院做心电图检查。
- 患者应口服盐酸胺碘酮3～6个月，用药期间如发生心动过缓、血压偏低应及时就医。
- 嘱患者情绪稳定，暂时避免重体力活动和剧烈运动，保持大便通畅，不要过度用力排便，有不适时应及时数脉搏或心率。

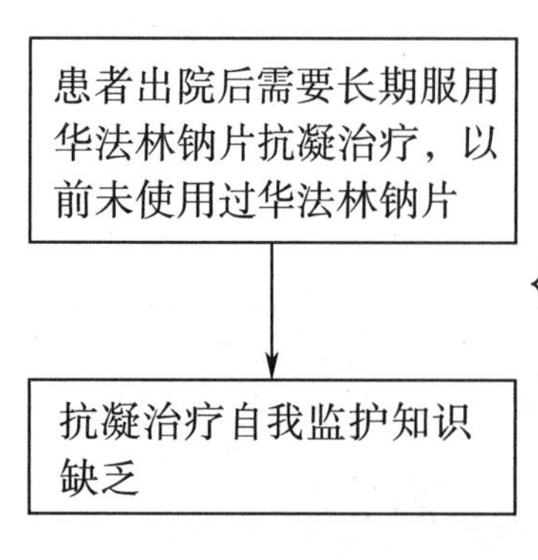

（1）护理目标：使患者及家属了解抗凝药物的服用常识及能够自我监测出血情况。

（2）护理措施：对患者及家属进行健康宣教，内容包括：

- 按医嘱服用抗凝药，指导患者坚持复查INR。
- 生活中注意自我观察是否出现皮肤黏膜瘀斑、大小便颜色异常、牙龈出血、月经不止等情况。出现任何部位的出血不止应及时就医，复查INR，遵医嘱重新调整药物剂量。
- 按时服用华法林钠片。剂量要准确，切忌私自调整用药。

二、护理评价

房颤是心脏瓣膜疾病最常合并的心律失常，危害主要为引起心悸不适，降低心排出量，导致左房血栓形成，增加卒中的危险性。在诊疗护理过程中，术前应特别关注患者心功能以及神志的情况，避免左心衰竭及脑梗死的发生。术后患者的生命体征、血氧饱和度、神志及引流液是观察的重点。房室传导阻滞、心脏压塞及脑梗死是射频消融术后常见的并发症，护士应掌握其临床表现，以便及早发现、及时处理。还应熟练掌握起搏器及盐酸胺碘酮的用法，做好呼吸道护理，保持水和电解质的平衡，配合医生做好强心、利尿治疗，预防左心衰竭的发生。

三、安全提示

（一）起搏器相关护理

起搏器应置于醒目位置，以便于观察；患者周围无电磁场干扰；观察低电压（LOW BATT）是否报警，如灯闪说明电量不足，需更换电池；起搏器感知电压不可处于非同步区（ASYNC）即强制起搏区，避免强制起搏心律与自主心律发生干扰，诱发恶性心律失常；观察ECG 波形与起搏器亮灯（PACE 起搏心律，SENSE 自主心律）相符。

（二）做好患者的心理护理，保证安全

长期疾病给患者造成巨大心理压力，房颤发作时容易出现心慌气短，引发惊慌等心理表现。应多与患者交流，多讲解相关疾病知识，消除患者顾虑，并劝其减少活动量，以免发生眩晕而跌倒。

四、经验分享

（一）如何避免盐酸胺碘酮用药过量？

盐酸胺碘酮用药过量可导致伴 Q-T 间期延长的尖端扭转型室性心动过速的发生。因此在用药期间护士应每班记录盐酸胺碘酮总用量，以方便医生查询，避免用量过大而发生恶性心律失常。

（二）如何指导患者及家属正确使用抗凝血药？

瓣膜置换术后如果抗凝不足会引起植入瓣膜血栓，过量会引起出血，进行出院指导时应详细说明药物的使用剂量，告知患者及家属严格遵医嘱服药。指导他们在生活中如何观察有无出血情况，如皮肤黏膜瘀斑、大小便颜色、刷牙时有无出血、月经出血量是否过多等。出现任何部位的出血不止应及时就医，复查 INR，及时调整药物剂量。

（丰文波）

第六节　心脏瓣膜病合并大左房的术后护理

患者男性，50 岁，55kg，6 年前出现活动后心悸、气短、咳少量粉红色痰，到当地医院就诊，查心脏超声后诊断为“风湿性心脏病、二尖瓣狭窄”，未行治疗。最近一年上述症状反复加重，以劳累后或感冒时明显【1】，活动耐力逐渐降低，为进一步治疗到我院门诊就诊，经胸片、心电图检查诊断为“风湿性心脏病、二尖瓣狭窄、房颤、肺动脉高压、心功能Ⅱ级”，拟行手术治疗收入院。

一、诊疗过程中的临床护理

（一）入院时

1. 诊疗情况

入院查体：T 36.5℃，P 112 次 /min，R 24 次 /min，BP 125/70mmHg。患者自主体位，意识清楚，口唇无发绀，无颈静脉怒张，双肺呼吸音清，两肺未闻及啰音；心尖搏动：第 6 肋间左锁骨中线外 2.0cm，搏动增强【2】，震颤未触及；肝脏可触及【3】；左侧心脏杂音：心尖区闻及Ⅲ/b 舒张期杂音。

心电图示：心房颤动【4】，电轴右偏。胸部 X 线检查示：两肺淤血、肺动脉段扩大、心左缘左房耳部膨隆，心胸比 0.68。超声心动图示：左房前后径 70mm，左室舒张末径 43mm，LVEF 50%，左房右房扩大，二尖瓣叶增厚，舒张期瓣口面积 1.0cm^2，左心耳血栓形成，估测肺动脉收缩压 56mmHg【5】。

主要治疗：地高辛 0.25mg，1 次 /d，口服；氢氯噻嗪片 50mg，1 次 /d，口服；氯化钾缓释片 1.0g，3 次 /d，口服；门冬氨酸钾镁 2 片，3 次 /d，口服；卡托普利片 12.5mg，1 次 /d，口服，进行强心、利尿、补钾、扩血管治疗，完善术前准备，择日手术。

思维提示：

【1】患者出现心悸、气短加重：由于二尖瓣狭窄时左房压升高，导致肺淤血，肺的顺应性降低。护理上应准确记录并控制出入量。

【2】正常心尖搏动位于第 5 肋间，心尖搏动移位提示左心扩大。护理上应控制血压及心率，避免心衰诱因，预防左心衰竭的发生。

【3】触及肝脏：由于长期肺动脉高压导致右心室代偿性肥大，继之右心房淤血，右心房高度扩张引起三尖瓣相对关闭不全，导致体循环淤血。护理上应观察有无右心功

能不全的表现，指导患者低钠饮食等。

【4】二尖瓣狭窄伴左房扩大的患者出现房颤心律最为常见：如发生快速房颤可致心排出量降低，诱发左心功能不全，护理上应监测电解质及心率变化。同时房颤可致心房内血栓形成，护理上应观察患者有无栓塞的发生。

【5】由于心脏二尖瓣口狭窄，致左心房内血液淤积，左心房扩大，引起肺淤血、肺水肿，使肺动脉压升高，易合并肺部感染。护理上应预防患者感冒，加强呼吸道管理。

2. 护理评估　患者左房扩大，房颤心律，肺动脉高压，肝大，有急性心衰发作、栓塞及出现肺部感染的危险。

3. 护理思维与实践方案

患者HR 112次/min，房颤，超声提示左房前后径70mm，左室舒张末径43mm，呼吸24次/min，心功能Ⅱ级

↓

潜在并发症：急性左心衰

（1）护理目标：术前预防患者左心衰竭的发生。
（2）护理措施：
- 积极预防和控制呼吸道感染，维持电解质平衡，预防心律失常的发生。
- 观察患者的血压和心率/律的变化，如心率加快、血压降低或出现恶性心律失常提示病情加重。
- 指导患者低钠饮食，准确记录出入量。
- 遵医嘱给予强心、利尿、扩血管治疗，减轻心脏负荷。
- 观察患者有无心衰的表现：呼吸困难、端坐呼吸、烦躁、咳粉红色泡沫痰等。

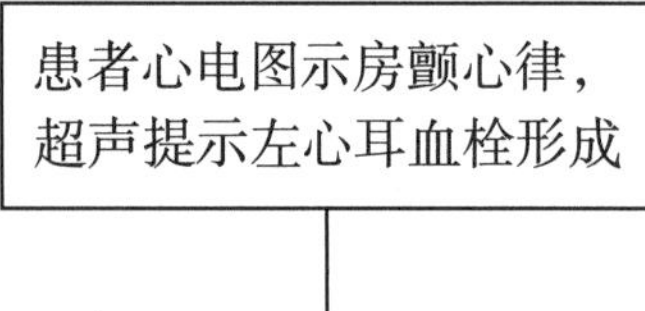

有血栓栓塞的危险

（1）护理目标：术前患者无栓塞或发生时得到及时发现、及时处理。
（2）护理措施：
- 观察患者神志、肢体活动及语言的变化：如言语欠流利、失语、头晕、头痛、肢体抽搐等及有无呼吸困难、胸痛、咯血、咳嗽等肺栓塞的表现，一旦发生及时通知医生，积极配合抢救。
- 严密监测生命体征、心电图及血气变化。
- 卧床，吸氧，动态评估患者的神志变化。
- 观察肢体血供情况：出现皮温低、动脉搏动消失、肢体疼痛等，常常提示有动脉栓塞发生的可能，应及时报告给予积极处理，同时避免抬高患肢，注意保暖；偏瘫肢体合理摆放肢位，以免受压。
- 根据患者的手术情况，遵医嘱给予患者抗凝治疗。

（二）瓣膜置换术后的护理配合

1. 诊疗情况　患者入院 3 天后在全麻低温体外循环下行二尖瓣置换与三尖瓣成形及左房血栓清除术，术后安全返回 ICU，持续呼吸机辅助呼吸，给予镇静剂，HR 96 次 /min、房颤心律，BP 105/70mmHg，中心静脉压 8mmHg，胸腔引流液 100ml/h【6】。安有临时起搏器，起搏心率 60 次 /min，输出电压 5mV，灵敏度 1.0mV；静脉泵入硝酸甘油 1.0μg/（kg·min），多巴胺 5.0μg/（kg·min），30‰ 氯化钾 30ml/h；术后应用注射用头孢呋辛钠 1.5g 静脉滴注，2 次 /d，抗感染治疗。血 K^+4.0mmol/L；监测 ACT 209s，给予鱼精蛋白中和，并加用 PEEP 5cmH_2O。听诊右下肺呼吸音低，胸片示：右下肺膨胀不全【7】，给予间断膨肺，痰白而黏，中量。术后根据中心静脉压及尿量给予白蛋白及羟乙基淀粉 130/0.4 氯化钠注射液输入并间断利尿，24 小时出入量呈负平衡。术后第一天，患者清醒，循环稳定，出血情况已控制，中心体温 38℃，血气：pH 7.42，PCO_2 35mmHg，PO_2 102mmHg；血糖 13.2mmol/L，静脉持续泵入 1∶1 诺和灵 R 3~5ml/h，维持血糖 8~9mmol/L；WBC 15.805 × 10^9/L；胸片示：双肺纹理粗。充分吸痰后拔除气管插管，口罩雾化吸氧。

思维提示：

【6】胸腔引流液 100ml/h：患者术前肝大、体外循环致凝血机制紊乱，灌流期间使用肝素未完全中和等原因可导致术后引流液多。护士应加强出血的观察，遵医嘱及时处理。

【7】右下肺膨胀不全：由于长期肺淤血伴肺动脉高压，术后易合并肺部并发症。护理上应加强呼吸道及肺部护理。

2. 护理评估　患者经体外循环，早期积极监测胸腔引流液量及 ACT 结果，防止术后出血。由于患者术前肺循环淤血，肺动脉高压，术后呼吸机辅助呼吸，严密监测胸片、体温、血糖、血气及白细胞变化，预防术后肺部并发症的发生。

3. 护理思维与实践方案

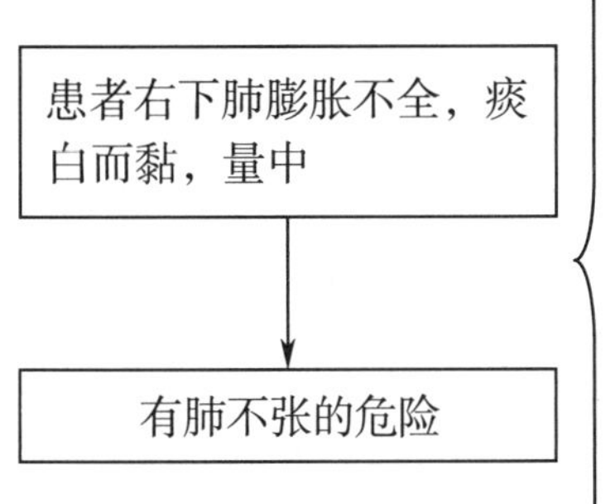

（1）护理目标：患者术后不发生肺不张。

（2）护理措施：

- 术后结合临床特点、化验结果、血气、肺部听诊等重点预防肺不张、肺部感染、呼吸衰竭。
- 术后加强体疗及体位的变换，监听呼吸音，定时膨肺吸痰。
- 拔管后协助有效咳痰。痰液黏稠不易咳出，应加强呼吸道湿化及雾化吸入，给予患者止痛治疗。
- 术前教会患者有效的咳嗽技巧及深呼吸示法。术后使用呼吸功能锻炼器进行呼吸功能锻炼，预防肺不张的发生。卧位不张的一侧胸部在上，预防患侧肺不张加重。

患者呼吸机辅助呼吸，痰白而黏，量中，血糖13.2mmoL/L，WBC 15.805 × 10^9/L，术前左房内径70mm，估测肺动脉收缩压56mmHg

↓

有肺部感染的危险

（1）护理目标：患者术后不发生肺部感染。

（2）护理措施：

- 遵循肺动脉高压的护理常规。
- 术后监测体温、血常规、血糖等变化。
- 监听呼吸音，有效清理呼吸道分泌物，保持呼吸道通畅。术后呼吸、循环平稳后应尽早拔除气管插管。
- 严格无菌操作，注意手卫生，带气管插管期间每日行口、鼻、咽腔冲洗，严格吸痰，留取痰培养，根据培养结果合理使用抗生素。拔管后患者每日行口腔护理。
- 术后患者循环稳定后，床头抬高45°，防止口、鼻、咽腔分泌物逆流或误吸的发生。

患者术前肝脏淤血肿大，体外循环术后胸腔引流液100ml/h，ACT 209s

↓

有出血的危险

（1）护理目标：患者在术后发生出血能及时处理。

（2）护理措施：

- 术后保持引流管通畅，观察引流液的颜色、性质、温度及量，监测血红蛋白有无持续性下降。
- 监测ACT值：时间延长，静脉给予鱼精蛋白中和肝素或给予止血药；同时根据血栓弹力图监测结果，适当补充凝血成分。
- 监测生命体征变化，术后控制血压在90～110mmHg，避免血压过高加重出血。
- 出血量 > 4ml/（kg · h），连续3小时以上者，应及时行二次开胸止血。

（三）出院时的健康宣教

1. 诊疗情况　住院 3 天后，患者各项生命体征平稳，可下床活动，无不适主诉。凝血指标：INR 2.0，达标【8】。体温、血常规、胸片正常，住院 7 天后出院。

思维提示：

【8】术后凝血指标达标：机械瓣膜作为异物置入心脏，术后易形成血栓，血栓脱落可导致脑栓塞、肾栓塞等严重并发症，故患者需终生抗凝治疗，以减少血栓形成的风险。二尖瓣置换术后 INR 值应维持在 2~3。

2. 护理评估　患者无相关疾病预防保健及术后服用抗凝药知识。出院后必须坚持长期口服华法林抗凝治疗，应给予详细的健康指导。

3. 护理思维与实践方案

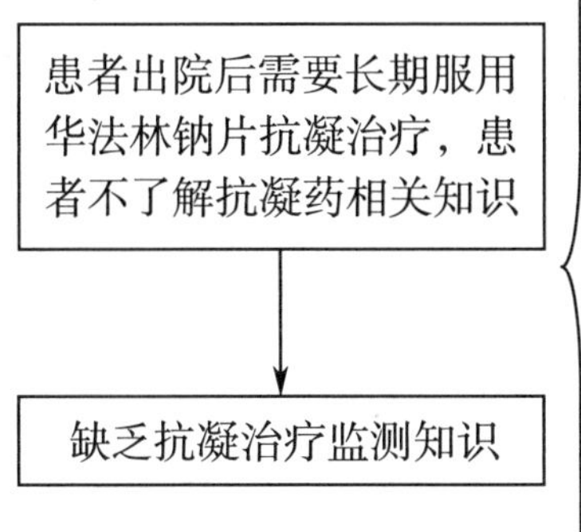

（1）护理目标：患者出院后能够按时到医院复查，遵医嘱服用华法林钠片。能够自我监测出血情况。

（2）护理措施：

- 为患者制定出院后复查INR的时间表、随诊时间表。出院后早期每周复查1次，稳定1个月后改为每个月复查1次。INR维持在2～3之间。
- 指导患者坚持复查INR。
- 对患者及家属进行健康宣教，内容包括：
  - ➢ 建议每日固定时间服用华法林钠片。
  - ➢ 饮食要均衡。不偏食或一次摄入过多单一的食物，避免过多食用富含维生素K的绿叶蔬菜以免拮抗华法林钠片的抗凝作用。
  - ➢ 对乙酰氨基酚和广谱抗生素可以增强华法林钠片的抗凝作用，服用前应咨询医生。
  - ➢ 生活中避免外伤，使用较软的牙刷刷牙。生活中注意自我观察出血现象如：鼻出血、皮肤黏膜瘀斑、大小便颜色异常、牙龈出血、月经不止等。出现任何部位的出血不止应及时就医，复查INR，遵医嘱重新调整药物剂量。

二、护理评价

风湿性瓣膜病合并大左房的患者手术风险大，术后并发症多。巨大左房患者因长期肺淤血，易出现肺动脉高压、肺部感染。另外巨大左房对左主支气管及右中下肺叶和喉返神经的压迫，也易引起肺通气交换功能障碍，出现低氧血症。术后有针对性地观察和护理能及时发现并发症，提高治愈率。

三、安全提示

（一）术后防止肺动脉循环高压加重

伴有严重肺动脉高压的患者术后护理困难，必须加强围手术期护理，才能提高手术效果。术前应维护心功能，强心、利尿、扩血管及抗炎治疗。术后给予患者充分镇静，呼吸机辅助呼吸，充分供氧，保持呼吸道通畅，血气维持在轻度代谢性碱中毒状态；应用PEEP减少肺部渗出。根据患者的血流动力学指标，应用多巴酚丁胺等正性肌力药及硝酸甘油、米力农等扩血管药。限制晶体液入量，维持胶体渗透压正常，保持负平衡。必要时可行一氧化氮吸入以降低肺动脉压。

（二）早期发现并发症

根据患者大左房的特点，护士术后要重点观察患者的呼吸形态、呼吸道分泌物及监测体温、白细胞、血糖、血气变化，预防肺部并发症的发生。出血是术后早期的并发症，且多发生于术后24h以内，护士应密切注意患者的生命体征改变，加强对术后引流管的护理，及时发现问题，及时处理。同时应去除可能发生出血的原因，减少或避免发生内出血。

四、经验分享

风湿性心脏病合并大左房患者术后如何预防肺部感染？

肺部感染的预防，关键是抗感染和祛除痰液。通过术前充分准备和术后精心护理达到预防目的尤为重要。

1. 术前预防 对吸烟者术前半个月劝其戒烟，术前一周教会患者行有效呼吸锻炼，即练习深呼吸及有效咳嗽、咳痰。有呼吸道感染的患者应用抗生素控制后再行手术。

2. 术后预防 ①遵循无菌原则及手卫生。②评价患者术后咳嗽、咳痰及护理措施的有效性是预防肺部感染的重要保障。术后患者未醒，给予呼吸机辅助呼吸，遵循呼吸机的使用原则，监听呼吸音，监测胸片结果，判断插管位置，进行有效的膨肺吸痰，观察痰液的颜色、量及气味，遵医嘱留取痰培养，根据培养结果合理使用抗生素。拔管后常规雾化吸入，鼓励并协助患者咳痰，保持呼吸道通畅。协助患者改变体位，根据疼痛指数应用止痛泵，定时拍背排痰，必要时应用呼吸功能锻炼器进行训练。循环平稳后，鼓励患者早期活动，防止呼吸道分泌物坠积，预防肺部感染的发生。

（吴 荣）

第七节 心脏瓣膜病合并瓣周漏术后护理

患者女性，28岁，13年前开始出现活动后胸闷、气短、腹胀、下肢水肿，伴有咳嗽，少量白痰。就诊于当地医院，诊断为“风湿性心脏病”，其后一直口服药物保守治疗。2年前患者于“感冒”后再次出现上述症状，较前明显加重，并伴有平卧困难。就诊于外院，行二尖瓣置换和三尖瓣成形术，术后顺利出院。出院2~3个月后患者即自觉症状再次发作但较术前较轻，后一直保守治疗并定期复查。现就诊我院，行超声心动图示“二尖瓣机械瓣瓣周漏”。为进一步诊治收入院。

一、诊疗过程中的临床护理

（一）入院时

1. 诊疗情况

入院查体：T 37℃、HR 115次/min、BP 96/54mmHg、R 20次/min。患者自主体位，意识清楚，口唇无发绀，无颈静脉怒张，双肺听诊呼吸音清，双下肢水肿，心尖搏动位于左侧第5肋间锁骨中线外侧0.5cm，腹部平坦，肝脏未触及。心脏杂音：左侧3~4肋间收缩期Ⅲ级吹风样杂音【1】。

心电图：HR 115次/min，心房纤颤【2】。超声心动图：左房前后径80mm，左室舒张末径65mm，二尖瓣机械瓣瓣周漏，中大量反流【3】。胸片：两肺淤血，心胸比0.68【4】；心功

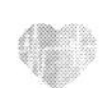

能：Ⅲ级（NYHA 分级）。

实验室检查：Hb 95g/L，GGT 90IU/L【5】。

主要治疗：地高辛 0.25mg，1 次 /d，口服；氢氯噻嗪片 50mg，1 次 /d，口服；门冬氨酸钾镁 2 片，3 次 /d，口服；氯化钾缓释片 1 片，3 次 /d，口服；华法林钠片口服抗凝治疗。

思维提示：

【1】患者瓣膜置换术后在二尖瓣瓣膜听诊区有吹风样杂音，在护理上要注意观察有无瓣周漏的表现，患者有无食欲减退、胸闷气短、不能平卧、咳嗽咳痰、下肢水肿、肺底部湿啰音等心功能不全的表现。

【2】患者心电图诊断为心房纤颤，房颤出现后，心房收缩功能消失，舒张期的充盈时间减少，降低了心排血量。同时也是发生栓塞的高危险因素。在护理上要注意观察心率 / 律的变化，也要注意患者有无栓塞的发生。

【3】超声心动图在瓣膜病的诊断中起着决定性的作用。此患者超声提示二尖瓣机械瓣瓣周漏中大量反流。瓣周漏诊断明确，护理上应遵照瓣周漏的护理要点。

【4】结合体格检查和胸片可见：患者双肺淤血，存在肺部感染的风险。在护理上应注意无菌操作，预防感染的发生。

【5】患者血红蛋白低，肝功能异常，这与红细胞在心室收缩期高速通过瓣周漏形成的小裂隙时细胞受损而破裂、产生溶血有关，血红蛋白可以经尿液排出，表现为血红蛋白尿。在护理上要注意观察尿色、尿中游离血红蛋白含量有无增高、患者血红蛋白数值、有无黄疸及肝脾大。

2. 护理评估　患者为房颤心律，超声心动图示“二尖瓣机械瓣瓣周漏”，且出现慢性心功能不全的表现，肺淤血增加了肺部感染的危险。二次手术加重了患者的心理负担。医嘱床旁活动，监测及预防感染，做好心理护理。

3. 护理思维与实践方案

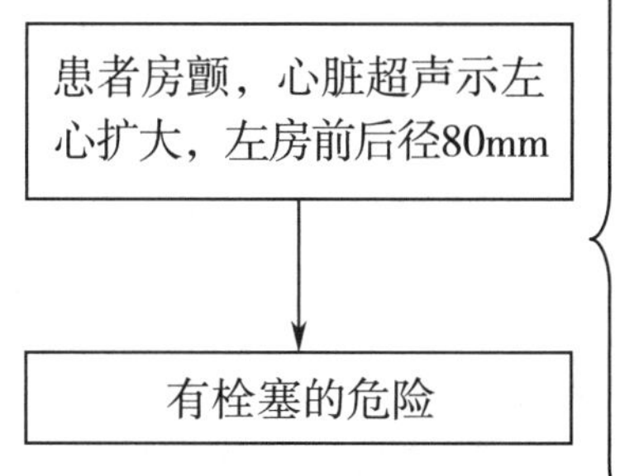

（1）护理目标：住院期间患者发生栓塞时能及时发现。

（2）护理措施：

- 嘱患者遵医嘱减少活动，避免血栓脱落。
- 注意观察患者有无肢体活动障碍、有无失语、意识改变；四肢有无疼痛、肿胀、发紫；出现异常及时通知医生积极处理。
- 避免患者情绪激动，避免过度劳累。

患者胸闷、气短、咳少量白痰，下肢水肿，心功能Ⅲ级，超声心动图示二尖瓣机械瓣瓣周漏中大量反流。

↓

有心功能不全的危险

（1）护理目标：住院期间患者的心功能不再恶化，或发生急性左心衰竭时及时发现并迅速得到救治。

（2）护理措施：

- 避免诱因发生：避免劳累、情绪激动，纠正快速心律失常，预防控制感染。
- 遵医嘱按时强心、利尿、补钾。
- 观察患者心率/律和血压变化，如心率增快、血压下降或出现恶性心律失常提示病情加重。
- 注意观察有无呼吸困难、乏力、食欲减退、少尿等，听诊肺部有无湿啰音，下肢有无水肿，有无泡沫痰。出现上述症状及时通知医生积极处理。
- 限制钠盐摄入，维护心功能。

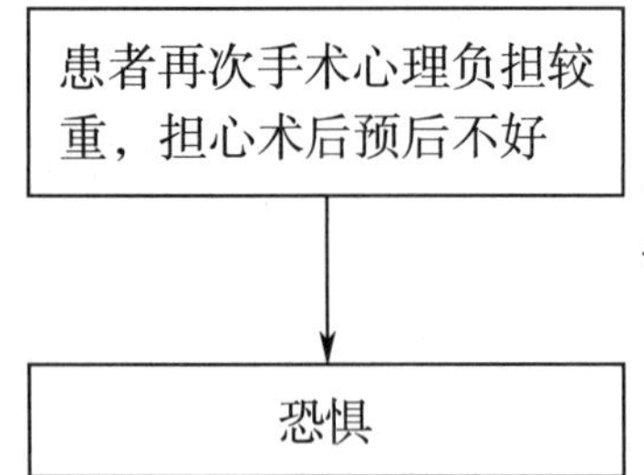

（1）护理目标：术前消除患者的恐惧心理。

（2）护理措施：

- 在观察病情的同时应与患者多交谈，针对患者的心理特点，耐心讲解瓣膜病及并发症的相关知识、手术方法等，列举相同疾病的成功病例，使患者解除顾虑，积极配合手术。
- 在护理操作过程中尽量减少患者的不适，保持周围环境的舒适和安静，保护患者的隐私和尊严。
- 及时帮患者舒解紧张情绪，尽量减轻患者的疼痛问题，消除患者的恐惧心理。
- 及时与家属交谈，了解患者存在的心理问题，有针对性地进行疏导，注意避免在患者面前谈论费用问题，避免增加心理负担。
- 闲暇时多陪患者聊天，鼓励患者说出自己的感受，并注意倾听患者的诉说，适时应用非语言交流技巧，如注视、用手安抚患者等。

（二）术后护理

1. 诊疗情况　患者于全麻体外循环下行二尖瓣瓣膜置换术，探查见二尖瓣机械瓣与瓣环之间一条长约 5cm 的瓣周漏，拆除原有机械瓣【6】，植入 27 号二尖瓣机械瓣，术后返回 ICU。当日呼吸机辅助通气治疗【7】，SIMV12+PS6，FiO_2 45%。心率 101 次 /min，房颤心律，偶发室性期前收缩，戴临时起搏器【8】。CVP 5mmHg，BP 125/71mmHg，血气分析 pH 7.442，PCO_2 35.3mmHg，PO_2 162.5mmHg，K^+ 3.5mmol/L【9】，Lac 3.0mmol/L，BE −0.3mmol/L。双肺呼吸音粗，机械瓣音质佳【10】，腹软，双下肢无水肿。术后 1 小时胸腔引流液量 180ml，血栓弹力图示少量肝素残留，ACT 176s【11】。继续静脉泵入多巴胺、米力农维护心功能；静脉泵入盐酸胺碘酮注射液纠正心律失常；WBC 13.02×10^9/L，头孢西丁钠 3.0g 静脉滴注，2 次 /d，抗感染治疗，适当补液扩容，适当利尿；监测血气，维持水电解质平衡，保持内环境稳定。

术后 1 日，患者意识清醒，生命体征平稳，已拔除气管插管，面罩吸氧。继续多巴胺泵入维护心功能。患者 WBC 13.40×10^9/L，中性粒细胞百分比 87.5%，体温 38.3℃，继续头孢西丁钠 3.0g 静脉滴注，2 次 /d，抗感染治疗，监测血常规及体温变化。患者诉伤口疼痛给予氨酚羟考酮 1 片口服。患者目前病情平稳，可以转回病房。

思维提示：

【6】患者置换的是机械瓣，应终生口服抗凝血药治疗，术后 INR 维持在 1.8~2.5 之间。术后早期每日采血查凝血酶原时间、活动度、INR，根据结果调整抗凝血药的用量，同时注意观察患者有无出凝血情况。

【7】呼吸机辅助通气治疗时，应拍胸片确定气管插管的位置，注意听诊双肺呼吸音，定时吸痰，观察痰液的性质及量。注意无菌操作，预防呼吸机相关肺炎的发生。

【8】术后早期心脏处于应激状态，术前合并房颤，术中手术损伤，体外循环导致内环境紊乱，术后低氧血症、血容量不足或心室充盈过度、高热、伤口疼痛、患者紧张焦虑等均可导致各种心律失常的发生。术后应密切监测心率 / 律的变化，发现异常及时通知医生。

【9】换瓣患者往往因术前禁食、长期利尿、术后尿多等因素，导致水电解质紊乱。严重低钾者可引起恶性心律失常。术后应勤查电解质，血清钾一般维持在 4.5~5.0mmol/L。

【10】注意置换瓣膜有无杂音出现，血流动力学不稳定或患者突然发生心衰时，应高度警惕瓣周漏，做床旁超声心动图明确诊断。

【11】术后保持引流管通畅，注意观察胸腔引流液量，监测血常规，控制好血压，预防出血的发生。

2. 护理评估　患者行二次二尖瓣置换术，病情危重，房颤心律，偶发室性期前收缩，血钾低易发生恶性心律失常，患者术后胸腔引流液多提示有出血的危险，患者白细胞值、体温高有感染的危险，要密切观察病情变化。

3. 护理思维与实践方案

患者房颤心律，偶发室性期前收缩，K^+ 3.5mmol/L

↓

潜在并发症：恶性心律失常

（1）护理目标：密切监测心率/律变化，出现异常及时处理，预防恶性心律失常的发生。

（2）护理措施：

- 及时排查引起心律失常的诱因：术中心脏牵拉及外科性损伤后导致心肌水肿、电解质紊乱、低氧血症、低血压及血容量不足等因素均能引起恶性心律失常。护士应及时发现，通知医生及时去除诱因，纠正心律失常。为预防低钾造成的室性心律失常，术后血钾应维持在4.5 ~ 5.0mmol/L。补钾的同时注意镁的补充。
- 严密监测心率/律变化。常见的心律失常有室性期前收缩、室性心动过速、心房颤动、室上性心动过速等，护士一定要熟悉各种心电图波形。出现异常及时上报医生，做心电图进行分析，备好除颤器。
- 应用抗心律失常药物时注意用药后的反应。如盐酸胺碘酮注射液要用5%的葡萄糖稀释后用微量泵泵入，根据心率调整用量，连接起搏器将起搏器数值调为保驾并开启，预防盐酸胺碘酮引起的心率减慢。

术后1小时胸腔引流液量180ml，血栓弹力图示少量肝素残留，ACT 176s

↓

有出血的危险

（1）护理目标：密切监测胸腔引流液量，出血多时及时处理，预防心脏压塞的发生。

（2）护理措施：

- 术后保持引流管通畅及妥善固定，密切观察引流液的性质及量，定时挤压胸腔引流管，以免血块堵塞而引起心脏压塞。
- 术后胸腔引流液量多，需监测ACT和血栓弹力图，根据结果遵医嘱给予鱼精蛋白中和肝素或应用其他止血治疗（止血药、凝血因子、增加呼吸机参数PEEP值等）。
- 术后严格控制血压，避免因血压高引起吻合口出血。
- 引流液大量涌出、颜色红、温度高且难以控制时，应高度警惕胸腔内出血，应及时通知医生尽快采取措施，并及时输血补充血容量。
- 引流液量多且同时有血凝块，若液量突然减少，应注意观察有无心脏压塞征象（心率快、中心静脉压高、血压低且对升压药反应差、尿少、颈静脉怒张等）。

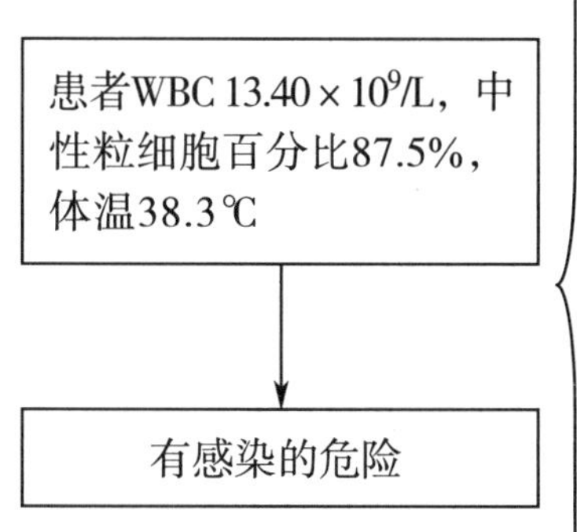

（1）护理目标：及时发现及处理感染早期征象，避免发生严重感染。
（2）护理措施：
- 评估引起感染的危险因素。
- 监测生命体征观察感染的早期征象，注意监测白细胞、体温的变化。正确采集标本（做痰细菌培养或痰涂片及血培养），为确定感染提供参考依据。
- 医务人员在接触患者前后要洗手。
- 遵医嘱合理使用抗生素，并观察疗效。
- 观察穿刺部位有无红肿，每三日消毒后更换贴膜。
- 注意观察伤口有无红、肿、热、痛及分泌物。
- 鼓励患者咳嗽、咳痰，痰稠时行雾化吸入；发现呼吸急促、肺部啰音时应及时行X线检查。
- 加强患者的营养支持，增强患者抗感染的能力。
- 及时倾倒呼吸机内冷凝水防止反流。
- 做好预防感染的各项措施，如强化消毒隔离制度、严格无菌操作、严格控制参观与探视人员等。

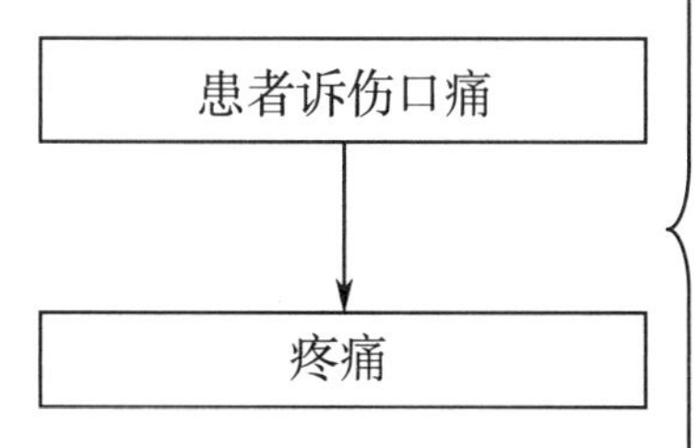

（1）护理目标：疼痛有所缓解。
（2）护理措施：
- 用胸带固定伤口，减轻疼痛。
- 根据患者的疼痛程度给予适量止痛药，或安装镇痛泵控制疼痛。
- 分散患者的注意力，如多与患者聊天、播放音乐等。
- 指导患者正确有效地咳嗽，减少因咳嗽引起的疼痛。

（三）出院时的健康宣教

1. 诊疗情况　住院7天后，患者各项生命体征平稳，机械瓣音质可，无不适主诉。目前伤口无红肿渗出，伤口愈合良好【12】，患者换瓣术后需要终生口服华法林钠片抗凝，INR 2.0【13】，于当日出院。

思维提示：

【12】患者伤口愈合良好，出院后预防伤口感染，护士要详细地给患者及其家属讲解伤口护理的注意事项。

【13】患者换瓣术后需要终生口服华法林抗凝，要根据INR的值调整华法林的用量，过量会导致出血，不足会导致血栓。护士要给患者及其家属做好用药指导。

2. 护理评估　患者因瓣周漏再次行换瓣手术，术后心功能恢复较慢，需要终生服用华法林抗凝治疗，应给予详细的健康指导。

3. 护理思维与实践方案

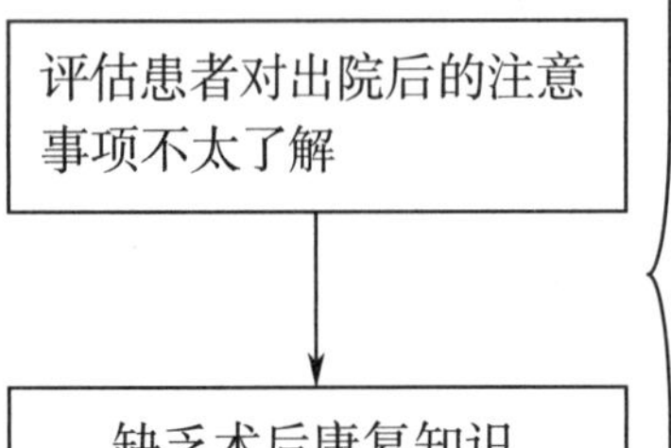

（1）护理目标：患者及家属能够复述出术后康复注意事项。

（2）护理措施：对患者及家属进行健康宣教，内容包括：

- 休养环境应舒适安静，保持室内温度适宜和空气清新。根据气候及时增减衣服，避免感冒。保持心情愉快，避免情绪激动。
- 注意发现伤口有无红、肿、热、痛，有无分泌物流出及发热，出现问题应尽快去医院检查是否有伤口感染等。
- 胸骨的伤口通常3~6个月即能愈合，因此在此期间内不宜提拿重物。术后3个月应用胸带固定伤口，可依据自身耐受适当锻炼，但不要过分劳累。一旦出现劳累、心慌、气促则应停止。术后6个月可由轻恢复到正常工作。
- 注意饮食搭配科学进餐。饮食不要过量，禁忌烟酒、咖啡刺激性食物。限制钠盐摄入。应用利尿剂时观察尿量及体重变化，保持摄入量与尿量基本平衡。
- 生育期女患者，应做好避孕措施，以免妊娠增加心脏负担。
- 按时服用强心、利尿、补钾和抗凝药。注意观察用药后的不良反应。

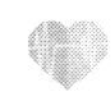

患者出院后需要终生服用华法林钠片抗凝治疗，抗凝不足会引发血栓，抗凝过度会引起出血

↓

缺乏抗凝治疗自我监护知识

（1）护理目标：患者出院后能够按时到医院复查，遵医嘱服用华法林钠片。能够自我监测出凝血情况。

（2）护理措施：

- 为患者制定出院后复查INR的时间表、随诊时间表。出院后开始每周复查3次，稳定后改为每1个月复查1次。INR维持在1.8～2.5之间。
- 出院后按时服药，建议每日下午固定时间服用华法林钠片。服用其他药时应注意该药是否对抗凝药有影响。抗凝药用量要在有化验结果经医生指导下调整。
- 生活中避免外伤，使用软毛牙刷刷牙。服药期间必须仔细观察有无出血征象，如有鼻腔出血、牙龈出血、咯血、腹痛、黑便、血尿、皮肤瘀斑、呕吐出咖啡样物、月经过多等现象，应及时就诊。就诊时跟医生说明正在服用抗凝药物。
- 饮食要均衡，不偏食或一次摄入过多单一的食物，避免过多食用富含维生素K的绿叶蔬菜，如菠菜、胡萝卜、番茄、卷心菜、甘蓝、蛋黄、猪肝等，以免拮抗华法林的抗凝作用。
- 告知患者影响抗凝治疗的疾病：肝炎、心衰、发热、甲亢。可致口服抗凝药敏感性增加，腹泻时肠道吸收差，可减弱抗凝药物的效果。看口腔科时，一定告知医生自己正在进行抗凝治疗。
- 及时发现心力衰竭、脑血管或四肢栓塞症状、心瓣音响异常等抗凝药不足的征象。

二、护理评价

心脏瓣膜置换术后瓣周漏是一种少见而严重的并发症，其治疗和护理均颇为棘手。由于它的出现时间大多在术后数天至数月，患者身心尚未痊愈，难以接受再次手术，故心理负担极重。在诊疗护理过程中，加强围手术期的心理护理对患者的身心健康尤为重要。术前除了强心、利尿、补钾预防心衰的发生，还要预防肺部感染及栓塞的发生。术后早期病情危重，易发生低心排血量、恶性心律失常、出血等并发症，所以护士要密切监测病情变化，能识别异常心电图，及时纠正水电解质酸碱平衡紊乱，控制好出入量，遵医嘱应用血管活性药维护心功能。由于瓣周漏的患者是再次手术，术后感染的机会也相应增加，故应严密监测体温、血常规，合理应用抗生素预防术后心内膜炎及肺部感染。正确地进行抗凝治疗是决定换瓣术后生存率的重要因素。为此，对人工机械瓣置换术后患者进行抗凝治疗的健康教育，使其学会自我医疗监护，做到正确地进行抗凝治疗，减少并发症的发生。术后患者良好的自我保健是保证手术效果、延长术后生存期和提高生存质量的重要环节。护士要对患者实施规范的健康教育，指导循序渐进的锻炼方案，按时复查等保健常识。

三、安全提示

1. 做好患者的心理护理，保证安全。患者由于再次手术心理负担较重，易出现焦虑。应多与患者交流，给予鼓励安慰的言语。多讲解相关疾病知识，列举相同疾病的成功病例，使患者消除顾虑，积极配合手术。治疗期间要注意患者的安全，做好健康宣教，固定好床刹，晚间拉起床挡，预防意外脱管、坠床、跌倒。

2. 患者长期服用洋地黄类药物，要注意观察有无洋地黄中毒、低血钾、高血钾等不良反应。若出现心率慢、胃肠不适、黄绿视等现象应及时报告医生处理。

3. 抗凝血药服用不当会引起出血，在护理中要教会患者观察出血征象，发现异常及时报告。在护理操作过程中规划好有创操作，避免重复穿刺。注意预防跌倒和外伤。

四、经验分享

1. 应用盐酸胺碘酮应注意什么？

盐酸胺碘酮要在心电监测下使用，最好使用深静脉，如用外周静脉给药易出现浅表静脉炎。盐酸胺碘酮的配制方法：盐酸胺碘酮 600mg 用 5% 葡萄糖稀释至 50ml，微量泵泵入。根据患者的心率、血压调整盐酸胺碘酮的剂量。在使用盐酸胺碘酮时，连接起搏器并将起搏器开启，设置为保驾参数，预防心率减慢。在治疗期间要监测肝功能；在给药前要监测血钾，尤其是低钾血症要及时纠正；注意心电图 Q-T 间期有无延长；注意监测甲状腺功能，包括 T_3、T_4 及促甲状腺激素；注意观察有无胃肠道反应，如恶心呕吐等。盐酸胺碘酮增加华法林钠片的抗凝作用，该作用可自使用盐酸胺碘酮后 4~6 天持续至停药后数周或数月。合用时应密切监测凝血酶原时间，调整抗凝血药的剂量。盐酸胺碘酮会增加血清地高辛浓度，亦可能增高其他洋地黄类制剂的浓度达中毒水平，当开始用盐酸胺碘酮时洋地黄类药物应停药或剂量减少 50%，合用应仔细监测其血药浓度。盐酸胺碘酮有加强洋地黄类药物对窦房结及房室结的抑制作用，应注意观察有无窦性心动过缓，房室传导阻滞的发生。

2. 如何调整气管插管气囊压力？

气囊压力是决定气囊是否损伤气管黏膜的重要因素，因此调整气囊压力就尤为重要。气囊充气过多、压力过高，会引起黏膜损伤；而压力过低则不能有效地封闭气囊与气管间的间隙。理想气囊压力为有效封闭气囊与气管间隙的最小压力，称为“最小封闭压力”。目前推荐气囊压力大于 $20cmH_2O$，一般维持在 $25\sim35cmH_2O$，可以通过套囊压力仪进行调整。常规每班接班后要监测气囊压，进行口鼻咽腔冲洗前后要监测气囊压力，避免压力过高或过低。

（刘 峰）

第八节 心脏瓣膜病合并小左室、肺动脉高压患者术后行 ECMO 辅助的护理

患者女性，48 岁，45kg，35 年前因“关节炎、风湿性心肌炎”于外院体检时发现心脏杂音，当时诊断为“风湿性心脏病”（具体不详）。最近 5 年多次于感冒后出现胸闷、气短、咳痰、夜间不能平卧、双下肢水肿等不适，外院诊断为“风心病，二尖瓣狭窄，主动脉瓣狭窄”，为手术治疗收入我院。

一、诊疗过程中的临床护理

（一）术前

1. 诊疗情况

入院查体：患者二尖瓣病容，双肺呼吸音清，下肺可闻及湿啰音，咳痰黄而黏。

心电图示房颤心律。胸片：两肺淤血，右侧肺门影增大；主动脉结宽，肺动脉段轻凸；左房增大；心胸比率 0.57。心功能：Ⅲ级（NYHA 分级）【1】。超声心动图：左房前后径 41mm，左室舒张期末径 31mm，二尖瓣中重度狭窄，主动脉瓣少量反流，左房附壁血栓形成【2】，肺动脉高压，平均压>36mmHg。治疗：呋塞米注射液 60mg，隔日 1 次，静脉注射；托拉塞米注射液 40mg，隔日 1 次，静脉注射；二羟丙茶碱注射液 0.25g，3 次 /d，静脉注射；盐酸氨溴索注射液 15mg，3 次 /d，静脉注射；氯化钾缓释片 1g，3 次 /d，口服；注射用头孢他啶 2g，2 次 /d，静脉滴注，抗感染治疗；盐酸多巴胺注射液 5μg/（kg·min）持续静脉泵入【3】。医嘱患者卧床休息，避免剧烈运动。

思维提示：

【1】患者查体显示心脏增大、心功能Ⅲ级，肺淤血，夜间不能平卧，提示患者出现心衰情况。护理上应注意监测出入量，控制入量及钠盐摄入。

【2】患者有左房附壁血栓形成，有血栓脱落的危险，护士应严密观察。

【3】治疗：药物治疗以强心、利尿、平喘及抗感染为主，护理上除了要监测心功能外，还要注意电解质水平，防止因电解质紊乱诱发恶性心律失常；并且应注意患者肺部的体疗，促进排痰，控制肺部感染。

2. 护理评估　患者心功能Ⅲ级，肺淤血，夜间不能平卧，存在心衰情况。另外患者心脏超声提示存在左房血栓，有血栓脱落，发生栓塞的危险。

3. 护理思维与实践方案

患者于感冒后出现胸闷、气短、咳痰、夜间不能平卧、双下肢水肿等不适；下肺可闻及湿啰音，咳痰黄而黏。胸片：两肺淤血，左房增大；心胸比率0.57；心功能：Ⅲ级（NYHA分级）；超声心动图：提示左房血栓、肺动脉高压。心电图示：房颤心律

↓

有心衰猝死的危险；
有左房血栓脱落导致栓塞的危险；
有肺动脉高压危象的危险

（1）护理目标：在术前准备阶段不发生心衰加重、肺动脉高压危象、血栓脱落致栓塞的情况。

（2）护理措施：

- 嘱患者卧床休息，减少活动，避免情绪波动。
- 严格遵医嘱用药，维持心功能、控制肺部感染、加强利尿、化痰治疗。
- 监测内环境及电解质水平，防止低钾诱发恶性心律失常。
- 监测出入量，控制入量。
- 观察患者有无栓塞的症状，如有异常及时通知医生。
- 术前宣教耐心细致，使患者理解，更好地配合治疗。

（二）术后

1. 诊疗情况　术后当日：患者于体外循环下行二尖瓣瓣膜置换（机械瓣）、三尖瓣成形术、左房血栓清除术。术后返回ICU时呼吸机辅助通气治疗。心率120次/min，房颤心律，偶发室性期前收缩及短暂室速，CVP 19mmHg，BP 55/23mmHg，PAP 52/22mmHg，PAMP 36mmHg，CO 1.5L/min。血气分析：pH 7.22，PCO_2 56.6mmHg，PO_2 62.5mmHg，K^+ 3.27mmol/L，Lac 16.2mmol/L，BE −9.9mmol/L。应用大剂量血管活性药物：盐酸多巴胺注射液15.0μg/(kg·min)，盐酸肾上腺素注射液0.1μg/(kg·min)，重酒石酸去甲肾上腺素0.1μg/(kg·min)，持续静脉泵入。尿量约5ml/h，尿色为茶色，给予纠正酸中毒、NO吸入、利尿治疗，无明显改善【4】。紧急行二次开胸探查及VA-ECMO辅助【5】，ECMO辅助下BP 85/45mmHg，CVP 9mmHg，血气分析示：pH 7.36，PCO_2 36.6mmHg，PO_2 82.5mmHg，Lac 6.2mmol/L，BE −5.9mmol/L；给予枸橼酸芬太尼注射液1mg与咪达唑仑注射液20mg持续静脉泵入，充分镇静【6】。术后第4日：于ECMO辅助下，患者生命体征平稳。HR 92次/min，BP 89/48mmHg，CVP 3mmHg，血管活性药物用量为：盐酸多巴胺注射液5.0μg/(kg·min)，盐酸肾上腺素注射液0.05μg/(kg·min)，重酒石酸去甲肾上腺素0.05μg/(kg·min)静脉滴注；超声心动图示：左房前后径40mm，左室舒张期末内径30mm，LVEF42%，PAMP 29mmHg【7】；ACT 195s，APTT 66s【8】；监测血气、出凝血、溶血、感染及肢体和各脏器的功能情况，WBC 21.06×10^9/L，痰培养：中量铜绿假单胞菌。游离血红蛋白160mg/L，胶体渗透压19mmHg，间断补充血小板、红细胞及人血白蛋白，以补充凝血因子、提高胶体渗透压【9】；同时给予静脉营养，保证营养

支持。术后第 6 日：患者生命体征稳定，意识清醒，撤除 ECMO 辅助，拔除气管插管。继续抗感染、强心利尿治疗，限制入量，维持电解质水平及内环境平衡【10】。术后第 10 日，循环稳定，盐酸多巴胺注射液 3.0μg/(kg·min) 持续静脉泵入，各项指标基本正常，由恢复室转回病房，术后第 16 日出院。

思维提示：

【4】心脏术后，患者出现心率增快、血压低、中心静脉压高、肺动脉压高、血气显示酸中毒等低心排血量的表现时，护士应快速作出反应，请示医生，紧急处理。

【5】当患者病情恶化需要紧急床旁开胸及 ECMO 辅助时，护士应立即做好抢救站位，提供所需物品，配合医生完成抢救工作。

【6】充分镇静，有助于减少患者痛苦，避免患者躁动引起氧耗增加，防止 ECMO 管路移位。

【7】于 ECMO 辅助下，患者心功能得以恢复，血管活性药物用量减少，内环境及电解质水平稳定。

【8】ECMO 辅助应用肝素抗凝，需要监测 ACT 及 APTT。

【9】ECMO 对血液有一定的破坏作用，需要监测游离血红蛋白含量及胶体渗透压，及时纠正异常情况。

【10】患者行 ECMO 及呼吸机辅助时间长，应严密监测感染指征，及时调整药物应用。撤除机械辅助后要限制入量，严密监测出入量，维持心功能及呼吸道平稳，保证有效咳痰。

2. 护理评估　患者行二尖瓣置换、三尖瓣成形、左房血栓清除术后，出现低心排血量综合征，行 ECMO 辅助治疗，期间有出现并发症的危险。

3. 护理思维与实践方案

患者出现低心排血量综合征，循环难以维持、血管活性药物用量大、CVP及肺动脉压力高、少尿、酸中毒

↓

心力衰竭、肺动脉高压

（1）护理目标：及时处理患者的心衰情况。

（2）护理措施：

- 遵医嘱应用血管活性药物，严格遵守泵对泵更换，避免由于换泵造成的循环波动。
- 遵医嘱纠正酸中毒。
- 严格限制入量，严密监测出入量。
- 及时配合医生进行抢救，行床旁开胸及VA-ECMO辅助。
- 充分镇静，减少氧耗，避免ECMO管路打折、移位。

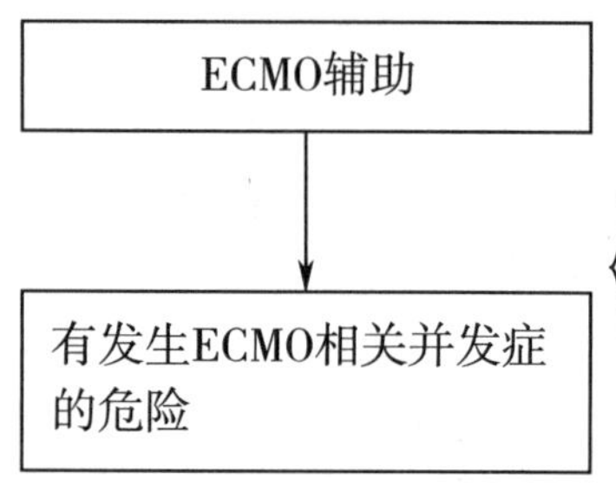

（1）护理目标：避免ECMO辅助期间严重并发症的发生。

（2）护理措施：

- ECMO相关护理：
  - 管路安全，保证ECMO管路无打折，监测动脉端管路、静脉端管路、远端肢体灌注管路、氧合器内血液的颜色、有无血栓形成（ECMO辅助期间应禁用脂乳类药物）。
  - ECMO参数、循环及内环境监测（ECMO参数包括：转速、流量、FiO_2、HCT、SvO_2、SaO_2）。
  - 抗凝监测：应用肝素抗凝，期间需要监测ACT、APTT、D-二聚体、Plt，根据结果调整肝素用量。观察出血情况：Plt、Hb的变化、伤口渗血情况。
  - 体温：中心体温严格控制在35~36℃，避免过高或过低。
- ECMO相关并发症：
  - 肢体末梢供血障碍：观察肢体温度、颜色、动脉搏动及围度，定时进行被动活动及肢体按摩。
  - 溶血：监测游离血红蛋白含量、肝肾功能、皮肤黏膜有无黄染。
- 其他脏器并发症：
  - 神经系统：观察患者瞳孔、意识、有无病理反射，必要时进行脑CT、脑电图、脑血氧饱和度监测。
  - 消化系统：监测腹围、肠鸣音、胃液及大便量、颜色、性状，必要时拍腹平片，遵医嘱进行肠内营养、通便灌肠等治疗。
  - 肝肾功能：监测肝肾功的变化、尿量、尿色。
  - 呼吸系统：听诊呼吸音、观察痰液量、性质及体温、胸片情况，根据临床症状及痰培养结果调整抗生素。
- 感染：监测体温、血常规、是否寒战，观察伤口情况，及时进行血/痰/尿等微生物培养,依据结果及时调整抗生素。

（三）出院指导

1. 诊疗情况　术后第16天,患者各项生命体征平稳,机械瓣音质尚可,无不适主诉。伤口愈合良好,INR 1.9【11】,于当日出院。

思维提示:

【11】行机械瓣置换手术的患者需要口服华法林钠片抗凝,应定时监测INR。

2. 护理评估 患者需终生服用华法林抗凝,应给予详细的健康指导。

3. 护理思维与实践方案

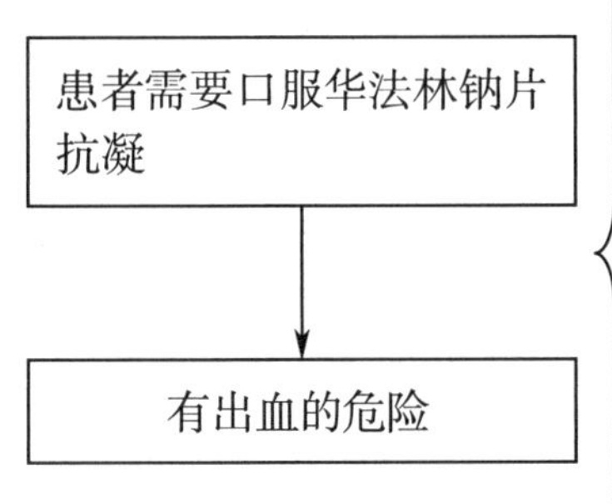

(1)护理目标:患者能复述用药的注意事项。

(2)护理措施:对患者及家属进行如下健康宣教:

- 遵医嘱按时服药,避免漏服,不能自行停药或增减用量。定期复查。
- 观察有无牙龈出血、皮肤淤血、便血等症状,如有异常及时就医。
- 合理饮食,适量运动。
- 避免受凉感冒。

二、护理评价

瓣膜病合并小左室的患者,一般心肺功能较差,术前除了预防和控制肺部感染,要特别注意有左房血栓的患者可能发生栓塞的危险,所以应嘱患者尽量减少活动,严密观察病情。

术后早期,病情处于危重状态,容易发生急性心衰、低心排血量综合征、恶性心律失常等致命的并发症,所以要特别注意酸碱平衡、电解质水平和出入量。早期需要较高的电解质水平,限制入量,减少肺部渗出,应用血管活性药物维护心功能。

若患者术后早期出现严重的低心排血量综合征及呼吸衰竭,需要行ECMO辅助时,要注意严格无菌操作、避免ECMO管路打折,监测出、凝血、栓塞及感染情况,同时观察其他器官脏器的功能。

换瓣患者需服用华法林钠片抗凝,生物瓣需三个月,机械瓣需终生抗凝,其间要注意患者出、凝血情况,根据INR值调整用药剂量。

三、安全提示

出血是抗凝治疗的主要并发症,所以要注意各项有创操作的规划,避免重复穿刺。还要注意预防跌倒、摔伤。护士要注意观察出血征象,并指导患者报告异常情况。

四、经验分享

行ECMO辅助治疗不仅会影响患者的心肺系统,还会影响其血液系统及各脏器的功能,易产生出血、栓塞、溶血、肝肾功能衰竭等并发症。行ECMO辅助时,除了要注重心肺功能的恢复外,还要特别注意患者的出血、溶血、血栓等问题及其他各脏器的功能情况。

因此，在患者接受ECMO辅助期间，需要专业的护理人员24小时严密监护，穿刺一侧的肢体要完全制动，避免管路打折；每1~2小时监测血气、ACT水平，及时调整肝素用量。每日监测游离血红蛋白含量和胶体渗透压，观察溶血情况。监测肝肾功能，观察尿色及尿量，尽量预防并发症的出现。严格无菌操作，控制感染。一旦出现并发症要及时发现和控制。

在患者病情稳定后应尽量减少机器的辅助时间。

（紫翠然）

第九节 心脏移植术后右心功能不全患者的护理

患者女性，21岁，发现心肌肥厚19年，反复胸闷、气短2年。1年前外院诊断为肥厚型心肌病扩张期，超声心动图示：左房前后径41mm，左室舒张期末内径57mm，室间隔不均匀增厚，二、三尖瓣大量反流，肺动脉高压，LVEF 15%。10天前无诱因再次出现胸闷气短、咳嗽，咳白色泡沫痰，为进一步行心脏移植就诊，以“肥厚型心肌病”收治入院【1】。入院后完善相关检查，明确诊断为“扩张型心肌病，全心扩大，二、三尖瓣关闭不全，肺动脉高压，心功能Ⅳ级”，并经内、外科一致讨论认为具有心脏移植指征。于全麻低温体外循环下行原位心脏移植术，供心热缺血时间11min，冷缺血时间2.5h，手术采用标准原位心脏移植术式，主动脉阻断时间96min，心脏自动复跳，体外循环时间200min。术程顺利，术后安全返回术后恢复室【2】。

思维提示：

【1】患者患病时间长，心功能差，肺血管发生器质性病变，肺动脉高压形成，提示心脏移植术后早期供体心脏的容量和阻力负荷会急剧增加，可能导致供体心脏出现急性右心功能不全。

【2】供体心脏可因缺血、心肌保护以及手术操作等原因导致右心功能下降。另外手术过程中麻醉、低温、血管活性物质释放等促使肺血管阻力进一步增高，增加右心后负荷。

一、诊疗过程中的临床护理

（一）术后恢复室的监护

1. 诊疗情况 患者术后返回恢复室后，未清醒，呼吸机辅助呼吸。自主心率130次/min，血压85/42mmHg，CVP 14mmHg，PAP 40/17mmHg，CO 3.5L/min。静脉给予多巴胺、肾上腺素、多巴酚丁胺、米力农等正性肌力药物维持循环稳定；静脉给予硝酸甘油，胃管注入枸橼酸西地那非降低肺动脉压力【3】。返室2小时后胸腔引流液100ml/h，查血栓弹力图：肝素残留、凝血因子缺乏，给予鱼精蛋白中和肝素，补充血浆400ml后胸腔引流液20ml/h【4】。给予甲泼尼龙琥珀酸钠免疫抑制治疗，注射用哌拉西林钠他唑巴坦钠抗感染治疗。动脉血

气分析【5】:pH 7.49, PO_2 114mmHg, PCO_2 33mmHg, GLU 14mmol/L【6】。

思维提示:

【3】心脏移植术后,心功能改善,但由于上述原因,以及机体大量潴留体液回流,可加重右心负担,导致CVP升高,血压下降,心排血量减低,提示移植心脏有衰竭的危险,应用血管活性药物维护心功能、降低肺动脉压力的同时,护理上应动态监测血流动力学变化,发现心律失常、心率减慢、中心静脉压升高等病情变化及时通知医生。

【4】心脏移植手术由于手术创伤大、吻合口多、体外循环造成凝血因子减少,患者凝血功能障碍,术中止血困难,术后引流液多,应根据血栓弹力图结果,给予鱼精蛋白中和肝素,输注血浆,补充凝血因子,护理上要保持引流管的通畅,防止引流不畅引起心脏压塞。

【5】依据动脉血气结果调整呼吸机参数,使患者处于过度通气状态,以降低肺动脉压力,维护右心功能。补液的同时间断利尿,维持水、电解质、酸碱平衡。

【6】由于手术应激反应、免疫抑制剂及正性肌力药物的应用,患者术后早期血糖升高,加之患者的免疫力、抵抗力下降,易发生感染。护理上应监测血糖数值,遵医嘱给予降糖处理。

2. 护理评估　患者心脏移植术后麻醉未清醒状态,血压偏低,肺动脉压力高,CVP升高,出现了右心功能不全的表现,且引流量多,需要护士严密观察病情变化,准确记录,及时通知医生,严格遵医嘱给药。

3. 护理思维与实践方案

患者血压低:85/42mmHg;
肺动脉压力高:40/17mmHg;
中心静脉压高:14mmHg;
心排血量低:3.5L/min

↓

心排血量减少

(1)护理目标:患者手术当天心排血量有所增加。

(2)护理措施:

- 全方位监测血流动力学变化,发现如中心静脉压升高等病情变化及时通知医生。
- 监测心率/律变化,维持心率大于或等于100次/min。
- 遵医嘱应用正性肌力药物(多巴胺、肾上腺素等)和扩血管药物(硝酸甘油、硝普钠等),维护心功能,降低肺动脉压力,保证药物准确、可靠输入,并严密观察用药效果。
- 严格控制输液速度,避免短时间内输注大量液体,以减轻容量负荷。
- 严密观察尿量,遵医嘱加强利尿治疗,并评估利尿效果。
- 严格书写特护记录单,记录24小时出入量。

心脏移植术后，各种有创管道多，应用免疫抑制剂，血糖增高14mmol/L

↓

有感染的危险

（1）护理目标：患者在恢复室期间无感染发生，能够及时发现感染并能有效控制。

（2）护理措施：

- 移植患者置于层流监护室，采用严格的保护性隔离措施。
- 严格无菌操作，每日更换有创管路伤口敷料，并保持敷料的清洁干燥。
- 监测血糖，遵医嘱应用降糖药，控制血糖在正常范围。
- 每4小时测量体温并准确记录，监测血常规，降钙素原，痰、尿及口腔、伤口表面分泌物标本细菌培养等相关检查结果，发现阳性指标通知医生，及时处理。
- 遵医嘱给予抗生素，并观察药效。
- 病情平稳后，尽早拔除漂浮导管、胸腔引流管、尿管等有创管道并做尖端细菌培养。

患者行心脏移植手术，创伤大，术后渗血多。手术后2小时引流液100ml/h。体外循环致血小板功能障碍和数量减少，凝血因子减少

↓

有出血的危险

（1）护理目标：患者术后5小时内引流液量小于30ml/h，伤口无渗血，无活动性出血，维持血红蛋白水平。

（2）护理措施：

- 准确记录引流液量、颜色，保证引流管通畅，及时监测ACT，追查血栓弹力图及血常规结果，遵医嘱给予鱼精蛋白中和，输注凝血因子。
- 保证有效循环的同时，控制血压，避免血压过高引起吻合口出血。
- 调整呼吸机参数，适当增加PEEP值4～8cmH_2O，减少渗血。
- 静脉给予抑酸剂及胃黏膜保护剂，预防胃黏膜应激性溃疡，引起出血。
- 观察鼻腔、口腔、气管内有无出血，吸痰时适当调整负压，动作轻柔，避免损伤黏膜。

（二）CRRT 的监护

1. 诊疗情况　患者术后次日神志清楚，指令性动作准确，自主呼吸有力，循环稳定，顺利拔除气管插管。术后第 2 日起出现尿量进行性下降，利尿困难【7】，Scr 升至 159μmol/L，K^+ 5.0mmol/L，中心静脉压升高，最高至 26~28mmHg【8】，HR 85 次 /min，BP 100/60mmHg，

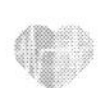

肺动脉压 55/24mmHg。给予 NO 吸入、加强利尿、异丙肾上腺素静脉泵入提升心率等效果不佳，患者出现纳差、腹胀、呕吐、咳嗽等症状，腹部触诊肝大，颈静脉怒张【9】；血生化检查：TP 49g/L，ALB 28g/L，磷 0.7mmol/L。床旁超声心动图示【10】：右心明显增大，三尖瓣中大量反流，左室射血分数 55%。床旁胸片示【11】：左下肺不张。血气分析：pH 7.42，PO_2 85mmHg，PCO_2 42mmHg，于术后第 3 日右侧股静脉留置单针双腔管大口径穿刺针，行床旁 CRRT【12】，给予 1∶1 肝素持续泵入（血滤用），ACT 维持在 200s 左右，K^+ 4.5mmol/L，Na^+ 137mmol/L，Cl^- 103mmol/L，WBC 16.86×10^9/L，连续三日全天出量大于入量约 1 500ml/d，每日静脉输注胃肠外营养，给予营养支持。术后第 6 日因滤器凝血、堵塞【13】，停止血滤。中心静脉压逐渐降至 5mmHg，BP 110/65mmHg，HR 100 次 /min，尿量满意，病情较为稳定。床旁超声示：右房和右室大小正常，三尖瓣轻度反流，左室射血分数 71%。于术后第 8 日由恢复室转入移植病房。

思维提示：

【7】患者出现利尿困难：严重的右心功能不全导致肾脏血流分布异常、肾间质水肿、肾小球滤过率下降、肾脏对利尿剂失去敏感性，即使大剂量的利尿剂也不能有效清除体内多余液体，护理上应注意监测肾功能指标，观察应用利尿剂后的用药效果，准确记录出入量。

【8】患者中心静脉压升至 26~28mmHg：提示发生急性右心衰竭（中心静脉压>16mmHg），病情危重，护士应配合医生积极抢救。

【9】患者出现纳差、腹胀、呕吐、咳嗽等症状，腹部触诊肝大，颈静脉怒张：由于急性右心衰竭，体循环静脉过度充盈 / 压力增高，各脏器淤血、水肿，产生了以体循环淤血为主的综合征，护理上应指导患者进食流质易消化饮食，少食多餐，以满足机体代谢需要。

【10】超声心动图明确诊断，供体心脏不能适应和耐受容量和阻力负荷的急剧增加，发生了急性右心衰竭。

【11】患者床旁胸片示：左下肺不张。术后肺不张进一步导致肺循环阻力（PVR）的增加，加剧供心急性右心衰竭的发生，因此要鼓励患者主动咳痰，配合肺部体疗，使肺不张得以有效改善。

【12】行床旁 CRRT：CRRT 可减轻右心负荷，阻断体液超负荷引起的恶性循环，改善血流动力学，维持心功能。并可清除炎性介质，减少肺血管痉挛，维持内环境稳定，增加机体对血管活性药物的敏感性，另外经静脉输注大量营养液时不增加循环容量负荷，可保证营养摄入，改善患者的一般状态，避免引发心力衰竭。

【13】滤器为圆柱形，由上万根细小的空心纤维组成，血液正是进入这些纤维后利用纤维内外的压力差完成血液净化的，中空的纤维管细小如发丝，增加了血流阻力，容易发生凝血，因此要定时监测 ACT 值，维持 ACT 在 180~200s，并观察出、凝血情况。

2. 护理评估　患者病情加重，供体心脏出现急性右心衰竭。急性右心衰竭是影响心脏移植患者术后并发症发生和死亡的主要原因，并且患者合并了肾损伤，CRRT 减轻心脏负荷的同时，也存在着水电解质失衡、感染、出凝血的危险。

3. 护理思维与实践方案

患者中心静脉压最高升至26～28mmHg；腹部触诊肝大，颈静脉怒张；尿量进行性下降；超声提示：右心明显增大，三尖瓣中大量反流

↓

急性右心衰竭

（1）护理目标：三日内患者的右心功能显著改善，中心静脉压降至正常水平。

（2）护理措施：

- 严密观察血流动力学变化，持续监测ABP、CVP及PAP，保证监测数值的准确性，防止因体位变化，或者管道管理不善导致数值误差。
- 准确记录每小时出入量，量出为入，根据出入量指导液体的输入量和输入速度。
- 遵医嘱静脉持续泵入血管活性药物、利尿剂及吸入NO，以降低肺动脉压力，维护右心功能，防止因各种原因引起的管道脱落、折叠、堵塞，确保药物输入体内，并观察药效。
- 用药效果不佳时，遵医嘱行床旁CRRT治疗。
- 调整滤出液体总量，保证每日出入量负平衡，以减低右心容量负荷。

患者出现纳差、腹部不适、恶心、呕吐等体循环淤血的症状，生化检查：TP 49g/L，ALB 28g/L，磷0.7mmol/L

↓

营养失调：低于机体需要量

（1）护理目标：患者有主动进食的需求，营养的摄入能够满足机体新陈代谢的需要，血生化检查白蛋白、总蛋白、电解质达到正常水平。

（2）护理措施：

- 积极遵医嘱治疗原发病，使患者的右心功能得到改善，减轻体循环淤血状况。
- 讲解发生腹部不适的原因，取得患者配合，鼓励进食流质易消化饮食，少食多餐。
- 遵医嘱给予促胃肠动力药，促进胃肠蠕动，有助于食物的消化。
- 每日测量腹围，听诊肠鸣音，评估胃肠蠕动情况。
- 口服缓泻药物，遵医嘱给予开塞露肛入，使患者大便通畅。
- 遵医嘱给予静脉高营养，满足机体代谢需要。

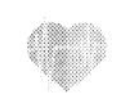

患者行床旁CRRT，1:1肝素持续泵入，维持ACT在180~200s

↓

有出血的潜在危险

（1）护理目标：患者在行CRRT期间无出血现象或有出血指征时能及时发现并得到有效处理。

（2）护理措施：

- 每2小时监测ACT数值，并根据结果及时调整1:1肝素的泵入速度，维持ACT在180～200s。
- 密切观察患者有无呕血或血性胃液、血便、引流管内出血等。
- 口腔护理等操作时动作轻柔，取得患者配合，避免黏膜软组织损伤。
- 血滤时每日做胃液、尿液及大便的潜血检查。
- 搬动患者时，避免与床头、床挡碰撞，对头部的保护尤为重要。
- 每日查血常规，根据检测结果及时补充血小板。
- 对患者进行体疗时，避免直接接触皮肤，并观察皮肤有无出血点。

床旁行CRRT时，需大量补充置换液，同时大量的废弃液需要排出体外

↓

有水电解质、酸碱平衡紊乱的危险

（1）护理目标：患者行CRRT治疗过程中血气、电解质检查结果正常，无内环境紊乱发生。

（2）护理措施：

- 密切监测患者的中心静脉压、血压变化，随时调整滤出液体量，避免超滤过快而导致低血压。
- 保证置换液和滤出液的管路通畅，置换液及滤出液秤上严禁挂任何物品，更换置换液及废液袋时确保滤泵在停止状态，以保证出入液体量的准确测量。
- 严格记录出入量，每小时记录一次，不可提前或延迟，确保计算准确。
- 每2小时监测电解质、血气结果。
- 深静脉持续泵入30‰氯化钾、10%硫酸镁及10%葡萄糖酸钙溶液，并根据监测结果及时调整用药量和速度，维持电解质在正常范围。

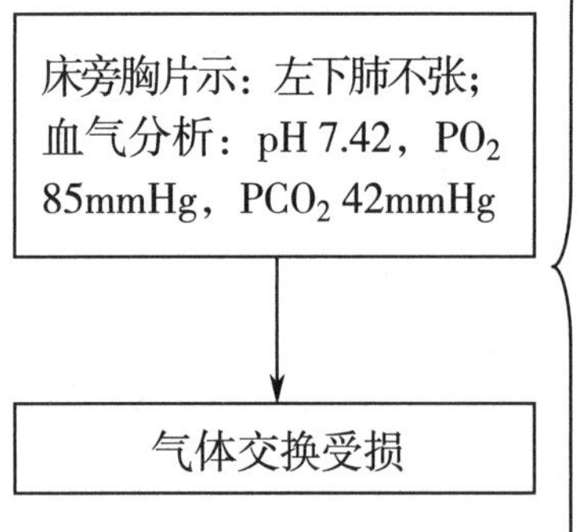

（1）护理目标：患者在恢复室期间，左下肺不张得到明显改善，血氧分压在90mmHg以上。

（2）护理措施：

- 监测血氧饱和度变化，定时采动脉血行血气分析。
- 每日拍床旁胸片，定时听诊呼吸音，监测肺不张的改善情况。
- 每日定时给予振动排痰仪体疗，鼓励患者有效咳嗽。
- 每日定时使用呼吸功能锻炼器进行呼吸功能锻炼。
- 协助患者尽量采取右侧卧位，有利于痰液引出。
- 早期协助患者下地活动或床旁坐位。

（三）出院时的健康宣教

1. 诊疗情况　术后第20天患者各项生命体征平稳，无不适主诉，伤口愈合良好，各项检查指标正常，TC 6.82mmol/L【14】，于当日出院。

思维提示：

【14】心脏移植物冠状动脉病变与患者远期生存时间密切相关，高脂血症是移植物冠状动脉病变的危险因素之一，因此心脏移植术后降低血脂水平尤为重要。

2. 护理评估　患者心脏移植术后无相关疾病知识，对术后饮食护理知识缺乏，应给予详细的健康饮食指导。

3. 护理思维与实践方案

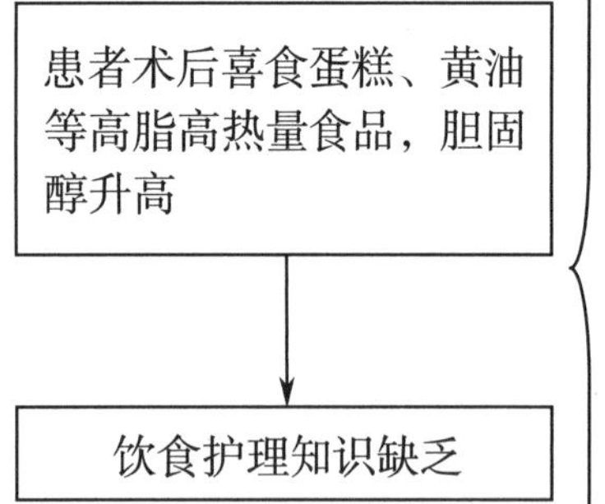

（1）护理目标：指导患者了解健康饮食的重要性，掌握健康饮食知识。

（2）护理措施：

- 告知患者超重会对心脏造成负担，会导致高胆固醇、高甘油三酯和高血糖，会增加患心脏病的风险。
- 告知患者应进食高蛋白、高纤维、低盐、低脂饮食。
  - 脂肪：应降低饱和脂肪酸摄入，包括肉制品、蛋糕、快餐等。多摄入不饱和脂肪酸，包括植物油、鱼、低脂乳制品等。
  - 碳水化合物：包括各种主食、水果、蔬菜，适量摄入有利于控制血糖、血脂和体重。
  - 钙：足够的钙有利于防治骨质疏松。选择低脂乳制品，罐装的带骨鱼也是良好的钙源。
  - 盐：过多的盐摄入会导致高血压和液体潴留。

 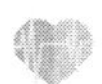

二、护理评价

右心功能不全是影响心脏移植患者术后并发症发生和死亡的主要原因之一。患者术前处于严重心衰状态，肺循环淤血，存在不同程度的肺动脉高压，加之供心缺血及体外循环打击、术后大量潴留体液回流加重右心负担，都会导致移植术后右心功能不全的发生。在诊疗护理过程中，患者的心率、血压、中心静脉压、肺动脉压、心排血量及尿量是观察的重点，要适当控制液体入量，强心利尿，维持出量大于入量，维持中心静脉压正常低水平，以改善右心前负荷，给予硝普钠、硝酸甘油、米力农静脉泵入及 NO 吸入等降低肺动脉压力，以减轻右心后负荷。右心衰竭行床旁 CRRT 时，维持水电解质、酸碱平衡、对出凝血及感染的预防是护理工作中的监护重点，同时患者的基础护理和心理护理也尤为重要。

三、安全提示

1. 患者拟停止 NO 吸入时，观察患者的呼吸、氧合状态，无异常情况下可逐步减停，避免因突然停止 NO 吸入导致肺动脉支气管收缩，肺动脉压力突然增加，也可于 NO 吸入停止前，给予口服枸橼酸西地那非。

2. 行 CRRT 时易发生出凝血并发症，因肝素抗凝，转流时间较长，血液有形成分破坏等原因，血小板数目下降，凝血功能紊乱。护理上严密观察患者有无出血征兆的同时，监测血常规，及时补充血小板。严重血小板计数减少时，可更换为阿加曲班抗凝。

四、经验分享

暂停 CRRT 时如何维护大口径双腔静脉穿刺针？

CRRT 的穿刺部位通常在股静脉。腹股沟处汗腺丰富、皮肤皱褶多、靠近会阴部，易被污染。护理上认真做好患者皮肤及会阴部清洁的同时，保持置管处的敷料清洁、干燥，发现潮湿污染时，必须及时进行换药处理，同时观察局部是否有渗血、红肿及渗液等现象。每日晨常规消毒后，将上次封管肝素抽出 10ml 遗弃，以 20ml 生理盐水冲洗管道，再以肝素重新封管。用无菌纱布将管道包好并固定。

（胡可鉴）

第十节 心包剥脱术后合并心脏压塞的护理

患者男性，49 岁，18 年前因慢性缩窄性心包炎行心包剥脱术，术后恢复良好。2 年前患者出现活动后心慌、气短、呼吸困难、乏力伴食欲缺乏及双下肢水肿，现症状加重，为行手术治疗入院。

一、诊疗过程中的临床护理

（一）入院时

1. 诊疗情况

入院查体：T 36.5℃，P 112 次 /min，BP 90/60mmHg，R 24 次 /min。患者自主体位，意识

清晰，主诉活动后心慌、气短、呼吸困难、乏力伴食欲缺乏【1】。口唇无发绀，双肺听诊呼吸音粗，颈静脉怒张，双下肢中度水肿，肝大肋下2cm。

血常规：WBC 3.1×10^9/L，Plt 80×10^9/L，Hb 101g/L。

心电图检查示：房颤心律，QRS低电压，T波倒置。胸部X线检查：心包增厚，双侧胸腔积液。心脏超声示：左房、右房扩大、心功能Ⅲ级。腹部B超检查：淤血，肝、脾大，少量腹水【2】。CT检查：心包影增厚，大量钙化，主要位于双侧房室沟及膈面，双房大，右室流出道扩张。

主要治疗：地高辛0.25mg，1次/d，口服；氢氯噻嗪片50mg，1次/d，口服；氯化钾缓释片1.0g，3次/d，口服；门冬氨酸钾镁2片，3次/d，口服，行强心、利尿、补钾治疗，已明确手术指征，完善术前准备，择期手术。

思维提示：

【1】慢性缩窄性心包炎患者早期可无症状或仅有疲乏，随着症状加重可出现心慌、气短、呼吸困难、乏力伴食欲缺乏，护理上应指导患者多休息、避免劳累，呼吸困难时，可半卧位并给予间断低流量吸氧。

【2】颈静脉怒张，双下肢中度水肿，肝大肋下2cm，脾大，少量腹水：由于增厚的心包束缚心脏，使左、右心室回流血液受阻，静脉压升高，全身各脏器淤血所致的临床征象。肾血流量减少，体内水、钠潴留，产生周围组织水肿。有临床症状的患者应尽早手术治疗，否则手术危险性大。护理上注意给予患者低盐、高蛋白、高热量饮食，遵医嘱强心、利尿，记录24小时出入量。

2. 护理评估　患者房颤心律、心率快、血压偏低，肝大、双下肢中度水肿，易出现活动后呼吸困难、乏力等情况。医嘱卧床休息，限制患者的活动。

3. 护理思维与实践方案

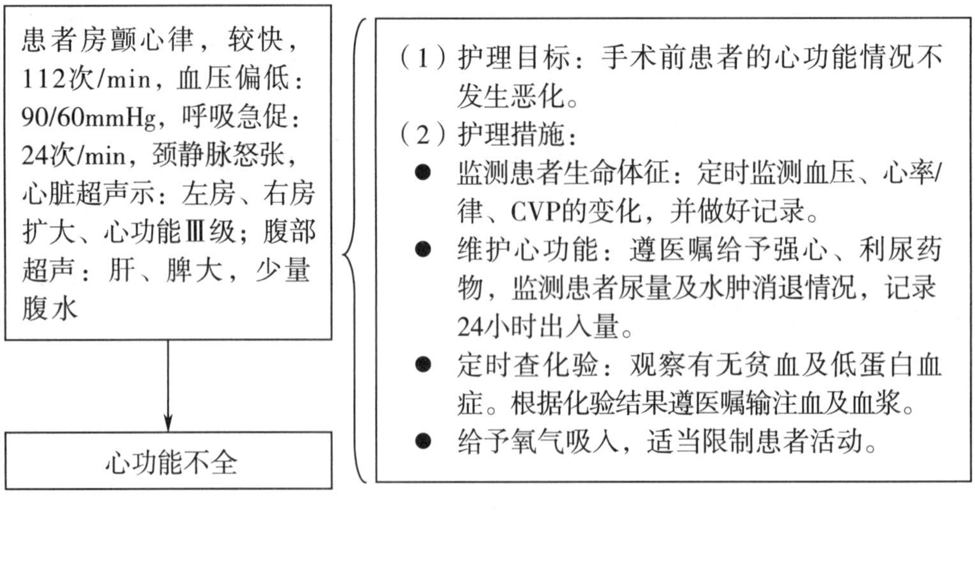

患者房颤心律，较快，112次/min，血压偏低：90/60mmHg，呼吸急促：24次/min，颈静脉怒张，心脏超声示：左房、右房扩大、心功能Ⅲ级；腹部超声：肝、脾大，少量腹水

↓

心功能不全

（1）护理目标：手术前患者的心功能情况不发生恶化。

（2）护理措施：

- 监测患者生命体征：定时监测血压、心率/律、CVP的变化，并做好记录。
- 维护心功能：遵医嘱给予强心、利尿药物，监测患者尿量及水肿消退情况，记录24小时出入量。
- 定时查化验：观察有无贫血及低蛋白血症。根据化验结果遵医嘱输注血及血浆。
- 给予氧气吸入，适当限制患者活动。

（二）心包剥脱术后护理

1. 术中、术后情况　患者行心包剥脱术。术中见心包广泛增厚，心包粘连严重，经股动脉插管转机，并行体外循环下仔细分离开胸，探查见膈面心包钙化严重，心脏舒张受限，彻底剥除粘连心包，CVP 由 22mmHg 下降至 12mmHg。术后渗血较多，严格止血后，分别于心包、纵隔、左侧胸腔放入引流管后逐层关胸。术毕 15 :10 返回术后监护室，回室时麻醉未醒，带气管插管，呼吸机辅助呼吸：SIMV 12 次 /min，PS 6，潮气量 480ml，FIO_2 50%，患者 HR 112 次 /min，BP 95/72mmHg，CVP 10mmHg，尿量 20ml/h，皮肤末梢凉。血管活性药物应用：多巴胺 6.0μg/（kg·min），肾上腺素 0.03μg/（kg·min），去甲肾上腺素 0.02μg/（kg·min）【3】，持续静脉泵入。20% 人血白蛋白 20g 静脉输注提高胶体渗透压，减少肺渗出。手术当日 19 :30 患者 HR 114 次 /min，BP 112/78mmHg，CVP 9mmHg，尿量 110ml/h，心电示波为频发室性期前收缩，急查血 K^+ 3.5mmol/L，血清 Mg^{2+}0.5mmol/L，给予静脉泵入 30‰ 氯化钾，半小时后复查 K^+ 为 4.2mmol/L【4】。次日凌晨 1 :00 患者胸腔引流液量突然增多，160ml/h，且 CVP 由 1 小时前的 8mmHg 增至 13mmHg，血压进行性下降至 85/68mmHg，心率 113 次 /min，查血气示：乳酸升高至 7.2mmol/L，急行床旁 X 片及床旁超声示：纵隔影宽、胸腔积液。遵医嘱急行床旁开胸探查，为急性心脏压塞【5】，予以清除血块、关胸。术后第一日：患者生命体征平稳，神志清楚，握手有力，于上午 9 :00 拔除气管插管。术后第二日：患者生命体征平稳，胸腔引流液量不多，10~30ml/h，于 17 :00 拔除胸腔引流管。术后第三日：患者生命体征平稳，顺利转出 ICU。在病房继续治疗 7 天后痊愈出院。

思维提示：

【3】应用血管活性药物：维护心功能。术后由于心脏束缚解除，心脏舒张功能得到改善，存在于第三间隙的体液回流入血，导致心脏容量负荷加重，加之术前心脏受压，心肌不同程度萎缩或纤维化，导致心肌收缩乏力，易出现低心排血量综合征和急性心力衰竭，CVP 可直接反映血容量、心功能及外周阻力的情况。护士应在术中、术后严密监测 CVP 的变化，控制单位时间内液体入量，使早期出入量呈负平衡，以预防和减少术后低心排血量综合征、心衰的发生。

【4】低血钾可诱发心律失常，因此要严密监测尿量，定时查血清钾，维持血清钾在 4.0~4.5mmol/L 之间。

【5】由于术前长期静脉回流障碍，肝脏淤血，部分凝血因子变性，导致凝血功能紊乱，加之术中剥离面较大，术后可能出现伤口渗血，引流液多等情况，严重时可发生心脏压塞。因此术后应保持引流管通畅，密切观察引流液的颜色、温度、量。当胸腔引流液量突然增多，CVP 升高，血压低且对升压药物不敏感时提示可能发生心脏压塞，应及时通报医生处理。

2. 护理评估　患者二次行心包剥脱术，病情危重，早期血流动力学不稳定，心功能不全、低心排血量，应用大量正性肌力药物。低血钾、低血镁易引发恶性心律失常。术后引流液多，且发生了急性心脏压塞。因此术后护士应密切观察病情变化，严格遵医嘱给药，准确记录，发现问题及时通知医生处理。

3. 护理思维与实践方案

患者HR 112次/min，BP 95/72mmHg，CVP10mmHg，尿量20ml/h，皮肤末梢凉，大量正性肌力药物应用

↓

心功能不全、低心排血量

（1）护理目标：密切监测血流动力学的变化，使患者的循环稳定。

（2）护理措施：

- 密切监测患者血压、心率/律、呼吸等的变化。
- 严格控制单位时间内的液体入量，定时测量CVP，根据CVP及时调整输液量、速度。严密监测尿量，观察利尿效果。准确记录24小时出入量。
- 遵医嘱正确使用血管活性药，多巴胺6.0μg/（kg·min）、肾上腺素0.03μg/（kg·min）、去甲肾上腺素0.02μg/（kg·min），持续静脉泵入维护心功能。确保药物准确输入，注意观察用药效果。配制、更换药物时应动作敏捷，避免引起循环波动。

心电示波为频发室性期前收缩，急查血K^+ 3.5mmol/L，血清Mg^{2+} 0.5mmol/L，尿量110ml/h

↓

潜在并发症：恶性心律失常

（1）护理目标：预防心律失常，发生恶性心律失常时护士能及时发现并正确处理。

（2）护理措施：

- 持续心电监测，密切观察患者心率/律的变化，及时发现室性期前收缩、室速、室上性心动过速等心律失常，出现异常及时做心电图、及时通知医生。
- 定时进行实验室检查，并根据血气分析等结果补充钾和镁离子。遵医嘱予深静脉持续泵入30‰氯化钾、10%硫酸镁治疗，半小时后复查电解质，维持血清钾在4.0~4.5mmol/之间。血清镁在0.8~1.2mmol/L。
- 床旁备好急救药物及除颤器等抢救物品。
- 给予抗心律失常药物后，观察用药效果。

患者胸腔引流液多，为160ml/h，且CVP升高至13mmHg，伴血压进行性降低，85/68mmHg，心率快，113次/min，乳酸高，7.2 mmol/L；X片示：纵隔影增宽；床旁超声示：胸腔积液

↓

急性心脏压塞

（1）护理目标：患者胸腔积液减少，心脏压塞解除，循环稳定。

（2）护理措施：

- 加快输血、补液，维持循环。
- 及时进行相关实验室检查：ACT、血栓弹力图、血常规、血气等，以明确出血原因。根据结果遵医嘱给予鱼精蛋白中和肝素或应用其他止血治疗。
- 定时挤压引流管，保持引流管通畅，观察引流液的颜色、温度及量。
- 维持体内水、电解质、酸碱平衡，根据血气分析结果进行处理。
- 及时拍胸部X线片，做床旁超声，以明确诊断。
- 遵医嘱行床旁开胸或进手术室开胸。

（三）出院时的健康宣教

1. 诊疗情况　术后第 11 天，患者各项生命体征平稳，无不适主诉。实验室检查：Hb 113g/L，ALB 35.2g/L，K^+ 4.5mmol/L【6】，WBC 6.06×10^9/L【7】，均在正常范围，住院 13 天后出院。

思维提示：

【6】查血清钾在正常范围：术后患者服用呋塞米等药物，应定期查血清钾等，护士应详细地给患者做好服药、检查指导。

【7】查血常规正常：患者术后体质弱，应注意防寒、保暖，避免上呼吸道感染，护士应做好术后宣教。

2. 护理评估　患者第二次手术，病史长，体质弱，心理负担重，出院后需服药、定期检查，护士应给予详细的健康指导。

3. 护理思维与实践方案

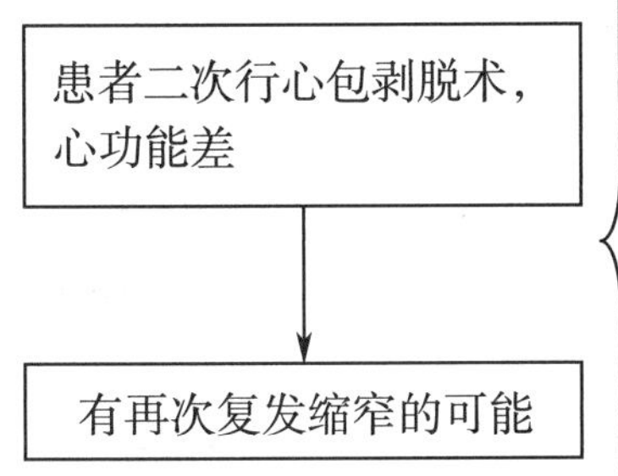

（1）护理目标：患者及家属能够了解、知晓术后常规治疗、检查、保养的内容，如有不适及时随诊。

（2）护理措施：对患者及家属进行健康宣教，内容包括：

- 注意休息，根据身体状况适当增加活动量，1年内避免重体力劳动及剧烈活动。
- 注意防寒、保暖，避免上呼吸道感染。
- 遵医嘱服药，定期查化验。
- 合理膳食，保证营养。
- 定期复查，如有不适随诊。

二、护理评价

慢性缩窄性心包炎主要是因急性心包炎未及时治疗或未彻底治愈，使心包增厚粘连，压迫心房和心室，限制心房和心室在舒张中晚期的扩张，造成心脏舒张充盈功能损害的疾病。外科手术松解形成狭窄粘连的心包组织是唯一有效的治疗手段。凡诊断明确，临床有顽固性低心排血量、肝大、腹水和外周组织水肿的患者都应尽早手术，以免病程过长，影响手术效果。在诊疗护理过程中应注意监测心功能，加强营养，预防、纠正低蛋白血症，合理膳食并注意卧床休息，避免加重心脏负担。在心包剥脱术后，维护心功能、加强循环功能的监护，遵医嘱强心、利尿、保持水电解质平衡、预防各种心律失常的发生是护理的重点。术前、术后完善的准备及护理工作可以保证治疗的安全性。出院时针对术后的健康宣教要详细、具体。

三、安全提示

1. 做好患者心理护理，保证安全　患者病程长、二次手术，心理负担重，易出现烦躁不安、焦虑等表现。应与患者多交流，给予鼓励安慰的言语。多讲解相关疾病知识，消除患者顾虑。治疗期间要注意患者的安全，固定好床刹，夜间拉起床挡，预防脱管、坠床。

2. 早期发现并发症　出血是心包剥脱术后的常见并发症。因长期肝脏淤血，部分凝血因子变性，导致凝血功能紊乱，加之术中剥离面较大，术后易大出血。大出血易导致心脏压塞。在护理中应定时挤压引流管，观察伤口、穿刺部位有无渗血情况，当患者出现心率快、血压低、CVP 升高，且对药物反应不佳时，应及时查相关检查，及时诊断、处理。特别应注意与心衰做好鉴别诊断。

四、经验分享

1. 如何协助医生及时诊断、抢救急性心脏压塞？

急性心脏压塞是由于血液或液体积聚于心包腔内，使心包腔内压力升高，防碍了心脏舒张期的血流灌注，使心排血量降低，若不及时治疗，会导致致命性后果。急性心脏压塞的临床症状明显，但若患者已有心功能不全，较难做出判断。超声心动图（UCG）在心脏压塞的诊断治疗中的价值比胸部 X 线检查大，是诊断心脏压塞的首选方法。如果条件允许，建议先行超声心动图检查或两者同时进行。因此在临床护理中，护士如发现患者出现急性心脏压塞的症状，且对升压药物反应不敏感时，要及时提示医生进行超声检查并准备好急救物品，随时进行抢救。

2. 患者术后出现黄疸的原因？应如何做？

术后应注意维护肝功能：如术后 1~2 天出现黄疸，多由于心包缩窄解除后血液循环改善之故。黄疸常在 1 周后自行消失，术后应加强肝、胆功能的监测。

（魏艳艳）

参考文献

[1] 李汉美, 佟明汇, 王巍. 慢性缩窄性心包炎行心包剥脱术的预后及危险因素: 单中心二十年经验 [J]. 中国体外循环杂志, 2018, 16 (03): 160-164.

[2] 齐欣. 心包压塞的超声心动图表现 [J]. 中华心脏与心律电子杂志, 2017, 5 (03): 129-134.

第十一节　夹层动脉瘤术后并发骨 - 筋膜室综合征的护理

患者男性,24 岁,因"胸痛 26 小时"于 2011 年 06 月 24 日以主动脉 A 型夹层收入我院。入院查体:体重 110kg,T 36.5 ℃,R 21 次 /min,HR 74 次 /min,BP 114/66mmHg。Scr 136.0μmol/L,BUN 8.7mmol/L。LVEF 46%,左心室大且收缩差。于 06 月 25 日在深低温停循环下行升主动脉置换 + 全主动脉弓人工血管置换 + 支架象鼻植入 +CABG 手术,患者术中为股动脉插管行动脉系统逆行灌注,主动脉阻断 138min,转机 346min。

一、诊疗过程中的临床护理

(一) 开窗减压引流术护理

1. 诊疗情况　患者于当天上午 10 :10 返回监护室【1】。查动脉血气:Lac 9.4mmol/L【2】。实验室检查:肌红蛋白(Mb)3 764.0ng/ml,肌钙蛋白(cTnI)96.756μg/L,CK-MB 268.3μg/L,LDH 1 556IU/L【3】。术后 6 小时护士观察发现:患者右侧足背动脉搏动减弱,右足及右小腿肿胀,足趾发绀,报告医生测量发现右大腿围 57cm、左大腿围 57cm、右小腿围 47cm、左小腿围 41cm【4】。医生初步诊断为骨 - 筋膜室综合征【5】,为防止患肢进一步恶化,医生于 06 月 26 日 10 :00 行右小腿开窗减压引流术,于右小腿放置引流管,持续负压引流。患者尿量逐渐减少,10~20ml/h,Scr 302μmol/L【6】,遵医嘱持续床旁血滤,ACT 维持在 130~140s【7】,每日更换滤器,增加肌红蛋白吸附排出。患者主诉伤口及腰背部疼痛【8】。术毕返室,前 2 小时胸腔引流液 >120ml/h,遵医嘱给予止血药,术后 24 小时胸腔引流液总量 1 100ml【9】。

思维提示:

【1】手术时阻断时间超过 2 小时,于压力解除后,血液再灌注,使受伤组织主要是肌肉组织出血、反应性肿胀,使间隔区内容物的体积增加,随之压力增加而发生急性骨 - 筋膜室综合征。股动脉插管会影响相应下肢血运,拔管后容易引起再灌注损伤。护理上应注意观察患者下肢皮肤的颜色、温度及肌张力变化,发现缺血改变应及时通知医生并配合治疗。

【2】Lac 9.4mmol/L 提示组织无氧代谢，可能有组织缺氧或灌注不足。护理上应将情况通知医生，补充血容量增加组织灌注，随时监测血气中的乳酸变化。

【3】Mb、cTnI、CK-MB 升高，提示肌肉组织坏死，是提示发生骨 - 筋膜室综合征的重要指标。护理上应每天查心肌梗死相关实验室指标，发现异常及时通知医生。

【4】动脉搏动消失，肢体肿胀提示该侧肢体血液循环障碍、缺血，且肢体肿胀为骨 - 筋膜室综合征的最早体征。护理上对于此类患者应至少每 6 小时观察一次足背动脉搏动及腿围的变化，发现搏动减弱或腿围明显增加应及时告知医生配合下一步处理。

【5】骨筋膜室由骨、骨间膜、肌间隔和深筋膜所构成。骨筋膜室内的肌肉、神经因急性缺血、缺氧而产生的一系列症状和体征称为骨 - 筋膜室综合征。该症多见于前臂掌侧和小腿。持续性的剧烈疼痛是骨 - 筋膜室综合征最早出现的症状，且进行性加重，尤其是足趾呈屈曲状态，被动牵拉时会引起剧烈疼痛，这是骨筋膜内神经受压和缺血的重要表现。

【6】肌酐升高，尿量减少提示肾功能衰竭的可能，应注意观察尿量变化。

【7】ACT 维持在 130~140s，高出正常值，提示患者易发生出血、凝血障碍。护理上应注意观察患者的胸腔引流液量，查血栓弹力图，遵医嘱给予抗凝血药。

【8】加强疼痛的管理，在明确病因的同时，积极给予止痛，减轻患者的痛苦，有利于降低焦虑的程度，在保证各管路安全、不影响生命体征的前提下，适当调整床头高度并给予患者腰背部和骶尾部的按摩和减压护理。

【9】由于该手术方式和截肢手术术中出血较多，需大量输血输液，易引起肺部再灌注损伤和肝功能损害，应做好相关实验室检查积极对症处理。

2. 护理评估　患者右小腿肿胀、发绀，足背动脉搏动减弱，肌红蛋白及肌酸激酶升高，可能存在组织坏死，需密切观察。右小腿切开引流，需妥善固定，保证引流通畅，观察引流液的颜色、性、质和量。

3. 护理思维与实践方案

转机346min，肌红蛋白（Mb）3 764.0ng/ml，cTnI 96.756μg/L，CK-MB 268.3μg/L，LDH 1 556IU/L

↓

潜在并发症：再灌注损伤

（1）护理目标：患者住院期间不发生再灌注损伤或发生后及时发现并配合处理。

（2）护理措施：

- 评估引起再灌注损伤的相关因素。
- 检测相关化验指标，特别是肌红蛋白，其主要存在于肌肉组织，当肌肉组织缺血坏死时会释放入血。
- 早期不要抬高患肢，因抬高患肢可能会减少患肢血运，加重再灌注损伤。
- 检测双侧腿围及皮温等，以便早期发现异常。
- 若发生再灌注损伤，应积极处理，早期开窗减压，以便保全患肢。

患者右侧足背动脉搏动减弱，皮温凉，右足及右小腿肿胀；右大腿围57cm、左大腿围57cm、右小腿围47cm、左小腿围41cm；足趾发绀，乳酸9.4mmol/L。组织无氧代谢，灌注不足

↓

肢体组织灌注异常

（1）护理目标：患者住院期间组织灌注恢复或较前好转，乳酸降低，腿围差距减小或不再加大。

（2）护理措施：

- 评估引起肢体组织灌注异常的相关因素。
- 观察患肢皮肤的颜色、温度，若发现患肢较健侧偏凉且发绀或苍白，应立即告知医生。
- 观察双腿的围度变化及张力变化，发现变化较大时应及时告知医生。
- 不可抬高患肢,因抬高患肢可使动脉压降低,促使小动脉关闭,加重组织缺血。
- 患肢严禁按摩、热敷、烘烤,尽可能使患肢温度降低,必要时给予冷敷,避免温度增高增加组织代谢和渗出。
- 监测血钾浓度和肾功能,早期发现高钾血症和肾功能损害症状,及时处理。
- 检测血乳酸水平。

ACT 130~140s高于正常值，行血滤，需抗凝治疗，有可能导致凝血因子的消耗，造成低凝状态

↓

有出血的危险

（1）护理目标：患者在住院期间不发生出血或发生出血后及时发现并配合医生及时处理。

（2）护理措施：

- 评估可能引起患者出血的相关因素。
- 保护患肢切口，密切观察伤口渗血、渗液情况。
- 床头备橡胶止血带,发现突然大量渗血时,应立即扎止血带,并协助医生找出血原因。
- 配合医生完成筋膜间区切开减张及术后换药，及时发现并彻底清除坏死组织。
- 遵医嘱补充凝血因子、血小板。

Scr 302μmol/L；尿量减少：10～20ml/h，肌红蛋白高于正常值：3 764.0ng/ml，肌肉及组织坏死，导致大量有毒物质进入血液，经肾代谢可能阻塞肾小管 → 潜在并发症：肾功能衰竭	（1）护理目标：患者住院期间不发生肾功能衰竭或发生后及时发现并配合处理。 （2）护理措施： ● 评估引起肾功能衰竭的相关因素。 ● 观察尿液的颜色、量，如发现尿量急剧减少，或酱油色尿液（血红蛋白尿），应及时通知医生。 ● 观察血清钾的变化，当血钾 > 5.5mmol/L 时应及时通知医生并配合处理。 ● 遵医嘱应用血管活性药物，维持血压，以保证肾脏的血液灌注。

（二）截肢术后护理

1. 诊疗情况　术后第 5 天，T 38.5 ℃，实验室检查【10】：WBC 54.64×10^9/L，中性粒细胞百分比 85.2%，CK>10 000IU/L，CK-MB 65.3ng/ml，右小腿切开处渗出较多，由医生多次换药。护士观察发现：患者右侧足背动脉搏动逐渐消失，右足底花斑，足趾端苍白，右小腿围较前明显增长，最大可达 54.5cm（之前为 47cm），查血气：乳酸较前明显增长，可达 14.1mmol/L，MYO>3 764.0ng/ml，ALT 1 142IU/L，AST 2 220IU/L【11】。请外院专家会诊：见创面肌肉坏死，清除部分腓骨肌及小腿三头肌，可见深层肌肉表面尚有渗液，诊断为骨 - 筋膜室综合征，遂行右下肢截肢术。术后：HR 102 次 /min，BP 106/57mmHg。查血气：乳酸较前下降 3~4mmol/L，术后实验室检查：MYO 较前明显下降，为 1 847.9ng/ml，CK 5 757IU/L，CK-MB 12.7ng/ml，AST 1 261IU/L，ALT 841IU/L，WBC 37.01×10^9/L，中性粒细胞百分比 73.6%，Plt 38×10^9/L【12】。主要治疗：持续床旁血滤。医嘱输血浆补充出凝血因子，输注血小板。注射用头孢哌酮钠舒巴坦钠 3.0g，每 12 小时一次，利奈唑胺注射液 0.6g，每 12 小时一次，氟康唑注射液 0.2g，每日一次，静脉滴注，抗感染。截肢术后第 3 天，患者患肢渗出较多，实验室检查：TP 42.6g/L，ALB 28.4g/L。主要治疗：20% 白蛋白补充蛋白【13】。术后患者言语减少、不愿交流、淡漠，医生诊断为抑郁，主要治疗：口服米氮平片【14】。

思维提示：

【10】患者白细胞较正常值 (4~10) $\times 10^9$/L 高出许多，考虑与肌肉坏死、毒素吸收有关。且患者 CK、MYO 较前明显提高，应考虑肌肉坏死加重。

【11】AST 明显升高提示骨骼肌有坏死。

【12】血小板下降则易发生出血。故护理中应随时警惕出血的危险。

【13】渗出液中含有大量血清，护理上应每日查生化，观察血蛋白值，如有减低应通知医生并给予补充。

【14】抑郁症是一种常见的心境障碍，可由各种原因引起，以显著而持久的心境低

落为主要临床特征，且心境低落与其处境不相称，严重者可出现自杀念头和行为，所以让患者做心理、睡眠等评估量表，及时评估抑郁程度，防止发生意外，尽早进行专业的康复治疗，有效缩短住院天数，改善预后生活质量，同时护理上应注意与患者保持良好的沟通，给予患者信心，不要忽视亲情的力量，定时安排探视，向家属做好病情告知的同时也对家属进行心理疏导，遵医嘱给予患者药物辅助治疗，注意患者的日常活动和情绪变化，及时反馈医生，为调整用药和治疗方案提供依据。加强对患者和家属进行专业的康复运动指导。

2. 护理评估　患者体温高，白细胞高，伤口渗出较多，可能与感染有关。故应加强护理中的无菌意识。患者血小板低，且创口较大，故应注意伤口的出血情况，加强护理中的观察。患者住院时间较长，营养较差，且伤口渗出较多，丢失大量蛋白。患者仅24岁便截去下肢，且家人不在身边，无人倾诉，容易引起情绪波动。

3. 护理思维与实践方案

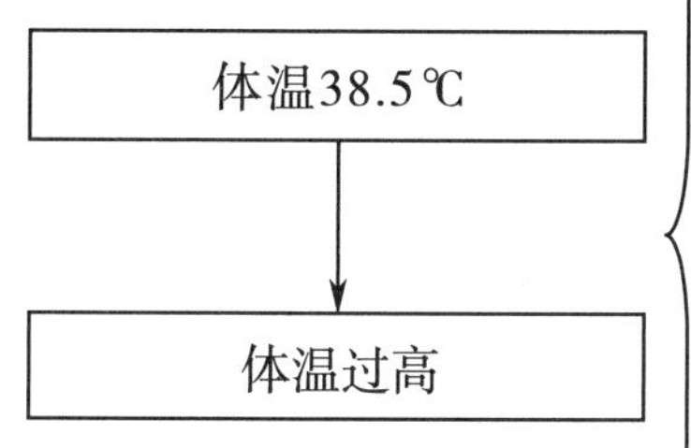

（1）护理目标：患者在12小时内体温降至正常值。

（2）护理措施：

- 评估引起体温过高的相关因素。
- 采取物理降温（如冰袋降温），必要时变温毯降温的降温方式。密切观察病情，特别是体温变化，每天应测4次体温，由于患者血小板低，且行血滤，处于易出血状态，故不宜行酒精擦浴，以免引起皮下出血。
- 若体温高难以控制，在血滤期间应启动血滤机自动降温装置，不具备条件时可以将外露血液的管道进行冰袋物理降温。
- 保持床铺、衣服清洁干燥。
- 妥善进行伤口创面处理，操作要严格无菌。
- 行药敏试验，遵医嘱使用敏感抗生素。
- 保持室内清洁、安静及合适温度、湿度。

右小腿截肢；气管切开，行血滤，肢体制动

↓

自理能力缺陷

（1）护理目标：患者住院期间，基本生理需求得到满足。

（2）护理措施：

- 评估造成患者自理能力缺陷的相关因素。
- 协助患者完成日常活动，如进食（气管切开的患者也可以进食水，抬高床头，做好气管套囊压的监测，防止误吸）、排便、翻身等，在活动中要注意各条管路不被过分牵拉，脱出，保证治疗的延续。
- 指导患者完成力所能及的活动，防止失用综合征的发生。
- 鼓励患者及其家属参与一部分护理工作，增加其康复的信心。
- 指导患者出院后的复健知识，增加其融入社会的信心。

痰培养相继发现肺炎克雷伯菌、铜绿假单胞菌及酵母菌等，WBC 37.01 × 10^9/L，中性粒细胞百分比73.6%，肛温高于38℃

↓

感染

（1）护理目标：患者在住院期间WBC下降至正常范围，感染得到控制。

（2）护理措施：

- 评估引起感染的相关因素。
- 监测相关实验室检查结果，如白细胞、中性粒细胞等。
- 每天测4次体温，监测体温的变化。
- 严格无菌操作，操作前后洗手，避免交叉感染或医源性感染。
- 遵医嘱应用相应的抗生素。
- 根据渗出情况为患肢换药，避免渗出液浸透敷料的情况发生，换药过程严格无菌。
- 为患肢分泌物做细菌培养及药敏试验，以便明确感染细菌种类，对症用药。

右小腿截肢，持续床旁血滤，ACT在130～140s，高于正常值，Plt 38×10⁹/L，低于正常值

↓

潜在并发症：出血

（1）护理目标：患者在住院期间不发生出血，或发生出血后及时发现并配合处理。

（2）护理措施：

- 评估引起出血的相关因素：如血压过高、活动幅度过大、应用抗凝药物等。
- 观察创口有无渗出，如渗出过多应立即通知医生，并配合医生给予处理。可每日将换下的敷料称重，以便记录出入量。
- 保持患肢抬高，防止其下垂造成出血。
- 谨慎应用抗凝血药物，并严格遵医嘱给予。
- 注意观察便和痰的颜色，判断消化道和肺部有无出血。
- 检测凝血指标，若发现出血倾向应立即报告医生，每2小时监测ACT，以便调整血滤所用肝素量，保证机器运作的同时，避免出血。
- 床头备橡胶止血带，发现突然大量渗血时，应立即扎止血带。
- 遵医嘱补充血小板、凝血因子等。

HR 102次/min，BP 106/57mmHg，LVEF46%，左心室大且收缩差

↓

有心源性休克的危险

（1）护理目标：患者住院期间不发生心源性休克，或发生后及时发现并处理。

（2）护理措施：

- 评估引起心源性休克的相关因素。
- 检测患者的心率、血压，若发现心率快、血压低，应立即告知医生配合抢救。
- 补充血容量，患者术中因截肢失血，术后应及时补充血容量，防止因容量不足而造成的心率快、血压低，但由于患者心功能差，补液时速度不宜过快，并根据出入量进行有计划补液，防止心衰的发生。

血滤机血滤及双侧股动脉穿刺，右小腿截肢，无法自行翻身及活动四肢，体重110kg

↓

有皮肤完整性受损的危险

（1）护理目标：患者住院期间皮肤完整性良好。

（2）护理措施：

- 评估可能引起患者皮完整性受损的相关因素。
- 观察患者骶尾部及双下肢皮肤的颜色温度改变。
- 每两小时为患者翻身，翻身时应保证血滤机正常运行，若影响血滤，可间断按摩骶尾部，代替翻身。
- 由于患者双侧股动脉穿刺，应注意下肢血运，特别是健侧，因患者右下肢已截肢，故应加强健侧肢体康复训练。注意下肢的皮温、颜色、动脉搏动情况，若发现异常应及时通知医生，配合处理。
- 患者体重较大，皮下脂肪较厚，影响血液循环，比一般人更容易发生压疮，故必要时可使用皮肤保护膜进行皮肤保护，健侧肢体可进行温水浸泡，促进血运，防止坏死。

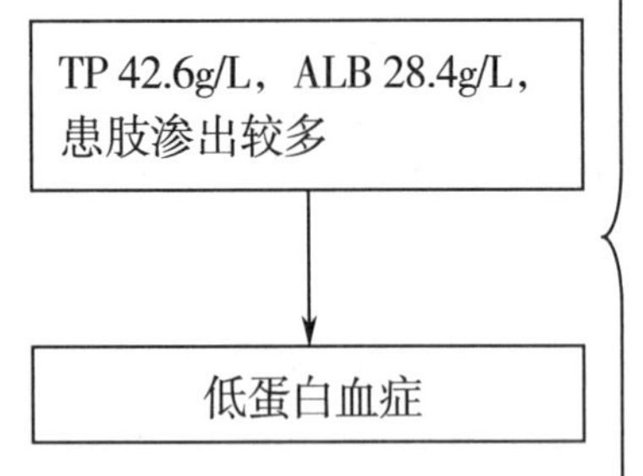

（1）护理目标：患者住院期间总蛋白恢复正常或较前提高。

（2）护理措施：

- 评估引起患者低蛋白血症的相关因素。
- 每日记录患肢的渗出量，可用换下的纱布重量减去原有重量进行估计。
- 遵医嘱补充白蛋白，但由于患者心功能差，补液速度不宜过快，量不宜过大。
- 鼓励患者经口进食，从食物中补充蛋白质。
- 检测相关化验指标。

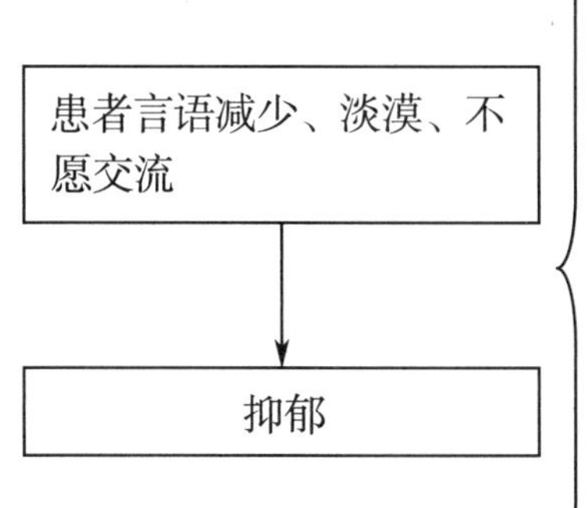

（1）护理目标：缓解并改善患者抑郁状态。

（2）护理措施：

- 评估引起患者抑郁的相关因素。
- 多与患者交流，找出其抑郁的原因。
- 给患者讲述截肢术后成功的案例，及共同制定出院后的康复计划，增加患者信心。
- 可请家属探视，增加情切感，促进心情转好。
- 与患者交流时言语轻柔，尽量满足患者合理的需求。
- 遵医嘱应用抗抑郁药物。
- 保持环境安静，关注患者睡眠时间和质量，避免因休息不好加重精神症状。

（三）出院时健康宣教

1. 诊疗情况　患者升主动脉 + 全弓置换 + 支架象鼻植入术 +CABG 术后 93 天，右下肢截肢术后 86 天，一般情况稳定，Hb 86g/L，继续补充铁剂和叶酸【15】，BP 154/84mmHg，遵医嘱口服卡托普利片控制血压【16】，继续服用阿司匹林肠溶片【17】。

思维提示：

【15】由于住院期间患者失血较多，故血红蛋白较低，可通过口服铁剂及叶酸来促进血红蛋白生成。护理上应向患者讲述铁剂的使用方法及注意事项，保证患者出院后能够正确使用。

【16】患者血压仍旧偏高，需继续服用降压药，故需要用药指导。

【17】患者行 CABG，且为静脉桥，易发生栓塞，故口服阿司匹林阻止血小板聚集，防止血栓。护理上应向患者及家属做好出院宣教，告知其复查时间和地点，以及阿司匹林的作用及用药注意事项。

2. 护理评估　患者年纪尚轻，但截去一侧小腿，容易产生心理问题，且对术后复健知识不了解，需要专业的指导。患者口服降压药、抗凝药以及铁剂，需用药指导。

二、护理评价

骨 - 筋膜室综合征发病快，且容易被忽视，对于术中阻断时间较长的患者，术后应注意观察下肢的张力、颜色、温度及动脉搏动情况等，以及化验中 CK、AST 等的变化，以便尽早发现。开窗减压术是治疗骨 - 筋膜室综合征的有效方法，但其护理也尤为重要，主要是引流管的固定，保证引流通畅，以及观察引流液的颜、性质、量。截肢后，主要应注意有无出血以及感染征象，操作过程要严格无菌。

三、安全提示

对于术中股动脉插管、转机时间较长的患者,术后返回监护室应警惕骨 - 筋膜室综合征的发生,注意观察双下肢的围度、温度及肌张力,发现异常及时报告医生,以便提早处理,早期的开创减压对于骨 - 筋膜室综合征的治愈有着关键的意义。

由于患者行血滤,ACT 保持高值,患者处于易出血状态,故行开窗减压术及截肢术后,护士应注意创口的渗出情况,床旁备弹力绷带,以便发现出血后及时止血。

四、经验分享

1. 哪些患者需注意骨 - 筋膜室综合征的发生且如何观察?

对于术中阻断时间较长造成的缺血、组织再灌注损伤以及术后血气乳酸值较高等患者,应警惕骨 - 筋膜室综合征的发生。且由于骨 - 筋膜室综合征发生迅速,多在早期,故患者返室后应开始测量腿围,观察下肢皮肤颜色、温度及肌张力以及足背动脉的搏动情况。并且查心肌梗死相关实验室检查,观察血肌红蛋白的改变,发现明显升高或异常应及时通知医生,有必要时可一天查 2 次。如果发现患者下肢肌张力明显增加,应及时通知医生,经判断为骨 - 筋膜室综合征后应配合医生及时处理,切开减压为早期处理的最佳方案。

2. 对于切开减压的患者如何补充液体?

切开减压患者每日的失液量除了基础代谢、尿量及引流量以外还应包括渗出液的量,故每日应估算渗出液的量,给予补充,且渗出液中含有大量的蛋白质,长期丢失会导致血清蛋白的下降,严重者会导致组织间隙的水肿,故每日应查患者的血蛋白含量,并给予补充,可补充白蛋白或血浆。

3. 长期卧床的患者如何加强营养支持?

患者长期卧床、活动量小、食欲降低,加之发热消耗大、大量渗液、睡眠不足等诸多因素,造成营养透支,所以根据其代谢率和营养状态,可以在患者气管切开早期选择匀浆、肠内营养液等,静脉补充水溶性维生素、丙氨酰谷氨酰胺、磷等多种微量元素,做到胃肠道和静脉高营养双支持,提高自身免疫力和机体恢复的能力。

(马 宁)

第十二节 主动脉夹层术后中枢神经系统并发症患者的护理

患者男性,59 岁,因“胸痛 20 小时”,以“主动脉夹层阜外 Cp 型【1】”收入院。在全麻深低温停循环【2】、选择性脑灌注下行“升主动脉置换与部分主动脉弓人工血管置换术”。

思维提示：

【1】主动脉夹层阜外Cp型指夹层累及主动脉弓部近心端的无名动脉和/或左颈总动脉，弓部远心端未受累及。主动脉夹层弓部手术患者最常见的术后并发症是中枢神经系统损伤，主要因为夹层累及头臂血管、术中脑灌注不足、血栓形成或脑血管病变等造成脑部缺血缺氧(胸腹降主动脉置换术后可能存在脊髓缺血或膈神经损伤，引起神经系统并发症)。

【2】体外循环是主动脉夹层术后出现中枢神经系统并发症的危险因素之一，可能与体外循环时的低灌注、全身炎症反应以及栓塞等因素有关。其病理生理机制包括：体外循环时低温可造成微血管麻痹，深度低温时，脑血管阻力降低、自主调节机制丧失，过高的血流会使脑组织出现“奢灌”，导致脑水肿加重；而流量受到明显限制时，则易导致脑缺血、缺氧改变；此外，血液与体外循环装置表面的接触、手术创伤以及缺血-再灌注损伤等均可引起全身炎症反应，导致脑部充血水肿、细胞组织破坏；凝血功能紊乱，继而引起血栓形成，造成微栓塞。

一、诊疗过程中的临床护理

(一) 入院

1. 诊疗情况　入院查体：T 37℃、P 78次/min、R 24次/min、BP 145/75mmHg【3】，口服降压药后血压降至130/70mmHg；心电图：左心室肥厚；超声心动图：LVEF60%；颈动脉超声：双侧颈动脉粥样硬化；主动脉增强CT：夹层累及升主动脉、弓部近心端及无名动脉近端【4】；既往有高血压及脑梗死病史【5】；患者嗜睡，神志模糊，双侧瞳孔等大等圆，直径3mm，双侧瞳孔对光反射弱，偶尔出现烦躁【6】。护理上予以严密观察患者神志、瞳孔等变化，严格控制血压、心率，镇痛、镇静，同时安排家属陪伴及亲情支持，及时疏导，适当约束，保护患者安全。

2. 护理评估　患者夹层累及主动脉弓部及弓上分支，既往有高血压和脑梗死病史，合并双侧颈动脉粥样硬化改变，这些都是术后出现中枢神经系统并发症的危险因素。该患者术前已出现神经系统症状，术后更应警惕新发神经系统损伤。

思维提示：

【3】术前合并高血压的患者，除了防止夹层破裂外，还常合并动脉粥样硬化改变，一定程度上增加了动脉栓塞的发生概率，使大脑对血供减少的敏感性增加，术后易发生中枢神经系统损伤。因此，应密切监测血压变化，控制收缩压在90~120mmHg，预防脑损伤的发生。

【4】研究表明，20%的弓上分支血管受夹层累及患者在术前会出现脑缺血的表现。

【5】有脑梗死病史的患者被视为发生术后神经系统并发症的高危人群。

【6】术前存在神经系统症状的患者，有50%会在术后出现新的神经系统损害。

3. 护理思维与实践方案

患者夹层累及主动脉弓部及弓上分支血管，既往有高血压病史，且血压控制不良，有脑梗死病史，双侧动脉粥样硬化，已出现嗜睡、烦躁等神经系统症状

↓

存在中枢神经系统症状加重的风险

（1）护理目标：患者的神经系统症状好转或较前减轻。

（2）护理措施：

- 遵医嘱应用起效快的扩血管药物，如硝普钠静脉微量泵入，同时配合应用β受体拮抗剂控制血压、心率。
- 每5~10min测量血压一次以调整用药量和速度，避免血压波动过剧，拟用药30~60min达到目标血压（收缩压90~120mmHg、舒张压60~80mmHg），防止快速降压或血压过低加重脑损害。
- 持续吸氧，监测经皮血氧饱和度。
- 每班监测患者的瞳孔变化、是否容易被唤醒、意识障碍是否加深，严格交接班。
- 若患者躁动情况加剧，可遵医嘱给予镇静、镇痛剂。
- 利用防抓手套、约束带、床挡等措施保护患者安全。
- 注意患者排便情况，可给予助排便药物，防止患者用力排便时导致的血压过高，但应综合评估是否给予灌肠的术前准备措施。
- 安排家属探视，安抚患者情绪，提供亲情支持。
- 加强巡视，态度和蔼，主动倾听患者主诉，满足患者的合理要求。
- 为患者提供安静、舒适的病房环境，对患者家属进行健康宣教，协助保护患者安全。

（二）术后护理配合

1. 诊疗情况　患者于全麻、深低温停循环（DHCA）、选择性脑灌注【7】下行“升主动脉置换与部分主动脉弓人工血管置换术”，手术顺利，术后返回 ICU【8】，HR 120 次 /min，律齐，BP 120~140/70~80mmHg，双侧瞳孔等大等圆，对光反射弱【9】，呼吸机辅助通气【10】，查血气【11】：pH 7.35，Lac 3.5mmol/L，遵医嘱给予 5% 的 $NaHCO_3$ 注射液静脉滴注，复查血气：pH 7.40，Lac 1.2mmol/L，遵医嘱给予多巴胺，硝普钠，硝酸甘油静脉泵入调整循环。术后当夜初醒，躁动【12】，意识不清，遵医嘱给予甘露醇、甘油果糖、激素类药物行脑保护【13】。术后第 1 日夜间患者躁动，HR 122 次 /min，房颤心律【14】，BP 153/80mmHg【15】，双侧瞳孔等大等圆，医嘱盐酸右美托咪定镇静【16】。术后第 3 日，患者握手有力，拔管，四肢自主活动良好，交流应答差，烦躁，自主咳痰差【17】，吸出大量黄、黏痰；查血常规：WBC $23.97 \times 10^9/L$【18】，

痰培养：少量表皮葡萄球菌。遵医嘱给予盐酸万古霉素 1.0g，静脉滴注，2 次 /d，抗感染；盐酸氨溴索注射液与异丙托溴铵气雾剂雾化吸入。术后第 8 日，患者基本体征平稳，偶有烦躁，转回病房。

思维提示：

【7】主动脉弓部手术复杂，术中体外循环常需深低温停循环(DHCA)，研究表明 DHCA 安全时限短，超过 30min 缺血性脑病和病死率会明显增加。DHCA 状态下做好神经系统(尤其是脑)保护对于减少术后并发症尤为重要，一般通过低流量血流保护神经系统、给予冰帽降低脑细胞代谢需求、复温过程需严格控制复温速度等措施降低术中脑损伤。

【8】入住 ICU 时间的长短是主动脉夹层患者术后中枢神经系统并发症的影响因素之一。ICU 特殊环境容易引起患者短暂性的神经系统功能障碍；气管插管、肢体约束、留置导尿管等易引起患者恐慌、焦虑、烦躁；ICU 内噪声，如大量高科技仪器设备报警频发及频繁抢救等，会影响患者的交感神经功能，使心率加快、血压升高、压力感和焦虑感增强，疼痛加剧；长时间昼夜节律打乱，导致睡眠质量下降；其他患者的痛苦、死亡也会加重其心理负担，引起烦躁恐惧等。

【9】患者未清醒前，注意观察其瞳孔变化及对光反射，待麻醉效应逐渐减退后，判断其意识状态是清醒、嗜睡、昏睡或昏迷，观察患者有无偏瘫、截瘫、感觉障碍、视听觉障碍等临床表现，及时对症处理。

【10】呼吸机的使用时间也是夹层患者术后神经系统并发症的影响因素之一。比如，术后谵妄的发生与气管插管机械通气时间有关，机械通气时间延长可导致谵妄的发生风险增加 10%。机械通气时间的延长是多种因素共同促使的，与麻醉技术、术后并发症的发生都有一定关系，因此它导致术后谵妄的发生增加也是多方面的，甚至与谵妄互相影响。

【11】pH 正常值范围：7.35~7.45，乳酸正常值范围：0.7~2.5mmol/L，在组织低灌注、应激状态、动脉血氧含量降低等情况下，机体会产生大量乳酸。血清中的乳酸浓度及浓度值的增高速度被视为监测休克或脏器灌注不良的重要指标，高乳酸血症及代谢性酸中毒是否被纠正，也成为预后改善与否的重要指标之一。碳酸氢钠能增加血浆内碳酸根离子的浓度，中和氢离子，从而纠正酸中毒。酸碱失衡引起的内环境紊乱可导致术后低氧血症，加重脑部损伤，为此，术后应严密监测血糖、电解质变化。

【12】患者躁动时，应首先判断患者意识是否清醒，若意识不清醒，应立即通知医生。患者躁动时容易造成创伤，可遵医嘱给予镇静剂，加强监测与护理，避免意外伤害；躁动引起血压及心率变化时，及时配合医生处理。

【13】围手术期脑保护剂的使用可以改善微循环和组织灌注：人血浆白蛋白可提高胶体渗透压；甲基强的松龙等激素类药物稳定细胞膜，减轻组织水肿；甘露醇、甘油果糖渗透性脱水、利尿；乌司他丁保护脑组织。

【14】房颤容易形成血栓，引发缺血性脑卒中。可遵医嘱给予抗心律失常的药物、低分子肝素钠、拜阿司匹林等纠正心律及抗血栓形成。

【15】患者由于躁动使血压骤升至153/80mmHg，易造成脑血管破裂，可遵医嘱给予镇静、降压药物，密切观察患者有无头痛、呕吐，预防脑疝。

【16】右美托咪定属于高选择性α_2肾上腺素能受体激动剂，具有抗焦虑和轻度镇痛、镇静作用，易唤醒且无呼吸抑制作用，接近生理状态的睡眠 - 觉醒周期，可改善患者的睡眠情况，减少谵妄发生。

【17】对于术后拔除气管插管后的患者需进行加温、加湿吸氧，加强肺部护理，及时有效地排痰可清除气道梗阻，改善肺部氧合。

【18】WBC的正常范围为(4~10)×10^9/L，术后会有不同程度的升高，为正常机体反应，但该患者痰培养发现表皮葡萄球菌，故肺部感染诊断明确。

2. 护理评估　深低温停循环下完成手术，入住ICU 8日，使用呼吸机辅助通气3日，这些都是夹层术后神经系统并发症的危险因素。痰液阻塞气道使气体交换受损会影响氧合，酸碱平衡紊乱可引发术后低氧血症，造成大脑进一步缺氧，加重脑损伤。患者已出现躁动、意识不清、交流应答差等神经系统症状，可考虑为术后谵妄。

3. 护理思维与实践方案

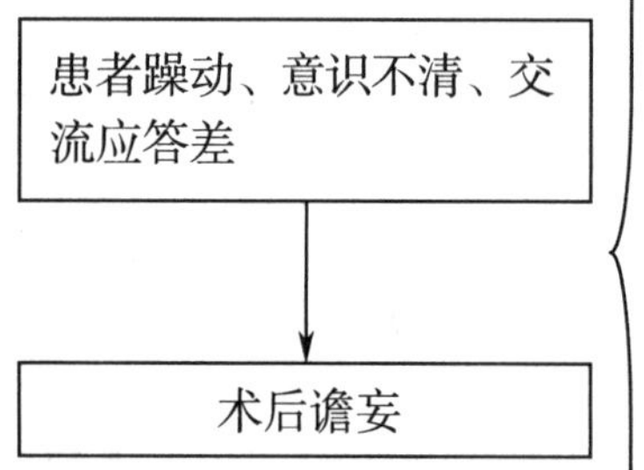

（1）护理目标：患者谵妄好转、预后良好。

（2）护理措施：

- 术后早期，可遵医嘱给予镇静、镇痛剂，如静脉泵入丙泊酚、异丙酚、右美托咪定等。
- 定时评估患者的意识状态，发生变化时及时与医生沟通，调整治疗方案。
- 使用防抓手套、约束带、床挡等约束患者肢体，预防意外伤害，定期检查患者的约束部位、骨隆突处皮肤有无破损、破溃等。
- 将气管插管、胸腔引流管、深静脉置管、尿管等管路固定位置放置，最好置于患者双手触及不到的位置，可以用床单、被单等遮挡，防止管路滑脱。
- 用简洁的语言为患者做定向指导和健康宣教，如告知患者当下所处的地点、时间等。
- 使用图片、语言甚至影像资料等帮助患者认知。
- 降低ICU的噪声干扰，包括调整机器报警音量、工作区域内说话轻声细语，合理安排医疗、护理操作时间，保证患者充分休息，提升睡眠质量。
- 必要时安排家属探视，提供亲情支持。
- 保护患者隐私，尊重患者，多与患者沟通。
- 对待患者态度温和，满足患者的合理要求，提高患者依从性。

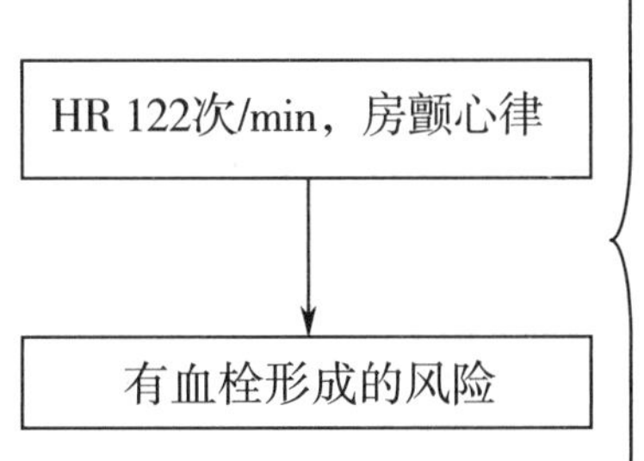

（1）护理目标：患者不发生血栓栓塞。

（2）护理措施：

- 观察患者的神志和语言变化：如神志不清加重、头晕、头痛；语言欠流利，失语等。
- 观察患者的呼吸状况：有无呼吸困难、胸痛、咳嗽、咳血等肺栓塞表现。
- 观察肢体活动及供血情况：有无肢体活动障碍、抽搐等；有无皮温低、皮色发白或发绀、动脉搏动消失、肢体疼痛、四肢血压压差较大等。
- 严密监测生命体征、心电图、中心静脉压及血气变化。
- 卧床，持续鼻塞/面罩吸氧。
- 根据患者情况，遵医嘱给以盐酸胺碘酮片、肝素或拜阿司匹林等药物纠正心律及抗凝。

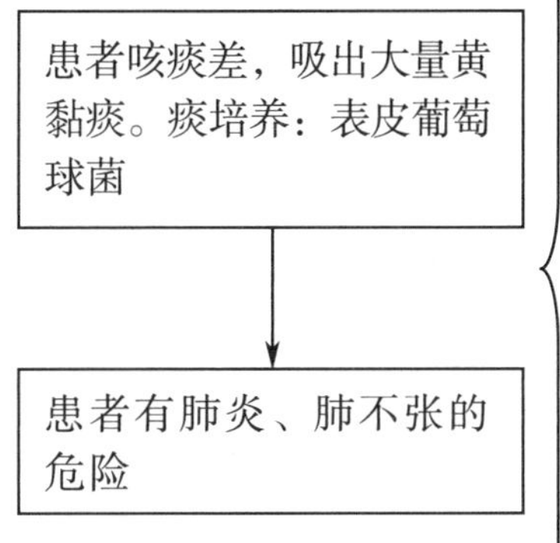

（1）护理目标：①保持患者呼吸道通畅；②不发生肺炎、肺不张。

（2）护理措施：

- 当患者使用呼吸机辅助通气时，应注意无菌操作，及时使用吸痰管清理呼吸道，保持呼吸道通畅。
- 拔除气管后，遵医嘱给予氧气雾化吸入治疗，为保证患者呼吸道通畅，定期协助患者拍背体疗、腹式呼吸锻炼或遵医嘱使用体疗仪。必要时使用吸痰管经口鼻吸痰。
- 遵医嘱给予抗生素治疗。
- 持续监测血氧饱和度，定期复查血气。
- 每班听诊肺部呼吸音，必要时拍床旁胸片。
- 定期复查痰培养和血常规。

（三）出院健康宣教

1. 诊疗情况　患者返室后每日进行康复训练，术后第 14 日，患者 T 36.5℃，HR 75 次 /min，律齐，R 18 次 /min，测四肢血压：左上肢 125/75mmHg，右上肢 120/73mmHg，左下肢 115/69mmHg，右下肢 111/65mmHg。患者神志淡漠，交流应答差，四肢活动良好，其余复查结果未见明显异常，患者出院。

2. 护理评估　患者基本生命体征正常，神志淡漠，交流应答差，家属缺乏对患者生活护理方面的经验，相关知识缺乏。

3. 护理思维与实践方案

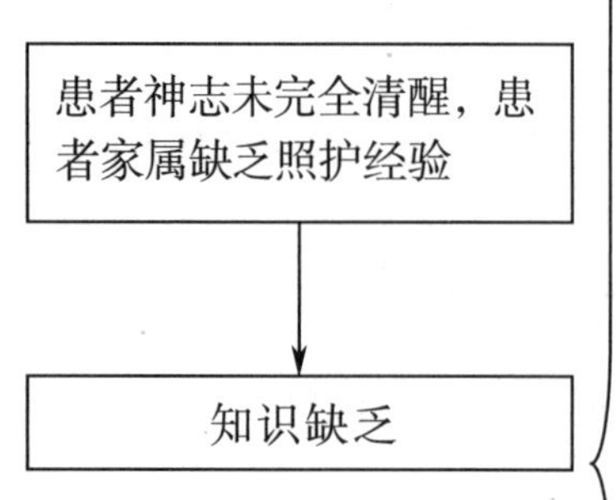

（1）护理目标：家属知晓出院后对患者日常护理的相关知识。

（2）护理措施：

- 告知患者及家属出院后继续进行康复训练、按时服药的重要性。为患者及家属示范康复训练的方法及注意事项，为患者制定功能锻炼计划。
- 指导家属注意观察患者的神志变化，防止跌倒、坠床、烫伤等意外伤害的发生。
- 指导家属与患者多沟通，提供亲情支持。
- 指导家属对患者进行生活护理，比如为患者正确佩戴胸带、预防着凉感冒等。
- 饮食指导：患者多食用高蛋白、高热量、富含维生素的食物，比如鱼、瘦肉、牛奶、鸡蛋、蔬菜、水果等促进患者恢复。
- 为患者及家属发放宣传手册，讲解疾病相关知识及如何预防感染等。
- 向患者及家属介绍出院后服药的方法及注意事项，以及如何辨别不适症状，确认复诊时间和途径等。

二、护理评价

主动脉夹层由于其疾病本身的特点及手术难度大，术后发生神经系统并发症的可能性很高，严重影响患者预后，其发生是多种因素共同作用的结果，我们应多方面入手，早预防、早发现、早治疗，以期能够降低神经系统并发症的发生。若已出现神经系统并发症，首先应保证患者安全，密切监测患者神志、瞳孔变化，遵医嘱给予镇静、镇痛剂，帮助患者适应 ICU 环境，监测内环境，清理呼吸道，保证氧合充足等以改善患者预后。

三、安全提示

对于神经系统并发症的患者，应特别注意维护好患者管路，防止跌倒坠床等情况的发生，防止患者自伤。对于有暴力倾向、破坏倾向的患者，应在保护患者安全的基础上，保证医护人员自身安全。定期观察患者瞳孔、意识变化及四肢活动情况，保证供氧充足、脑灌注良好。做好健康宣教，指导家属对患者进行生活护理，为患者提供安全的环境。

四、经验分享

1. 如何帮助患者适应 ICU 环境？

对患者进行积极有效的定向指导，告知患者当时所处地点、时间等；采用图文、语言及必要的影像资料帮助患者认知；尽量降低噪声，包括各种机器报警音量、医护人员谈话等；提供舒适环境，保持室内温度 21℃左右，湿度在 55% 左右；保持患者床单位干净整洁、保护患者隐私；必要时安排家属探视提供亲情支持；护理人员态度温和，满足患者的合理要求，提高治疗依从性。

2. 如何评估患者瞳孔？

瞳孔变化是评估神经系统并发症的重要指征。患者回恢复室后，应立即观察患者的瞳孔大小、对光反射，并做好记录。为避免主观判断误差，可用刻度尺测量患者的瞳孔直径，也可用电脑制作直径标识准确、横向排列的 8 个由小到大的黑圆点，打印后制成卡片评估瞳孔大小。

对光反射灵敏度反映中枢神经系统的病情变化。对光反射检查包括两种：①使光源自外侧迅速移向瞳孔，同时观察被光源照射一侧瞳孔有无立即缩小，移开光源后瞳孔有无迅速复原。先检查左侧，然后以同样的方法检查右侧。②用手隔开两眼，光源自外侧移向瞳孔，同时观察对侧瞳孔有无立即缩小，移开光源有无迅速复原。先检查左侧，然后以同样的方法检查右侧。

3. 神经系统并发症有哪些？

神经系统并发症是主动脉夹层弓部术后患者最容易出现的并发症，包括永久性神经系统功能不全（PND）和短暂性神经系统功能不全（TND）。PND 包括缺血性脑卒中、脑出血、缺氧性脑病、全脑损伤（如昏迷），具有脑磁共振或脑 CT 阳性表现，经治疗一般难以完全恢复；TND 包括短暂性脑缺血发作（transient ischemic attach，TIA）、谵妄、抑郁、焦虑等，无脑影像学阳性表现，经治疗一般可恢复正常。

4. 什么是术后谵妄？如何评估？

谵妄是指急性认知及注意力障碍，一般发生在术后早期，主要表现为意识水平紊乱、定向力障碍、注意力不集中和睡眠 - 觉醒周期紊乱等。谵妄是指一组综合征，又称急性脑病综合征，主要分为 3 种类型：活动亢进型，表现为高警觉状态，对周围环境高度警惕，躁动不安；活动抑制型，表现为不易唤醒、嗜睡和软弱无力；混合型最为常见，是亢进型和抑制型的混合。活动抑制型谵妄无破坏性，通常症状不易被察觉。

目前可用于谵妄评估的量表有 20 多种，中文版 Nu-DESC（the nursing delirium screening scale，护理谵妄筛查量表）是供护理人员使用的一种简易评分量表，它主要包括 5 个评分项目：定向障碍、行为异常、言语交流异常、错觉 / 幻觉和精神运动性迟缓。每个项目根据患者的严重程度评分 0~2 分不等，总分大于 2 分为谵妄阳性。

5. 如何减轻患者的术后谵妄？

主动脉夹层术后谵妄的发生是多种因素共同作用的结果，这些众多的因素中，有些是可以通过干预手段改变的，比如手术时间、机械通气时间和术后低氧、ICU 环境刺激等。所以，我们可以通过缩短手术时间、缩短机械通气的辅助时间、改善患者的术后氧合状态、帮助患者适应 ICU 环境等降低术后谵妄的发生率，缩短谵妄持续时间，改善患者的预后。

（王　瑞）

参考文献

[1] 曲雪芹, 于英, 常丽丽. StanfordA 型主动脉夹层术后并发症护理进展. 齐鲁护理杂志, 2017, 23 (10): 75-76.

[2] 张超超, 法宪恩. A 型主动脉夹层术后神经系统并发症的相关危险因素分析. 东南大学学报医学版, 2017, 36 (03): 361-364.

［3］陈琰，于忠，项美香．主动脉夹层患者神经系统并发症105例临床分析．中华危重症医学杂志，2014，7（04）：264-265．
［4］刘海渊，葛圣林，张成鑫．A型主动脉夹层患者术后神经系统并发症的影响因素研究．实用心脑肺血管病杂志，2018，26（03）：41-43．
［5］周楚芝，李春燕，吕春燕．血乳酸浓度对急性A型主动脉夹层术后患者预后的影响．岭南心血管病杂志，2017，23（04）：417-420．
［6］沙丽，赵燕，仕晴晴．急性主动脉夹层术后神经系统并发症的观察及护理．中国实用神经疾病杂志，2014，17（14）：128．
［7］徐卫团，喻文立．右美托咪定的临床应用进展［J］．医学综述，2017，23（09）：1830-1834．
［8］孟文勤．小剂量右美托咪定在重症病人中抗谵妄和降低应激水平的作用．安徽医药，2019（03）：594-597．
［9］王柏春，刘宗泓，孟维鑫，等．不同体、脑灌注方式对脑灌注方式对Stanford A型主动脉夹层患者的脑保护研究夹层患者的脑保护研究．中国胸心血管外科临床杂志，2013，320（5）：529-532．

第十三节 主动脉夹层术后并发截瘫患者的护理

患者男性，44岁，既往高血压病史，以“发现主动脉病变1个月余”收入我院，行全主动脉增强CT检查后诊断为“主动脉夹层（阜外分型Cd型）”，于全麻、深低温停循环、选择性脑灌注下行“全主动脉弓人工血管置换并支架象鼻植入术”，术后并发截瘫。

一、诊疗过程中的临床护理

（一）入院时

1. 诊疗情况

入院查体：T 36.5℃，HR 80次/min，R 20次/min，BP 145/75mmHg，遵医嘱口服降压药后，复测血压120/72mmHg【1】。患者神志清楚，态度积极，呈自主体位，四肢皮温、皮色、肌力、活动均正常【2】。

实验室检查显示肝、胆、肾功能正常。

主动脉增强CT显示主动脉夹层累及主动脉弓、降主动脉、腹主动脉及根大动脉开口处。超声心动图显示：LVEF 66%。心律齐，听诊未闻及明显心脏杂音，双肺呼吸音清。患者偶发胸痛、胸闷、小便正常，大便未解。

2. 护理评估 患者血压有波动，偶发胸痛，有夹层延伸或破裂的危险，夹层累及降主动脉、腹主动脉及根大动脉开口处，可能造成脊髓缺血，是发生截瘫的高危因素，应遵医嘱给予降压药物，维持血压、心率平稳，临床上需密切关注患者神志、瞳孔、心理变化和四肢供血情况。

思维提示：

【1】入院时血压145/75mmHg，服药后降至120/72mmHg，患者既往有血压波动，且伴有胸痛史，存在夹层继续扩展或破裂的风险。

【2】主动脉增强CT显示夹层累及降主动脉、腹主动脉以及根大动脉。夹层可能

导致胸腰段脊髓供血不足,有引发的截瘫风险,导致患者的肢体感觉、运动功能障碍或丧失。主动脉夹层大多属于灾难性病变,可引发多种严重并发症,应持续关注患者的神志、瞳孔、心理变化,做好健康宣教。

3. 护理思维与实践方案

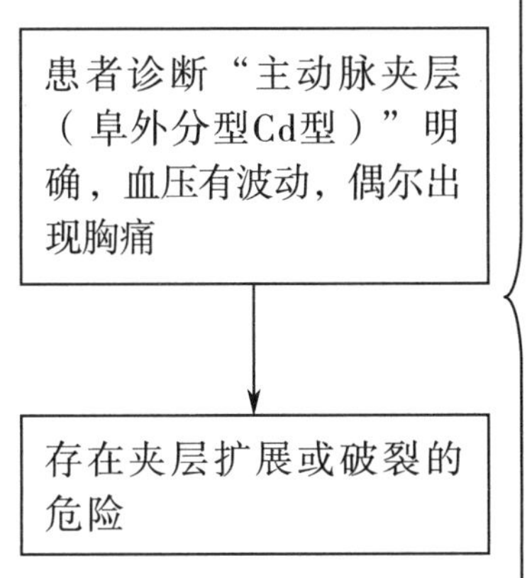

（1）护理目标：①不发生夹层扩展，不出现截瘫等并发症；②不发生夹层破裂，避免大出血危及患者生命。

（2）护理措施：

- 嘱患者绝对卧床休息，遵医嘱给予降压、止痛、通便药物，维持血压、心率平稳，大便通畅。
- 每日测四肢血压，观察患者四肢的皮温、皮色及感觉活动功能情况，若出现血压差别较大、肢体感觉或活动功能障碍、皮色发白或发绀、皮温低等异常情况及时通知医生。
- 注意患者的神志、心理变化，及时疏导，保持患者情绪稳定，必要时给予镇静剂。

（二）术后护理配合

1. 诊疗情况　患者行“全主动脉弓人工血管置换并支架象鼻植入术”,手术过程顺利,术毕返恢复室,麻醉未醒,双侧瞳孔等大等圆,瞳孔直径4mm,对光反射存在。HR 86次/min,律齐,CVP 4cmH_2O,床旁心脏超声:LVEF58%,遵医嘱静脉滴注人血白蛋白20g,静脉滴注,以提高胶体渗透压,静脉泵入多巴胺维护心功能,尿量、引流量未见异常。测四肢血压:左上肢128/56mmHg,右上肢125/54mmHg,左下肢83/53mmHg,右下肢86/52mmHg,四肢末梢凉、皮色正常。术后10h,患者清醒,呼之能应【3】,双侧瞳孔等大等圆,瞳孔直径3mm,对光反射存在。HR 88次/min,律齐,R 25次/min,T 37.4℃。四肢末梢暖,测四肢血压:左上肢126/55mmHg,右上肢123/56mmHg,左下肢80/56mmHg,右下肢85/49mmHg【4】。双下肢无自主运动,肌力0级,剑突平面以下痛觉消失,立即通知医生,考虑截瘫【5】,立即为患者进行脑脊液引流【6】,每日记录脑脊液引流量及脑脊液压力,引流量最少20ml/d,最多290ml/d,每日密切关注瞳孔变化,瞳孔等大等圆,对光反射存在。术后6日,夹闭脑脊液引流管后拔除。实验室检查:WBC 7.7×10^9/L,中性粒细胞绝对值7.37×10^9/L,中性粒细胞百分比95.7%,TnI13.448μg/L,Mb 1 079.12mg/ml,Hb 72g/L。遵医嘱给予悬浮红细胞2U静脉滴注,复查Hb 88g/L。遵医嘱静脉泵入多巴胺、去甲肾上腺素等升高血压,泵入罂粟碱改善微循环,静脉滴注甘露醇【7】降低颅内压、注射用单唾液酸四己糖神经节苷脂钠注射液营养神经以及注射用甲泼尼龙琥珀酸钠等减轻神经组织炎症反应,并结合抗凝、氧疗,适当补液扩容,补充电解质等。每日消毒尿道口,定期温盐水内加开塞露肛管排气排便【8】。患者情绪低落,不配合护理操作及治疗,心理疏导无效,遵医嘱静脉间断泵入盐酸右美托咪定镇静【9】。

思维提示：

【3】患者术后未醒，要密切关注瞳孔、神志变化，遵医嘱减少或停用麻醉药物，促使患者及早清醒，及早判断下肢运动、感觉情况。

【4】患者双下肢血压略低，可能与夹层累及髂动脉进而影响下肢供血有关。

【5】截瘫是指脊髓损伤后，受损平面以下双侧肢体感觉、运动、反射等部分或全部消失，以及膀胱、肛门括约肌功能部分或全部丧失的一种病症。为脊髓前2/3供血的脊髓前动脉缺血可导致运动功能障碍，为脊髓后1/3供血的脊髓后动脉缺血可导致感觉功能障碍。肋间动脉是脊髓前动脉血供的主要来源，其中最重要的肋间动脉是根大动脉。主动脉夹层术后截瘫多为"软瘫"，即运动功能障碍，截瘫发生率为4%~20%，发生原因主要跟术后支架遮挡肋间动脉开口或开口于夹层假腔的肋间动脉血栓形成等导致脊髓缺血有关。肌力0级是指肌肉完全麻痹，触诊肌肉完全无收缩力，提示患者运动障碍。剑突平面以下不同程度的痛觉消失，提示患者感觉障碍。

【6】目前截瘫的主要治疗方法为脑脊液引流、适当提高血压、系统使用糖皮质激素、利尿以及康复治疗等。其中脑脊液引流被认为是逆转神经损害最为有效的方法。在脑脊液引流期间，要注意观察脑脊液的颜色、性质，控制引流的速度、量，严格无菌操作，预防感染。

【7】静脉滴注甘露醇以及脑脊液引流时，应密切关注患者的神志、瞳孔变化，预防脑疝。

【8】截瘫患者可发生多种并发症：压疮、肌肉萎缩、便秘、尿潴留等。排尿无意识者，需留置尿管；长期卧床时，容易发生便秘。

【9】截瘫患者因下肢运动功能丧失，术后心理落差大，易出现烦躁、恐惧、焦虑等不同程度的心理障碍。

2. 护理评估　患者夹层术后发生截瘫，按照夹层术后护理常规护理患者的同时，注意有效预防因截瘫引起的压疮、便秘、肌肉萎缩等并发症，做好脑脊液引流的护理，严格无菌操作，预防感染。

3. 护理思维与实践方案

术后脑脊液压力可能升高，术后较术前血压降低，中心静脉压4mmHg

↓

存在脊髓血供不足的危险

（1）护理目标：有效预防脊髓供血不足。

（2）护理措施：

- 遵医嘱使用多巴胺、去甲肾上腺素等药物，维护心功能，适当提高灌注压。
- 及时提高血红蛋白、补液，预防血容量不足，监测四肢血压和中心静脉压，并预防心功能不全等。
- 脑脊液引流降低颅内压，每日监测脑脊液压力变化，记录脑脊液引流量。
- 遵医嘱静脉滴注甘露醇，降低颅内压，从而降低脑脊液压力，提高脊髓灌注压。

患者下肢活动障碍，长期卧床

↓

存在并发肺炎、肺不张的风险

（1）护理目标：①保持呼吸道通畅；②避免发生肺炎、肺不张等肺部并发症。

（2）护理措施：

- 当患者使用呼吸机辅助通气时，应注意无菌操作，及时使用吸痰管清理呼吸道，保持呼吸道通畅。
- 遵医嘱给予患者雾化治疗，稀释痰液，成功脱机后，鼓励患者将体内痰液咳出。
- 患者脱机后，协助患者按时翻身，可为患者多叩背或用体疗仪体疗，必要时使用吸痰管吸痰。
- 遵医嘱给予抗生素治疗。

患者术后截瘫待查，下肢活动障碍，患者长期卧床

↓

存在压疮的危险

（1）护理目标：患者皮肤不发生压疮。

（2）护理措施：

- 实施有效到位的体位变化来间歇性消除局部压力是预防压疮产生最为关键的措施。护理人员应定时帮助患者变换体位，每2小时一次。翻身时注意保持颈、胸、腰成直线为轴翻身，避免脊髓损伤加重。
- 床单被服应清洁、平整、无褶皱、无渣屑，以避免皮肤与碎屑及衣服床单皱褶产生摩擦，同时皮肤应每日温水擦浴1~2次，用温和的沐浴乳等清洁产品，不可用力摩擦，以免损伤皮肤，对于易出汗的腋窝、腹股沟部位可用小毛巾随时擦拭，保持皮肤清洁，可使汗腺排泄通畅，避免细菌微生物的繁殖，也可涂少量滑石粉保持皮肤干燥。
- 截瘫患者容易受压的骶尾、足跟、骨隆突处等部位贴敷料保护，如薄型水胶体敷料、透明敷料、泡沫敷料等可有效减轻受压部位的剪切力，改善局部血液循环，从而保持皮肤温度适宜以及pH正常，预防压疮的发生。
- 为患者叩背或负压吸引排出痰液，预防肺部感染导致的高热使皮肤防御能力减低。
- 严格做到每班交接，交班时应细致地交代局部皮肤情况和护理措施的执行情况。

患者术后截瘫待查，下肢活动障碍

↓

存在运动、排尿、排便功能丧失的风险

（1）护理目标：①增强患者的运动能力；②恢复患者的膀胱功能。

（2）护理措施：

- 运动功能训练：在康复医生的指导下早期开展被动或主动活动，维持关节正常的活动度，以患者病情为依据，坐位练习、立位练习、行走练习循序渐进地开展，将潜在功能挖掘出来，增强患者的运动能力。
- 膀胱功能训练：早期留置导尿管，2~3h开放一次，保持膀胱处于功能状态，尽快恢复膀胱功能，同时注意定期用碘伏消毒尿道口，预防感染。后期拔除尿管后，若无法排尿，可在患者小腹上施以适当的压力，促进膀胱尽量排空尿液，当膀胱痉挛时，可通过给予小腹、大腿内侧刺激等方法，促进患者排尿。
- 遵医嘱给予口服通便药物或给予温盐水与开塞露灌肠，保持患者定期排便。

患者下肢活动障碍，心理落差较大，情绪低落，心理疏导无效，不配合治疗

↓

存在出现心理障碍的风险

（1）护理目标：不发生或减轻焦虑、抑郁等心理障碍。

（2）护理措施：

- 将治疗疾病的方法、康复训练开展后的作用等耐心地讲解给患者，并真心地关爱患者，引导患者形成积极的态度，从而增强配合程度。
- 让患者了解康复治疗是一个长期的过程，短期内收效甚微的现象属于正常，用言语给予患者鼓励，增强患者的康复信心，缓解不良情绪。
- 给予患者充分尊重，鼓励患者进行功能训练，并根据患者的情况，让患者适当地独立完成简单的日常生活，每日与患者分享和总结康复效果，提高患者康复的信心。
- 将患者的情况详细告知其家属，争取家属的理解，通过家属安抚患者情绪，提供亲情支持，增强患者康复的信心。

患者下肢活动障碍，长期卧床引起的腰部酸痛、腹胀，手术伤口疼痛，以及疼痛引起的焦虑、抑郁等都会影响睡眠

↓

存在睡眠障碍的风险

（1）护理目标：患者能维持正常睡眠。

（2）护理措施：

- 主动询问、倾听患者主诉，若患者主诉有疼痛不适，应及时通知医生，遵医嘱给予氨酚羟考酮片等镇痛药物。
- 术后返室患者多带有止痛泵，可指导患者使用。
- 协助患者翻身，进行主动或被动肢体活动，缓解患者腰部酸痛。
- 遵医嘱为患者使用通便药物，为患者进行腹部按摩，使用开塞露灌肠、肛管排气等，帮助患者排气排便，减轻腹部不适感。
- 得到患者家属的配合，关怀患者，共同倾听患者内心的想法，鼓励患者积极面对，改善情绪。
- 若患者烦躁不安，难以入睡时，可遵医嘱给予安眠药或镇静剂。

（三）出院健康宣教

1. 诊疗情况　术后第 6 日，患者神清，双侧瞳孔等大等圆，瞳孔直径 3mm，对光反射存在。四肢末梢暖，皮色正常，左下肢肌力 2 级，右下肢肌力 3 级。测四肢血压：左上肢 119/55mmHg，右上肢 121/60mmHg，左下肢 86/55mmHg，右下肢 88/50mmHg。患者于恢复室返回病房，神志清，精神、食欲尚可。患者每日进行康复训练【10】，术后第 14 日，体温 36.4℃，心率 72 次 /min，律齐，可自主排便排尿，左下肢肌力 2 级，右下肢肌力 3 级【11】，测四肢血压：右上肢 121/65mmHg，左上肢 124/68mmHg，右下肢 104/62mmHg，左下肢 105/61mmHg，其余复查结果未见明显异常，患者出院【12】。

思维提示：

【10】夹层术后截瘫患者经持续有效的康复训练，通常预后较好，70%~80% 的功能可以恢复。在进行康复训练时，能自主完成的动作都要求患者自主完成，不能自主完成的，可由护理人员或康复师协助其完成；主动和被动肢体活动，都要先动优势侧肢体，先锻炼大肌群，再锻炼小肌群；肌力 0 级时做被动练习，肌力 1~2 级做辅助练习，肌力 3 级可做抗阻活动，肌力 4 级可下地活动；活动时，不可操之过急，防止意外发生。

【11】患者左下肢肌力尚未完全恢复，需要预防跌倒、坠床等不良事件的发生。

【12】患者出院后需要家属进行日常护理，但家属大多缺乏照护经验和相关知识。

2. 护理评估　双下肢肌力尚未完全恢复，需继续进行康复锻炼，恢复双下肢运动、感觉功能。持续采取护理措施，预防截瘫并发症的发生，同时预防跌倒、坠床等意外伤害。患者出院后，需按时服药，患者及家属应学会辨别不适症状，及时就诊，以免病情反复。家属缺乏对截瘫患者进行生活护理方面的经验，缺乏相关知识。

3. 护理思维与实践方案

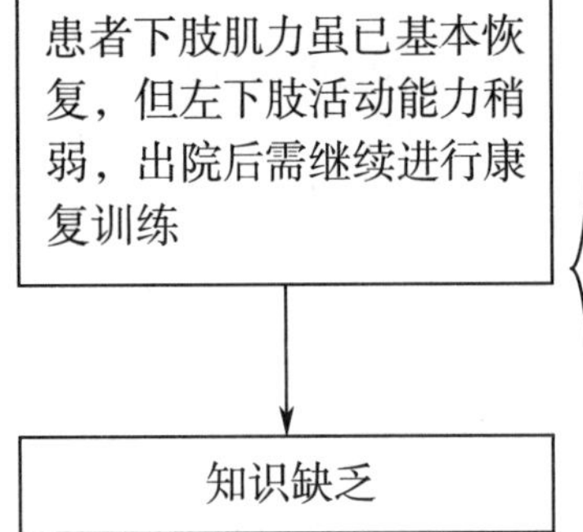

（1）护理目标：患者及家属知晓出院后日常护理的相关知识。

（2）护理措施：

- 告知患者及家属出院后继续进行康复训练、按时服药的重要性，为患者及家属示范康复训练的方法及注意事项，为截瘫患者制定功能锻炼计划，指导患者主动活动及家属协助患者进行被动活动，如上下肢关节屈伸、握拳、扩胸等。
- 向家属介绍压疮的发生、发展及预防护理的一般知识，如经常改变体位的重要性、压疮的危害等，指导学会预防压疮的办法，如定时翻身、经常自行检查皮肤，保持身体及床铺清洁卫生，加强营养等。
- 叮嘱患者及家属注意保护患者安全，经常查看患者皮肤，尤其是尚未完全恢复肢体的皮肤。有无破损，预防刮伤、烫伤、跌倒、坠床等情况的发生。
- 鼓励截瘫患者多食用高蛋白、高热量、富含维生素的食物，如鱼、瘦肉、牛奶、鸡蛋、蔬菜、水果等，有利于避免压疮，促进患者恢复。
- 为患者及家属发放宣传手册，讲解疾病相关知识以及如何预防感染等。
- 向患者及家属介绍出院后服药的方法及注意事项，以及如何辨别不适症状，确认复诊时间和途径等。

二、护理评价

主动脉夹层是指主动脉腔内的血液通过内膜的破口进入主动脉壁中层，使中层分离，进而沿主动脉长轴方向扩展形成主动脉壁的真假两腔分离状态。此类患者一经确诊，应尽早进行手术治疗。截瘫是夹层术后的灾难性并发症，一旦发生，将给患者及家属造成沉重打击。采取预防性的护理措施能有效降低术后截瘫的发生率。截瘫发生后，积极进行康复训练，积极采取护理措施预防压疮、便秘、尿潴留等并发症的发生，对促进患者的恢复有重要意义。

三、安全提示

患者术后未清醒时，在循环稳定的情况下，可遵医嘱减少或停止使用麻醉类药物，使患

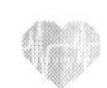

者尽早清醒，以便密切观察患者的神志、瞳孔变化。一旦患者清醒，要立即评估患者的意识，查看患者是否能完成指令性动作，评估患者的上下肢血压、肌力、感觉等，若发现有截瘫的可能，立即通知医生。若患者被诊断为截瘫，应配合医生进行脑脊液引流，提高灌注压，遵医嘱给予改善脊髓供血、改善微循环的药物，恢复患者的脊髓功能。对待截瘫患者需耐心、细心，注意皮肤及胃肠道、心理等方面的护理，避免截瘫并发症的发生。帮助患者采取被动或主动的下肢锻炼，做好术后康复训练，促使患者尽快恢复脊髓功能。

截瘫患者皮肤的温觉、痛觉等丧失，护理人员需注意在护理过程中，防止烫伤、跌伤、压疮等，经常查看患者皮肤，尤其注意患者的骶尾、关节皮肤薄弱处，查看有无皮肤发红、破溃等；截瘫患者行动能力部分或完全丧失，在护理过程中，要密切观察患者的行动，外出时要有人陪伴，采用平车、轮椅等，保护患者安全，防止患者跌倒、坠床等，带胃管、尿管、脑脊液引流管的患者，还要注意管路护理、防止管路脱出等；截瘫患者可能会有较大的心理变化，应注意观察患者的心理活动，鼓励患者说出心中的想法，适当发泄情绪，关怀患者及家属积极配合治疗，完成康复活动，观察有无自伤、自杀的倾向，及时采取措施，保护患者安全。

四、经验分享

1. 可采取哪些预防性护理措施降低截瘫发生率？

预防截瘫的护理措施有：①若患者术后生命体征较平稳，可遵医嘱减少或停止镇静麻醉剂的使用，同时密切观察术后患者的神志、瞳孔及双下肢的运动情况；②患者清醒后，要立即评估患者是否能完成指令性动作，四肢的皮温、皮色、动脉搏动、肌力、血压等，发现异常应立即通知医生；③遵医嘱使用肝素抗凝，预防下肢深静脉血栓的形成；④为改善术后患者脊髓微血管的灌注，清除体内自由基，促进脊髓功能恢复，可遵医嘱预防性使用糖皮质激素。

2. 夹层术后截瘫患者的护理措施有哪些？

截瘫护理措施：①遵医嘱给药，改善患者微循环，定期测量患者双侧小腿围，观察双下肢皮温、皮色及动脉搏动情况；②对患者实施被动屈膝屈髋运动等护理，防止肌肉萎缩；③留置导尿管，间断夹闭尿管锻炼膀胱肌肉并进行常规尿管护理；④遵医嘱给予胃肠动力药，必要时开塞露或温盐水内加开塞露灌肠，使患者至少每三日排大便一次；⑤定期翻身，在骨隆起、皮肤薄弱处贴膜保护，若出现皮肤重度压红现象，应按皮肤压疮的指导原则进行护理；⑥保持床单位干净、卫生；⑦密切观察患者的心理和情绪波动，关怀患者；⑧提供合理营养，必要时可给予肠外营养或经胃管给予肠内营养。

3. 患者进行脑脊液引流期间的护理措施有哪些？

①脑脊液引流管穿刺好后，将脑脊液引流袋接口处接在距离患者外耳道平面以上 10cm 的位置，并妥善固定好，开放引流，每 10min 观察一次压力，并记录好峰值，注意控制引流速度和引流总量，引流流速以 10~15ml/h、引流量不超过 400ml/d、压力不超过 15mmHg 为宜；②脑脊液引流期间，患者去枕平卧，不可一次性放出大量脑脊液，防止颅内压过低导致患者头痛或脑疝形成，引流袋固定位置放置，位置过高达不到引流效果；③保持引流通畅，每班记录并记录 24 小时总量；④观察脑脊液的颜色，若有浑浊，怀疑感染，应立即通知医生并及时行脑脊液的生化检查；⑤若无脑脊液引流出来，则应判断引流是否通畅，防止引流管堵塞；⑥置管和拔管严格无菌操作，预防感染，使用能通过血脑屏障的抗生素；⑦带管时间不能过

长，不宜超过 10 天，脑脊液引流后截瘫症状消失且脑脊液压力稳定 24 小时应予拔除插管；⑧拔除前先闭管观察，拔管后局部加压包扎，患者需要平卧 6 小时，确定无头痛、呕吐、心悸等不适则可下床活动；⑨拔管后，严密观察患者的神志、瞳孔、生命体征，正确分辨颅内高压和颅内低压头痛。

4. 脑脊液引流术后患者头痛的原因？应如何缓解？

脑脊液引流术后头痛多与颅内低压有关，头痛特点是在抬高床头或坐位时头痛加重，平卧后头痛减轻。给予放低床头、抬高或夹闭引流管以减慢脑脊液的引流速度或暂停引流、静脉输液或口服液体后，头痛可以缓解。

（王 瑞）

参考文献

[1] 田野. 护理干预预防主动脉介入治疗术后并发症的临床观察. 深圳中西医结合杂志, 2016, 26 (05): 164-165.

[2] 邱洁瑜, 李旭东. 支架置入治疗以截瘫为首发症状的主动脉夹层 1 例. 中国循证心血管医学杂志, 2015, 7 (04): 556-557.

[3] 陈菲, 邵涓涓, 贾明. 全胸腹主动脉置换术后脊髓缺血的临床分析. 心肺血管病杂志, 2015, 34 (09): 694-697.

[4] 邢瑞雪, 栗林, 郭万鹏. 对行全弓置换加支架象鼻术的主动脉夹层患者实施预防并发症护理的效果观察. 当代医药论丛, 2014, 12 (04): 218-219.

[5] 许冉冉, 胡雁秋, 沈振亚. 脑脊液引流治疗主动脉腔内修复术后并发截瘫的护理. 护理实践与研究, 2018, 15 (01): 74-75.

[6] 叶芸豪, 黄海能. 降颅压药物治疗重型颅脑损伤后颅内高压的进展. 世界最新医学信息文摘, 2017, 17 (99): 71-72.

[7] 王卫. 个体化护理干预对颈椎骨折伴高位截瘫患者压疮的预防作用分析. 世界最新医学信息文摘, 2018, 18 (67): 221-222.

[8] 邵秀德. 脊柱骨折合并截瘫伴焦虑抑郁病人的心理护理研究. 心理月刊, 2018 (12): 27.

[9] 林久婧, 隋新霞, 谷盈盈. 截瘫患者睡眠障碍危险因素调查. 现代医药卫生, 2019, 35 (01): 40-42.

[10] 乔伟伟. 四肢截瘫患者康复依从性的影响因素及对策分析. 世界最新医学信息文摘, 2018, 18 (83): 289.

[11] 肖金敏, 陈珍珍, 阮敏. 颈椎骨折高位截瘫患者电磁导航留置鼻肠管行早期肠内营养支持的护理. 护理学杂志, 2018, 33 (17): 41-43.

第十四节 主动脉腔内修复术后并发谵妄患者的护理

患者男性，63 岁，因“前胸后背痛 1 日”，以“Stanford B 型主动脉夹层”收入院。入院查体：T 36.7 ℃、P 69 次 /min、R 16 次 /min、BP 110/58mmHg；体重 85kg；心电图正常；CT：Stanford B 型主动脉夹层。

一、诊疗过程中的临床护理

（一）术后常规护理

1. 诊疗情况　患者于 2019 年 2 月 12 日在全麻下行胸主动脉覆膜支架腔内隔绝术，术后 1 日由外科成人恢复室返回病房。患者清醒，末梢温，T 36.6℃，HR 90 次 /min，窦性心律，BP 147/68mmHg，SO_2 100%【1】，24h 入量为 2 500ml，尿量为 400ml，尿色深，Scr 162μmol/L【2】；患者腹胀，术后未排气排便，叩诊腹部为鼓音，测量腹围：102cm，听诊肠鸣音弱，X 线片提示肠胀气，膈肌抬高，淀粉酶 34U/L【3】，双肺呼吸音粗，腹股沟穿刺处敷料干燥无渗血，双侧足背动脉搏动可触及【4】。主要治疗：盐酸乌拉地尔注射液静脉泵入控制血压，艾司洛尔静脉泵入控制心率；监测四肢血压，观察患者四肢动脉搏动及活动情况；保持循环相对稳定，酌情补充容量，遵医嘱利尿；监测腹围及腹胀情况，遵医嘱使用缓泻剂。

思维提示：

【1】胸主动脉覆膜支架腔内隔绝术是针对胸主动脉病变的治疗方法，主要疾病包括 B 型主动脉夹层、主动脉溃疡、胸主动脉瘤等，其中以主动脉夹层为主。充分控制血压是主动脉夹层术后治疗的重点，为避免术后发生支架内漏、逆撕，血压应控制在 100~120/60~70mmHg，心室率维持在 60~80 次 /min；对于高龄、截瘫高危，术前合并肾功能不全、脑梗死史的患者，为保证重要脏器的灌注，避免因灌注不良导致的少尿、心肌缺血及神经系统并发症，应将收缩压维持在 120~140mmHg，并严密监测患者的生命体征，防止并发症的发生。

【2】术中使用对比剂，会对血管内皮细胞及肾小管上皮细胞有直接的毒性作用，造成急性肾功能损害，术后护理中应做好监测，适当增加液体入量，24 小时补液量以 2 000~3 000ml 为宜，同时保持出入量平衡，必要时给予利尿剂，使对比剂能够快速从体内完全清除，减少对肾功能的损害。

【3】主动脉夹层患者术前由于绝对卧床、排便姿势改变、部分患者病变累及肠系膜上动脉以及术中使用麻醉剂等，都会导致患者围手术期出现不同程度的胃肠道问题。术后应及早开发胃肠道，防止菌群失调，遵医嘱应用促胃肠动力药、通便药物；若出现腹围增加，应监测腹围、肠鸣音、腹胀情况以及血清淀粉酶的改变，出现严重胃肠胀气时可给予胃肠减压 / 肛管排气。

【4】行股动脉穿刺的患者给予弹力绷带加压包扎，弹力绷带上注明手术结束时间，穿刺部位沙袋压迫 6 小时后撤除，弹力绷带 24 小时后撤除；患侧肢体制动 6 小时，嘱患者做踝泵运动，预防下肢血栓的形成。6 小时后可床上行轴线翻身，12 小时可床上坐起活动，24 小时可下床活动；注意观察伤口部位有无出血、渗血、伤口周围有无血肿；监测患者的四肢动脉搏动、肢体温度，有无缺血症状，如有异常，应及时报告医生处理。

2. 护理评估　患者血压高、心率快，存在支架内漏、逆撕的风险；尿少，肌酐升高，应警惕急性肾功能损害的出现，即对比剂肾病；腹胀、肠胀气，应尽早开发胃肠道，防止胃肠功能紊乱。

3. 护理思维与实践方案

24h入量为2 500ml，尿量为400ml，尿色深，Scr 162μmol/L

↓

潜在并发症：对比剂肾病

（1）护理目标：住院期间不发生肾功能损害，或发生后及时发现并配合医生处理。

（2）护理措施：

- 评估患者尿液的颜色、尿量。
- 准确记录并保持出入量平衡，遵医嘱积极水化治疗，保证24小时补液量2 500～3 000ml，必要时利尿，维持出入平衡。
- 维持血压在120/60mmHg或稍高水平，以保证肾脏的血流灌注。
- 监测患者的肾功能指标，如有异常及时通知医生处理。
- 遵医嘱应用利尿剂或口服尿毒清颗粒、百令胶囊等。

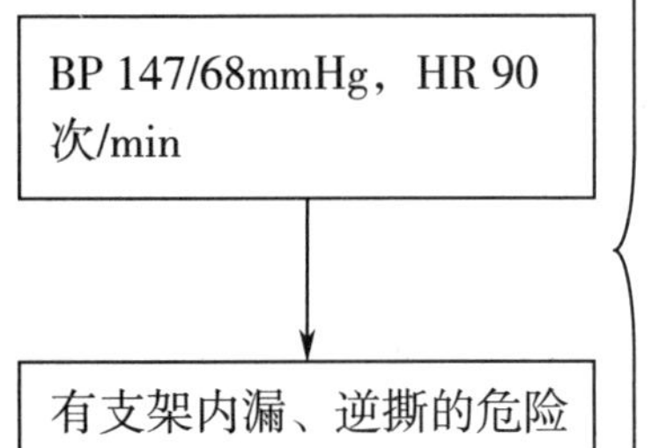

（1）护理目标：住院期间患者的血压、心率得到平稳控制，目标血压100~120/60～70mmHg，目标心率60～80次/min。

（2）护理措施：

- 遵医嘱应用降压药物。β受体拮抗剂是最常用的降压药物，能够减慢心率、降低血压、降低心肌收缩力。
- 当降压效果不理想时可联用一种或多种降压药物，如钙通道阻滞剂、α受体拮抗剂、血管紧张素转换酶抑制剂、利尿剂等。
- 评估可导致患者血压、心率升高的相关因素。
- 观察患者的颈动脉、四肢动脉搏动、肢体活动及末梢血运情况、注意观察末梢皮肤的颜色和温度并测量四肢血压。
- 嘱患者安静休息，保持病室安静、减少刺激、减少家属探视，必要时应用镇痛药物。

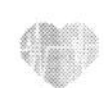

诊断依据	护理问题	护理目标及措施
术后未排气排便，叩诊腹部为鼓音，测量腹围：102cm，听诊肠鸣音弱，X线片提示肠胀气，膈肌抬高，淀粉酶34U/L	胃肠功能紊乱	（1）护理目标：①患者胃肠功能紊乱症状减轻；②患者胃肠道功能恢复。 （2）护理措施： ● 评估可导致患者腹胀的相关因素。 ● 监测患者的腹围及肠鸣音。 ● 遵医嘱禁食或进流质饮食。 ● 遵医嘱应用促胃肠动力药、通便药物。 ● 必要时可给予胃肠减压/肛管排气。 ● 抬高床头，使腹胀导致上抬的膈肌下移，利于呼吸，监测动脉血气。 ● 术后24小时下床活动，促进胃肠功能恢复。 ● 心理护理。

（二）并发谵妄的护理

1. 诊疗情况　术后第 1 日夜，患者出现幻觉，双上肢挥舞，烦躁谵妄，言语混乱，拒绝治疗【5】，T 38℃，HR 77 次 /min 左右，窦性心律，BP 153/80mmHg，SO_2 95%。实验室检查：WBC 15.69 × 10^9/L。主要治疗：右美托咪定静脉泵入，盐酸乌拉地尔静脉泵入，双上肢约束带约束【6】，注射用头孢呋辛钠抗感染，肌内注射甲钴胺注射液，静脉滴注长春西汀注射液、单唾液酸四己糖神经节苷脂注射液脑保护，静脉推注盐酸氨溴索注射液，雾化吸入丙托溴铵气雾剂。

思维提示：

【5】谵妄是以急性发作脑功能障碍，伴有精神状态的改变或波动、注意力不集中、思维紊乱或意识状态改变为特征的综合征。根据目前的文献，高龄、代谢紊乱、紧张焦虑等精神因素，麻醉和手术时间，合并有高血压和潜在有脑血管病变，术中控制性降压等血流动力学发生改变，体内植入物对患者心理影响等，都会对患者产生一种认知错乱的影响。除此之外，还有一些因素有可能诱发或者加重术后谵妄的发生：①患者亲属和医务人员的一些不适宜暗示；②抗胆碱类药物、麻醉药物、镇静剂等的不合理使用；③内环境、水电解质紊乱；④硝普钠等降压药物的长期使用；⑤缺氧；⑥围手术期营养不良；⑦醒睡周期混乱。

【6】患者躁动时，应首先判断患者意识是否清晰，若意识不清，应告知医生以便判断是否因脑部问题所致；且患者躁动时容易造成血压和心率的改变，严重时出现创伤，故此时应加强监测与护理，同时通知医生，配合处理。

2. 护理评估　患者谵妄躁动、血压升高，应妥善固定管路，防止脱管，由于其配合能力差，拒绝咳痰，故应安抚患者，加强雾化体疗，防止因痰液潴留造成肺部感染。

3. 护理思维与实践方案

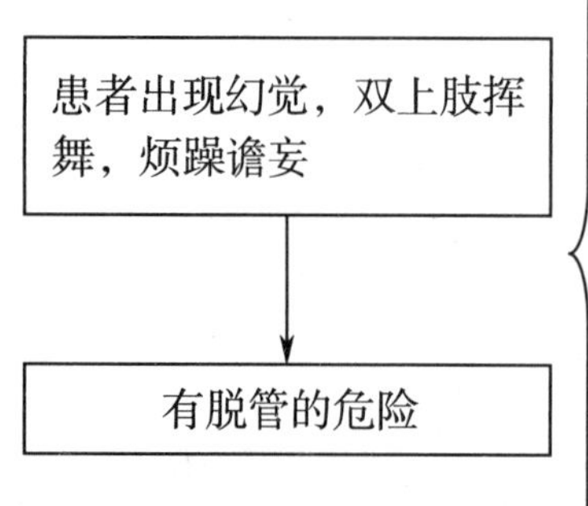

（1）护理目标：患者住院期间不发生计划外脱管。

（2）护理措施：

- 评估可导致患者脱管的相关因素。
- 注意患者活动，发现危险动作应及时阻止。
- 必要时进行适当约束，防止患者受伤。
- 妥善固定管路，防止松脱，遵医嘱尽早拔除。
- 遵医嘱应用镇静剂，减轻患者躁动，避免血压的升高。
- 安抚患者，减轻其焦躁情绪。
- 健康宣教，取得家属的理解及配合。

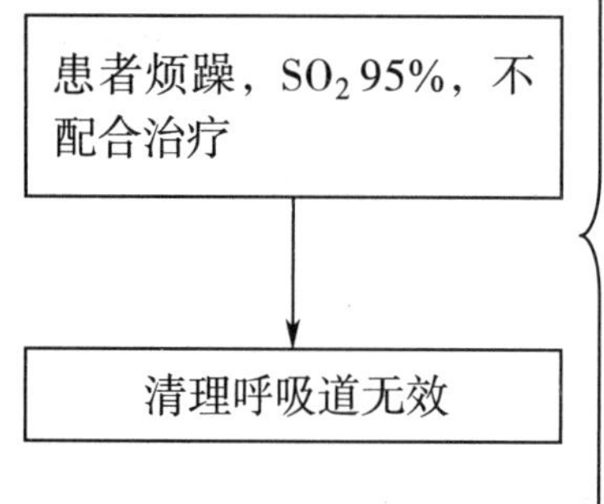

（1）护理目标：患者在护士的帮助下将痰液排出，保持呼吸通畅。

（2）护理措施：

- 评估引起患者清理呼吸道无效的相关因素。
- 评估痰液的颜色、性质、量。
- 协助患者咳痰，如拍背体疗等。
- 遵医嘱雾化，稀释痰液，扩张气道，便于痰液排出。
- 必要时吸痰，协助患者将痰液排出。
- 健康宣教，取得家属的理解及配合。

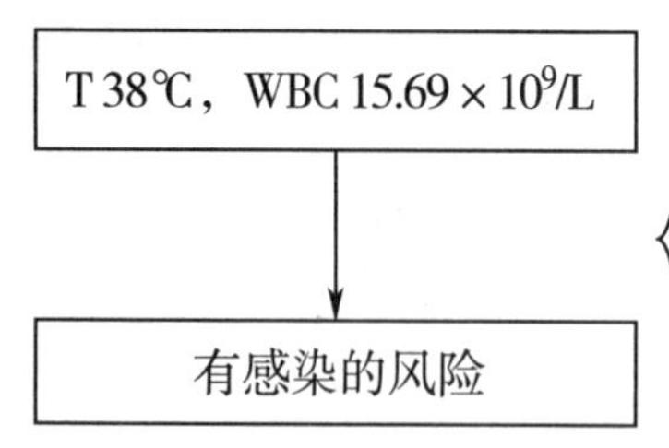

（1）护理目标：患者住院期间体温维持正常，白细胞下降或恢复至正常值。

（2）护理措施：

- 评估引起体温升高的相关因素。
- 监测血常规、BNP、C反应蛋白、红细胞沉降率以便确定感染情况，遵医嘱抽取血培养标本。
- 监测体温，遵医嘱口服降温药物或采取物理降温措施，如酒精擦浴。
- 操作前后洗手，操作中严格无菌操作，防止交叉感染。
- 遵医嘱尽早拔除深静脉置管，必要时留取管端培养。
- 对患者及家属进行健康教育，限制探视人员。
- 遵医嘱合理应用抗生素。

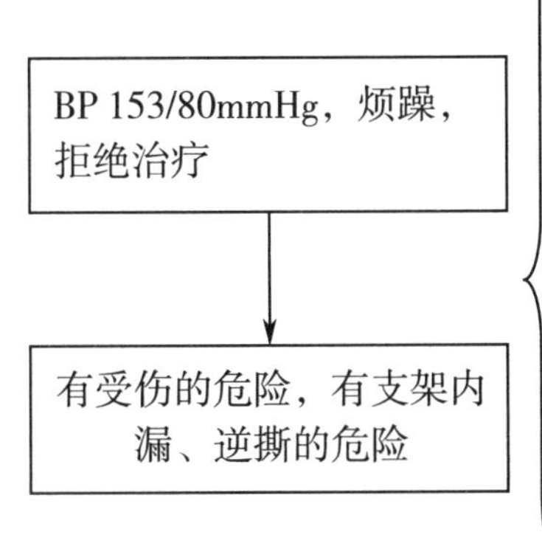

（1）护理目标：安抚控制患者情绪，避免患者受伤及血压的升高

（2）护理措施：

- 遵医嘱应用镇静剂，如右美托咪定、地西泮等。
- 遵医嘱应用降压药物，同时注意监测患者心率、血压，防止患者镇静状态下血压骤降。
- 加强监护，发生危险随时发现并处理。
- 适当约束，防止患者受伤，注意约束部位的血运，防止因约束造成的伤害。
- 安抚患者，减少激惹。

（三）出院时的健康宣教

1. 诊疗情况　患者术后第 3 日，谵妄缓解，基本生命体征平稳，无不适主诉，术后第 5 日遵医嘱出院【7】。

思维提示：

【7】术后 5~7 日复查主动脉 CTA 了解支架位置、有无渗血、假腔闭合情况、假腔有无血栓形成，病情稳定即可出院。保持平稳的血压对患者术后康复尤为重要，因此应教会患者自我监护与管理，了解控制血压的重要性，能够在家中遵医嘱服药，保持良好的依从性，避免情绪激动，于术后 3 个月、6 个月、1 年来院复查，以了解支架有无变形、移位及内漏等，若出现胸、腹或腰痛等症状则需立即就诊。

2. 护理评估　患者生命体征平稳，复查结果满意，可配合护士完成出院相关的康复教育，同时强调患者自我监护与管理的重要意义。

3. 护理思维与实践方案

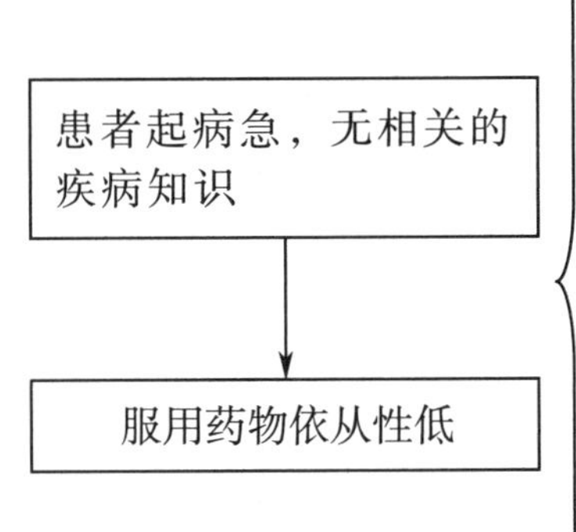

（1）护理目标：患者了解疾病相关知识，能够掌握康复注意事项。

（2）护理措施：

- 教会患者自测心率60~80次/min、血压收缩压120~140mmHg，坚持遵医嘱按时按量服用服降压药，不擅自调整药量，有效控制血压、心率平稳。
- 注意休息，适量活动，避免剧烈活动，防止胸腔内压增高的一切因素如猛烈转身、腰腹过屈、深蹲、剧烈咳嗽等。
- 饮食清淡、低盐低脂、易消化、富含营养，禁烟酒。保持大便通畅，防止便秘发生。
- 保持心情舒畅，避免情绪紧张，防止因情绪波动而引起血压升高。
- 定期复查，不适随诊。

二、护理评价

术后谵妄是主动脉腔内修复术的严重并发症，可能导致患者对抗治疗引起全身并发症，影响治疗效果，严重者可能引起死亡，掌握其处理方法及预防相关并发症是术后护理的关键。护士在加强患者生命体征监测及相关内容评估时，也应注意给予患者一定的心理支持，出院时健康宣教要详细具体，使患者对康复充满信心。

三、安全提示

术后谵妄的处理原则是在不影响生命体征的前提下尽可能地使患者保持安静。医务人员和患者的近亲属都应该对患者进行安抚，并同时给予适当镇静，但同时也应加强监测，避免大剂量的镇静剂对患者的呼吸产生抑制作用。

四、经验分享

1. 应该如何避免患者术后出现谵妄？

具体如下：①入院时进行评估，高危对象如性情孤僻或者性情暴躁者、合并高血压并且药物对血压控制不稳定者以及合并内分泌疾病者须重点观察；②术前术后加强主管医师、责任护士和患者之间的交流，减轻患者的焦虑和不安；③允许患者最信任的家属 24 小时陪护（ICU 除外），增强患者的安全感；④术中尽可能缩短手术时间、控制性降压时间、呼吸机支持时间和在 ICU 的监护时间；⑤充分吸氧，保持血氧饱和度在 95% 以上；⑥尽量避免使用抗胆碱药物等尚不确定但可能诱发谵妄的药物；⑦尽量减少硝普钠的总使用量和使用时间；⑧术后适当镇痛，保证患者充分睡眠；⑨加强伤口换药并加压包扎，减少局部不适。

2. 已经出现谵妄的患者应该怎么办？

①由家属、医护进行心理疏导，必要时由心理医生进行安抚治疗；②对兴奋型患者适当采用镇静、止痛药物，但同时须加强监护工作，避免大剂量镇静可能引起的呼吸抑制；对抑制型和混合型患者加强监护，防止自杀；③对于对抗治疗的患者可在镇静后采用约束带制动；④对于极度躁狂有攻击倾向的患者，可送 ICU 监护，配备特医特护，采用较强的镇静剂镇静，床旁备气管插管包和呼吸机以防呼吸抑制，监护期间加强心理护理；⑤病情稳定后让患者早日和亲属恢复相处。

（熊　屹）

参考文献

[1] 冯平. 急性主动脉夹层患者腔内隔绝围手术期的护理体会. 实用临床护理学杂志, 2018, 3 (50): 48-49.

[2] 黎明, 舒畅, 阎方舟. 李全明胸主动脉腔内修复术后截瘫发生的危险因素及处理. 中国普通外科杂志, 2016, 25 (10): 1488-1493.

[3] 梁如练, 王锋, 汪年松. 造影剂肾病研究进展. 中国中西医结合肾病杂志, 2018, 19 (4): 370-372.

[4] 宫毅, 李永国, 舒畅. 腹主动脉瘤术后谵妄状态临床分析. 医学临床研究, 2006, 23 (12): 1888-1890.

第十五节　颈动脉内膜剥脱术后血肿的护理

患者男性，61 岁，因双侧颈内动脉狭窄，高血压、胃溃疡【1】入院。入院前 1 个月有短暂性脑缺血发作（TIA）【2】。入院查体：T 36.5℃、HR 68 次 /min、R 18 次 /min、BP 161/91mmHg；体重 70kg；心电图：窦性心律；超声心动图：LVEF60%；颈动脉超声：左颈动脉狭窄 ≥ 90%，右颈动脉狭窄 ≥ 60%。

一、诊疗过程中的临床护理

（一）术后护理

1. 诊疗情况　患者在全麻下行左侧颈动脉内膜剥脱术（CEA）【3】，14：50 术毕安全返回术后恢复室，带气管插管，呼吸机辅助通气，SIMV12+PS6，FiO_2 45%，HR 98 次 /min，窦性心律，BP 105/47mmHg，R 12 次 /min，中心静脉压 3mmHg，T 37.7℃，末梢凉，引流液为少量、血性，伤口少量渗血，轻度肿胀。血气分析：pH7.38、PCO_2 38.9mmHg、PO_2 109.4mmHg，SO_2 99.9%，Lac 0.7mmol/L，BE 0.2mmol/L。19：20 患者神志及自主呼吸肌力恢复，于 21：30 充分吸痰后拔除气管插管。

思维提示：

【1】患者为双侧颈内动脉狭窄并伴有高血压及胃溃疡，护理上需关注患者有无靶器官受累，如有无心肌肥厚、心室扩大、肾功能受损以及脑部并发症等，为术后血压控制、神经系统评价、容量管理提供依据。

【2】由于此类患者可能会出现不同程度的短暂性脑缺血发作（TIA），表现为头晕、视物模糊、黑矇等，有跌倒的风险，故应做好患者的安全评估和指导。评估患者的跌倒史，老年人、行动不便等高危患者悬挂警示标识，指导患者卧位起身、坐位站起时需缓慢，周围环境不要放置尖锐物品，必要时借助工具，护士增加巡视，主动提供帮助，并反复宣教。

【3】颈动脉内膜剥脱术易发生脑高灌注综合征，常发生于术后数小时到数天内，是指颈动脉狭窄被解除后原低灌注区脑血流量显著增加，超过脑血管自动调节能力而引起的一种严重并发症。术后发生脑高灌注综合征的概率在 20% 左右，尤其是意识清醒期间或者初期，血压过高可引发脑水肿、高灌注甚至脑出血，临床表现为烦躁、多语、谵妄等症状。护理上需注意观察患者有无头疼、恶心、呕吐、意识障碍等情况的发生。

2. 护理评估　患者术后血压偏低与术前禁食水及术中体液丢失有关，因此在治疗及护理上应注意血容量的补充，患者清醒、肌力恢复后注意神志及神经系统的评估。

3. 护理思维与实践方案

问题	护理
患者BP 105/47mmHg、HR 98次/min、CVP3mmHg 血压较术前偏低、心率偏快 ↓ 有重要脏器灌注不良的危险	（1）护理目标：保证重要脏器有效灌注。 （2）护理措施： ● 注意生命体征的变化，并及时记录。 ● 补充有效血容量。 ● 保持水电解质平衡。 ● 遵医嘱给予镇痛的药物。 ● 观察意识和瞳孔变化。 ● 观察尿量变化，尿少或无尿时及时通知医生。
左侧颈动脉内膜剥脱术后易发生脑高灌注综合征 ↓ 有发生脑高灌注综合征的危险	（1）护理目标：①不发生脑高灌注综合征；②发生脑高灌注综合征时及时处理，预后良好。 （2）护理措施： ● 一般将血压维持在低于术前20~30mmHg，依据术前血压指标维持血压在120~130mmHg，可根据血压情况遵医嘱使用微量泵输入调节血压的药物，维持血压的稳定。 ● 可依据临床表现应用甘露醇/甘油果糖脱水降颅压，预防脑水肿的发生。 ● 患者神志、肌力恢复后尽早拔除气管插管，拔除气管插管4~6小时后进行饮水试验，观察有无吞咽障碍、声音嘶哑、舌体偏向一侧等表现，以评估有无喉返神经及迷走神经损伤。 ● 为便于神经系统评价尽量减少镇静剂的使用。

（二）术后血肿的护理

1. 诊疗情况 患者术后第 1 日由恢复室转回病房，HR 80 次 /min，R 20 次 /min，BP 123/75mmHg，SpO_2 100%，神志清，深静脉导管通畅，引流管通畅且渗液少，留置尿管通畅，左颈部伤口无渗血，肿胀明显，有一定张力，患者主诉咽部异物感，予以饮水试验无呛咳，予以雾化吸氧，至 12 :00 患者起床活动后引流液增多，2 小时内颈部引流液共计 160ml【4】，请示医生，予以制动并沙袋压迫颈部止血。15 :00 患者主诉呼吸困难，血压 160/80mmHg【5】、心率增快 100 次 /min，血肿张力增加，予以静脉泵入盐酸乌拉地尔注射液【6】控制血压，效果欠佳。16 :00 患者主诉呼吸困难加重、烦躁【7】，以小枕垫于肩颈下【8】，听诊呼吸清，查血气 PO_2 150.4mmHg，床旁拍颈部 X 线片可见血肿致气管轻度移位，于 17 :30 转恢复室，予以降压、镇静治疗，引流液量少。术后第 2 日凌晨 3 :40，患者呼吸困难

进一步加重，HR 140 次 /min，SO_2 下降，随即出现心率减慢、血压下降【9】。紧急气管插管，并入手术室行清创缝合术。术后予镇静、抗炎、脱水降颅压、化痰、保护胃黏膜、静脉营养补液治疗，维持水、电解质平衡，术后生命体征平稳，引流液量少，呼吸机辅助通气。清创术后 58 小时，评估颈部张力降低，气道压迫解除，充分吸痰拔除气管插管，面罩吸氧，HR 75 次 /min，BP 101/46mmHg。病情平稳后转回病房。

思维提示：

【4】患者引流量突然增加大多与吻合口渗血或抗凝过度有关，根据笔者单位的临床经验，通常引流量 100ml/h 以上时应该采取手术探查，切口渗血较少可以在切口局部加压沙袋 6~12h。

【5】患者血压升高易导致出血量进一步增加，同时靶器官负担加重，尤其会造成脑灌注增加，加大脑部高灌注及脑出血的风险。

【6】静脉泵入降压药在扩张血管的同时会因回心血量相对减少导致反应性心率加快。

【7】患者由于呼吸困难、咽部异物感、伤口张力增加、疼痛加重等不适导致烦躁不安会进一步引起血压升高、心率加快甚至出血量增加。

【8】血肿导致气道受压，气管偏移，肩颈处垫软枕使患者气道通畅，改善通气障碍。

【9】血肿进一步加重导致气道受阻严重的同时迷走神经受压发生迷走反射，造成患者血压、心率急剧下降。

2. 护理评估　颈动脉内膜剥脱术后患者活动后出现引流量突然增加、血肿加重、疼痛、呼吸困难、恐惧等均导致患者血流动力学发生巨大变化，进而出血量进一步增加，气道压迫加重，应密切观察局部渗血量及患者呼吸频率、血氧饱和度的变化，安抚患者情绪并在协助医生对症处理的同时做好随时抢救及清创探查的准备。

3. 护理思维与实践方案

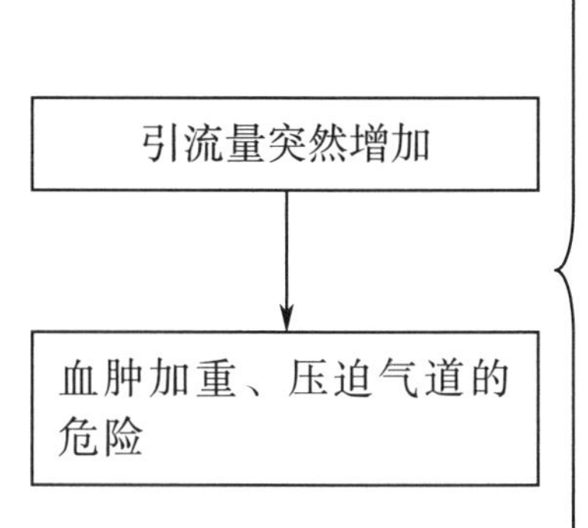

（1）护理目标：保证患者有效通气。

（2）护理措施：

- 保持引流通畅，避免因引流液积存于皮下造成血肿加重，随时观察引流量及颜色变化。
- 及时检查血常规、凝血功能，为进一步治疗提供依据。
- 进行X线检查，检查有无气道受压。
- 保持呼吸道通畅，保持头颈正位，给予雾化吸氧，床旁备简易呼吸器及相应抢救设备。

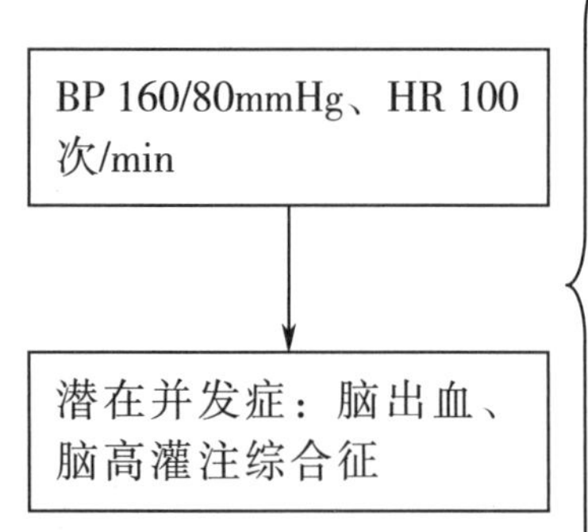

（1）护理目标：保持血流动力学稳定，避免出现脑部并发症。
（2）护理措施：
- 严密观察患者的血压、心率、CVP变化，评估出血相关因素。遵医嘱予以降血压、降颅压治疗。
- 观察患者有无头疼、谵妄、多语等表现。
- 适当予以镇痛治疗降低耗氧量。
- 加强心理护理，嘱患者安静休息。

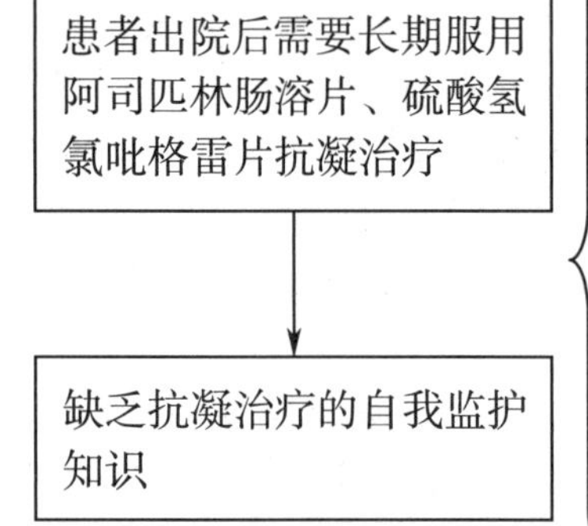

（1）护理目标：使患者及家属了解抗血小板药物的服用常识及能够自我监测出血征象。
（2）护理措施：对患者及家属进行健康宣教，内容包括：
- 遵医嘱服用抗凝药。
- 生活中注意自我观察有无皮肤黏膜瘀斑、大小便颜色异常、牙龈出血等，出现任何部位的出血不止应及时就医，遵医嘱重新调整药物剂量。

（三）出院时的健康宣教

住院两周后，患者各项生命体征平稳，血肿消失，无不适主诉。嘱患者在出院后生活规律，保证睡眠，保持情绪稳定；低盐低脂饮食，多食水果、蔬菜等新鲜食材，保持大便通畅；改变不良生活习惯，如抽烟、喝酒等；按时服药【10】，不自行停药、减药，自我监测血压、血糖、血脂。适当锻炼，保持心情愉快，定期复诊。

思维提示：

【10】术后一般需长期服用抗血小板类药物，教会患者自我观察有无出血倾向，如出现牙龈出血、伤口不易愈合等症状，一定要及时就诊。

二、护理评价

颈动脉狭窄是导致脑卒中的重要原因之一，颈动脉内膜剥脱术被视作颈动脉狭窄的有效治疗方法之一，在诊疗过程中为更安全有效地配合医疗，护士需对手术的基本方法、颈部血管、神经及常见并发症有所了解，针对临床表现作出及时、正确的护理评估，为治疗提供准确依据。还应熟练掌握血管活性药物的配制及药理作用以及用药后的反应，以便准确快速配合治疗、抢救。

三、安全提示

1. 预防跌倒相关护理　颈动脉狭窄患者术前因颅脑短暂缺血常伴有 TIA 发作，除完成入院各项常规宣教外还需加强防跌倒安全宣教，如应穿防滑、合脚的拖鞋；服用降压药后半小时尽量减少活动；起身、下床、如厕时切不可猛起、猛站，避免一过性脑缺血引发跌倒。

2. 劝导患者戒烟　大多数周围动脉粥样硬化患者长期吸烟，住院期间应向患者强调院内吸烟的安全隐患，向患者宣教烟草中尼古丁对血管的刺激作用会加重病情，对自身、家庭造成更多伤害，运用“知信行”模式，使患者产生戒烟的信念和行动。

四、经验分享

颈动脉内膜剥脱术后患者引流管的护理措施有哪些?

引流管的护理措施：①妥善固定负压引流装置，保持负压状态；②保持引流管通畅，及时观察引流量及色的变化；③指导患者活动时切勿牵拉引流管，每班测量外置管路长度，避免引流管移位、脱出；④检查切口周围有无皮下血肿，评估局部皮肤张力变化。

（刘加林）

第十六节　肾动脉狭窄介入术后腹膜后血肿的护理

患者男性，71 岁，入院诊断为左侧肾动脉狭窄，高血压【1】。入院查体：T 36.7℃、HR 60 次 /min、R 15 次 /min、BP 161/85mmHg；体重 70kg；Hb 158g/L，Scr 128μmol/L；心电图：窦性心律；超声心动图：LVEF 60%；肾动脉超声：左肾动脉狭窄 ≥ 80%，右肾动脉血流未见异常。

思维提示：

【1】患者为左肾动脉狭窄并伴有高血压。护理上需关注患者基础血压及有无靶器官受累，如有无心肌肥厚、心室扩大、肾功能受损以及脑部并发症等，为术后控制血压、肾功能评价、容量管理提供依据。

一、诊疗过程中的临床护理

（一）术后护理

1. 诊疗情况　患者在局麻下行左侧肾动脉球囊扩张及支架植入术【2】，术毕安全返回病室，HR 88 次 /min，窦性心律，BP 105/68mmHg，R 18 次 /min，T 36.1℃，末梢凉，伤口少量渗血，穿刺点加压包扎，腹股沟轻度肿胀、瘀紫，遵医嘱穿刺点沙袋加压 6 小时【3】，患者主诉口渴及腰背部酸痛。

思维提示：

【2】肾动脉球囊扩张及支架植入术后，由于肾血流较前增加，肾素-醛固酮分泌降低，术后需严密观察血压变化，遵医嘱调整降压药的种类及剂量。

【3】间断评估穿刺点有无出血及肿胀扩大。

2. 护理评估　肾动脉支架术后，因肾脏灌注增加，一般血压可较前降低约 20mmHg，术后血压下降明显，遵医嘱调整降压药物。穿刺点周围瘀紫、肿胀，需随时观察是否有持续性出血，并提醒患者避免穿刺侧下肢屈膝。在治疗及护理上应注意血容量的补充及对生命体征的观察。患者主诉口渴及腰背部疼痛与手术紧张、焦虑和长时间制动以及支架植入刺激有关。

3. 护理思维与实践方案

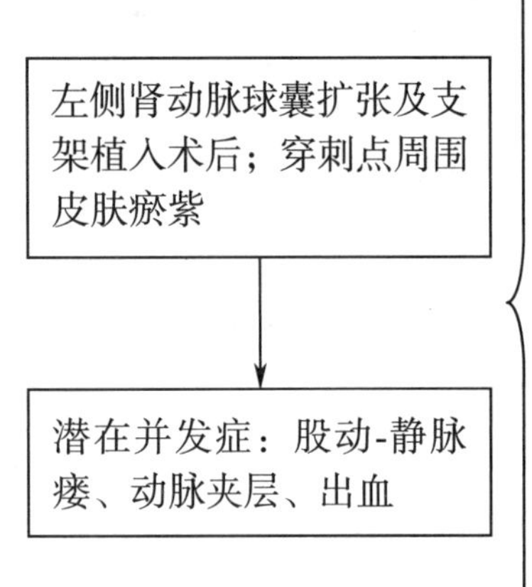

（1）护理目标：①不出现潜在并发症：股动-静脉瘘、动脉夹层、出血等；②如出现以上并发症能及时发现、处理。

（2）护理措施：

- 观察局部皮肤及肢体颜色、皮温、张力变化，标记瘀紫边界，观察有无扩大及局部皮肤张力增加。
- 监测血压、心率变化，查血红蛋白，评估有无继发出血。
- 观察穿刺侧下肢皮温、颜色及足背动脉搏动情况，避免包扎过紧导致下肢缺血。
- 观察患者局部皮肤有无弹力绷带过紧导致的剪切伤（水疱形成），可预防性地在绷带边缘加贴水胶体敷料。

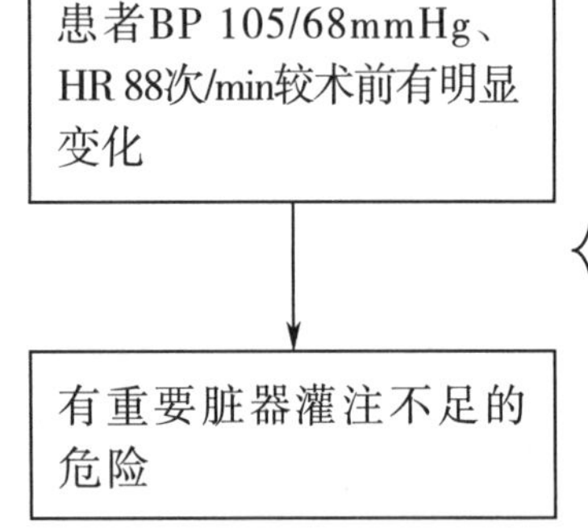

（1）护理目标：保证重要脏器有效灌注。

（2）护理措施：

- 补充血容量，保持水电解质平衡。
- 嘱患者适当增加饮水，促进造影剂的排出，同时观察、记录尿量。
- 遵医嘱停用降压药，注意生命体征的变化，并及时记录。

（二）术后血肿的护理

1. 诊疗情况　患者返室 50min 后心电监护显示 BP 90/60mmHg，HR 98 次/min，R 28 次/min，SO_2 95%。患者主诉腹痛，烦躁、面色苍白，末梢凉。医生查体：穿刺点少量渗血，下腹部稍膨隆，腹膜刺激征阳性，肠鸣音亢进【4】。立即局部加压止血【5】，快速建立第二条静脉通道，羟乙基淀粉 500ml、0.9% 氯化钠注射液 500ml 快速静脉补液【6】，给予吸氧【7】。同时，急查 ACT、血常规，结果显示：ACT 280s，Hb 116g/L，遵医嘱静脉推注鱼精蛋白 50mg

并抽取血标本予以配血【8】。30min 后复测 ACT 138s，经快速补液后 BP 105/58mmHg，HR 80 次 /min，R 20 次 /min，SO_2 100%，行腹部超声、CT 检查：均提示腹膜后 70mm × 90mm × 90mm 混合回声区，考虑血肿，继续补液治疗，术后 6 小时复测 Hb 106g/L，予以悬浮红细胞 2U 静脉滴注【9】。术后 12 小时复查 CT 未见血肿扩大，Hb 98g/L，BP 135/75mmHg，HR 70 次 /min。术后 24 小时患者体温 38.1℃【10】，患者诉轻度腹胀，嘱适当增加饮水，避免胀气类食物，鼓励患者下床活动，保持大便通畅。术后 5 天患者生命体征平稳，顺利出院。

思维提示：

【4】腹膜后出血是介入手术的严重并发症之一，其发病率低，但致死率高。血管硬化、斑块形成导致穿刺困难或因术者穿刺位置过高、反复穿刺、术后抗凝剂拮抗不足等均可导致腹膜后出血，如不及时发现极易发生低血容量性休克甚至死亡。及时发现、救治是降低病死率的关键。

【5】局部加压止血需注意位置准确，力度适中，避免用力过大导致迷走反射。

【6】开通 2~3 条静脉通道用于快速补充血容量或适当应用升压药保证重要脏器有效灌注，同时做好输血准备。

【7】失血导致患者肺通气血流比值降低，血氧饱和度下降，应立即给予高流量吸氧，避免缺氧的发生。

【8】介入术中采用肝素抗凝，肝素的半衰期为 1 小时，经肾脏代谢，术后早期如出现出血倾向应积极予以鱼精蛋白拮抗。

【9】血红蛋白短时间内下降明显（大于 20g/L）支持临床出血的诊断，及时排查出血原因，对症输血治疗，改善组织缺血、缺氧症状，提高胶体渗透压，避免组织水肿。

【10】出血导致的吸收热为非感染性发热，是机体吸收坏死组织产生的应激反应，一般 2~3 天即可消退。

2. 护理评估　肾动脉介入术后穿刺点血肿提示术中穿刺困难或反复穿刺，术后需高度关注穿刺点有无渗血。严密监测血压、心率的动态变化，如出现血压低、心率快、面色苍白、神情淡漠等临床表现应高度警惕失血性休克的发生。

3. 护理思维与实践方案

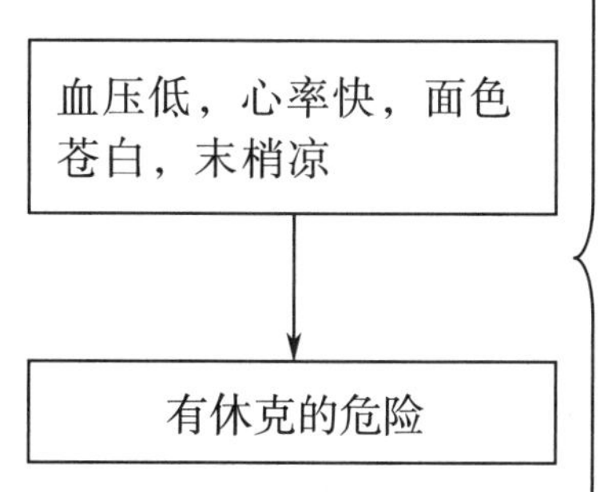

（1）护理目标：保证有效的循环血量。

（2）护理措施：

- 建立2~3条静脉通道，快速补液，必要时可加压输液，同时注意管路安全通畅，避免外渗，加压输液时避免空气进入静脉。
- 抽取血标本配血，随时做好输血准备。
- 及时、正确地检查血常规、凝血功能（采血时避开快速补液血管，避免血液稀释），为进一步治疗提供依据。
- 保持呼吸道通畅，给予充分吸氧。

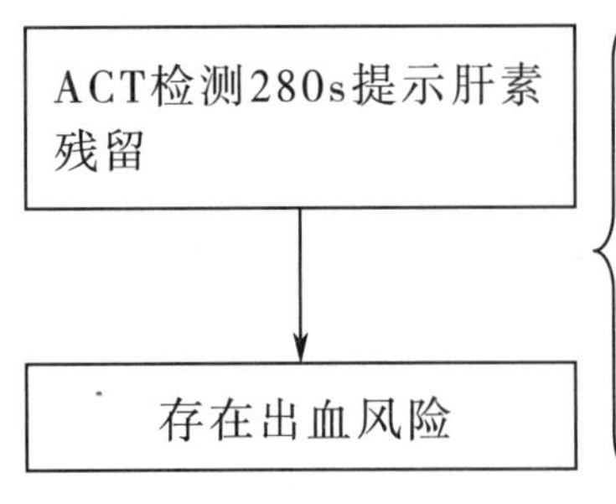

（1）护理目标：维持正常的出、凝血指标。

（2）护理措施：

- 正确采集血标本，提供准确数据。
- 鱼精蛋白推注时需缓慢同时观察有无过敏反应。
- 用药30min后复测ACT。

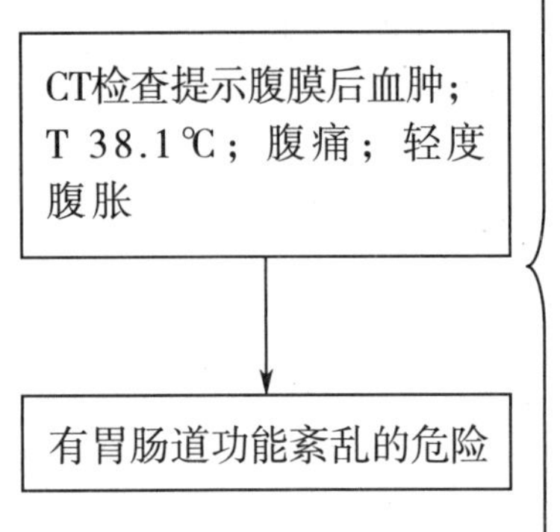

（1）护理目标：①维持水、电解质平衡；②胃肠功能恢复正常。

（2）护理措施：

- 鼓励患者进食易消化食物，适当增加饮水。
- 每日监测血常规变化，观察有无感染的发生。
- 鼓励患者下床活动，促进胃肠蠕动，避免长时间制动、血肿刺激等继发肠道并发症。
- 指导、协助患者第一次下床活动，观察血压、心率、面色变化，避免体位性低血压的发生，同时告知患者穿刺侧下肢不可过屈。

（三）出院时的健康宣教

1. 诊疗情况　住院1周后，患者各项生命体征平稳，无不适主诉。嘱患者在出院后生活要有规律，保证睡眠，适当运动，避免穿刺侧肢体过屈、用力；饮食要低盐低脂，多食水果、蔬菜等新鲜食材，保持大便通畅；正确测量血压，按时服药，如出现血压升高，且药物调整不满意时需及时就诊【11】。

思维提示：

【11】肾血管性高血压患者术后血压较前易于控制，即原有降压药物可减量或减少降压药的种类，如术后再次出现较难控制的高血压，需警惕肾动脉再次狭窄的可能。

2. 护理评估　患者对相关疾病知识认知不够，对影响血压的因素不了解，护士需指导患者/家属通过正确途径获取相关知识，并正确测量血压。

3. 护理思维与实践方案

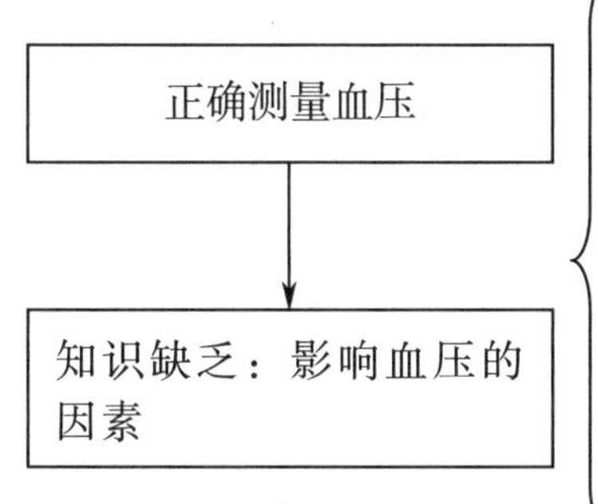

（1）护理目标：指导患者、家属学会正确测量血压。
（2）护理措施：
- 告知患者家庭用血压计需定期检测。
- 告知患者测量血压时的注意事项：血压计摆放的位置、患者坐姿、测量时间以及会导致血压波动的生活习惯（如：吸烟、饮酒、饮茶、运动等）。

二、护理评价

肾动脉狭窄介入术后发生腹膜后出血的概率虽然很低，但鉴于其高致死率，在临床护理中需高度重视，及时发现其潜在风险，如患者是否合并动脉硬化、凝血功能异常、肝肾功能异常、术中操作是否顺利以及术后血流动力学的动态变化都应是护士充分了解、及时评估的内容，做到及时发现、及时救治，确保患者安全。

三、安全提示

跌倒预防相关护理：腹膜后出血导致患者血容量相对不足、卧床时间延长，初次下床活动时需循序渐进，避免体位性低血压导致的一过性脑缺血、跌倒等不良事件的发生。

四、经验分享

肾动脉介入术后穿刺点的护理内容有哪些？

护理重点：①观察穿刺点局部及股动脉穿刺处有无血肿、渗血，检查双足背动脉搏动、下肢皮温、皮色等，若出现搏动消失、皮温异常等及时报告医生处理，以免因下肢供血不足引起坏死。术后 24 小时伤口无异常，可缓慢起床。②患者术后需要平卧 24 小时，术后 6 小时后可向健侧翻身，患肢需保持伸直，避免弯曲或坐起。咳嗽、打喷嚏时，用手按压穿刺点伤口，防止腹部压力增大，伤口出血。③术后患者平卧时间较长，如有腰痛、腹痛、腹胀等不适时应及时告知医生，排除腹膜后出血的可能，必要时可遵医嘱给予镇痛剂。

（刘加林）

第十七节　经电视胸腔镜下房颤射频消融术后肺部并发症（肺不张）患者的护理

患者男性，69 岁，10 年前无明显诱因出现心悸，当地医院动态心电图提示“持续性房颤”，药物控制效果不佳，本人要求行射频消融治疗，门诊以“心律失常、心房纤颤”收入我病区。

一、诊疗过程中的临床护理

（一）入院时

1. 诊疗情况　入院查体：T 36.2℃、HR 96 次 /min（房颤心律）、BP 127/81mmHg，无吸烟史，口唇发绀，静息状态下未吸氧，血气分析：PO_2 70.3mmHg；胸片提示：两肺纹理重【1】。老年患者，拒绝且不配合康复科及本病区护士进行术前呼吸训练指导（包括正确使用呼吸训练器，练习吹气球、正确的呼吸方式等），咳嗽方式欠佳【2】。

思维提示：

【1】患者血气分析：PO_2 70.3mmHg，低于正常值（80~100mmHg），体内含氧量不足导致口唇发绀，护理上应给予持续吸氧，向患者及家属做好宣教，强调吸氧的重要性；患者无吸烟史，胸片提示：两肺纹理重。说明有发生肺部炎症的可能性，护理上应严密监测体温、血常规、胸片的动态变化。

【2】患者为老年人，拒绝术前正确的呼吸训练指导，术后不会有效咳嗽、咳痰，发生肺不张的可能性很大，护理上应从各方面强调术前呼吸训练的重要性，让家属和患者高度重视，患者能够熟练掌握正确的呼吸训练技巧。

2. 护理评估　患者口唇发绀，血氧含量低，遵医嘱予持续低流量吸氧；老年患者未认识到呼吸训练的重要性，缺乏相关知识。

3. 护理思维与实践方案

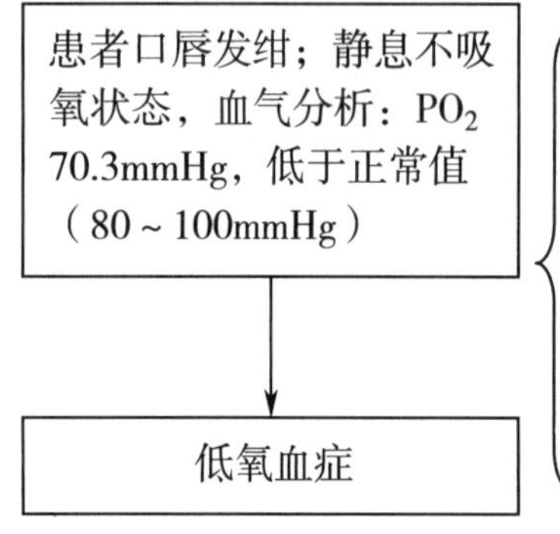

（1）护理目标：①患者能配合吸氧；②患者血气PO_2处于正常水平。

（2）护理措施：

- 向患者及家属讲解缺氧对疾病的危害，使其高度重视吸氧的重要性。
- 遵医嘱持续低流量吸氧，避免剧烈活动。
- 严密监测血氧饱和度的变化。

问题	护理
老年患者，拒绝且不配合护士的术前康复呼吸训练指导，咳嗽方式欠佳 ↓ 有术后肺不张或肺部感染的危险	（1）护理目标：①患者能够掌握呼吸训练器的使用、正确的咳嗽咳痰方式、主动练习吹气球；②术后不出现肺不张或肺部感染的并发症。 （2）护理措施： ● 请主管医生强调术前呼吸训练对术后恢复的重要性。 ● 请其他术前练习较好的患者现场演示，帮助其共同学习。 ● 让家属参与其中，亲自掌握相关康复知识，督促并帮助患者学习。 ● 每天上午、下午、晚上各进行30min正确的呼吸训练，对患者的每一个进步及时鼓励，增强其练习的主动性。 ● 术后加强拍背体疗，鼓励患者咳痰。

（二）经电视胸腔镜下房颤射频消融术

1. 诊疗情况　1月9日患者在全麻下行电视胸腔镜房颤射频消融术，过程顺利。术后第1天返回病房，双侧胸腔闭式引流管通畅，利伐沙班抗凝【3】。因主诉伤口疼痛，不敢咳嗽，拒绝拍背、体疗等康复训练，不能有效咳嗽，呼吸训练器练习较差，面罩吸氧，SO_2 98%，血气分析：PCO_2 46.2mmHg；PO_2 78.1mmHg。术后第2天上午患者仍不主动配合康复训练，胸腔引流液量不多，色淡，医生拔除胸腔引流管，复查胸片：双下肺膨胀不全，双侧肋膈角模糊，考虑少量胸腔引流液，下午患者 SO_2 下降，面罩合并鼻导管吸氧，SO_2 94%，血气分析：PCO_2 39.2mmHg；PO_2 59.1mmHg。Hb 108g/L，床旁超声：双侧胸腔未见明显积液。经后鼻道吸痰2次，痰较深，为中等量白色黏痰，SO_2 97%明显改善，咳嗽咳痰方式较前好转，能自行咳出白色黏痰【4】。术后第3天Hb 71g/L，超声、胸部CT提示：右侧胸腔中量积液，考虑胸腔出血的可能，遵医嘱停抗凝血药，行右侧胸腔闭式引流出暗红色积液约650ml【5】，给予输血治疗。术后第4~6天引流液量少，胸片提示：肺不张，胸腔血块形成【6】，Hb稳定在正常范围。1月17日行开胸探查术：右侧胸腔内、肺叶间列清除较多凝血块；1月18日行纤维支气管镜检查：见支气管黏膜水肿，气道内中等量黏痰，左肺上叶支气管、右肺下叶支气管受压变形，局部吸痰过程顺利。1月19日返回病房，面罩吸氧 SO_2 100%。

思维提示：

【3】术后早期应用抗凝血药，有发生出血的风险，护理上要求严密观察患者有无出血倾向：皮肤紫癜、鼻出血、牙龈出血、便血等，严密监测Hb、胸片、超声心动图关于胸腔积液的动态变化。

【4】术后早期不能有效咳嗽、咳痰极易发生肺不张等肺部并发症，护理上必须在患者病情允许的情况下尽早实施肺部护理：教会其正确的咳嗽方式，给予拍背体疗使其有效咳嗽，加强呼吸训练器、吹气球等练习。若痰液黏稠，不易咳出，需遵医嘱给予雾化

吸入剂、10%氯化钠注射液、灭菌注射用水持续雾化吸入，湿化痰液。

【5】检查提示胸腔积液量大时，护理上必须保证胸腔引流管的通畅，严密观察引流液的颜色、量、性质，定时帮助患者更换体位、下地活动等，做到充分引流，解除大量积液对肺部组织的压迫，避免肺不张的发生。

【6】对于已形成的肺不张，防止肺部感染的发生，护理上应增加体疗频次，必要时应用祛痰清肺体疗仪体疗。协助患者下床活动，促进肺复张。

2. 护理评估　术后应用抗凝血药有发生出血的风险；术后早期有效的咳嗽、咳痰及呼吸功能锻炼、胸腔积液的充分引流对防止肺不张、肺部感染，促进患者康复及预后尤为重要。

3. 护理思维与实践方案

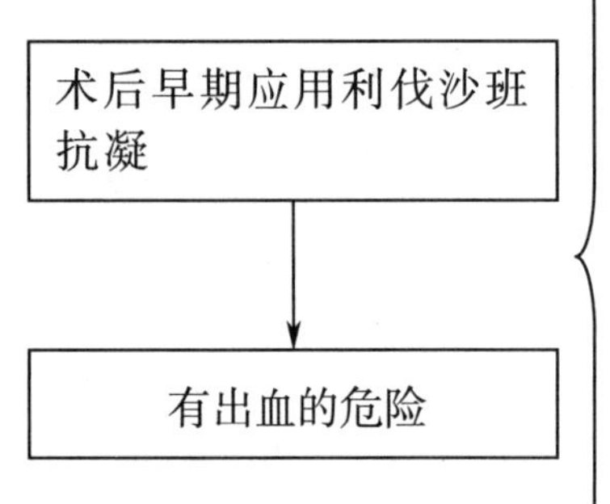

（1）护理目标：①应用抗凝药物期间患者不发生出血；②及时发现患者出血并及时请示医生处理。

（2）护理措施：
- 严密观察患者有无出血：皮肤紫癜、鼻出血、牙龈出血、大便潜血阳性、便血、血尿等。
- 严密监测Hb的动态变化，如有异常及时进行相关检查。
- 嘱患者不可挖鼻孔、剔牙、禁食辛辣食物等，可用软毛牙刷刷牙。
- 如已发生出血，应首先遵医嘱停用抗凝药物，查PT值，应用药物对抗等。

患者不主动配合康复训练，不能有效咳嗽，呼吸训练器练习较差；鼻导管合并面罩吸氧，SO_2 94%；血气分析：PCO_2 39.2mmHg；PO_2 59.1mmHg

↓

呼吸道气体交换受阻

（1）护理目标：①患者配合进行有效咳痰、呼吸训练；②患者缺氧症状改善，血氧饱和度维持在98%以上。

（2）护理措施：
- 严密监测血氧饱和度的变化。
- 结合X线胸片、超声心动图、听诊肺部呼吸音，监测肺部渗出情况。
- 教会患者正确的呼吸训练方法，加强下地活动、呼吸训练器及吹气球的练习力度，促进患者的有效咳嗽。
- 鼓励患者配合，讲解治疗成功的案例，增强患者康复的信心。
- 加强雾化及持续湿化，稀释并促进痰液排出。

胸片提示肺不张，胸腔血块形成；二次开胸探查术，纤维支气管镜检查等均加大对肺部及伤口的损伤

↓

潜在并发症：肺部感染

（1）护理目标：①住院期间患者不发生肺部感染；②发生肺部感染，患者预后良好。

（2）护理措施：

- 加强患者的呼吸功能锻炼，白天多下地活动，尽量减少卧床时间。
- 严密监测体温、血常规、胸片的变化，发现感染迹象，行血、尿、痰培养，针对致病菌抗感染治疗。
- 随时观察伤口敷料，如有渗血、渗液及时请医生换药。
- 向家属做好宣教，限制家属探视人数，避免频繁更换家属，杜绝感冒、发热等家属的探视。

（三）出院时健康宣教

1. 诊疗情况　患者生命体征平稳，HR 70 次 /min（窦性心律），BP 120/80mmHg，鼻导管吸氧，SpO_2 100%，咳嗽咳痰、呼吸功能锻炼等较前明显好转，复查胸片：两下肺纹理稍聚拢，各项检查指标在正常范围，于 2 月 9 日出院，出院后继续口服祛痰、抗心律失常、抗凝血药【7】。嘱患者定期复查，合理饮食，避免摄入过多水分，避免感冒、发热及呼吸道感染【8】。

思维提示：

【7】出院后继续服用抗心律失常（索他洛尔）、抗凝血药（华法林钠片），嘱患者监测心电图 QTc 时间和定期查血 PT 值，如有异常及时复诊。

【8】嘱患者合理饮食，避免摄入过多水分，避免感冒、发热及呼吸道感染，防止肺部再次受损，诱发肺部感染等并发症。

2. 护理评估　患者住院时间较长，出院口服抗心律失常、抗凝血药期间存在较大风险，护士应向患者及家属进行详细全面的服药指导及健康指导。

3. 护理思维与实践方案

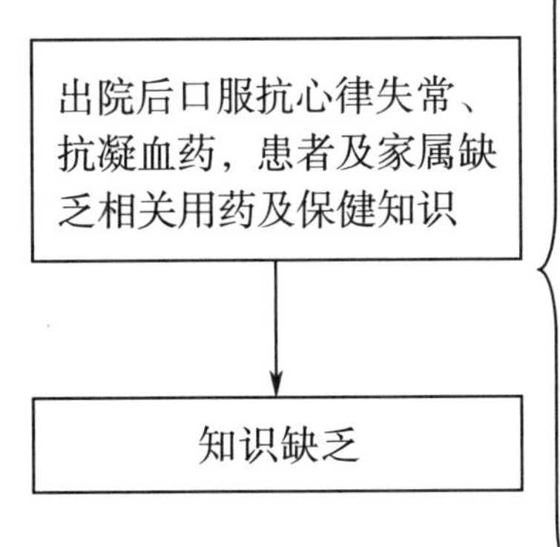

（1）护理目标：患者及家属①学会正确服药；②能识别药物不良反应。

（2）护理措施：

- 向患者及家属讲解服药注意事项：服用索他洛尔时，心电图QTc大于500s，易发生尖端扭转型室速，应及时停药；服用华法林钠片时，必须根据血PT值调整用药量，用药不足易导致血栓，过量会造成出血；关注是否出现牙龈出血、鼻出血等症状。
- 向患者及家属讲解摄入过多水及呼吸道感染后对肺部的危害。
- 向患者及家属强调定期来院复查的重要性。

二、护理评价

肺不张是心外科术后的常见并发症，严重的肺不张可造成呼吸功能不全，影响术后病情的恢复，延长住院时间，为患者造成痛苦及经济负担。本病例中患者术前未认识到康复训练对疾病预后的重要性，拒绝不配合康复训练指导（包括正确使用呼吸训练器，吹气球，正确的咳痰方法、呼吸方式等）；术后早期因伤口疼痛，不敢咳嗽，拒绝体疗、拍背等；抗凝血药的应用导致胸腔中大量积液对肺组织的压迫等均是造成患者术后肺不张的相关因素。因此，需采取有效措施预防肺不张的发生，包括术前术后的康复宣教、康复训练，术后充分有效的胸腔引流，做到早预防、早发现、早处理，使患者顺利度过围手术期康复出院。

三、安全提示

1. 患者入院时，静息状态下未吸氧，血气分析：PO_2 70.3mmHg；胸片提示：两肺纹理重。提示患者术前就存在气体交换受损、动脉血氧合不够，护理上应对该类患者加大康复宣教和康复训练的强度，使其熟练掌握正确的呼吸训练方法。

2. 患者术后因主诉伤口疼痛，不敢咳嗽，拒绝拍背、体疗等康复训练，提示护理上应用止痛药的同时，指导患者运用腹式呼吸或膈肌运动来弥补通气量不足的缺陷，深呼吸训练后即进行咳嗽指导。

3. 术后早期服用抗凝血药的患者，应严密观察有无出血倾向，监测 Hb，必要时做胸部 X 线检查、超声心动图等相关检查。

4. 术后早期留置胸腔引流管的患者，密切观察引流液的颜色、量、性质，要保证其充分有效的引流，防止积液对肺部组织的压迫，预防肺不张、肺部感染的发生。

四、经验分享

（一）如何防止心外科术后肺不张的发生？

1. 术前让患者掌握熟练的康复训练方法，运用良好的沟通技巧使患者深刻认识到术前康复训练对疾病预后的重要意义，从而能主动配合练习。

2. 术后返室要求患者按术前呼吸训练方法练习，加强雾化及持续湿化，有效咳嗽、咳痰，病情允许尽早下地活动。

3. 留置胸腔引流管的患者需保证引流管通畅，使胸腔积液充分引流，下地活动或床上按时更换体位均有助于引流，减少对肺组织的压迫，减少肺不张的发生。

（二）对于已经发生的肺不张，护理上应注意什么？

1. 加大康复训练的力度，增加呼吸训练器呼气的难度，吹气球练习（多吹新气球），下地于楼道内行走，应用祛痰清肺体疗仪体疗，促进肺复张。

2. 应用浓氯化钠注射液、灭菌注射用水进行雾化，每日三次，刺激患者咳嗽、咳痰。

3. 必要时配合医生纤维支气管镜吸痰或纤维支气管镜局部给药，去除病因，通畅气道，促进肺复张。

（代 琦）

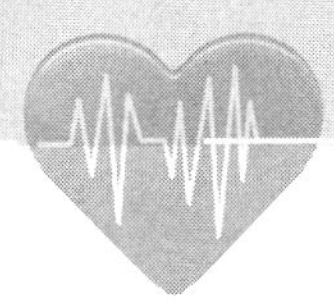

临床常用辅助检查指标

一、体格检查

体温	T	℃
脉搏	P	次 /min
心率	HR	次 /min
呼吸	R	次 /min
血压	BP	mmHg

二、实验室检查

检查项目	缩写	单位
白细胞计数	WBC	$\times 10^9$/L
红细胞计数	RBC	$\times 10^{12}$/L
血红蛋白	Hb	g/L
血细胞比容	HCT	%
红细胞平均体积	MCV	fL
红细胞平均血红蛋白浓度	MCHC	g/L
红细胞平均血红蛋白量	MCH	pg
血小板计数	Plt	$\times 10^9$/L
白细胞分类计数(百分率)		
中性粒细胞	N	%
淋巴细胞	L	%
单核细胞	M	%
嗜酸性粒细胞	E	%
嗜碱性粒细胞	B	%

续表

检查项目	缩写	单位
嗜酸性粒细胞直接计数	EOS	$\times 10^9$/L
网织红细胞计数	Ret	%
心肌肌钙蛋白 I/T	cTnI/T	μg/L
高敏心肌肌钙蛋白 I	hs-cTnI	pg/mL
脑钠肽	BNP	pg/mL
氨基末端脑钠肽前体	NT-proBNP	pg/mL
血糖	Glu	mmol/L
糖化血红蛋白	HbA_{1c}	%
血淀粉酶	AMY	U/L
总胆固醇	TC	mmol/L
甘油三酯	TG	mmol/L
高密度脂蛋白胆固醇	HDL-C	mmol/L
低密度脂蛋白胆固醇	LDL-C	mmol/L
丙氨酸转氨酶	ALT	U/L
天冬氨酸转氨酶	AST	U/L
谷氨酰转肽酶	GGT	U/L
总胆红素	TBIL	μmol/L
直接胆红素	DBIL	μmol/L
总蛋白	TP	g/L
白蛋白	ALB	g/L
球蛋白	GLB	g/L
碱性磷酸酶	ALP	U/L
γ- 谷氨酰转移酶	γ-GT	U/L
总胆汁酸	TBA	μmol/L
胆碱酯酶	ChE	U/L
乳酸脱氢酶	LDH	U/L
前白蛋白	PA	g/L
血肌酐	Scr	μmol/L

续表

检查项目	缩写	单位
尿素氮	BUN	mmol/L
血尿酸	BUA	μmol/L
血钠	Na^+	mmol/L
血钾	K^+	mmol/L
血氯	Cl^-	mmol/L
血钙	Ca^{2+}	mmol/L
血镁	Mg^{2+}	mmol/L
血磷	P	mmol/L
血乳酸	Lac	mmol/L
肌酸激酶	CK	U/L
肌酸激酶同工酶	CK-MB	U/L
α- 羟丁酸脱氢酶	α-HBDH	U/L
凝血酶原时间	PT	s
凝血酶原时间比值	PTR	
国际标准化比值	INR	
凝血酶时间	TT	s
活化部分凝血活酶时间	APTT	s
血浆纤维蛋白原	FIB	g/L
D- 二聚体		mg/L
红细胞沉降率	ESR	mm/h
C 反应蛋白	CRP	mg/L
超敏 C 反应蛋白	hs-CRP	mg/L
酸碱度	pH	
碱剩余	BE	mmol/L
实际碳酸氢盐	AB	mmol/L
标准碳酸氢盐	SB	mmol/L
碳酸氢根	HCO_3^-	mmol/L
二氧化碳结合力	CO_2CP	mmol/L

续表

检查项目	缩写	单位
氧分压	PaO_2	mmHg
二氧化碳分压	$PaCO_2$	mmHg
尿肌酐	Ucr	mmol/L
尿酸	UA	mmol/L
甲胎蛋白	AFP	μg/L
癌胚抗原	CEA	μg/L
促肾上腺皮质激素	ACTH	pg/mL
促卵泡激素	FSH	IU/L
促黄体生成素	LH	IU/L
雌二醇	E_2	pmol/L
孕酮	P	nmom/L
17- 羟孕酮	17-OHP	nmol/L
睾酮	T	nmol/L
催乳素	PRL	μg/L
降钙素原	PCT	ng/mL
铁蛋白	Fer	ng/mL
血氨	AMM	μmol/L
血浆氨测定	AMON	μmol/L
三碘甲状腺原氨酸	T_3	nmol/L
甲状腺素	T_4	nmol/L
甲状腺球蛋白抗体	TgAb	IU/mL
血清游离三碘甲腺原氨酸	FT_3	pmol/L
血清游离甲状腺素	FT_4	pmol/L
促甲状腺激素	TSH	μIU/mL
高敏促甲状腺激素	STSH	μIU/mL
甲状腺过氧化物酶抗体	TPO-Ab	U/ml
免疫球蛋白	IgG、IgA、IgM	g/L
	IgE	IU/mL

续表

检查项目	缩写	单位
动脉血氧饱和度	SaO_2	%
指端氧饱和度	SpO_2	%
中心静脉压	CVP	mmHg
肺功能检查		
第 1 秒用力呼气容积	FEV_1	L
用力肺活量	FVC	L
肺总量	TLC	L
残气量	RV	ml
一氧化碳肺弥散量	DLCO	
呼吸机相关		
同步间歇指令通气	SIMV	
间歇指令通气	IMV	
呼气末正压通气	PEEP	cmH_2O
潮气量	VT	ml
压力支持通气	PSV	
吸入氧浓度	FIO_2	%